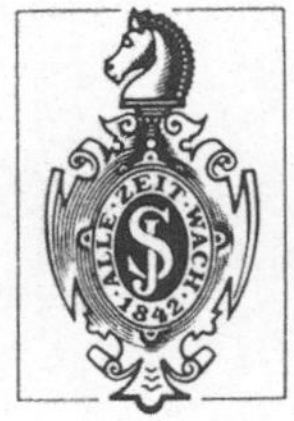

H. Rübben M. Goepel
B.J. Schmitz-Dräger (Hrsg.)

Immuntherapie in der Uroonkologie

Mit 52 Abbildungen und 64 Tabellen

Springer-Verlag
Berlin Heidelberg New York
London Paris Tokyo
Hong Kong Barcelona
Budapest

Prof. Dr. med. Herbert Rübben
Dr. med. Mark Goepel
Urologische Klinik und Poliklinik
Universitätsklinikum Essen
Hufelandstr. 55, W-4300 Essen 1

Priv.-Doz. Dr. med. Bernd J. Schmitz-Dräger
Urologische Universitätsklinik
Moorenstr. 5, W-4000 Düsseldorf 1

Die Deutsche Bibliothek – CIP-Einheitsaufnahme
Immuntherapie in der Uroonkologie : mit 64 Tabellen / H. Rübben ... (Hrsg.). – Berlin ;
Heidelberg ; New York ; London ; Paris ; Tokyo ; Hong Kong ; Barcelona ; Budapest :
Springer, 1993
   ISBN-13: 978-3-642-77831-5   e-ISBN-13: 978-3-642-77830-8
   DOI: 10.1007/978-3-642-77830-8
NE: Rübben, Herbert [Hrsg.]

Vorwort

Die Immuntherapie hat in der Behandlung urologischer Tumoren in den letzten Jahren einen größeren Stellenwert bekommen. Neben der topischen Therapie des oberflächlichen Harnblasenkarzinoms steht besonders die Immuntherapie des metastasierten Nierenzellkarzinoms im Zentrum der aktuellen Diskussion.

Auch beim Prostatakarzinom und beim metastasierten Harnblasenkarzinom werden erste Therapie-Ergebnisse publiziert. Aus diesem Grunde wurde im Februar 1992 ein internationales Symposion zu aktuellen Fragen der Immuntherapie urologischer Tumoren in Essen veranstaltet.

Im ersten Teil der Tagung wurde untersucht, inwieweit tumorbiologische und immunologische Fragestellungen experimentell bearbeitet werden können. Diesem Abschnitt wurde ein ganzer Kongreßtag gewidmet. Daneben wurden die theoretischen Grundlagen der Immuntherapie bei Karzinomerkrankungen präsentiert. Im letzten Abschnitt kamen dann die aktuellen Ergebnisse der Immuntherapie urologischer Tumorerkrankungen zur Darstellung.

Die Resultate dieses Symposions liegen nun in Buchform vor. Außer den Grundlagen der Immuntherapie werden die prinzipiellen Wirkmechanismen immuntherapeutischer Substanzen sowie die verschiedenen experimentellen und klinischen Einsatzgebiete referiert. Neben diesen mehr wissenschaftlich orientierten Beiträgen findet die Präsentation der aktuellen immunologischen Therapieschemata urologischer Tumoren breiten Raum. Zusätzlich werden alternative Therapien sowie die Behandlung von Nebenwirkungen und Komplikationen dargestellt. Dabei wird versucht, eine Grenze zwischen immuntherapeutischen Verfahren mit gesicherter Wirkung und unkonventionellen Therapieansätzen zu ziehen.

Wir freuen uns, mit diesem Buch die erste aktuelle umfassende Darstellung der Immuntherapie in der Uroonkologie in deutscher Sprache vorlegen zu können.

H. Rübben, Essen
M. Goepel, Essen
B. Schmitz-Dräger, Düsseldorf

Inhaltsverzeichnis

Mitarbeiterverzeichnis

ACKERMANN, R., Urologische Universitätsklinik, Moorenstr. 5,
  W-4000 Düsseldorf 1
ALLHOFF, E., Urolog. Abteilung, Knappschafts-Krankenhaus
  Bardenberg, Dr. Hans-Böckler-Platz 8, W-5102 Würselen
ALTWEIN, J.E., Krankenhaus der Barmherzigen Brüder,
  Urologische Abt., Romanstr. 93, W-8000 München 19
ATZPODIEN, J., Medizinische Hochschule Hannover,
  Klinik für Hämatologie und Onkologie,
  Konstanty-Gutschow-Str. 8, W-3000 Hannover 61
AULITZKY, W., Landeskrankenanstalten, Urologische Abt.,
  Müllner Hauptstr. 48, A-5020 Salzburg
BAISCH, H., Institut für Biophysik und Strahlbiologie
  der Universität, Martinistr. 52, W-2000 Hamburg 20
BANDER, N.H., Dept. of Surgery/Urology, New York Hospital –
  Cornell Medical Center, New York, NY 10021, USA
BEHRENS, J., Institut für Zellbiologie (Tumorforschung)
  der Universität-GHS, Virchowstr. 173, W-4300 Essen
BELLDEGRUN, A., Division of Urology, Dept. of Surgery,
  U.C.L.A. School of Medicine, 10833 Le Conte Avenue,
  Los Angeles, CA 90024-1738, USA
BIRKMANN, J., 5. Medizinische Klinik und Institut für Medizinische
  Onkologie und Hämatologie, Klinikum Nürnberg,
  Flurstr. 17, W-8500 Nürnberg 90
BIRCHMEIER, W., Institut für Zellbiologie (Tumorforschung)
  der Universität-GHS Essen, Virchowstr. 173, W-4300 Essen
BUSSEMAKERS, M.J.G., Dept. of Urology, University Hospital
  Nijmegen, Geert Grooteplein 16, NL-6500 HB Nijmegen
CHISHOLM, G.D., Dept. of Surgery/Urology,
  Western General Hospital, Edinburgh EH4 2XU, U.K.
CONRAD, S., Urologische Universitätsklinik, Martinistr. 52,
  W-2000 Hamburg 20
DEBRUYNE, F.M.J., Dept. of Urology, University Hospital Nijmegen,
  Geert Grooteplein 16, NL-6500 HB Nijmegen
DECKEN, K., Urologische Universitätsklinik, Moorenstr. 5,
  W-4000 Düsseldorf 1

DE MULDER, P.H.M., Division of Medical Oncology,
Dept. of Medicine, University Hospital Nijmegen,
Geert Grooteplein 16, NL-6500 HB Nijmegen

DE RIESE, W., Dept. of Urology, University Hospital,
926 W. Michigan St., Indianapolis, IN, USA

DUCKETT, T., Division of Urology, Dept. of Surgery, CHS 66-115,
U.C.L.A. School of Medicine, 10833 Le Conte Avenue,
Los Angeles, CA 90024-1738, USA

EBERT, T., Urologische Universitätsklinik,
Moorenstr. 5, W-4000 Düsseldorf 1

ENGELMANN, U., Urologische Universitätsklinik, Joseph-Stelzmann-
Str. 9, W-5000 Köln 41

FRICK, J., Landeskrankenanstalten, Urologische Abt.,
Müllner Hauptstr. 48, A-5020 Salzburg

GALLMEIER, W.M., 5. Medizinische Klinik und Institut für
Medizinische Onkologie und Hämatologie, Klinikum Nürnberg,
Flurstr. 17, W-8500 Nürnberg 90

GASTL, G., Dept. of Surgery/Urology, New York Hospital –
Cornell Medical Center, New York, NY 10021, USA

GOEPEL, M., Urologische Klinik und Poliklinik
der Universität-GHS Essen, Hufelandstr. 55, W-4300 Essen 1

HANAUSKE, A.-R., Medizinische Hochschule Hannover,
Klinik für Hämatologie und Onkologie,
Konstanty-Gutschow-Str. 8, W-3000 Hannover 61

HAWKYARD, S. J., Dept. of Surgery/Urology,
Western General Hospital, Edingburgh EH4 2XU, U.K.

HEICAPPELL, R., Urologische Universitätsklinik,
Moorenstr. 5, W-4000 Düsseldorf 1

HEIDER, K-H., Kernforschungszentrum, Institut für Genetik
und Toxikologie, Postfach 3630, W-7500 Karlsruhe

HEIMBACH, D., Urologische Universitätsklinik,
Josef-Schneider-Str. 2, W-8700 Würzburg

HEINZER, H., Urologische Universitätsklinik,
Martinistr. 52, W-2000 Hamburg 20

HERRLICH, P., Kernforschungszentrum, Institut für Genetik
und Toxikologie, Postfach 3640, W-7500 Karlsruhe

HÖFFKEN, K., Universitätsklinik für Innere Medizin II,
Erlanger Allee 101, O-6902 Jena-Lobeda

HOFMOCKEL, G., Urologische Universitätsklinik,
Josef-Schneider-Str. 2, W-8700 Würzburg

HOFSTAEDTER, F., Institut für Pathologie der Universität,
Franz-Josef-Strauß-Allee, W-8400 Regensburg

HOFSTETTER, A., Klinik und Poliklinik für Urologie der LMU,
Klinikum Großhadern, Marchioninistr. 15, W-8000 München 70

HUBER, C., III. Medizinische Klinik der Universität,
Abt. für Innere Medizin – Hämatologie,
Langenbeckstr. 1, W-6500 Mainz 1

HULAND, E., Urologische Universitätsklinik, Martinistr. 52,
W-2000 Hamburg 20

HULAND, H., Urologische Universitätsklinik, Martinistr. 52,
W-2000 Hamburg 20

JACKSON, A. M., Dept. of Surgery/Urology,
Western General Hospital, Edinburgh EH4 2XU, U.K.

JAMES, K., Dept. of Surgery/Urology,
Western General Hospital, Edinburgh EH4 2XU, U.K.

KAISER, G., 5. Medizinische Klinik und Institut für Medizinische
Onkologie und Hämatologie, Klinikum Nürnberg,
Flurstr. 17, W-8500 Nürnberg 90

KAPPAUF, H., 5. Medizinische Klinik und Institut für Medizinische
Onkologie und Hämatologie, Klinikum Nürnberg,
Flurstr. 17, W-8500 Nürnberg 90

KIECHLE-SCHWARZ, A., Academic Medical Center,
Dept. of Pathology, Meibergdreef 9, NL-1105 AZ Amsterdam

KIRCHNER, H., Medizinische Hochschule Hannover,
Klinik für Hämatologie und Onkologie,
Konstanty-Gutschow-Str. 8, W-3000 Hannover 61

KNOPF, H.-J., Marienhospital, Urologische Klinik,
Widumer Str. 8, W-4690 Herne 1

KNÜCHEL, R., Institut für Pathologie der Universität,
Franz-Josef-Strauß-Allee, W-8400 Regensburg

KOVACS, G., National Cancer Center Research Institute, Genetics
Division, 1-1 Tsukiji 5-chome, Chuo-ku, Tokyo 104, Japan

KREUSER, E.-D., Universitätsklinikum Steglitz der FU,
Abt. Innere Medizin, Hindenburgdamm 30, W-1000 Berlin 45

KRIEGMAIR, M., Klinik und Poliklinik für Urologie der LMU,
Klinikum Großhadern, Marchioninistr. 15, W-8000 München 70

KURTH, K.-H., Dept. of Urology, University of Amsterdam,
Meibergdreef 9, NL-1105 AZ Amsterdam

LAMM, D.L., Dept. of Urology, Health Sciences Center,
West Virginia University, Morgantown, WV 26506, USA

LENIS, G., Medizinische Hochschule Hannover, Urologische Klinik,
Konstanty-Gutschow-Str. 8, W-3000 Hannover 61

LIEDKE, S., Medizinische Hochschule Hannover, Urologische Klinik,
Konstanty-Gutschow-Str. 8, W-3000 Hannover 61

MAURER-SCHULZE, B., Institut für Medizinische Strahlenkunde
der Universität, Versbacher Str. 5, W-8700 Würzburg

MICKISCH, G., Erasmus Universiteit, P.O. Box 1738,
NL-3000 DR Rotterdam

MÖLLHOFF, S., Urologische Klinik und Poliklinik
der Universität-GHS Essen, Hufelandstr. 55, W-4300 Essen 1

Otto, T., Urologische Klinik und Poliklinik
der Universität-GHS Essen, Hufelandstr. 55, W-4300 Essen 1

Otto, U., Urologische Universitätsklinik, Martinistr. 52,
W-2000 Hamburg 20

Pals, S., Academic Medical Center, Dept. of Pathology,
Meibergdreef 9, NL-1105 AZ Amsterdam

Ponta, H., Kernforschungszentrum, Institut für Genetik
und Toxikologie, Postfach 3640, W-7500 Karlsruhe

Prescott, S., Dept. of Surgery/Urology, Western General Hospital,
Edinburgh EH4 2XU, U.K.

Punt, C.J.A., Division of Medical Oncology,
Dept. of Medicine, University Hospital Nijmegen,
Geert Grooteplein 16, NL-6500 HB Nijmegen

Raz, A., Cancer Metastasis Program, Michigan Cancer Foundation,
110 E. Warren Avenue, Detroit, MI 48201-1379, USA

Rübben, H., Urologische Klinik und Poliklinik der Universität-GHS
Essen, Hufelandstr. 55, W-4300 Essen 1

Schalken, J.A., Dept. of Urology, University Hospital Nijmegen,
Geert Grooteplein 16, NL-6500 HB Nijmegen

Schamhart, D.H.J., Dept. of Urology, University of Amsterdam,
Meibergdreef 9, NL-1105 AZ Amsterdam

Schipper, J., Institut für Zellbiologie (Tumorforschung)
der Universität-GHS Essen, Virchowstr. 173, W-4300 Essen

Schirrmacher, V., Deutsches Krebsforschungszentrum,
Abt. Zelluläre Immunologie,
Im Neuenheimer Feld 280, W-6900 Heidelberg

Schmitz-Dräger, B.J., Urologische Universitätsklinik,
Moorenstr. 5, W-4000 Düsseldorf 1

Schneider, A.W., Urologische Universitätsklinik,
Martinistr. 52, W-2000 Hamburg 20

Silletti, S., Cancer Metastasis Program,
Michigan Cancer Foundation,
110 E. Warren Avenue, Detroit, MI 48201-1379, USA

Steger, G.G., Division of Urology, Dept. of Surgery, CHS 66-115,
U.C.L.A. School of Medicine, 10833 Le Conte Avenue,
Los Angeles, CA 90024-1738, USA

Thiel, E., Universitätsklinikum Steglitz der FU,
Abt. Innere Medizin, Hindenburgdamm 30, W-1000 Berlin 45

van Moorselaar, R.J.A., Dept. of Urology, University Hospital
Nijmegen, Geert Grooteplein 16, NL-6500 HB Nijmegen

Vollmers, H.P., Institut für Pathologie der Universität,
Josef-Schneider-Str. 2, W-8700 Würzburg

Wadler, S., Dept. of Oncology, Albert Einstein College
of Medicine, Montefiore Medical Center, Bronx, NY, USA

Weidner, K.M., Institut für Zellbiologie (Tumorforschung)
der Universität-GHS Essen, Virchowstr. 173, W-4300 Essen

WEIGER, M., 5. Medizinische Klinik und Institut für Medizinische Onkologie und Hämatologie, Klinikum Nürnberg, Flurstr. 17, W-8500 Nürnberg 90

WIRTH, M., Klinik und Poliklinik für Urologie der Medizinischen Akademie, Fetscherstr. 74, O-8019 Dresden

WITJES, W.P.J., Dept. of Urology, University Hospital Nijmegen, Geert Grooteplein 16, NL-6500 HB Nijmegen

I. Experimentelle Untersuchungen zur Immuntherapie urologischer Tumoren

Monoklonale Antikörper in der Therapie urologischer Tumoren

T. Ebert, B. Schmitz-Dräger und K. Decken

Ziel dieses Beitrages ist es, einen kurzen Überblick zu geben über den derzeitigen Stand der Therapie urologischer Tumoren mit monoklonalen Antikörpern (mAk). Es soll dargestellt werden, warum dieses Therapiekonzept attraktiv für eine Behandlung maligner Tumoren sein könnte, welche theoretischen Möglichkeiten für einen therapeutischen Einsatz von mAk bestehen, und welche Modelle zur Überprüfung der Wirksamkeit dabei zum Einsatz kommen. Außerdem soll auf die Probleme der Immuntherapie mit mAk und mögliche Lösungswege eingegangen werden.

Produktion von mAk

In Abb. 1 sind die verschiedenen Schritte von der Immunisierung bis zu einem eventuellen therapeutischen Einsatz von mAk skizziert. Ohne auf die Einzelheiten der verschiedenen Stufen einzugehen, wird es deutlich, welcher finanzieller und zeitlicher Aufwand zwischen Immunisierung und Therapie liegt. Diese Untersuchungen stellen quasi einen Filter dar, um aus den ursprünglich gewonnenen Antikörpern diejenigen herauszufinden, welche letztendlich für einen Einsatz beim Patienten brauchbar sind.

Möglichkeiten einer Therapie mit mAk

Tabelle 1 zeigt eine Zusammenstellung von theoretischen Einsatzmöglichkeiten für mAk in der Tumortherapie. So können mAk z.B. eine direkt wachstumshemmende Wirkung haben. Es konnte gezeigt werden, daß die Blockade von Wachstumsfaktorrezeptoren mit mAk zu einer Wachstumsinhibition bei Tumorzellen führt. Die indirekte Zytotoxizität von monoklonalen Antikörpern kommt durch unterschiedliche Mechanismen zustande. Einerseits läßt sich eine Zellyse durch Komplement erreichen, wenn in einem ersten Schritt eine Bindung des mAk an die Zelle stattgefunden hat (komplementabhängige Zytotoxizität, CDC). Eine zweite Möglichkeit besteht in der Aktivierung von immunkompetenten Zellen nach Bindung des mAk (antikörperabhängige zelluläre Zytotoxizität, ADCC). In einem weiteren Modell werden mAk als Vehikel benutzt, um therapeutische Substanzen oder zytotoxische Zellen zum Tumor zu transportieren. Auf diese Weise

Immunisierung $\longrightarrow$	mAk $\longrightarrow$	In-vitro-Tests $\longrightarrow$ (Gewebe, Zellinien)	In-vivo-Tests $\longrightarrow$ (Tiere)	Lokalisations-studien $\longrightarrow$ (Patient)	mAk-Therapie (Patient)
Immunogen	Spezifität/Antigen	Bindungsstudien	Bindungsstudien	Tumorlokalisation	Phase-I-Studie
Adjuvans	Affinität/Avidität	Zytotoxizitätstests	Tumorlokalisation	Pharmakokinetik	Phase-II-Studie
Tierart/-stamm	Subklasse	mAk-Konjugate	Wachstumsinhibition	Toxizität	Phase-III-Studie
Immunisierung	„Großproduktion"	bispezifische mAk	Überlebensdauer	Immunogenität	
Fusion/Klonierung			Pharmakokinetik		
Ak-Produktion			Toxizität		

Abb. 1. Von der Immunisierung bis zur Therapie mit mAk

Tabelle 1. Einsatzmöglichkeiten von mAK in der Therapie maligner Tumoren

Direkte Zytotoxizität	Rezeptorblockade
Indirekte Zytotoxizität	ADCC
	CDC
Transportvehikel für	Radionuklide
	Toxine
	Zytostatika
	Zytokine

können z.B. an den Antikörper gekoppelte radioaktive Nuklide, Toxine, zytostatische Substanzen oder auch Zytokine im Tumor plaziert werden. Inzwischen werden auch bispezifische monoklonale Antikörper präklinisch erprobt. In diesem Modell wird sozusagen aus 2 verschiedenen Antikörpern ein monoklonaler Antikörper hergestellt, der die beiden Spezifitäten der ursprünglichen Antikörper in sich vereint. Während die eine Spezifität zur Lokalisation am Tumor benötigt wird, können in einem zweiten Schritt über die andere Spezifität therapeutische Agenzien gebunden werden (Sedlacek 1986, Dippold et al 1991).

mAk bei urologischen Tumoren

Eingehende Untersuchungen dieser theoretischen Einsatzmöglichkeiten wurden für urologische Tumoren vornehmlich beim urothelialen Harnblasenkarzinom und beim Nierenzellkarzinom (NZK) vorgenommen. Yu et al. (1988) haben einen IgG_3-Antikörper gegen ein mit der Blutgruppe A in Verbindung stehendes Antigen produziert, welches auf einigen menschlichen Blasentumorzellinien exprimiert ist. Dieser Antikörper wurde sowohl mit radiaktivem Jod als auch mit dem Zytostatikum Doxorubicin gekoppelt (Yeh et al. 1988) und im Nacktmausmodell auf Inhibition des Tumorwachstums untersucht (Abb. 2). Beide Konjugate führten zu einem verzögerten Wachstum der Heterotransplantate, dennoch konnte in keinem Fall das Tumorwachstum vollständig unterbunden werden. Ähnliche Untersuchungen mit anderen Antikörpern (BLCA-8 und -38) wurden von Russell et al. (1990) an Xenotransplantaten humaner Blasentumorzellinien auf Nacktmäusen durchgeführt.

In Tabelle 2 sind Arbeitsgruppen aufgeführt, die mAk beim Nierenzellkarzinom in therapeutischer Absicht eingesetzt haben. Bolhuis et al. (1991) produzierten einen bispezifischen Antikörper, welcher mit einer Bindungsstelle an zytotoxische T-Zellen und mit der anderen Bindungsstelle an das Tumor-assoziierte G250-Antigen bindet. Die Ergebnisse dieser Untersuchungen sind in Abb. 3 zusammengefaßt. Es zeigte sich, daß das Nebeneinander von OKT-3- und G250-Antikörpern keinen Effekt auf das Tumorwachstum einer Nierentumorzellinie (A 704) ausübt. Werden die Spezifitäten

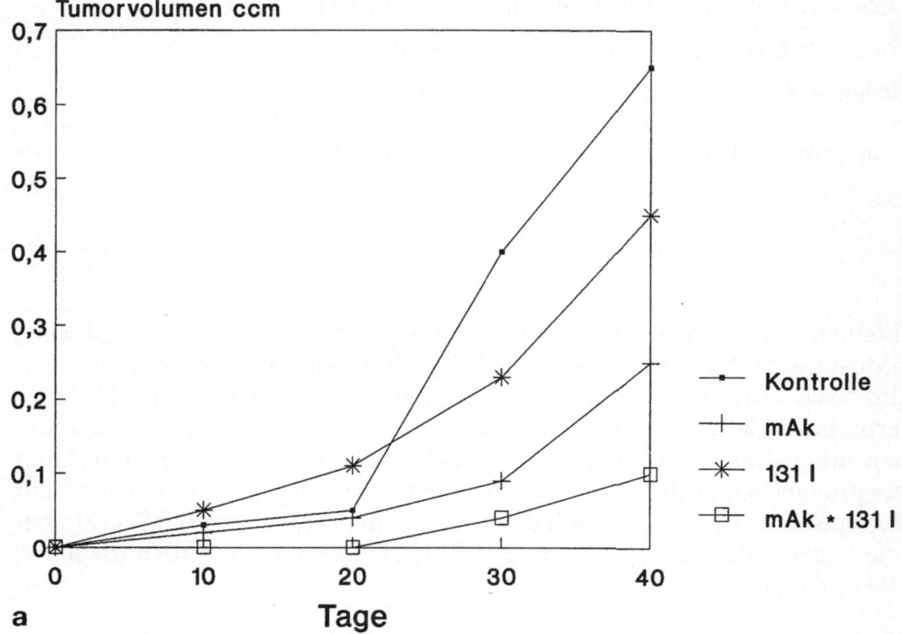

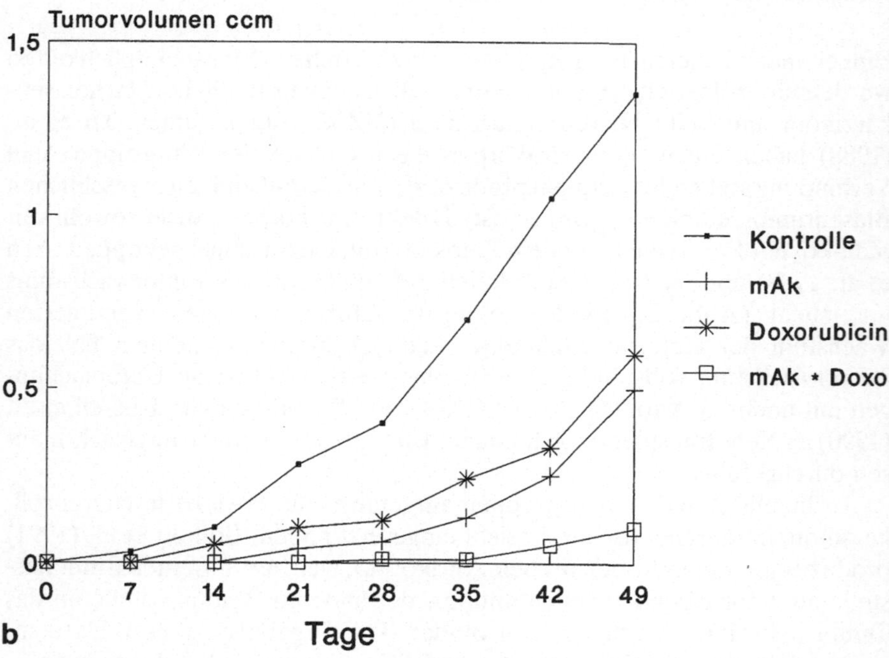

Abb. 2a, b. Wachstumsinhibition eines Blasentumorxenotransplantates (TSGH-8301) auf der Nacktmaus, **a** durch mit ^{131}Iod gekoppelten mAk 1G3.10 (Yeh et al. 1988); **b** durch den mit Doxorubicin gekoppelten mAk 1G3.10 (Yu et al. 1988)

Tabelle 2. Therapeutischer Einsatz mAk beim Nierenkarzinom

Autor (Jahr)	mAk * Substanz
In vitro	
Singh et al. (1989)	DAL K29 * MTX
Bolhuis et al. (1991)	G250 * OKT3
In vivo (Patienten)	
Vessella et al. (1987)	A6H * ^{131}I
Real et al. (1987)	F23 * ^{131}I
Bander (pers. Mitt. 1992)	F31 * ^{131}I
	G250 * ^{131}I

dieser beiden mAk jedoch in **einem** Antikörper zusammengefaßt, läßt sich eine signifikant erhöhte Lyserate bei dieser Zellinie nachweisen. Es konnte zudem gezeigt werden, daß der Isotyp von G250 einen Einfluß auf die Lyserate hat. Eine vollständige Vernichtung aller Tumorzellen war auch in diesem *In-vitro*-Ansatz nicht möglich.

Vessella et al. (1987) sowie die Arbeitsgruppe um Neil Bander (1987) waren die ersten, die mAk bei Patienten mit NZK einsetzten. Primäres Ziel ihrer Untersuchung war die Lokalisation der Tumoren. Es wurde die Verteilung und die Ausscheidung der mit ^{131}J gekoppelten mAk verfolgt. Am Memorial Sloan-Kettering Cancer Center (MSKCC) wurde gerade eine

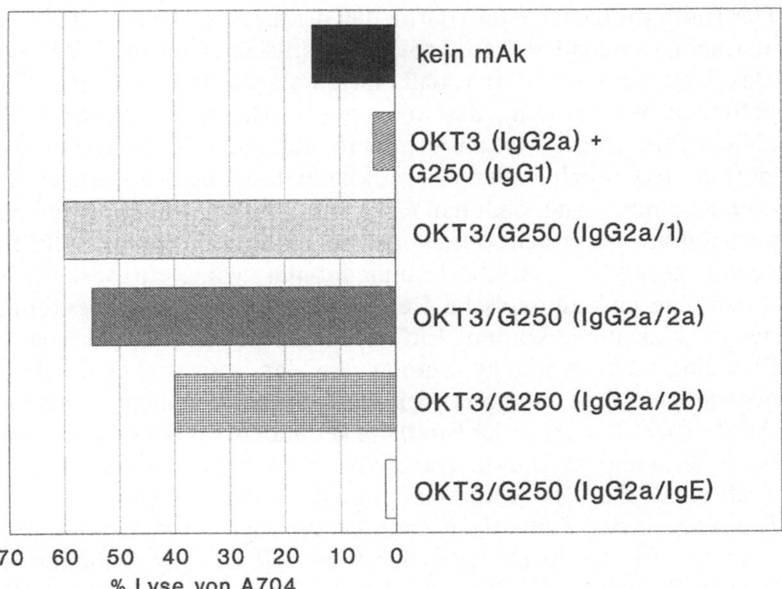

Abb. 3. In-vitro-Zellyse der Nierenkarzinomlinie A704 durch unterschiedliche bispezifische mAk. (Bolhuis et al. 1991)

weitere Lokalisationsstudie mit dem bereits erwähnten, von Oosterwijk et al. (1986) produzierten mAk G250 abgeschlossen. Dabei fand sich eine außerordentlich hohe Anreicherung von Radioaktivität im Nierentumorgewebe verglichen mit dem Serum der Patienten. 5 Tage nach Injektion des [131]J-markierten mAk war mit bildgebenden Verfahren (Immunszintigraphie) lediglich im Tumor noch Radioaktivität nachweisbar (Bander 1992, pers. Mitt.). Es ist nun eine klinische Phase II Studie mit diesem Antikörperkonjugat bei Patienten mit metastasiertem NZK geplant, bei der die Auswirkungen der Radioaktivität auf das Tumorwachstum gemessen werden sollen.

Probleme der mAk Therapie

Bei all den theoretischen Einsatzmöglichkeiten von mAk zeigt sich jedoch immer wieder schon *in vitro*, daß eine vollständige Lyse von Tumorzellen bisher nicht möglich ist. Die Probleme der Therapie mit monoklonalen Antikörpern sind bei genauerer Betrachtung vielfältig (Zusammenfassung: in Goldenberg 1991):

- Unspezifische Bindung des mAk
- Immunantwort des Organismus auf Fremdprotein
- Zirkulierende Zielantigene
- Antigenmodulation
- Tumorheterogenität

Das Hauptproblem besteht darin, daß die für einen Einsatz im Menschen zur Verfügung stehenden Antikörper nicht ausschließlich an den Tumor binden. Das liegt zum einen daran, daß ein tumorspezifisches Antigen bisher nicht gefunden wurde, d.h. das vom mAk erkannte Antigen ist auch auf „Nicht-Tumorzellen" lokalisiert. Zum anderen wird ein Großteil des applizierten mAk durch Zellen des retikuloendothelialen Systems (RES) aufgenommen und kann dadurch nicht das Zielantigen erreichen. Dies wird vornehmlich verursacht durch eine Immunantwort des menschlichen Organismus gegen das tierische Immunglobulin, wobei ein wesentlicher Anteil durch eine anti-idiotypische Reaktion gegen die Antigenerkennungsstelle des mAk zustande kommt. Ein weiteres Problem stellt das sog. „Antigen-Shedding" dar: Antigene werden von den Tumorzellen in die Blutbahn abgegeben. Diese zirkulierenden Antigene werden dann von monoklonalen Antikörpern bereits in der Blutbahn gebunden, und es kommt nicht mehr zu einer Bindung am Tumor. Auch eine Bindung am Tumor bedeutet jedoch noch nicht, daß der Antikörper nun sein „Ziel" erreicht hat. Durch seine Bindung an das Zielantigen kann es zu einer „Modulation" des Antigens kommen: Es verschwindet von der Zelloberfläche und ist für den Antikörper jetzt nicht mehr auffindbar. Als letzter Punkt zu erwähnen ist die Heterogenität der Tumoren; d.h. die entsprechenden Antigene sind nicht durchgehend auf allen Zellen eines Tumors exprimiert. Der Antikörper besetzt innerhalb des Tumors antigen-positive Zellen und läßt andere, die das entsprechende Antigen nicht auf ihrer Oberfläche tragen, aus.

Optimierung des mAk-Therapieansatzes

Möglichkeiten zur Optimierung einer mAk-Therapie

- „Neue" Tumorantigene
- „Humanisierte" mAk
- Menschliche mAk
- Subklassenwechsel
- mAk-Fragmente
- mAk-Cocktails
- Zweiphasentherapie

Die wichtigste Forderung bleibt der tumorspezifische mAk. Hierzu gibt es Bestrebungen, mit besser definierten Antigenen mAk zu erhalten, die dieser Forderung zumindest näher kommen. So können z.B. tumorassoziierte Antigene gereinigt und als Immunogene zur Produktion von neuen, spezifischeren mAk (sog. second generation mAk) verwendet werden. Um die Immunreaktion des menschlichen Organismus auf das Fremdprotein (Mauseiweiß) zu unterbinden, werden heute schon erfolgreich murine Antikörper „humanisiert": d.h. das Fc-Fragment dieser Antikörper wird vollständig durch menschliches Material ersetzt (Riechmann et al. 1988). Ideal wäre der tumorspezifische „humane mAk" (Cote et al. 1983).

Ein anderer Weg zur Reduzierung der Immunogenität des verabreichten mAk ist ein enzymatischer Abbau zum Fab-Fragment, das lediglich die antigenbindende Domäne des mAk trägt. Diese Verkleinerung des Moleküls erleichtert gleichzeitig die notwendige Gefäßpermeation und die Diffusion im Gewebe. Mit Hilfe von vasoaktiven Substanzen wird ebenfalls versucht, die Permeation von mAk durch die Gefäßwände im Kapillarbereich zu steigern (Smyth et al. 1987). Es konnte zudem gezeigt werden, daß die Anreicherung von mAk am Tumor mit monovalenten Fab-Fragmenten bis zu 10mal stärker sein kann als mit bivalentem mAk (Cobbold u. Waldmann 1984). Dies wird in Verbindung gebracht mit der Unfähigkeit monovalenter Fragmente zur Antigenmodulation.

Um das Problem der unspezifischen Bindung von mAk im RES anzuge- hen, wird neuerdings eine Zweiphasentherapie angestrebt. Dabei soll in einem ersten Schritt ein mAk am Tumor lokalisiert werden, der eine Substanz trägt, welche primär nicht antitumoral wirksam ist. Nach einem Zeitintervall von ca. 1 bis 2 Wochen ist durch Abbau der unspezifisch im RES gebundenen mAk eine tumorspezifische Anreicherung der mAk-Konjugate erreicht. In einem zweiten Schritt wird nun ein Reagenz appliziert, das in Verbindung mit der an den mAk gekoppelten Substanz eine zytotoxische Wirkung entfaltet. Beispielsweise kann ein Enzym gekoppelt werden, das im zweiten Schritt eine zugegebene Substanz („prodrug") lokal in eine zytotoxische Substanz umwandelt (Bagshawe 1987).

Um einen Antikörper für seine Funktion optimal ausnutzen zu können, kann es notwendig sein, eine spezielle Immunglobulinsubklasse zur Verfügung zu haben. Der Isotyp eines mAk bestimmt nicht nur die Aktivierung von Komplement und zellulärer Abwehr, sondern beeinflußt auch wesentlich die Pharmakokinetik eines mAk. Es gibt verschiedene Methoden, die in sehr geringer Frequenz spontan entstehenden „Switch-Mutanten" anzureichern und zu klonieren, und somit einen mAk in unterschiedlichen Subklassen zur Verfügung zu haben (Lovric et al. 1991).

Zusammenfassung

Zusammenfassend läßt sich festhalten, daß auf urologischen Gebiet der Einsatz von monoklonalen Antikörpern zur Therapie von Tumoren beim Nierenzellkarzinom am weitesten fortgeschritten ist. Hier stehen wir erstmals an der Schwelle zu klinischen Phase-II-Studien. Dennoch muß abschließend angemerkt werden, daß – trotz aller erfreulichen Fortentwicklungen – monoklonale Antikörper zum jetzigen Zeitpunkt keinen festen Platz in der Therapie urologischer Tumoren haben.

Literatur

Bagshawe KD (1987) Antibody directed enzymes revive anti-cancer prodrugs concept. Br J Cancer 56: 531–532
Bolhuis RLH, Braakman E, van Dijk J, Warnaar SO, Gratama JW, Lamers C, Stoter G (1991) Targeted bispecific antibody induced cellular cytotoxicity against renal cancer. 2nd International Symposium on Immunology of renal cell carcinoma. 21.–22 Oktober 1991, Cleveland, Ohio
Cobbold SP, Waldmann H (1984) Therapeutic potential of monovalent monoclonal antibodies. Nature 308: 460–462
Cote RJ, Morrissey DM, Houghton AN, Beattie EJ, Oettgen HF, Old LJ (1983) Generation of human monoclonal antibodies reactive with cellular antigens. Proc Natl Acad Sci 80: 2026–2030
Dippold WG, Wittig B, Bernhard H, Meyer zum Büschenfelde KH (1991) Monoklonale Antikörper: Perspektiven zur Diagnose und Therapie von Tumorerkrankungen. Die Gelben Hefte XXXI: 41–50
Goldenberg DM (1991) Challenges to the therapy of cancer with monoclonal antibodies. JNCI 83: 78–79
Lovric J, Decken K, Ebert T, Schmitz-Dräger BJ (1991) Monoklonale Antikörper gegen normales Urothel und Urotheltumoren. II. Isolierung von Isotyp-Mutanten. Urologe A 30: A 95
Oosterwijk E, Ruiter DJ, Hoedemaeker PJ, Pauwels EKH, Jonas U, Zwartendijk J, Warnaar SO (1986) Monoclonal antibody G 250 recognizes a determinant present in renal-cell carcinoma and absent from normal kidney. Int J Cancer 38: 489–494
Real FX, Bander NH, Yeh S et al. (1987) Monoclonal antibody F 23: Radiolocalization and phase I study in patients with renal cell carcinoma. Proc ASCO 6: 240

Riechmann L, Clark M, Waldmann H, Winter G (1988) Reshaping human antibodies for therapy. Nature 332: 323–327

Russell PJ, Lightfoot DV, Boniface GR, Izard M, Raghavan D, Walker KZ (1990) Development of radioimmunoconjugates and a nude rat model for intravesical therapy of human bladder cancer. Proc AACR 31: 290 (Abstr 1721)

Sedlacek HH (1987) Tumorimmunologie und Tumortherapie. Karger, Basel München Paris

Singh M, Kralove J, Mezei M, Ghose T (1989) Inhibition of human renal cancer by methotrexate linked to a monoclonal antibody. J Urol 141: 428–431

Smyth MJ, Pietersz GA, McKenzie FC (1987) Use of vasoactive agents to increase tumor perfusion and the antitumor efficacy of drug-monoclonal antibody conjugates. J Natl Cancer Inst 79: 1367

Vessella RL, Chiou RK, Grund FM et al. (1987) Renal cell carcimoma (RCC) Phase I–II trials with 131 labeled monoclonal antibody A6H: Imaging and pharmacokinetic studies. Proc AACR 28: 385

Yeh MY, Yu DS, Chang SY, Ma CP, Han SH (1988) Radioimmunotherapy of xenografted human bladder cancer using monoclonal antibody against blood group A-related antigen. Eur Urol 14: 386–390

Yu DS, Chu TM, Yeh MY, Chang SY, Ma CP, Han SH (1988) Antitumor activity of doxorubicin-monoclonal antibody conjugate on human bladder cancer. J Urol 140: 415–421

Molekulargenetische Ansätze zur Optimierung der zellvermittelten Immuntherapie

G. MICKISCH

Einleitung

Immuntherapeutische Verfahren in der Krebsbehandlung weisen häufig eine befriedigende Spezifität auf, während die damit bewirkte Tumorzellabtötung oft nicht ausreichend erscheint. Ansätze, die zielgerichtete Aggressivität dieser Therapie zu steigern, besitzen daher eine hohe Priorität in der aktuellen Krebsforschung.

Eine Zusammenfassung der gegenwärtigen experimentellen Verfahren, die bereits die klinische Prüfphase erreicht haben oder in Kürze erreichen

Tabelle 1. Experimentelle Ansätze zur Optimierung immuntherapeutischer Verfahren (*TIL* Tumor infiltrierende Lymphozyten, *LAK* Lymphozyten-aktivierte Killerzellen, *IL-2(6)* Interleukin-2(6), *M-CSF* Makrophagenkolonien stimulierender Faktor, *MHC* Mächtigster Histokompatibilitätskomplex („major histocompatibility complex"))

1) Anwendung neuer Zytokine
   a) Interleukin-6, Interleukin-3
   b) Kombinationen von Zytokinen

2) Nutzen einer Synergie von Chemotherapie und Immuntherapie
   a) Zyklophosphamid plus Zytokine
   b) Überwindung von Multidrug resistance (z.B. IL-2 oder TNF in Verbindung mit Chemotherapie)

3) Immunisierung mit gentechnisch modifiziertem Tumorgewebe
   a) Einfügen von Genen für Zytokine
   b) Einfügen von Genen für MHC-Antigene

4) Verstärkung der biologischen Aktivität von TIL-Zellen
   a) Kombination mit Zytokinen
   b) Kombination mit lokaler Bestrahlungstherapie

5) Erzeugung wirksamerer TIL-Zellen
   a) aus selektierten Lymphozytensubpopulationen oder Klonen
   b) wiederholte *In-vitro*-Stimulation
   c) spezifitätssteigerndes Wachstum in niedrigdosiertem IL-2
   d) Kultivierung in IL-2 in Verbindung mit IL-4
   e) Modifikation von TIL-Zellen durch Gen-Transfer

6) Verwendung monoklonaler Antikörper
   a) zur Verstärkung von IL-2 plus LAK-Zellen
   b) in Verbindung mit M-CSF
   c) immunkonjugiert an Toxine

werden, findet sich in Tabelle 1. Im Rahmen dieser Arbeit werden exemplarisch zwei moderne Konzepte wie die TIL-Modifikation durch Gentransfer und die Immuntoxinbildung dargestellt. Beide verwenden immunologische Methoden zur Ansteuerung der Zieltumorzelle und versuchen, die Zytotoxizität durch gentechnische Manipulationen zu steigern.

Molekulargenetische Veränderungen an TIL-Zellen

TIL-Zellen (Tumorinfiltrierende Lymphozyten) alleine oder in Verbindung mit Zytokinen werden noch immer zur adoptiven Immuntherapie in der experimentellen Krebsbehandlung eingesetzt (DeVita et al. 1991). TIL-Zellen werden aus reseziertem Tumorgewebe durch Kultivierung einer Einzelzellsuspension in IL-2 (Interleukin-2) gewonnen. TIL-Zellen mit IL-2 Rezeptoren wachsen unter diesen Bedingungen und zerstören spezifisch die gleichfalls angesetzten Tumorzellen in Abhängigkeit von MHC-Antigenen der Klasse I (Rosenberg et al. 1986). Die klinischen Ergebnisse dieser Strategie waren dennoch vergleichsweise enttäuschend (Rosenberg et al. 1988). Wenn auch ca. $^1/_3$ der Patienten mit malignem Melanom und in geringerem Maße mit Nierenzellkarzinom ein objektives Ansprechen auf TIL plus IL-2 zeigten, konnte kein lebensverlängernder Effekt dieser erheblich belastenden Therapie nachgewiesen werden.

Die Möglichkeit, fremde Gene in menschliche Zellen einzuführen und zu exprimieren, hat neue Chancen auch in der Onkologie eröffnet. Einer der frühesten Ansätze zu dieser Art von sog. „additiver Gentherapie" betraf die Modifikation von TIL-Zellen durch Einführung von Markierungsgenen (Rosenberg et al. 1990). Ziel dieser Studie an 10 Patienten war es, die Sicherheit des retroviralen Gentransfers am Menschen zu untersuchen und neue Informationen zur Spezifität und Pharmakodynamik der TIL-Zellen zu gewinnen.

Die experimentelle Strategie umfaßte den Transfer des bakteriellen Genes für Neomycin-Phosphotransferase zur Neomycin-Resistenzbildung. Die Transfektion in menschliche TIL-Zellen gelang unter Verwendung des Moloney Mausleukämie Retrovirus in vitro. Dieses Vorgehen ermöglichte die sichere Differenzierung zwischen retransfundierten, gentechnisch modifizierten TIL-Zellen und den normalen Lymphozyten des Patienten. Bei allen 10 Patienten stand eine ausreichende Menge dieser speziellen TIL-Zellen zur Verfügung, die im Verlauf des Experimentes zu festgesetzten Zeitpunkten aus peripherem Blut oder aus Tumorbiopsien wiedergewonnen und analysiert wurden.

Genmodifizierte TIL-Zellen konnten über 189 Tage in der Zirkulation und bis zu 64 Tage in Tumorabsiedlungen nachgewiesen werden. Begleitende Laboruntersuchungen bestätigten, daß die verabreichten TIL-Zellen sich weder phänotypisch noch zytotoxisch von unveränderten TIL-Zellen unterschieden. Ferner war das inserierte Gen vollständig aktiv, und es lag nur eine Kopie des retroviralen Genoms in der humanen TIL-Zelle vor.

Nach diesen ermutigenden Ergebnissen mit der gentechnischen TIL-Modifikation wird derzeit versucht, das Konzept auch therapeutisch zu nutzen (Rosenberg 1991). TIL-Zellen werden dabei auf Grund der Tumorspezifität verwendet, um das gewünschte Agens zur Zieltumorzelle zu lenken. TNF (Tumor Nekrose Faktor) besitzt bei systemischer Gabe im Menschen eine maximale tolerable Dosis von 8 mg/kg am Tag (DeVita et al. 1991). Dies entspricht ca. 2 % der Dosis, die im Tierversuch mindestens zum Wirkunsgseintritt notwendig war. Es erschien daher sinnvoll, die TNF-Konzentration selektiv im Tumorgewebe zu erhöhen.

Die gewählte retrovirale Vektoren-Konstruktion zum Einbau in TIL-Zellen enthielt das TNF-Gen, dem ein besonders aktiver muriner „long terminal repeat" Promoter vorgeschaltet wurde, sowie das Neomycin-Resistenzgen als Markierung unter Kontrolle des SV40 (early) Promoters. Erreicht werden sollte eine Konzentrierung von TIL-Zellen im Tumor in der Hoffnung, daß auf Grund der zusätzlichen TNF-Produktion eine verstärkte zytotoxische Wirksamkeit eintritt. Derzeit liegt die Genehmigung zur Behandlung von 50 Patienten mit Melanom oder Nierenzellkarzinom vor, und bei den wenigen Patienten, die diese Therapie bereits erhielten, wurden keine Komplikationen verzeichnet.

Konzept der Immuntoxine

Eine Vielzahl von biologischen Organismen verfügt über toxische Substanzen, die an menschlichen Zellen wirken und dort verheerende Folgen wie metabolische Veränderungen bis zum sofortigen Zelltod nach sich ziehen (Olsnes u. Sandvig 1988). Proteintoxine wie Ricin, *Pseudomonas* Exotoxin (PE) und *Diphtheria* Toxin (DT) blockieren die Proteinsynthese irreversibel durch Hemmung des Elongationsfaktors 2. Diese Toxine funktionieren als Katalysatoren mit sehr hohem Wirkkoeffizienten, und nur wenige Moleküle genügen, um die Zieltumorzelle zu vernichten. Sie sind daher potentiell zur Krebstherapie geeignet.

Um jedoch therapeutisch von Nutzen zu sein, müssen diese Toxine an umschriebene Stellen der Tumoroberfläche gelenkt werden. Auf diese Weise wird eine unspezifische Toxizität verhindert oder zumindest vermindert. Dieser Ansatz hat in jüngster Zeit intensive Aufmerksamkeit gefunden, da moderne Biotechnologie Moleküle definieren konnte, die als Zielobjekte für diese Art von Therapie dienen können (Pastan u. FitzGerald 1991). Typischerweise werden gentechnisch in geeigneter Weise modifizierte Toxine an Zellbindungsproteine wie monoklonale Antikörper oder Wachstumsfaktoren wie epidermal growth factor (EGF) oder transforming growth factor alpha (TGF-α) gebunden. Technisch kann dies durch chemische Konjugation oder in rekombinanter Proteinsynthese (Pastan u. FitzGerald 1991; Pastan et al. 1992) erfolgen.

Eine Zusammenfassung der aktuellen Strategien ist in Abb. 1 dargestellt. Die A-Kette von Ricin wird über Disulfidaustausch an einen monoklonalen

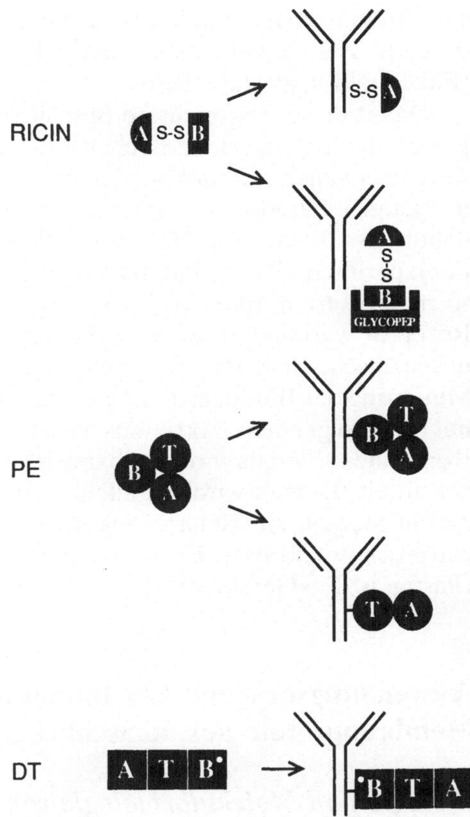

Abb. 1. Aktuelle Strategien zur Konstruktion von Immunkonjugaten. Die A-Kette von Ricin wird über Disulfidaustausch an einen monoklonalen Antikörper gekoppelt. Alternativ kann die B-Kette des gesamten Ricin-Moleküls mit einem Glykopeptid blockiert werden, und dieses modifizierte Ricin wird an einen monoklonalen Antikörper angelagert. Im Falle von *Pseudomonas*-Exotoxin (*PE*) wird entweder das vollständige Protein über die Bindungsdomaine mit einem monoklonalen Antikörper vernetzt oder diese entfernt und das gekürzte Protein (PE40) zur Kopplung verwendet. Ferner kann eine mutierte Form von *Diphtheria*-Toxin (*DT*) mit reduzierter Bindungskapazität am monoklonalen Antikörper befestigt werden. B „binding", Bindungsdomaine; T „translocation", Transport in und durch das Zytosol; A „ADP ribosylation", Zelltötung durch Hemmung der Proteinsynthese. [Modifiziert nach FitzGerald u. Pastan (1989), Olsnes u. Sandvig (1988), Pastan u. FitzGerald (1991) sowie Pastan et al. (1992)]

Antikörper gekoppelt. Alternativ kann die B-Kette des gesamten Ricin-Moleküls mit einem Glykopeptid blockiert werden, und dieses modifizierte Ricin wird an einen monoklonalen Antikörper angelagert. Im Falle von *Pseudomonas* Exotoxin (PE) wird entweder das vollständige Protein über die Bindungsdomaine mit einem monoklonalen Antikörper vernetzt oder diese entfernt und das gekürzte Protein (PE40) zur Kopplung verwendet. Ferner kann eine mutierte Form von *Diphtheria* Toxin (DT) mit reduzierter Bindungskapazität am monoklonalen Antikörper befestigt werden. Diese sog. Immuntoxine binden und töten maligne Zellen selektiv, während normale Zellen ohne das spezifische Antigen verschont werden sollten (FitzGerald u. Pastan 1989).

Damit diese zielgerichtete Beschickung mit Toxinen erfolgreich ist, muß jedoch die Wirksubstanz hochaktiv sein, da die Möglichkeit zur Internalisierung bei allen Immunkonjugaten relativ gering ausgeprägt ist (FitzGerald u. Pastan 1989; Pastan u. FitzGerald 1991; Pastan et al. 1992). Es kommen daher als Toxine zur Zeit nur Ricin, PE oder DT in Betracht. Um tierexperimentell oder klinisch eingesetzt werden zu können, muß das Toxin so modifiziert werden, daß seine eigene Interaktion mit einem zellulären Rezeptor vermindert oder verhindert wird. Auf diese Weise wird eine unspezifische Toxizität ausgeschaltet. Dies kann durch Entfernung oder Mutierung der Bindungsdomaine oder durch Konjugation in diesem Bereich mit nachfolgendem Aktivitätsverlust erreicht werden (s. Abb. 1). Als Konsequenz hieraus wird die Toxinwirkung nur durch die Antikörperbindung vermittelt. Derzeit wird vor allem *Pseudomonas* Exotoxin (PE) eingesetzt, daß in Studien zur Behandlung neoplastischer, autoimmunologischer oder chronisch infektiöser Erkrankungen als Therapeutikum untersucht wird (Pastan u. FitzGerald 1991).

Anwendungsbeispiel: Ein Immuntoxin gegen das Membranprotein des menschlichen Multidrug-resistance-Gens

Biologie und Molekularbiologie von Multidrug resistance

Seit Jahren ist bekannt, daß die meisten Zellen menschlichen oder tierischen Ursprungs unter Exposition gegen natürlich vorkommende Chemotherapeutika absterben. Zellen, die diese Behandlung überleben, sind häufig nicht nur gegen das Selektionsmedikament, sondern auch gegen andere natürlich vorkommende Zytostatika resistent. Dieses In-vitro-Resultat ahmt den Resistenzmechanismus nach, der entweder bereits initial besteht oder unter Chemotherapie von menschlichen Tumoren auftritt. Unter Verwendung dieser vielfach resistenten menschlichen Krebszellen war es möglich, das *MDR*1-Gen zu isolieren, das gehäuft in chemoresistenten Krebszellen auftrat (Pastan u. Gottesman 1987). Expression der cDNA dieses Genes führte zum Multidrug-resistance-Phänotyp in chemosensitiven Empfängerzellen. Physiologische und biochemische Untersuchungen ergaben, daß das *MDR*1-Genprodukt aus einem Zelloberflächen-Glykoprotein mit einem Molekulargewicht von ca. 170 000 Dalton besteht. Es funktioniert als ATP-abhängige Medikamentenpumpe mit Spezifität für hydrophobe Substanzen, wie sie häufig in der Krebstherapie verwendet werden (Abb. 2).

Die Klonierung der cDNA für das *MDR*1-Gen ermöglichte es, die primäre Aminosäuresequenz von P-Glykoprotein zu ermitteln und ein Modell der Membranstruktur zu entwerfen. Es besteht aus 2 strukturell

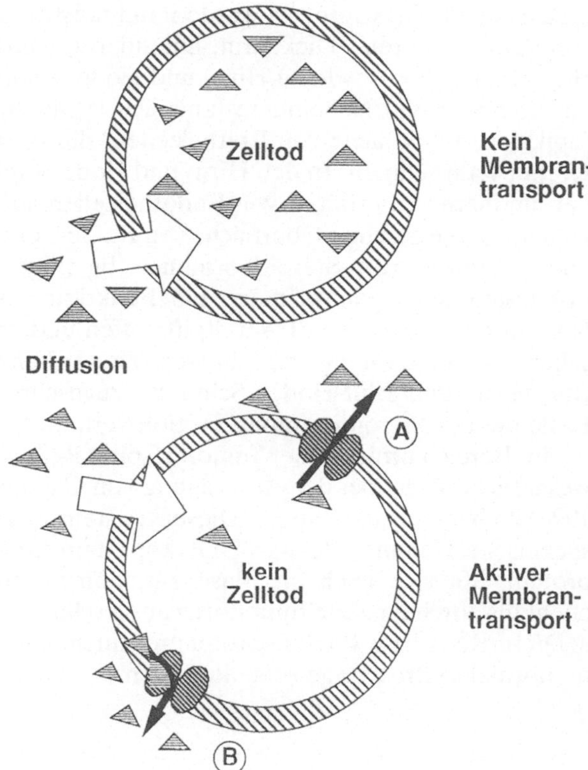

Abb. 2. Modell der Wirkweise von P-Glykoprotein. Zytotoxische Substanzen wie Chemotherapeutika gelangen natürlicherweise durch Diffusion in die Zelle. Dies führt in Zellen ohne P-Glykoprotein zum Zelltod, da hier kein auswärts gerichteter Membrantransport stattfindet. In Zellen, die durch P-Glykoprotein geschützt sind, wird durch aktiven Membrantransport aus dem Zytosol (*A*), bereits aus der Membran (*B*) kein ausreichender Wirkspiegel erreicht, so daß die Zelle überlebt. [Modifiziert nach Gottesman u. Pastan (1988), Kane et al. (1990), Mickisch et al. (1990) sowie Pastan u. Gottesman (1987)]

ähnlichen Hälften, die jede 6 transmembranöse Domainen und eine ATP-Bindungsstelle enthalten (Gottesman u. Pastan 1988). Auf Grund der Aminosäurehomologität in der ATP-Bindungsregion und der Ähnlichkeit in der Basisstruktur wurde kürzlich eine Großfamilie dieser energie-abhängigen Membrantransportproteine postuliert (Kane et al. 1990). Diese beinhaltet 2 *MDR*-Gene beim Menschen, 3 *mdr*-Gene bei Nagetieren, das Genprodukt der zystischen Fibrose und viele Nahrungsmittel- und Giftstoff-Transportsysteme in Mikroorganismen.

Es erscheint sehr unwahrscheinlich, daß sich natürlicherweise ein so ausgereiftes System entwickeln konnte, dessen einziges Ziel in der Ausstoßung von natürlich vorkommenden Chemotherapeutika aus Krebszellen besteht. Um die sog. „normale" Funktion von P-Glykoprotein zu verstehen, wurde daher eine Reihe von Normalgeweben untersucht. Ein relativ hoher

Gehalt von P-Glykoprotein wurde immunhistochemisch an der Oberfläche von Leber-, Nieren-, Dickdarm, Dünndarm, Nebennieren- und Bauchspeicheldrüsenzellen, sowie an Hirn- und Hodenkapillaren entdeckt. In Leber, Niere, Darm und Nebenniere fand sich P-Glykoprotein an der luminären (apikalen) Oberfläche von Epithelzellen, die Ausscheidungsfunktionen im Körper wahrnehmen. In den Hirn- und Hodenkapillaren trat es ebenfalls an der luminären Oberfläche von Endothelzellen auf. Im Nebennierengewebe kleidete es die gesamte Oberfläche von Rindenzellen aus, die an der Synthese und Sekretion von Steroidhormonen beteiligt sind. Diese spezifischen Lokalisationen legen es nahe, die Funktion von P-Glykoprotein in der Sekretion von toxischen Umweltgiftstoffen und endogenen Metaboliten zu sehen, um diese Organe zu schützen. Ferner kann ihm eine Beteiligung an Blut-Hirn- und Blut-Hoden-Schranke zugeschrieben werden, sowie eine Rolle bei der Steroidhormonsekretion vermutet werden.

Im Bereich urologischer Tumoren spielt P-Glykoprotein-Expression eine wesentliche Rolle bei der Ausprägung von Chemoresistenz (Mickisch et al. 1990) im Nierenzellkarzinom. Diese Resistenz kann in vitro nachhaltig durch spezifische Hemmstoffe von P-Glykoprotein umgangen werden. P-Glykoprotein läßt sich auch im Blasenkarzinomgewebe nachweisen und kann ebenfalls durch typische Inhibitoren ausgeschaltet werden. Ferner lassen sich *MDR*1mRNA bzw. P-Glykoprotein routinemäßig im Prostatakarzinom und im normalen Prostatagewebe auffinden.

Konstruktion und Reinigung von MRK16-PE

Da Toxine und konventionelle Chemo- und Immuntherapeutika über verschiedenartige Wirkmechanismen verfügen, besteht keine Kreuzresistenz. Ferner vernichten Toxine auch Krebszellen außerhalb der Teilungsphase, was durch Standardmedikamente meistens nicht erreicht wird. Aus diesen Gründen ist das Konzept, auf immunologischem Wege Toxine an das Oberflächenprodukt des *MDR*1-Genes, P-Glykoprotein, zu dirigieren, ein attraktiver Ansatz, um resistente Zellen zu töten.

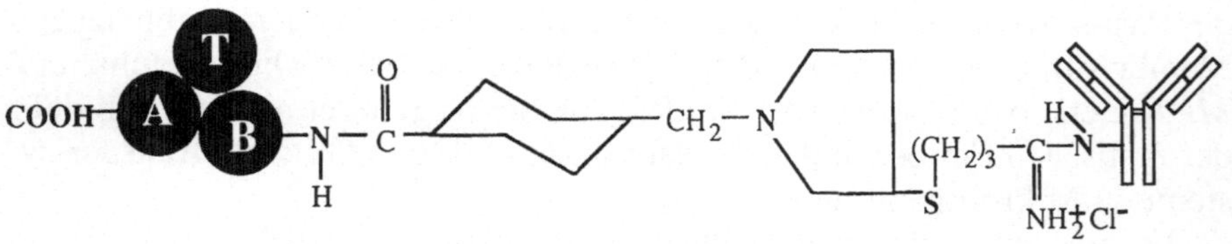

Abb. 3. Struktur eines Immunkonjugates auf der Basis von *Pseudomonas*-Exotoxin. Dargestellt ist das Schema einer heterofunktionellen Kreuzkonjugation, bei der Iminothiolan-aktivierter monoklonaler Antikörper über eine stabile Thioetherbindung an eine Maleimidgruppe konjugiert wird, die im Bereich der ehemaligen Bindungsdomaine von PE inseriert. [Modifiziert nach FitzGerald u. Pastan (1989) sowie Mickisch et al. (1992a,b)]

Gewählt wurde der monoklonale Antikörper MRK16, der gegen ein externes Epitop von P-Glykoprotein gerichtet und spezifisch für das humane Antigen ist (Sugawara et al. 1988). Dieser wurde in einer heterofunktionellen Kreuzkonjugation an kloniertes *Pseudomonas*-Exotoxin gekoppelt (Mikkisch et al. 1992a). Das Endprodukt dieser Reaktionskette ist in Abb. 3 aufgezeichnet. Es besteht aus PE, das über eine feste Stickstoffbindung im Bereich der ehemaligen Bindungsdomaine, die damit inaktiviert wird, mit einer Maleimidgruppe verbunden wird. Als weiterer Distanzarm wird Iminothiolan-aktivierter monoklonaler Antikörper hinzugefügt und durch eine stabile Thioetherbildung vernetzt. Diese Reaktionsform ist so dauerhaft, daß auch In-vivo-Experimente gerechtfertigt werden können. Das entstandene Immunkonjugat wird MRK16-PE genannt.

Die Reinigung von MRK16-PE nutzte sog. „high pressure liquid chromatography"-(HPLC-) Techniken. Zunächst wurde eine Anionenaustauschchromatographie durchgeführt. Die Proteine wurden an Gelmatrix gebunden, und das Anlegen eines NaCl-Gradienten führte zur differenzierten Elution verschiedener Fraktionen. Diese wurden in einer Polyacrylamidgelelektrophorese (SDS-PAGE) aufgearbeitet und die MRK16-PE enthaltenen Proteine mit einer Molekulargewichtschromatographie hochgereinigt. Die Identifikation der Eluate erfolgte in einer weiteren SDS-PAGE, und die Ausbeute an MRK16-PE lag bei 14 % des Ausgangsmaterials als Ausdruck eines effizienten Reinigungsprozesses.

Ergebnisse

Zwei Arten von Funktionstestungen wurden durchgeführt. Zunächst wurden Aktivität, Effizienz und Spezifität von MRK16-PE in vitro geprüft. Gemessen wurde die zelluläre Proteinsyntheseleistung in einem semiautomatisierten Mikrotiterplattentest unter Quantifizierung von tritium-markiertem Leucineinbau (Mickisch et al. 1992a). Als Zellinien wurden die multidrugresistenten menschlichen Nierenkarzinomlinien HTB 44, 45, 46 und 47, sowie die nicht *MDR*1-exprimierenden menschlichen Prostatakarzinomlinien LNCaP und DU145 verwendet (Mickisch et al. 1992b).

Die Ergebnisse sind beispielhaft in Abb. 4 zusammengefaßt. MRK16-PE erwies sich mit einem IC_{50} Wert von 20 ng/ml als hochaktiv gegen HTB 46 (Abb. 4a), während DU145 auf Grund fehlender *MDR*1-Expression unbeeinflußt blieb (Abb. 4b). Weitere Kontrollexperimente sind ebenfalls in Abb. 4 dargestellt. MOPC-21 ist ein monoklonaler Antikörper, der keine Affinität zu menschlichen oder murinen Zellen aufweist. MOPC-PE, ein nicht MDR-relevantes Immunkonjugat vermindert in einem weiten Konzentrationsbereich nicht die Zahl überlebender Tumorzellen (Abb. 4). Ferner konnte durch vorherige Gabe von überschüssigem MRK16 die zytotoxische Wirkung von MRK16-PE auf Nierenkarzinomzellen nachhaltig blockiert werden (Abb. 4).

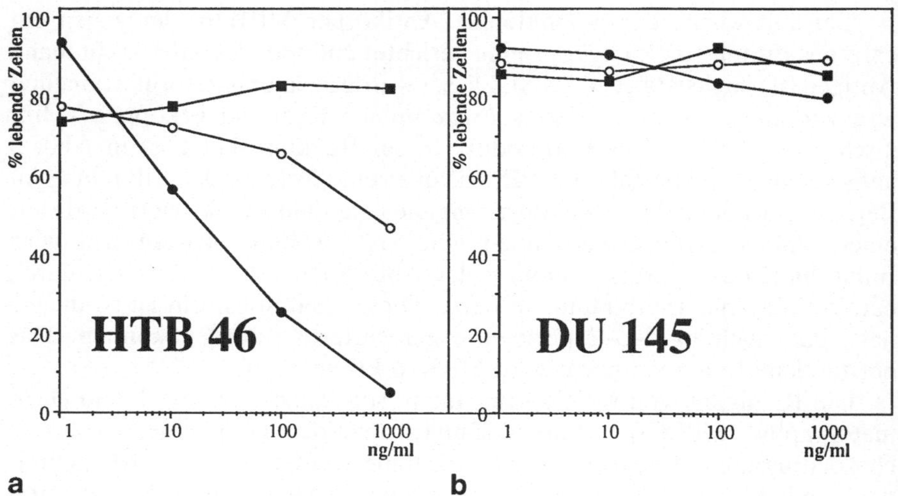

Abb. 4a, b. Aktivität und Spezifität von MRK16-PE in vitro. Die Werte wurden in % einer nicht mit Immunkonjugat behandelten Kontrollgruppe ausgedrückt. Die Bestimmung erfolgte durch Messen der Proteinsynthesehemmung in einem tritium-markierten Leucineinbautest. (—●— MRK16-PE, —○— MRK16 (im Überschuß) vor Gabe von MRK16-PE, —■— MOPC-PE, *HTB46* menschliche, multidrug resistente Nierenkarzinomzellinie, *DU145* menschliche, nicht *MDR*1-exprimierende Prostatakarzinomzellinie)

Nachdem Aktivität, Effizienz und Spezifität an kultivierten Tumorzellen gesichert war, wurde Fehlen oder Existenz einer angemessenen Bioaktivität von MRK16-PE ermittelt. Eingesetzt wurde das MDR-transgene Maussystem (Mickisch et al. 1991), um die Überwindung von Multidrug resistance in einem immunologisch intakten Tier nachzuweisen. Diese transgenen Mäuse exprimieren das menschliche *MDR*1-Gen in ihrem Knochenmark in Mengen, die denen in chemoresistenten menschlichen Tumoren wie dem Nierenzellkarzinom entsprechen. Die nachfolgende Vielfachresistenz kann rasch und zuverlässig durch Vergleich der peripheren Leukozytenzahl (WBC) vor und wenige Tage nach Injektion einer zytotoxischen Substanz bestimmt werden.

Die Ergebnisse in Abb. 5 zeigen, daß MRK16-PE dosisabhängig zu einem signifikanten Abfall der WBC in MDR-transgenen Mäusen führt, während bei normalen Kontrolltieren auf Grund fehlenden Antigens keine Myelotoxizität auftrat. Weitere Kontrollexperimente in Analogie zu den In-vitro-Tests bestätigten Effizienz und Spezifität von MRK16-PE auch im Tierversuch. Damit bietet sich die Möglichkeit, multidrug resistente Tumorzellen selektiv zu töten, und dieser Ansatz scheint weitere Beachtung zu verdienen.

Ausblick

Das Stichwort „Optimierung der Immuntherapie" hat große wissenschaftliche und inzwischen auch beginnende klinische Resonanz gefunden (s. Tabelle

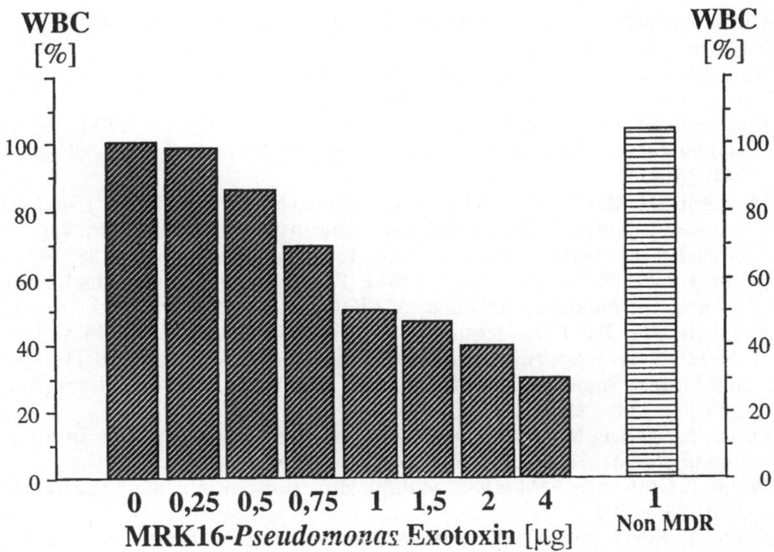

Abb. 5. Aktivität und Spezifität von MRK16-PE in vivo. Gemessen wurde die periphere Leukozytenzahl (*WBC*) von MDR-transgenen und normalen (*Non MDR*) C57BL/6 x SJLF1-Mäusen. Die Werte wurden als WBC am Tag 5 der Behandlung in % des Ausgangswertes (Tag 0) angegeben

1). Dies zeigt aber auch, daß das bisher Erreichte in der Immuntherapie nicht überzeugen kann und innovative Ansätze erforderlich sind. Zwei aktuelle Konzepte, die durch Einsatz gentechnischer Verfahren zu einer Verbesserung konventioneller Immuntherapie kommen wollen, sind im Rahmen dieser Arbeit aufgegriffen worden. Ob die Gentransfektion in TIL-Zellen oder die sog. „designer drugs"-Immuntoxine tatsächlich einen klinischen Fortschritt darstellen werden, bleibt abzuwarten und wird in naher Zukunft geklärt werden. Unbestreitbar aber ist, daß die Verwendung molekularbiologischer und gentechnologischer Strategien richtungsweisend ist, und die wissenschaftliche und wahrscheinlich auch die klinische Diskussion über viele Jahre beherrschen wird. Speziell die Uro-Onkologie, für die Immuntherapie eine erhebliche Bedeutung gewonnen hat, ist daher aufgerufen, grundlagenorientierte Arbeiten auf diesem Gebiet rasch in die anwendungsbezogene Forschung aufzunehmen und gegebenenfalls in die klinische Prüfphase einzuführen.

Literatur

DeVita S, Hellman S, Rosenberg SA (eds) (1991) Biologic therapy of cancer. Lippincott, Philadelphia, PA
FitzGerald D, Pastan I (1989) Targeted toxin therapy for the treatment of cancer. J Natl Cancer Inst 81: 1455–1463

Gottesman MM, Pastan I (1988) The multidrug transporter: a double-edged sword. J Biol Chem 263: 12163–12166

Kane SE, Pastan I, Gottesman MM (1990) Genetic basis of multidrug resistance of tumor cells. J Bioenerg Biomembr 22: 593–618

Mickisch GH, Röhrig K, Kössig J, Forster S, Tschada RK, Alken PM (1990) Mechanisms and modulation of multidrug resistance in primary human renal cell carcinoma. J Urol 144: 755–759

Mickisch GH, Merlino GT, Galski H, Gottesman MM, Pastan I (1991) Transgenic mice that express the human multidrug resistance gene in bone marrow enable a rapid identification of agents that reverse drug resistance. Proc Natl Acad Sci USA 88: 547–551

Mickisch GH, Pai LH, Gottesman MM, Pastan I (1992) Monoclonal antibody MRK16 reverses the multidrug resistance of MDR-transgenic mice. Cancer Res 52: 4427–4432

Mickisch GH, Pai LH, Siegsmund M, Campain J, Gottesman MM, Pastan I (1993) *Pseudomonas* exotoxin conjugated to monoclonal antibody MRK16 specifically kills multidrug resistant cells in cultured renal carcinomas and in MDR-transgenic mice. J Urol 149: 174–178

Olsnes S, Sandvig K (1988) How protein toxins enter and kill cells. In: Frankel AE (ed) Immunotoxins. Kluver, Norwell, MA, pp 39–73

Pastan I, Gottesman MM (1987) Multiple drug resistance in human cancer. N Engl J Med 316: 1388–1393

Pastan I, FitzGerald D (1991) Recombinant toxins for cancer treatment. Science 254: 1173–1177

Pastan I, Chaudhary V, FitzGerald DJ (1993) Recombinant toxins as novel therapeutic agents. Annu Rev Biochem (in press)

Rosenberg SA (1991) Immunotherapy and gene therapy of cancer. Cancer Res 51 [Suppl]: 5074s–5079s

Rosenberg SA, Spiess P, Lafreniere R (1986) A new approach to the adoptive immunotherapy of cancer with tumor-infiltrating lymphocytes. Science 223: 1218–1321

Rosenberg SA, Packard BS, Aebersold PM et al. (1988) Immunotherapy of patients with metastatic melanoma using tumor infiltrating lymphocytes and interleukin-2: preliminary report. N Engl J Med 319: 1676–1680

Rosenberg SA, Aebersold PM, Cornetta K et al. (1990) Gene transfer into humans: immunotherapy of patients with advanced melanoma using tumor-infiltrating lymphocytes modified by retrieval gene transduction. N Engl J Med 323: 579–578

Sugawara I, Kataoka I, Morishita Y, Hamada H, Tsuruo T, Itoyama S, Mori S (1988) Tissue distribution of P-glycoprotein encoded by a multidrug resistance gene as revealed by a monoclonal antibody, MRK16. Cancer Res 48: 1926–1929

Immuntherapie in der Urologie –
Eine kritische Bestandsaufnahme

R. ACKERMANN und R. HEICAPPELL

Einleitung

Die Therapie maligner Tumoren durch Aktivierung der Immunabwehr des Wirts ist seit langem Ziel präklinischer und klinischer Studien. Die Effektivität der immuntherapeutischen Ansätze war zu jedem Zeitpunkt bestimmt vom Umfang des Wissens über Anatomie, Physiologie, Pathologie und (Molekular-)biologie des Immunsystems. In einer Übersicht über die Immuntherapie des Nierenzellkarzinoms listete McCune (1983) folgende Therapiemodalitäten auf: BCG-Therapie, Embolisierung und Nephrektomie, Immun-RNA, Immunisierung mit autologen Tumorzellen, Immunisierung mit polymerisiertem Tumorantigen und Therapie mit natürlichem Interferon. Bis auf die Interferontherapie sind alle genannten Verfahren heute bei der Behandlung des metastasierten Nierenzellkarzinoms ohne klinische Bedeutung. Das bedeutet jedoch nicht, daß die Immuntherapie des Jahres 1983 prinzipiell ein Irrweg war, sondern daß die enormen Fortschritte im Wissen über das Immunsystem und seine Regulation in den letzten 10 Jahren zu geänderten oder vollständig neuen Konzepten haben führen müssen (Übersicht bei Ferrini et al. 1990).

Die Tumorimmunologie hat in den letzten 10 Jahren erhebliche Fortschritte gemacht:

- Die Struktur und Funktion des T-Zellrezeptors für Antigen konnte in großem Umfang aufgeklärt werden (Übersicht bei Samelson 1989).
- Kürzlich ist es gelungen, auf molekularer Ebene Strukturen auf Tumorzellen nachzuweisen, die von T-Lymphozyten erkannt werden können (van der Bruggen et al. 1991).
- Seit 1983 ist die Klonierung der Gene von 12 verschiedenen Interleukinen gelungen.
- In zahlreichen klinischen Studien sind in den letzten 10 Jahren rekombinante Zytokine an einer großen Anzahl von Tumorpatienten klinisch erprobt worden (Übersicht bei Oettgen 1991).
- Die Anwendung monoklonaler Antikörper für diagnostische und therapeutische Zwecke ist klinisch geprüft worden (Übersicht bei Mach et al. 1991).

Die Erwartungen an immuntherapeutische Ansätze wurden von Frost u. Kerbel (1983) folgendermaßen beschrieben:

1) Ziel einer Immuntherapie ist, die Tumordissemination und/oder die Etablierung metastatischer Foci zu bekämpfen; die Behandlung von Primärtumoren kann wegen mangelnder Effizienz nicht das Ziel einer Immuntherapie sein.
2) Die Immuntherapie soll sich spezifisch gegen den Tumor richten.
3) Eine Immuntherapie hat im Vergleich zu Chemo- oder Strahlentherapie potentiell den Vorteil, nicht toxisch oder mutagen zu wirken.

Die Erwartungen an immuntherapeutische Ansätze waren also hoch. Wesentliche Nachteile konventioneller onkologischer Therapieansätze sollten durch Immuntherapie vermieden werden. Die Realität im Jahre 1992 entspricht aber in vielen Fällen nicht den hochgesteckten Erwartungen. Dies soll an 2 Beispielen verdeutlicht werden: die Entwicklung der monoklonalen Antikörper für Diagnostik und Therapie und die Therapie mit Interferonen. Darüber hinaus werden Probleme diskutiert, die bei der präklinischen und klinischen Evaluierung neuer Immuntherapien entstehen können.

Erwartungen und Realität

Klinische Anwendung monoklonaler Antikörper

Die erste Beschreibung monoklonaler Antikörper durch Köhler u. Milstein (1975) hat Anlaß zu großen Hoffnungen gegeben. Erstmals war es möglich, Antikörper mit einheitlicher Spezifität in vitro in nahezu unbegrenzten Mengen herzustellen. Es wurde erwartet, daß monoklonale Antikörper die Diagnostik und Therapie maligner Tumoren revolutionieren. Eine große Anzahl von Arbeiten beschäftigte sich in den folgenden 10–15 Jahren damit, monoklonale Antikörper gegen Antigene auf Tumoren für diagnostische und therapeutische Zwecke herzustellen. Nach manchen Irrwegen (McGee et al. 1982) hat sich gezeigt, daß es ein einheitliches, nur auf Tumoren, aber nicht auf normalen Zellen exprimiertes Antigen nicht gibt. Dagegen ist die Existenz von tumorassoziierten Antigenen auf zahlreichen hämatologischen und nicht-hämatologischen menschlichen Tumoren nachgewiesen. Bedauerlicherweise reagieren monoklonale Antikörper auch mit anderen Strukturen als denen, gegen die sie hergestellt wurden. Huland et al. (1991a,b) haben einer kürzlich erschienenen Arbeit die Spezifität von 15 verschiedenen, gegen menschliche Harnblasenkarzinome hergestellten monoklonalen Antikörpern untersucht. Dabei stellten sie fest, daß keiner der untersuchten monoklonalen Antikörper spezifisch mit Harnblasentumoren reagierte; die meisten Antikörper zeigten ein erhebliches Spektrum an Kreuzreaktionen mit normalem Urothel, Nierengewebe und Granulozyten.

Potentiell sind Antikörper in Immunreaktionen wie die Komplement-abhängige Zytolyse (CDL) oder die Antikörper-abhängige zelluläre Zytotoxizität (ADCC) involviert. Dies hat zu Therapieversuchen mit unkonjugierten monoklonalen Antikörpern Anlaß gegeben. Die Therapieversuche hatten bei soliden Tumoren nur sehr limitierte Erfolge (Mach et al. 1991).

Die Anwendung monoklonaler Antikörper für diagnostische und therapeutische Zwecke unterliegt einigen prinzipiellen Einschränkungen. Die meisten der heute bekannten monoklonalen Antikörper wurden mit Milzzellen von Ratte und Maus hergestellt. Die Injektion von Antikörpern einer fremden Spezies erzeugt im Menschen eine Immunreaktion gegen xenogene Proteine; diese kann von der Inaktivierung der injizierten Antikörper bis hin zu schweren anaphylaktischen Reaktionen reichen (Dilman et al. 1986). Bei 50 % der Patienten formieren sich Antikörper nach einmaliger Injektion von murinem IgG (Seccamani et al. 1989; Reynolds et al. 1989); nach mehrfacher Injektion steigt der Anteil auf 90 % (Seccamani et al. 1989). Auch wenn nicht das komplette Antikörpermolekül, sondern nur der antigenbindende Teil (Fab$_2$-Fragmente) injiziert wird, bilden sich bei der Hälfte der Patienten Antikörper. Diese Reaktionen könnten vermieden werden, wenn die monoklonalen Antikörper in menschlichen Zellen hergestellt werden könnten. Dies ist allerdings sehr schwierig; die meisten menschlichen Antikörper sind vom IgM-Isotyp, was ihre klinischen Einsatzmöglichkeiten erheblich limitiert (Schlom et al. 1980); darüber hinaus sind die antikörperbildenden Klone menschlicher Myelomzellen häufig sehr instabil.

Potentiell können monoklonale Antikörper als „Zieleinrichtung" für Medikamente, Toxine und Isotope dienen, um die genannten Substanzen selektiv zum Tumor zu transportieren. So könnten beispielsweise Tumormetastasen durch eine Immunszintigraphie nachgewiesen werden, bei der sich ein radioaktiv markierter monoklonaler Antikörper selektiv im Tumor anreichert. Die bisherigen Erfahrungen mit der Immunszintigraphie sind allerdings noch nicht überzeugend; in einer prospektiven Studie mit [^{131}I] Anti CEA Fab-Fragmenten konnten Bischof-Delaloye et al. (1989) zwar 80 % aller Tumorlokalisationen mittels SPECT (Single Photon Emission tomography) nachweisen, aber nur 16 % dieser Läsionen waren mit konventionellen bildgebenden Verfahren nicht zu sehen.

Neben einer Reihe technischer Probleme bei der Kopplung von Chemotherapeutika oder Toxinen (z.B. Ricin) an monoklonale Antikörper bereitet die Kinetik der Anreicherung der gekoppelten Antikörper im Tumor erhebliche Probleme (Mach et al. 1991). Die Anreicherung erfolgt sehr langsam; ein großer Teil der Antikörper wird zunächst nicht im Tumor, sondern in anderen Organen, z.B. in der Leber, akkumuliert und abgebaut. Eine mögliche Lösung ist die Injektion in 2 Stufen, bei der zunächst ein nicht mit dem Therapeutikum gekoppelter Antikörper injiziert wird und nach 1–2 Tagen eine gekoppelte Substanz injiziert wird, die schnell und mit hoher Affinität an den Antikörper bindet, z.B. über Biotin/Avidin-Wechselwirkungen.

Klinische Anwendung von Interferonen

Die antitumorale Wirksamkeit von Interferonen ist seit etwa 15 Jahren bekannt und hat damals für erhebliches Aufsehen in der Öffentlichkeit gesorgt. Zunächst waren ausschließlich natürliche Interferone verfügbar, die in Zellkulturen gewonnen wurden; ihre Herstellung war mit extrem hohen Kosten verbunden und ihre Verfügbarkeit für klinische Studien naturgemäß begrenzt. Als Studienindikationen für natürliche Interferone wurden in einer Bestandsaufnahme von Clark (1980) angegeben: Osteosarkome, multiples Myelom, Lymphome, akute und chronisch lymphatische Leukämie, Mammakarzinom sowie das maligne Melanom.

Erst die Verfügbarkeit rekombinant hergestellter Interferone hat breit angelegte Studien ermöglicht. Mittlerweile sind Interferone bei vielen Tumoren angewendet worden. Einen festen Platz in der onkologischen Routine haben Interferone jedoch noch nicht finden können. Nach längeren Beobachtungszeiten haben sich initiale Erfolge in vielen Fällen relativiert. Die größte Wirksamkeit zeigte dabei α-Interferon, während die antitumorale Wirkung von γ-Interferon derzeit mit äußerster Zurückhaltung beurteilt wird (Oettgen 1991).

Die größten Therapieerfolge werden mit α-Interferon derzeit bei der Haarzelleukämie erzielt (Oettgen 1991). Auch bei dieser Erkrankung stellt α-Interferon aber keineswegs eine Standardtherapie dar; die Indikation beschränkt sich vielmehr auf die Patienten, die eine Splenektomie ablehnen oder dafür nicht in Frage kommen. Die Rate objektiver Antworten auf rekombinantes α-Interferon beträgt bei der Haarzelleukämie ca. 90 %, wobei die Rate der kompletten Remissionen gering ist und bei den meisten Patienten die Krankheit erneut auftritt (Oettgen 1991).

Die Anwendung von Interferonen bei urologischen Tumoren beschränkt sich derzeit auf Studien zur Behandlung disseminierter Nierenzellkarzinome mit α-Interferon allein oder in Kombination mit anderen Zytokinen oder Zytostatika (Übersicht bei Heicappell u. Ackermann 1991). Dabei ist bis heute die Wirksamkeit einer Monotherapie mit α-Interferon beim Nierenzellkarzinom nicht in prospektiv randomisierten Phase-III-Studien nachgewiesen.

Studien zur systemischen Therapie des Prostatakarzinoms (Medenica u. Slack 1985; Bulbul et al. 1986), sowie zur systemischen (Grups et al. 1986; Scheithauer et al. 1988) und topischen Therapie (Chodak 1989; Glashan 1990; Schmitz-Dräger et al. 1986) des Harnblasenkarzinoms mit α-Interferonen haben nicht zur breiten klinischen Anwendung für diese Substanzen geführt.

Im Laufe langjähriger Studien haben sich also mittlerweile wenige, aber klar definierte Indikationen für die Anwendungen von α-Interferon in klinischen Studien herauskristallisiert, während bei anderen Indikationen, die 1980 als Studienindikationen angesehen wurden, mittlerweile wirksame Chemotherapieregime entwickelt worden sind.

Probleme bei der präklinischen Evaluierung

Die Evaluierung immunologischer Therapieansätze gestaltet sich außerordentlich langwierig. Dafür sind vielfältige Gründe verantwortlich. Der präklinische Wirksamkeitsnachweis einer neuen Substanz oder Therapiemodalität ist oftmals schwierig. Immunologisch wirksame Substanzen wie Zytokine haben häufig mehr als eine Wirkung. So wirkt das Zytokin Tumornekrosefaktor (TNF) in vitro direkt zytotoxisch auf ausgewählte Tumorzellinen, unter ihnen auch menschliche Nierenkarzinome (Heicappell et al. 1987). TNF wirkt auch in vivo gegen bestimmte Tumorzellinien; die Aktivität in vivo beruht aber vermutlich eher auf einer Wirkung auf das Endothel der den Tumor versorgenden Blutgefäße. Tumoren, die in vitro TNF-resistent sind, können in vivo sensitiv sein (Schreiber et al. 1990). Die Vorhersage der In-vivo-Wirkung ist also bei TNF durch in-vitro-Experimente nicht möglich. Ähnliches gilt möglicherweise für eine Reihe anderer immunregulatorisch und zytotoxisch wirksamer Zytokine (Blankenstein et al. 1991).

In-vivo-Modelle wie die athymische Nacktmaus (Rygard u. Povlsen 1969) sind für präklinische Untersuchungen besser geeignet, wenn ihre spezifischen Beschränkungen berücksichtigt werden. Eine Vielzahl von menschlichen Tumoren wächst als Xenotransplantat in der Nacktmaus, die über kein reifes T-Zellsystem verfügt und somit in der Regel das Transplantat nicht abstößt.

Ein Modell ist jedoch nur dann korrekt, wenn es die Wirklichkeit so gut wie möglich abbildet. In dieser Hinsicht sind beim Nacktmausmodell einige wesentliche Einschränkungen zu beachten.

Im klinischen Alltag ist die Behandlung des Primärtumors ein in den meisten Fällen lösbares, die Behandlung von Metastasen aber oft ein unlösbares Problem. Eine Immuntherapie richtet sich aus diesem Grund gegen die Metastasen und nicht gegen den Primärtumor. Ein Modell für die Immuntherapie müßte diesem Umstand Rechnung tragen. Menschliche Tumoren, die subkutan in die Nacktmaus transplantiert werden, wachsen zwar in einem gewissen Prozentsatz an, metastasieren aber in der Regel nicht. Dies liegt daran, daß durch Faktoren des Wirtsstromas die Produktion von wichtigen Invasionsenzymen im Tumor abgeschaltet wird (de Vore et al. 1980; Gohji et al. 1991). In einem solchen Modell sind also 2 klinisch wichtige Funktionen eines Tumors nicht berücksichtigt, die Invasion und die Metastasierung.

Nur aus einem geringen Teil der Zellen eines Tumors können Metastasen entstehen (Fidler 1990a, b). Diese Zellen können nur identifiziert werden, wenn sie zu sichtbaren Metastasen ausgewachsen sind. Dies ist in vielen Fällen möglich, wenn der Primärtumor der Nacktmaus orthotop, d.h. in das Organ, aus dem er stammt, transplantiert wird. Nacktmausmodelle, in denen Tumoren orthotop transplantiert wurden, sind beispielsweise beschrieben worden für Tumoren von Niere (Naito et al. 1986), Blase (Ahlering et al. 1987), Lungen (McLemore et al. 1987) und Kolon (Morikawa et al. 1988).

Einige Autoren begründen die Anwendung neuer Therapieansätze mit der Beobachtung, daß durch die in Frage stehende Therapiemodalität ein der Nacktmaus inokulierter Primärtumor in seiner Größe abnimmt. Mit derartigen Untersuchungen ist in keinem Fall bewiesen, ob die wenigen relevanten – die metastatischen – Zellen oder die vielen irrelevanten – die nicht metastatischen – Zellen durch die neuen Therapie eliminiert werden. Somit kann ein solcher experimenteller Ansatz auch kaum die wissenschaftliche Basis für eine klinische Studie zur Behandlung von Tumormetastasen bilden.

Die Tumormetastasierung in der Nacktmaus ist neben dem Inokulationsort auch vom genetischen Hintergrund der Nacktmaus abhängig. In eigenen Erfahrungen sahen wir beim gleichen Tumor nach orthotoper Implantation in Balb/c nu/nu Mäusen multiple Metastasen, was in NMRI nu/nu Mäusen nicht reproduziert werden konnte.

Die Auseinandersetzung zwischen Tumor und dem Immunsystem des Wirtes kann in keinem Nacktmausmodell simuliert werden. Bosma et al. (1983) haben erstmals eine Mausmutante beschrieben, die weder über T- noch B-Lymphozyten verfügt. Diese Variante des Mausstamms C.B-17 wurde SCID (severe combined immunodeficiency disease) Maus genannt. Durch Knochenmarkstransplantation konnte den Tieren ein funktionierendes Immunsystem übertragen werden.

Später konnte gezeigt werden, daß auch menschliche fetale Immunzellen (Leber, Thymus, Lymphknoten und Knochenmark) in der SCID-Maus wuchsen und sowohl T-Lymphozyten als auch B-Lymphozyten von menschlichem Phänotyp in der SCID-Maus produzierten (McCune et al. 1988).

Auch menschliche Tumoren, unter ihnen urologische Tumoren (Shibayama et al. 1991), können in der SCID-Maus wachsen. Über erste Versuche der Immuntherapie in human rekonstituierten SCID-(SCID-hu) Mäusen ist kürzlich berichtet worden (Mueller u. Reisfeld 1991).

Probleme bei der klinischen Anwendung

Die klinische Anwendung der Immuntherapie ist bei der teils dürftigen wissenschaftlichen Basis der durchgeführten Immuntherapieprotokolle gelegentlich nicht unproblematisch. Der vermeintliche oder tatsächliche Zwang zu handeln hat beispielsweise dazu geführt, daß bestimmte Zytokine bereits in der Klinik erprobt wurden, bevor der Nachweis einer Wirksamkeit bei systemischer Behandlung im Tiermodell überhaupt geführt worden war.

Besonders gründlich ist dagegen die Einführung der systemischen Interleukin-2-Therapie mit ihren Varianten (LAK, TIL, Kombination mit α-Interferon) von der Gruppe um Rosenberg in Tierversuchen getestet worden. Für jede Modifikation ihres Behandlungsansatzes wurde der Nachweis der Wirksamkeit im Tiermodell geführt.

Die Bestimmung der richtigen Dosis und eines geeigneten Behandlungsschemas war bei allen bekannten immuntherapeutischen Ansätzen erst während der klinischen Erprobung möglich, da – wie oben bereits ausgeführt

– hinreichend genaue präklinische Modelle dafür nicht existieren. Ein Problem bei der Dosisfindung ist, daß bei immunregulatorischen Wirksubstanzen häufig keine lineare Dosis-Wirkungs-Beziehung besteht, sondern oft eine optimale Dosis gefunden wird, bei deren Unterschreiten, aber auch Überschreiten ein therapeutischer Effekt ausbleibt.

Die Kombination unterschiedlicher Medikamente kann überadditive Effekte haben. Diese zu nutzen, würde neben einer Verstärkung der Hauptwirkung möglicherweise auch die Nebenwirkungen vermindern. Viele Autoren sprechen aber bereits dann von Synergismus, wenn die Kombination zweier Medikamente einen auf den ersten Blick überadditiven Effekt erzielt. Der Begriff 'Synergismus' ist aber, ähnlich wie der Begriff 'signifikant', an eine mathematische Beweisführung gebunden; für den Nachweis eines Synergismus zweier Medikamente ist die Berechnung von Isobologrammen erforderlich (Greco et al. 1990).

Nicht vergleichbare Studienprotokolle lassen noch heute Fragen offen, die längst geklärt sein müßten. Die Frage, ob α-Interferon eine Wirksamkeit beim disseminierten Nierenzellkarzinom besitzt, ist bis heute nicht in einer einzigen prospektiv randomisierten Phase-III-Studie geklärt. Ebensowenig kann abschließend entschieden werden, ob γ-Interferon beim metastasierten Nierenkarzinom wirksam ist. Letzteres ist wohl auch auf nicht vergleichbare Therapieprotokolle zurückzuführen. Eine Vereinheitlichung der Studienprotokolle beispielsweise im Rahmen von Multicenterstudien wäre dringend erforderlich, damit der eine oder andere Therapieansatz abschließend akzeptiert oder verworfen werden kann.

Völlig ungelöst sind bei urologischen und anderen Tumoren derzeit einige grundsätzliche Probleme wie die Biologie der Metastasierung und das Problem der Tumorheterogenität (Heppner u. Miller 1983); auch die Regulation der antitumoralen Immunantwort kann heute erst in Ansätzen verstanden werden.

Schlußfolgerung und Ausblick

Die Entwicklung immuntherapeutischer Ansätze war zu Beginn der 80er Jahre mit großen Erwartungen verbunden, die nicht in vollem Ausmaß erfüllt werden konnten. Möglicherweise waren einige der Erwartungen unrealistisch. Viele Ansätze haben sich mittlerweile auf umschriebene Indikationen reduziert; bei anderen Ansätzen haben sich Detailprobleme gestellt, die nicht zu erwarten waren, aber vor einem klinischen Einsatz gelöst werden müssen.

Die meisten der von Frost u. Kerbel (1983) vor knapp 10 Jahren aufgestellten Thesen zur Immuntherapie treffen auch heute noch in vollem Umfang zu. So gilt auch heute, daß eine Immuntherapie immer dann wenig erfolgversprechend ist, wenn der Primärtumor noch nicht chirurgisch entfernt wurde. Dies wurde in einer kürzlich publizierten Studie aus der Gruppe um Rosenberg vom National Cancer Institute in Washington deutlich (Spencer et al. 1992). Sie behandelten 12 Patienten vor Tumornephrektomie mit einem Kurs Interleukin-2 und α-Interferon. Bei 9 von 12 Patienten waren der Primärtumor und/oder die Metastasen nach dem Therapiezyklus progredient. In einem Fall wurde eine komplette Remission von Metastasen in der Lunge und in mediastinalen Lymphknoten bei Wachstumstillstand im Primärtumor beobachtet.

Die Toxizität mancher immunologischen Therapieansätze ist sicherlich vor 10 Jahren unterschätzt worden. Insbesondere Therapien mit Zytokinen haben erhebliche Nebenwirkungen, die in der Stärke den Nebenwirkungen einer Chemotherapie um nichts nachstehen (Urba et al. 1990).Dagegen scheint die Vakzinierung mit modifizierten oder nicht modifizierten autologen Tumorzellen besonders arm an Nebenwirkungen zu sein (Übersicht bei Bystryn 1990); über diese Therapiemodalität liegen bei urologischen Tumoren derzeit nur sehr begrenzte Erfahrungen vor.

Mittelfristig werden möglicherweise sowohl für Tumoren der Harnblase als auch für Tumoren der Niere lokale (Huland et al. 1991a) und systemische (Jackson et al. 1992) Immuntherapieprotokolle zur Verfügung stehen.

Die Kombination bekannter Substanzen kann möglicherweise zu synergistischen Effekten führen. Zytokine und Zytostatika scheinen sich in dieser Hinsicht besonders gut zu ergänzen (Wadler u. Schwartz 1990).

Neue Impulse werden von der tumorimmunologischen Grundlagenforschung ausgehen. Die Interaktion zwischen T-Lymphozyten und Tumorzellen wird in zunehmendem Maße verstanden (Van der Bruggen et al. 1991). Möglicherweise werden in Zukunft neben tumorinfiltrierenden Lymphozyten (TIL, Belldegrun et al. 1988) auch tumorassoziierte Makrophagen (TAM; Mantovani 1990; Shimizu et al. 1989) in klinischen Studien erprobt werden.

Die oben aufgeführten Probleme bei der Anwendung von monoklonalen Antikörpern in Diagnostik und Therapie werden wahrscheinlich durch die gentechnische Herstellung 'maßgeschneiderter' monoklonaler Antikörper überwunden werden können. Durch gezielte Modifikation an bestimmten Stellen des Immunglobulinmoleküls werden die Eigenschaften monoklonaler Antikörper so verändert werden, daß ihr Nutzen für die Diagnostik und Therapie von Tumoren möglicherweise beträchtlich vergrößert werden kann (Morrison u. Schlom 1989; Seemann et al. 1990).

Auch bei rekombinanten Zytokinen ist zu erwarten, daß ihre Eigenschaften durch Änderungen der molekularen Struktur gezielt den klinischen Erfordernissen angepaßt werden können (Fidler et al. 1987; Feng et al. 1988).

Eine neue Ära der Immuntherapie wurde durch die Einführung gentherapeutischer Methoden begonnen. Rosenberg et al. (1990) haben über erste Ergebnisse bei Patienten berichtet, denen tumorinfiltrierende Lymphozyten (TIL) mit einem modifizierten Genom injiziert worden waren. Sie konnten zeigen, daß sich tumorinfiltrierende Lymphozyten selektiv in Tumormetastasen anreicherten. In laufenden Untersuchungen werden die Patienten mit genetisch manipulierten TIL behandelt, die in hohen Mengen TNF oder andere Zytokine freisetzen. Somit werden möglicherweise hohe Dosen von Zytokinen lokal und nicht systemisch wirksam sein.

Die Immuntherapie wird in Zukunft in verstärktem Maße Impulse aus der Grundlagenforschung erhalten. Diese in der Klinik umzusetzen wird erhebliche Zeit und Geduld benötigen.

Literatur

Ahlering TE, Dubeau L, Jones PE (1987) A new in vivo model to study invasion and metastasis of human bladder carcinoma. Cancer Res 47: 6660–6665

Belldegrun A, Muul LM, Rosenberg SA (1988) Interleukin-2 expanded tumorin-filtrating lymphocytes in human renal cancer: isolation, characterisation and antitumor activity. Cancer Res 48: 206–214

Bischof-Delaloye A, Delaloye B, Buchegger F et al. (1989) Clinical value of immunoscintigraphy in colorectal carcinoma patients: a prospective study. J Nucl Med 30: 1646–1656

Blankenstein T, Rowley DA, Schreiber H (1991) Cytokines and cancer: experimental systems. Curr Opin Immunol 3: 694–698

Bosma GC, Custer RP, Bosma MJ (1983) A severe combined immunodeficiency mutation in the mouse. Nature 30: 527–530

Bulbul MA, Huben RP, Murphy GP (1986) Interferon-beta treatment of metastatic prostate cancer. J Surg Oncol 334: 231–233

Bystryn JC (1990) Tumor vaccines. Cancer Met Rev 9: 81–91

Chodak GW (1989) Intravesical interferon treatment of superficial bladder cancer. Urology 4 (4 Suppl): 84–86

Clark RL (1980) Cancer 1980. Achievements, challenges and prospects. Cancer 49: 1739–1745

DeVore DP, Houchens DP, Ovejara AA, Dill GS Jr, Hutson TB (1980) Collagenase inhibitors retarding invasion of a human tumor in nude mice. Exp Cell Biol 48: 367–373

Dilman RO, Beauregard JC, Halpern SE, Clutter M (1986) Toxicities and side effects associated with the intravenous infusions of murine monoclonal antibodies. J Biol Resp Mod 5: 73–84

Feng GS, Gray PW, Shepard HM, Taylor MW (1986) Antiproliferative activity of a hybrid protein between interferon-g and tumor necrosis factor-b. Science 241: 1501–1503

Ferrini S, Melioli G, Moretta L (1990) Immunotherapy and imunity to cancer: cellular mechanisms. Curr Opin Immunol 2: 683–688

Fidler IJ (1990a) Rationale and methods for the use of nude mice to study the biology and therapy of human cancer metastasis. Cancer Met Rev 5: 29–49

Fidler IJ (1990b) Critical factors in the biology of human cancer metastasis: twenty-eighth G.H.A. Clowes memorial award lecture. Cancer Res 50: 6130–6138

Fidler IJ, Heicappell R, Saiki I, Grütter M, Nuesch J (1987) Direct antiproliferative effects of recombinant human interferon-a B/D hybrids on human tumor cell lines. Cancer Res 47: 2020–2027

Frost P, Kerbel RS (1983) Immunology of metastasis. Can the immune response cope with the disseminated tumor? Cancer Metastasis Rev 2: 239–256

Glashan GW (1990) A randomized controlled study of intravesical alpha-2b-interferon in carcinoma in situ of the bladder. J Urol 144/3: 658–661

Gohji K, Nakajima M, Fabra A, Killion J, von Eschenbach A, Fidler IJ (1991) Regulation of metalloproteinase production in metastatic human renal cell carcinoma cells by factors secreted by organ-specific fibroblasts. Proc 82nd Ann Meet Am Assoc Cancer Res (Abstr 401)

Greco WR, Park HS, Rustum YM (1990) Application of a new approach for the quantitation of drug synergism to the combination of cis-diaminechloroplatinum and 1-β-D-arabinofuranosylcytosine. Cancer Res 50: 5318–5327

Grups JW, Schmitz-Dräger BJ, Ebert T, Ackermann R (1986) Biological potential of interferons reievance in the systemic treatment of superficial bladder carcinoma. World J Urol 3: 224–229

Heicappell R, Ackermann R (1991) Immunomodulation of advanced/progressive renal cell cancer. Curr Opin Urol 1: 38–46

Heicappell R, Naito S, Creasy AA, Lin LS, Fidler IJ (1987) Antitumor activity of human recombinant tumor necrosis factor on human renal cell carcinoma cell lines derived from a single surgical specimen. J Immunol 138: 1634–1640

Heppner GH, Miller BE (1983) Tumor heterogeneity: biological implications and therapeutic consequences. Cancer Metastasis Rev 2: 5–23

Huland E, Huland H, Heinzer H, Meier T (1991 a) Inhalative Interleukin-2 Gabe zur Lokaltherapie des metastas. Nierenkarzinoms (RCC). Urologe [A] 30 (Suppl A9)

Huland E, Huland H, Meier Th et al. (1991 b) Comparison of 15 monoclonal antibodies against tumor-associated antigens of transitional cell carcinoma of the human bladder. J Urol 146: 1631–1636

Jackson AM, Hawkyard SJ, Presott S, Ritchie AWS, James K, Chisholm G (1992) An investigation of factors influencing the in vitro induction of LAK activity against a variety of human bladder cancer cell lines. J Urol 147: 207–211

Köhler G, Milstein C (1975) Continous culture of fused antibodies secreting antibodies of predefined specificity. Nature 356: 495–497

Mach JP, Pelegrin A, Buchegger F (1991) Imaging and therapy with monoclonal antibodies in non-hematopoetic tumors. Curr Opin Immunol 3: 685–693

Mantovani A (1990) Tumor-associated macrophages. Curr Opin Immunol 2: 689–692

McCune CS (1983) Immunologic therapies of kidney carcinoma. Semin Oncol 104: 431–436

McCune JM, Namikawa R, Kneshima H, Shultz LD, Lieberman M, Weissmann IL (1988) The SCID-hu mouse: murine model for the analysis of human hematolymphoid differentiation and function. Science 241: 1632–1639

McGee JO'D, Woods JC, Ashall F, Bramwell ME, Harris H (1982) A new marker for human cancer cells. 2. Immunohistochemical detection of the Ca antigen in human tissues with the Cal antibody. Lancet II: 7–10

McLemore TL, Liu MC, Blacker et al. (1987) Novel intrapulmonary model for orthotopic propagation of human lung cancers in athymic nude mice. Cancer Res 47: 5132–5140

Medenica R, Slack N (1985) Clinical results of leukocyte-induced tumor regression in human cancer resistant to chemotherapy and/or radiotherapy-pulse therapy schedule. Cancer Drug Deliv 21: 53–76

Morikawa K, Walker SM, Jessup JM, Fidler IJ (1988) In vivo selection of highly metastatic cells from surgical specimens of different human colon carcinomas implanted into nude mice. Cancer Res 48: 1943–1948

Morrison SH, Schlom J (1990) Recombinant chimeric antibodies. Important Adv Oncol 3–18

Mueller BM and Reisfeld RA (1991) Potential of the scid mouse as a host for human tumors. Cancer Metastasis Rev10: 193–200

Naito S, von Eschenbach A, Giavazzi R, Fidler IJ (1986) Growth and metastasis of tumor cells isolated from a human renal cell carcinoma implanted into different organs of nude mice. Cancer Res 46: 4109–4115

Oettgen H (1991) Cytokines in clinical cancer therapy. Curr Opin Immunol 3: 699–705

Reynolds JC, DelVecchio S, Sahakara H, Lora ME, Carasquillo JA, Neumann RD, Lerson SM (1989) Anti-murine response to mouse monoclonal antibodies: Clinical findings and implications. Int J Rad Appl Instrum [B] 162: 121–125

Rosenberg SA, Aebersold P, Cornetta (1990) Gene transfer into humans-immunotherapy of patients with advanced malanoma, using tumor-infiltrating lymphocytes modified by retroviral gene transducti Engl J Med 323. 570–5

Rygaard J, Povlsen CO (1969) Heterotransplantation of human malignant tumor to nude mice. Acta Pathol Microbiol Scand [A] 77: 758–760

Samelson LE (1989) Lymphocyte activation. Curr Opin Immunol 2: 210–214

Scheithauer W, Theyer G, Zechner O, Ludwig B (1988) Experiences with continous administration of recombinant interferon alpha-2C (rIFN-alpha 2) for treatment of patients with advanced transitional cell bladder cancer. J Biol Regul Homeost Agents 22: 67–70

Schlom J, Wunderlich D, Teramoto YA (1980) Generation of human monoclonal antibodies reactive with human mammary carcinoma cell antigens. Proc Natl Acad Sci USA 77: 6841–6845

Schmitz-Dräger BJ, Ebert T, Ackermann R (1986) Intravesical treatment of superficial bladder carcinoma with interferons. World J Urol 3: 218–223

Schreiber H, Gressler VH, Teng MN, Rothstein JL, Rowley DA (1990) Cytokines as effectors in tumor immunity. Immunol Allergy Clin N Am 10: 747–764

Seccamani E, Tattanelli M, Mariani M, Spranzi E, Scasselati GA, Siccardi AG (1989) A simple qualitative determination of human antibodies to murine immunoglobulins (HAMA) in serum samples. Int J Rad Appl Instrum [B] 16: 67–170

Seemann G, Bosslet K, Sedlaczeck H-H (1990) Recombinant monoclonal antibodies in tumor therapy. Behring Inst Mitt 87: 35–47

Shibayama T, Tachibana M, Deguchi N, Jitsukawa S Tazaki H (1991) Scid mice: a suitable model for experimental studies of human malignancies. J Urol 146: 1136–1137

Shimizu H, Wyatt D, Knowles RD, Bucana CD, Stanbridge EJ, Kleinerman ES (1989) Human monocytes selectively bind to cells expressing the tumorigenic phenotype. Cancer Immunol Immunother 28: 185–192

Spencer WF, Linehan WM, Walter MM et al. (1992) Immunotherapy with interleukin-2 and a-interferon in patients with metastatic renal cell cancer with in situ primary cancers. J Urol 147: 24–30

Urba WJ, Steis RG, Longo DL et al. (1990) Immunomodulatory properties and toxicity of interleukin 2 in patients with cancer. Cancer Res 50: 185–192

Van der Bruggen P, Traversari C, Chomez P et al. (1991) A gene encoding for an antigen recognized by cytolytic T lymphocytes on a human melanoma. Science 254: 1643–1647

Wadler S, Schwartz EL (1990) Antineoplastic activity of the combination of interferon and cytotoxic agents against experimental and human malignancies: a review. Cancer Res 50: 3473–3486

Klinische Wertigkeit von In-vitro-Sensitivitätstests

W. DE RIESE, E. ALLHOFF, A.-R. HANAUSKE, G. LENIS, S. LIEDKE, J. ATZPODIEN und H. KIRCHNER

Historische Entwicklung und aktueller Stand

Salmon et al. (1978) haben wesentlich die Entwicklung von In-vitro-Sensitivitätstestverfahren (Soft-Agar-Stammzellverfahren, Human-Tumor-Cloning-Assay (HTCA)) beeinflußt. Daraus resultierte die Vorstellung, ein prädiktives Testsystem (sog. Onkobiogramm) zu etablieren, um vor Einleitung einer Chemotherapie bei metastasierten Malignomen die Therapieaussichten abzuschätzen (Von Hoff 1987). Für das Soft-Agar-Stammzell-Verfahren liegt die größte Erfahrung vor in der Korrelation von In-vitro-Sensitivitätstests und dem Responseverhalten der dazu korrespondierenden Patienten unter Therapie.

Unter sterilen Bedingungen wird das Tumorgewebe gewonnen, daraufhin mechanisch und enzymatisch (Trypsin, Kollagenase) bis zum Vorliegen von Einzelzellsuspensionen behandelt. Die Tumorzellen werden ausschließlich

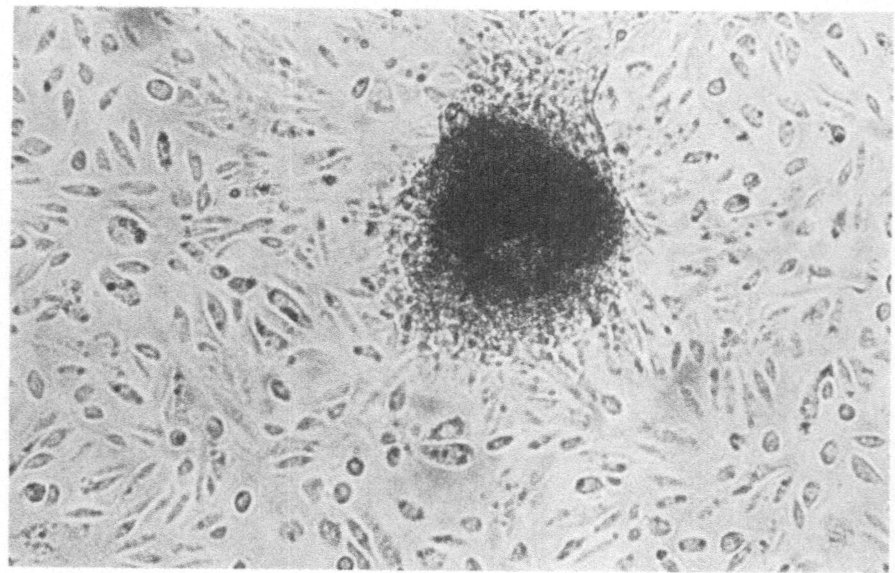

Abb. 1. Auswachsen von N rentumorzellen aus einem Zell-Cluster, primäre Zellkultur, 10. Tag der In-vitro-Kultivierung, ungefärbt, Vergr. × 40 (Umkehrmikroskop)

als einzelne Zellen im Weich-Agar ausgebracht. Die Vitalität dieser Zellen bestimmt Größe (Durchmesser bzw. Volumen) sowie Anzahl der Kolonien, unbehandelte Kontrollgruppen dienen als Bezugsgröße für behandelte Gruppen. Die Auswertung erfolgt beim konventionellen Human-Tumor-Cloning-Assay meist durch vollautomatische Rechner, dies bedeutet eine wesentliche Zeitersparnis.

2 relevante Probleme begründeten, daß diese Testverfahren sich bisher nicht als Routineverfahren etablierten: die In-vitro-Tumorzellangehrate von lediglich 30 % sowie der hohe Arbeits- und Materialaufwand.

Eine Verbesserung dieser Situation brachte der „Capillary Human Tumor Cloning Assay" (Hanauske et al. 1985) sowie der Monolayer-Assay (de Riese et al. 1991a). Die Tumorzellangehrate beträgt beim Capillary Cloning Assay 50–60 % (Joraschkewitz et al. 1990) und beim Monolayer-Assay 90 % (de Riese et al. 1991b). Der Unterschied ist darin begründet, daß beim Monolayer-Verfahren keine Einzelzellsuspension hergestellt wird, sondern die Trypsinisierung des Gewebes bei einer Cluster-Größe von 10–20 Zellen pro Cluster abgebrochen wird und diese Zell-Cluster zur Zellvermehrung direkt in Zellkulturflaschen ausgebracht werden (sog. Cluster-Verfahren) (de Riese et al. 1991c). Die zentral liegenden Zellen im Cluster werden kaum enzymatisch geschädigt (Coating-Effekt), ganz im Gegensatz zu den Zellen der Einzelzellsuspension beim Soft-Agar-Verfahren. Nach Auswachsen der Zellen aus dem Cluster und Zellvermehrung in den Zellkulturflaschen (5–10 Tage, je nach Proliferationsverhalten) (Abb. 1) erfolgt ein Transfer der Zellen auf spezielle Objektträgerkammern (Abb. 2).

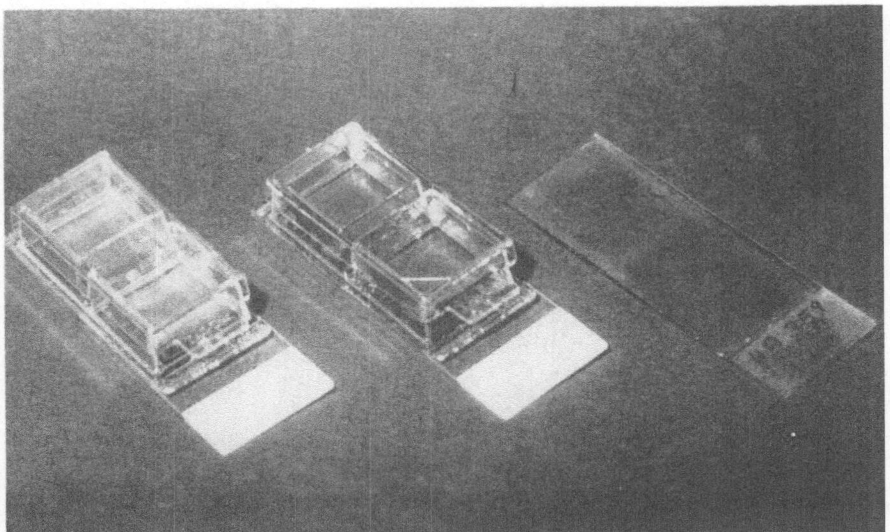

Abb. 2. Objektträger mit Zellkammern, die nach Abschluß der In-vitro-Kultivierung (Monolayer-Verfahren) für Routine-Färbungen (z.B. Immunzytochemie) benutzt werden

Das Monolayer-Verfahren bietet ferner den Vorteil, neben der Tumorzellabtötungsrate (Tumor Cell Kill Rate = TCKR) immunzytochemisch das Proliferationsverhalten der Tumorzellen und andere tumorbiologische Untersuchungen mit und ohne Therapie zu analysieren (de Riese et al. 1991b). Die Tumorzellen wachsen direkt auf den Objektträgern (slides) und können routinemäßig mittels verschiedenster immunzytochemischer Methoden analysiert werden.

In-vitro-Austestung von verschiedenen Zytokinen und tumorinfiltrierenden Lymphozyten beim Nierenzellkarzinom (RCC): Ergebnisse und Diskussion

Verschiedene Zytokine und Immuntherapieverfahren wurden zwischenzeitlich sowohl mit dem Capillary-Cloning-Verfahren als auch mit dem Monolayer-Verfahren analysiert. 23,7 % (9/38) von in vitro ausgetesteten humanen Nierenzellkarzinomen zeigten im Monolayer-Verfahren ein Ansprechen gegenüber Interferon-Alpha zumindestens in einem Kriterium (de Riese et al. 1991a). Lymphokin-aktivierte tumorinfiltrierende Lymphozyten (TIL) zeigten in vitro eine ungenügende Abtötungsrate, lediglich bei hohen Dosen (50:1, TIL:Tumorzelle) war in 44 % (8/18) der Fälle eine Tumorzellabtötungsrate >50 % zu erreichen (Lenis et al. 1990). Spätere klinische Untersuchungen bestätigten den fehlenden Response von in vivo behandelten Patienten (Finke et al. 1991).

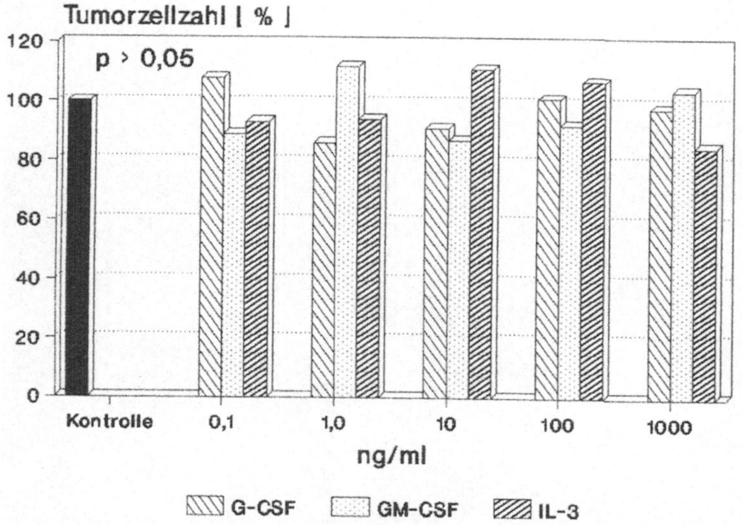

Abb. 3. In-vitro-Austestung von Nierentumoren (N = 28) mit hämatopoetisch wirksamen Zytokinen: Durchschnittliche Zellzahl (in %) im Vergleich zu unbehandelten Kontrollgruppen (100 %)

In einer anderen In-vitro-Studie (de Riese et al. 1991c) wurde die proliferierende Wirkung von hämatopoetisch wirksamen Zytokinen (GM-CSF, G-CSF, IL-3) auf Nierentumorzellen (primäre Zellkulturen) untersucht, eine Steigerung der Proliferationskinetik (Tumorzellzahl, Proliferationsrate) konnte statistisch nicht nachgewiesen werden (Abb. 3 und 4). Aus diesen Daten resultiert die Überlegung, klinische Studien mit höheren Chemotherapiedosen in Kombination mit hämatopoetisch wirksamen Zytokinen zu etablieren, um die beim Nierenzellkarzinom bekannte, MDR-Glykoprotein vermittelte Chemoresistenz (Mikisch et al. 1990) [möglicherweise unter Einsatz von Ca-Antagonisten (Lower u. Preisler 1991)] zu durchbrechen und höhere Response-Raten zu erhalten. Wie bei Urothelkarzinomen bereits klinisch gezeigt, läßt sich die induzierte Myelosuppression bei eskalierter Chemotherapie mittels GM-CSF abmildern bzw. kann dadurch nahezu verhindert werden (Logothetis et al. 1990).

Aufgrund dieser gezeigten In-vitro-Daten ist bei metastasierten Nierentumorpatienten (also in vivo) nicht zu erwarten, daß unter Gabe von hämatopoetisch wirksamen Zytokinen zur Behandlung einer chemotherapieinduzierten Anämie Nierenmalignomzellen direkt stimuliert werden.

Die Erfahrung verschiedener Arbeitsgruppen belegen, daß mittels In-vitro-Testverfahren die Sensitivität von Tumorzellen etwa zu 60%, dagegen die Resistenz gegenüber verschiedenen Therapeutika zu 90–95% korrekt prädiktiv erfaßt werden – unter Berücksichtigung des tatsächlichen klinischen Verlaufs der dazu korrespondierenden Patienten. Diese Meinung resultiert aus über 2.300 korrelierten In-vitro-Testungen in über 60 verschiedenen klinischen Studien (Von Hoff et al. 1990).

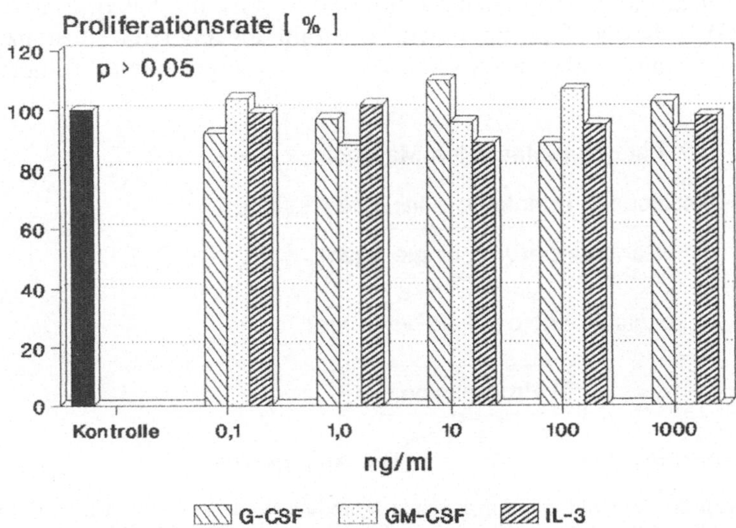

Abb. 4. In-vitro-Austestung von Nierentumoren (N = 28) mit hämatopoetisch wirksamen Zytokinen: Durchschnittliche Proliferationsrate (in %) im Vergleich zu unbehandelten Kontrollgruppen (100%)

Tumorheterogenität, Zellclonselektion unter In-vitro-Bedingungen, aber auch die Pharmakokinetik (Nekrosen und Fibrose im Tumor verhindern, daß intratumoral Serumplasmaspiegel des Therapeutikums erreicht werden können) unter In-vivo-Bedingungen im Patienten erklären diese Beobachtung (de Riese et al. 1990). Der prädiktive Wert eines positiven Sensitivitätsergebnisses sollte sehr zurückhaltend bewertet werden, zumal nahezu alle bisherigen klinischen Studien retrospektiv erfolgten: Es wurden verschiedene Therapeutika ausgetestet, unabhängig vom Testergebnis erfolgte nach empirischen Kriterien die Auswahl des Therapeutikums durch die behandelnden Onkologen. Von Hoff hat ein prospektives Studiendesign vorgeschlagen mit Therapierandomisierung, wie in Abb. 5 erläutert (Von Hoff et al. 1990).

Gemäß diesem Studiendesign konnte bereits bei verschiedenen metastasierten soliden Malignomen eine Steigerung der klinischen Responder-Rate durch Anwendung der In-vitro-Sensitivitätstestung im Vergleich zur alleinigen Auswahl des Therapeutikums durch erfahrene Onkologen festgestellt werden (Von Hoff et al. 1990). Bisher liegen aber derartige klinisch-kontrollierte Studien beim Nierenzellkarzinom nicht vor. Dagegen kann eine in vitro nachgewiesene Therapeutikaresistenz mit hoher Wahrscheinlichkeit auf In-vivo-Bedingungen übertragen werden.

Bei der Auswahl und Einführung neuer Substanzen in bisherige onkologische Therapiekonzepte liefert der präklinische In-vitro-Vergleich mit bereits bekannten Therapeutika einen Hinweis auf das zu erwartende klinische Wirkungsspektrum, insbesondere für die Auswahl von ungeeigneten Substanzen hinsichtlich ihrer direkten Wirkung auf Tumorzellen (Kraemer 1987). Jährlich werden ca. 10.000 neue chemische Substanzen synthetisiert, die eine mögliche antitumorale Wirkung haben könnten (Kraemer 1987). Bei der Erkennung und Auswahl ungeeigneter Substanzen bzw. – bei wirksamen Substanzen – die Erkennung ungeeigneter Tumorformen (ver-

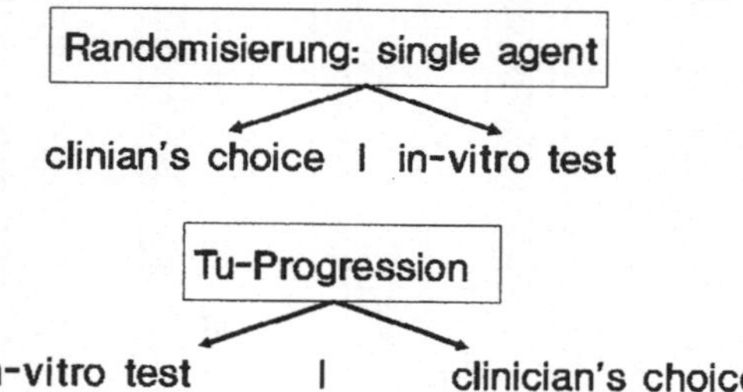

Abb. 5. Studiendesign für prospektiv-randomisierte, klinisch korrelierte In-vitro-Studien bei Patienten mit metastasierten soliden Malignomen [s. Von Hoff et al. (1990)]:
Arm A, Zytostatikum wird gemäß der Erfahrung des Onkologen bestimmt.
Arm B, Zytostatikum wird gemäß des In-vitro-Testergebnisses ausgewählt. Bei Tumorprogression erfolgt ein „crossing over"

schiedene Tumorarten sprechen sehr unterschiedlich auf wirksame Substanzen an) stellen In-vitro-Sensitivitätstests aufgrund ihrer hohen Prädiktivität hinsichtlich des tatsächlichen In-vivo-Resistenzverhaltens eine wertvolle Methodik dar, um schnell und kostengünstig neue, potentiell wirksame Therapeutika auf ihre mögliche in vivo antitumorale Wirkung einzugrenzen (Kraemer 1987). Diese Entscheidungsinstanzen mit nachfolgenden Tierversuchen überstehen jährlich nur 5–8 neue Substanzen, für die eine Zulassung zur klinischen Prüfung am Patienten beantragt wird (Kraemer 1987).

Zusammenfassung

Seit mehr als 20 Jahren beschäftigen sich Grundlagenforscher und Kliniker mit der Weiterentwicklung von In-vitro-Sensitivitätstests. Für das Soft-Agar-Verfahren liegt bisher die umfangreichste Erfahrung in klinisch korrelierten Studien vor: über 2.300 klinisch kontrollierte Austestungen in über 60 Studien. Bei einer Tumorzellangehrate von derzeit etwa 50 % beträgt die prädiktive Sensitivität 60 %, dieses konnte in den letzten Jahren trotz intensiver Bemühungen nicht relevant verbessert werden. Wesentliche Gründe sind: Tumorheterogenität, Zellclonselektion und pharmakokinetische Bedingungen im Tumor selbst (Fibrose, Nekrosen, verminderte Durchblutung, dadurch verminderte Therapeutikumkonzentration im Tumorgewebe selbst verglichen mit dem Serumspiegel des Patienten). Die Resistenz wird dagegen mit einer hohen Wahrscheinlichkeit (90 %) korrekt vorausgesagt. In prospektiv-randomisierten klinischen Studien konnte bereits bei metastasierten soliden Malignomen nachgewiesen werden, daß Patienten, die gemäß der Sensitivitätstestung behandelt wurden, eine höhere Responderrate im Vergleich zu den Patienten zeigen, bei denen die Auswahl des Therapeutikums lediglich empirich (also nach der Erfahrung des jeweils behandelnden Onkologen) erfolgte.

Für das Monolayer-in-vitro-Verfahren liegen nur wenige klinisch kontrollierte Studien vor. Der Vorteil dieser Methodik liegt derzeit in der Variabilität bei zellbiologische Untersuchungen in der Grundlagenforschung.

Literatur

de Riese W, Allhoff E, Stief CG et al. (1990) In-vitro-Untersuchungen beim metastasierten Nierenzellkarzinom (NZK). Akt Onkol 57: 9–22
de Riese W, Allhoff E, Stief CG et al. (1991a) In vitro sensitivity testing of human renal cell carcinoma with cytostatic agents and interferon alpha. Urol Res 19: 87–90
de Riese W, Allhoff E, Werner M (1991b) Proliferative behaviour and cytogenetic changes in human renal cell carcinoma. W J Urol 9: 79–85
de Riese W, Allhoff E, Schuth J, Jonas U (Hrsg) (1991c) In-vitro-Sensitivitäts-Kurzzeit-Test an menschlichen Nierentumorzellen. In: Das metastasierte Nierenzellkarzinom, Klinik und therapeutische Ansätze. Springer, Berlin Heidelberg New York Tokyo, S 107–119
Finke J, Murthy S, Alexander J et al. (1991) Tumor infiltrating lymphocytes in human renal cell carcinoma: Adoptive immunotherapy and characterization of interleukin-2 expanded

tumor-infiltrating lymphocytes. In: FMJ Debruyne, RM Bukowski, JE Pontes, PHM de Mulder (eds) Immunotherapy of renal cell carcinoma; Springer, Berlin Heidelberg New York Tokyo, pp 119–130

Hanauske AR, Hanauske U, Von Hoff DD (1985) Clinical correlations with the human tumor cloning assay. Cancer Invest 3: 541–551

Joraschkewitz M, Depenbrock H, de Riese W et al. (1990) Effects of cytokines on in vitro colony formation of primary human tumour specimens. Eur J Cancer 26: 1070–1074

Kraemer HP (1987) Neue Strategien in der Entwicklung von Zytostatika. Die gelben Hefte (Behring-Werke) XXVII: 28–39

Lenis G, de Riese W, Allhoff E, Atzpodien J, Kirchner H, Liedke S, Jonas U (1990) In-vitro sensitivity testing of human renal cell carcinoma (RCC) with autologous and non-autologous cytotoxic tumor-infiltrating lymphocytes (cTIL). J Urol 143: 384 A

Logothetis C, Dexus F, Sella A (1990) Escalated M-VAC with recombinant human granulocytes macrophage stimulating factor (rhGM-CSF) for patients with advanced and chemotheray refractory urothelium tumors: A phase I study. J Clin Oncol 8: 1050

Lower EE, Preisler HD (1991) Infusional vinblastine with multidrug resistance reverses verapamil and chloroquine in metastatic breast cancer. Proc ASCO 10: 57 (Abstr 103)

Mickisch GH, Kossig J, Keilhauer G, Schlick E, Tschada RK, Alken PM (1990) Effects of calcium antagonists in multidrug resistant primary human renal cell carcinomas. Cancer Res 50: 3670

Salmon SE, Hamburger AW et al. (1978) Quantitation of differential sensitivity of human tumor stem cells to anti-cancer drugs. N Engl J Med 298: 1321–13278

Von Hoff DD (1987) In vitro predictive testing. Int J Cell Cloning 5: 179–190

Von Hoff DD, Sandbach JF, Clark GM, Turner JN, Muggia FM (1990) Selection of cancer chemotherapy for a patient by an in vitro assay versus a clinician. J Natl Cancer Inst 82: 110–116

Multizelluläre Sphäroide als Testsubstanz für neue Therapieformen

R. Knüchel und F. Hofstaedter

In-vitro-Kulturen und experimentelle Tiermodelle sind wichtige Hilfsysteme, um fundamentale Tumor- und Tumorzelleigenschaften zu verstehen und Therapiemodalitäten für menschliche Tumoren zu etablieren. Im folgenden wird ein dreidimensionales *In-vitro*-System, das Multizelluläre Sphäroid (multi-cellular spheroid = MCS), vorgestellt, welches in der Tumorforschung zunehmende Verbreitung findet (Acker et al. 1984; Bjerkvig 1990; Knüchel u. Sutherland 1990; Sutherland 1987). Wichtige Aspekte der Immuntherapie wie Antigenverteilung, Antikörperpenetration und auch Migrations- und Toxizitätseigenschaften immunkompetenter Zellen können mittels MCS einer systematischen Untersuchung zugänglich gemacht werden.

MCS sind *in vitro* gezüchtete avaskuläre Mikrotumoren, die aus einer definierten Zahl von Einzelzellen auf nicht-adhäsiver Unterlage (z.B. Agarose) entstehen und entweder in statischen Kulturen oder in Rührkulturen über einen Zeitraum von 4 Tagen bis zu mehreren Wochen gehalten werden. In dieser Zeit folgen MCS einem Zelltyp-abhängigen Wachstumsmuster mit einer anfänglich exponentiellen Wachstumsphase und einer anschließenden Plateauphase des Wachstums (Abb. 1a,b) und einem Durchmesser von 100–1500 µm. Die Plateauphase des MCS-Wachstums ist durch eine stabile Gewebestruktur gekennzeichnet, die eine zentrale Nekrose und einen äußeren Saum vitaler Zellen (2–15 Zellagen) aufweist.

Dieser Aufbau entspricht einem avaskulären Anteil eines *In-vivo*-Tumors und wird ebenso als Mikrometastase in Lymphbahnen und Gefäßen und in *In-vivo*-Tumorpräparaten beobachtet (Abb. 1c). Durch Standardisierung von Zellzahl und Medium erhält man eine reproduzierbare Tumorstruktur, die sich durch konstante Gradienten hinsichtlich Proliferation, Nahrungszufuhr, metabolischer Produkte und pH kennzeichnen (Sutherland 1986).

Gleichzeitig entsteht auch ein Differenzierungsmuster in MCS, das gegenüber dem Monolayer aus gleichen Zellen deutlich verändert sein kann. So produzieren z.B. MCS der Kolonkarzinomzellinie 10 × mehr CEA (Carcinoembryonales Antigen) als entsprechende Monolayer (Sutherland 1987), und MCS von Plattenepithelkarzinomzellinien wie A431 und CaSki zeigen vermehrt Tonofilamente und das Auftreten reifer Desmosomen als Zeichen Plattenepithelialer Differenzierung, Befunde, die im Monolayer nicht bzw. nur spärlich zu erheben waren (Knüchel et al. 1990).

Faktoren wie Zellform, Zellzykluszustand und mit diesen in Wechselwirkung stehende Extrazellularmatrixkomponenten sowie dreidimensionale

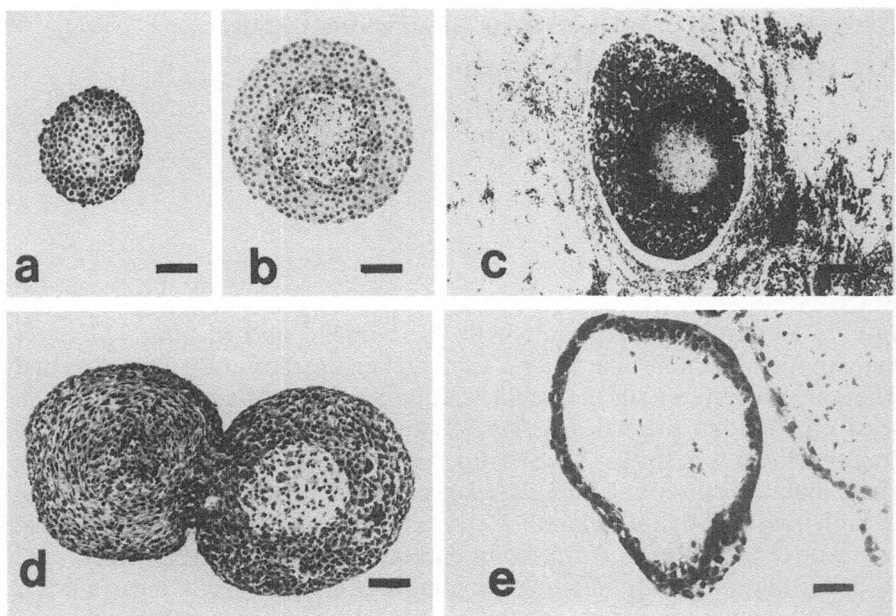

Abb. 1a–e. MCS der Harnblasenkarzinomzellinie RT4 in der Exponentialphase des Wachstums (**a**) und in der Plateauphase des Wachstums (**b**); H.E.; Maßstab 0.1 mm. **c** *In vivo* avaskuläre Mikrometastase mit zentraler Nekrose in einem Gefäß (Beispiel: Mammakarzinom); H.E.; Maßstab 0,15 mm. **d** Kokultur aus Fibroblasten-MCS (*links*) und MCS der Harnblasenkarzinomzellinie RT4 (*rechts*); H.E.; Maßstab 0.075 mm. **e** *In-vitro*-Kultur (14 Tage) einer *Ex-vivo*-Biopsie aus dysplastischem Urothel: vitale atypische Urothelien an der Oberfläche eines amorphen (schwach angefärbten) kollagenen Stromas; H.E.; Maßstab 0,075 mm

Zell-Zell-Interaktion via Gap junctions bestimmen den Differenzierungszustand. Die an MCS beschriebenen Befunde entsprechen der *In-vivo*-Situation in stärkerem Ausmaß als die im Monolayer gefundenen. In Monolayern kann zwar durch physiologische Substrate wie ECM in manchen Fällen eine Zellpolarität induziert werden, jedoch fehlen die für einen soliden Tumor typischen dreidimensionalen Zell-Zell-Interaktionen und auch die physiologischen Mikromilieugradienten. Untersuchungen zur Antigenverteilung in Abhängigkeit von metabolischen Faktoren können durchgeführt werden und helfen, die Effektivität z.B. einer Antikörperbindung zu untersuchen.

Möglichkeiten der systematischen Erweiterung der Komplexität des MCS-Modells bestehen in der Kokultur unterschiedlicher Tumorklone oder der Kokultur von Tumorzellen mit heterologen normalen Zellen, die normalerweise mit Tumorzellen in Kontakt kommen, wie Endothelzellen und Fibroblasten.

Die biologische Bedeutung des ersten Ansatzes besteht in einer Erweiterung der Analyse phänotypischer Heterogenität eines Zellklones auf die der clonalen Heterogenität z.B unterschiedlich metastasierender Tumorzell-klone und deren Wechselwirkung (DeBruyne et al. 1988).

Endothelzellen werden mit den Fragestellungen der Tumorevasion aus einem Gefäß sowie auch der Tumorinduzierten Angiogenese eingesetzt. Bei der Etablierung dieses Modells wurden von uns ausschließlich humane Zellen verwendet (Knüchel et al. 1988; Offner et al. 1990). Humane venöse umbilikale Endothelzellen wachsen auf einer nach Gospodarowiz produzier-ten ECM zu einem konfluenten Monolayer. Auf diese die Gefäßwand imitierende Schicht wurden MCS der Harnblasenkarzinomzellinie J82 gesetzt und Wechselwirkungen zwischen Tumorzellen und Endothelzellen über die Zeit der Kokultur (7 Tage) analysiert (Knüchel et al. 1988). Dieses Kokultursystem, ebenso wie das anschließend genannte, eignet sich zur Analyse von Adhäsionseigenschaften immunkompetenter Zellen oder der Wirkung von Tumorzellen produzierten Substanzen auf Endothelzellen (Acker et al. 1990) und sollte durch die Anwendung von humanen Endothelien anderer Herkunft erweitert werden.

Fibroblasten stehen einerseits mit Tumorzellen an der Invasionsfront in Kontakt, andererseits werden sie zwischen epithelialen Tumorzellverbänden gefunden und z.T von Tumorzellen zum Wachstum stimuliert (sog. desmo-plastische Reaktion). Die vielfältigen Wechselwirkungen von Fibroblasten auf die Tumorzellen, wie z.B autokrine und parakrine Wachstumseinflüsse, Differenzierungs- und Hormonsekretionsinduktion, sind erst in Ansätzen untersucht und bergen Ansätze für neue Therapiemodalitäten. Mit Kokul-turen von Fibroblasten mit Tumorzellen (Abb. 1d) etabliert man ein System, das weit unter der Komplexität z.B. des Nacktmaustumors liegt, das aber erlaubt, Einflußgrößen auf diese Zell-Zell-Interaktion systematisch zu modifizieren und damit schrittweise verstehen zu lernen, ohne daß sie durch den gleichzeitigen Einfluß von z.B. Serum- und NK-Zellen einer anderen Spezies beeinträchtigt werden.

Schließlich besteht die Möglichkeit, Tumorbiopsien direkt in Suspen-sionskultur zu überführen. An Gliomen und Harnblasenkarzinomen (Bjerk-vig et al. 1990; eigene unveröffentlichte Daten, Abb. 1e) zeigen sich Vorteile in der Vermeidung der Selektion durch Klonogeintät auf Zellkultursubstrat, und eine hohe geno- und phänotypische Stabilität im Vergleich zum Primärkulturmonolayer.

Kehren wir zurück zu den Tumorzellmonokulturen und einigen Beispie-len bisheriger experimenteller Anwendung für die passive und die aktive Immuntherapie.

Beim Immunotargeting spielen Antigenverteilung, Antikörperdiffusion und spezifische Bindung des Antikörpers eine Rolle. Alle 3 Kriterien sind in der Arbeit von Sutherland et al. (1986) berücksichtigt worden, in der 2 unterschiedlich differenzierte Kolonkarzinomzellinien HT29 und Co112 mit unterschiedlichem Gehalt an CEA Antigen das Modellsystem darstellten. Die MCS wurden mit 2 unterschiedlichen Antikörperklonen gegen CEA, von denen sowohl ganze Antikörper als auch Fab-Fragmente zur Verfügung standen, inkubiert. Die Bindung beider Antikörper war spezifisch und bis zu

200mal höher im Vergleich zum Kontrollantikörper. Die Verwendung von Antikörperfragmenten stellte sich in Abhängigkeit vom verwendeten Antikörperklon unterschiedlich dar. Während beim Klon 35 die Bindung der Fab-Fragmente eine zweifach höhere Bindung im Vergleich zum intakten Antikörper aufwies, zeigte der Antikörperklon 202 eine höhere Bindung des $F(ab')_2$-Fragments und des intakten Antikörpers im Vergleich zum Fab-Fragment. Wichtig ist auch die Beobachtung, daß die Bindung von intaktem Antikörper sowohl als auch Fragmenten an den MCS der niedrig differenzierten Zellinie wesentlich niedriger war. Damit lassen sich Variationen des als Target verwendeten Antikörpers durch den Typ des Antikörperklons, die Anwendung von Fragmenten und den Typ der Zielzelle analysieren.

Der epidermale Wachstumsfaktor, EGF, ist ein u.a. physiologischerweise im Harn (Urogastrone) vorkommender Biological Response Modifier, dessen Wirkung über eine spezifische Rezeptorbindung initialisiert wird. Eigene Arbeiten über die Wirkung von EGF an MCS einer Zellinie mit hohem EGF-Rezeptorgehalt zeigen, daß trotz uneingeschränkter Diffusion, der EGF-Rezeptorgehalt/Zelle und die Affinität in der dreidimensionalen Struktur dazu führen, daß nach Inkubation mit physiologischen Konzentrationen von EGF dieses nur in den 2 äußeren Zellagen nachweisbar ist (Mansbridge et al. 1992).

Mit dem Versuch, die Wirkung von LAK- (Lymphokine-Activated Killer-) Zellen an MCS zu untersuchen, gelang es Jääskeläinen et al. (1990), das Ausmaß der Toxität zu dem Migrationsverhalten von LAK-Zellen in Tumorgewebe in Beziehung zu setzen. Während LAK-Zellen an Monolayern von Gliomzellinien eine ähnliche Toxizität zeigten, waren in MCS deutliche Wirkunterschiede zu beobachten. Eine Erklärung für diese Unterschiede ergab die morphologische Untersuchung, die in wenig geschädigten MCS eine auf die Oberfläche begrenzte Infiltration durch LAK-Zellen zeigte, während die MCS mit hoher Toxizitätsrate eine vollständige Durchsetzung mit LAK-Zellen zeigten.

Weitere recente Daten zu Experimenten, die mittels MCS Immuntherapie oder Teilaspekte der Immuntherapie analysieren, finden sich in dem Übersichtsartikel von Carlsson (1990).

MCS bieten zusammenfassend ein vielseitiges Modell zur Testung von Therapiemodalitäten, das zusätzliche Informationen über deren Wirkmechanismen *in vivo* erbringt. Einerseits können Eigenschaften der Wirkstoffe – humorale oder zelluläre – direkt an MCS untersucht werden (Diffusion, Bindung, Penetration, Verteilungsmuster). Dadurch, daß identische MCS in großer Menge herstellbar sind, ergibt sich ein uneingeschränkter methodischer Zugang zur systematischen Analyse von immunotherapeutisch bedingten zellulären Effekten.

Literatur

Acker H, Carlsson J, Durand R, Sutherland RM (eds) (1984) Spheroids in Cancer research: Methods and perspectives. Springer, Berlin Heidelberg New York (Recent results in Cancer Research 95)

Acker H, Pietruschka F, Deutscher J (1990) Endothelial cell mitogen released from HT-29 tumor cells grown in monolayer or multicellular spheroid culture. Br J Cancer 62: 376–380

Bjerkvig R (1990) Spheroid culture in cancer research. CRC Press, Florida

Bjerkvig R, Hostmark J, Petersen P-H, Laerum OD (1990) Tumor spheroids from biopsy specimens. In: Bjerkvig R (ed) Spheroid culture in cancer research. CRC Press, Florida, pp 41–58

Carlsson J (1990) Tumor spheroids in studies of immunotherapy. In: Bjerkvig R (ed) Spheroid culture in cancer research. CRC Press, Florida, pp 277–306

DeBruyne GK, Bracke ME, Plessers L, Mareel MM (1988) Invasiveness *in vitro* of mixed aggregates composed of two human mammary cell lines MCF-7 and HBL-100. Invasion Metastasis 8: 253–265

Jaaskelainen J, Lethonen E, Heikilla P, Kalliomaki P, Timonen T (1990) Damage to multicellular human H-2 glioma spheroids incubated with LAK cells: An ultrastructural study. J Natl Cancer Inst 82: 497–501

Knuechel R, Sutherland RM (1990) Review: Recent Developments in research with human tumor spheroids. Cancer J 3: 234–243

Knuechel R, Feichtinger J, Recktenwald A et al. (1988) Interactions between bladder tumor cells as spheroids from the cell line J82 and human endothelial cells *in vitro*. J Urol 139: 640–645.

Knuechel R, Keng PC, Hofstaedter F, Langmuir VK, Sutherland RM, Penney DP (1990) Differentiation patterns in two- and threedimensional culture systems of human squamous carcinoma cell lines. Am J Pathol 137: 725–736

Mansbridge J, Knuechel R, Knapp AM, Sutherland RM (1992) Importance of Tyrosine Phosphatases in the effects of cell-cell contact and microenvironments on EGF-stimulated tyrosine phosphorylation. J Cell Physiol 151: 433–442

Mueller-Klieser W (1987) Multicellular spheroids: A review on cellular aggregates in cancer research. J Cancer Res Clin Oncol 113: 101–122

Offner FA, Wirtz HC, Schiefer J et al. (1990) Melanom-Endothelzell-Interaktion: Sauerstoffradikale als Ursache der Schädigung humaner Umbilical-Venen-Endothelzellen. Verh Dtsch Ges Pathol 74: 587

Sutherland RM (1986) Importance of critical metabolites and cellular interactions in the biology of microregions of tumors. Cancer 58: 1668–1680

Sutherland RM (1987) Cell and environment interactions in tumor microregions: The multicell spheroid model. Sience 240: 177–184

Sutherland RM, Sordat B, Bamat J, Gabber H, Bourrat B, MuellerKlieser W (1986) Oxygenation and differentiation of multicellular spheroids of human colon carcinoma. Cancer Res 46: 5320–5328

Immuntherapie des metastasierten Nierenzellkarzinoms mit rekombinantem Interferon-γ*

G. Gastl, N.H. Bander, J. Frick, C. Huber und W. Aulitzky

Das Nierenzellkarzinom (NZK) ist ein Tumor, der gegen Chemotherapie resistent ist. Die berichtete durchschnittliche Überlebensrate bei Patienten mit metastatischer Krankheit beträgt ungefähr 10 Monate (Maldazys u. de Kernion 1986). Vor kurzem wurden jedoch experimentelle und klinische Beweise dafür erbracht, daß das NZK gegenüber verschiedenen Formen der Immuntherapie, einschließlich der IL-2-Behandlung mit oder ohne adoptivem Transfer von lymphokinaktivierten Killerzellen (LAK-Zellen) oder Interferon (IFN)-γ verhältnismäßig sensibel ist (Graham 1989). In diesem Bericht präsentieren wir vorklinische Daten und revidieren unsere jüngsten Erfahrungen mit der Entwicklung einer effektiven Immuntherapie für Patienten mit fortgeschrittenem NZK unter Verwendung von IFN-γ.

Gründe für eine Immuntherapie des NZK

4 Anhaltspunkte sprechen dafür, daß der Immunmechanismus bei der Progression des humanen NZK eine entscheidende Rolle spielen kann. Erstens besteht der augenfälligste Nachweis dafür, daß Wirtsfaktoren das Wachstum des NZK beeinflussen, in der spontanen und kompletten Remission des disseminierten NZK (de Riese et al. 1992). Zweitens können Nierenzellkarzinome Antigene exprimieren, die sich quantitativ und/oder qualitativ von den Antigenen in normalem Nierengewebe unterscheiden (Bander 1989). Drittens wurden bei Patienten mit NZK zellvermittelte Immunreaktionen gegen autologe Nierenkarzinomzellen festgestellt (Belldegrun et al. 1988). Und schließlich zeigten in den letzten Jahren zahlreiche immuntherapeutische Behandlungsversuche mit Zytokinen und/oder lymphokinaktivierten Killerzellen oder tumorinfiltrierenden Lymphozyten (Graham 1989; Heicappel et al. 1992), daß übereinstimmend ungefähr 20 % der Patienten mit NZK auf die Immunbehandlung ansprechen. Diese Beobachtungen implizieren, daß Nierenkarzinomzellen sich von normalen Nierenzellen genügend unterscheiden, um von Wirtsimmunzellen als „verändertes Selbst" erkannt zu werden, und daß die Immuntherapie eine effektive Antitumorreaktion in vivo auslösen kann.

---

* Übersetzung aus dem Engl. von Belinde Junkers.

Expression der MHC-Antigene beim NZK

Es sind mehrere Gründe denkbar, warum NZK der Kontrolle durch Immunüberwachungsmechanismen des Wirtes entgehen: Tumorspezifische Antigene sind i.allg. schwache Immunogene und können nicht von allen Tumorzellen effizient exprimiert werden (Boon 1992). Infolgedessen können nicht-immunogene NZK der angeborenen und adaptiven zellulären Immunkontrolle entkommen und sich weiterentwickeln. Gewöhnlich erkennen zytotoxische T-Lymphozyten die endogenen Antigene, die durch Moleküle der Klasse I des MHC präsentiert werden (Zinkernagel u. Doherty 1979). Die bei einigen humanen Tumorzellinien fehlende Expression der Moleküle der Klasse I des MHC führte zu dem Gedanken, daß Tumorzellen, die neue antigene Determinanten exprimieren, durch selektives Auswachsen der Verlustvarianten des Klasse-I-MHC dem Angriff durch zytotoxische T-Zellen entgehen könnten (Elliot et al. 1989). Vor kurzem wurde nachgewiesen, daß bei metastatischen Läsionen des NZK eine erheblich verringerte oder fehlende Expression der MHC-Antigene vorliegt (Cordon-Cardo et al. 1991); darüber hinaus wurde festgestellt, daß die fehlende Expression des β-2-Mikroglobulins (β2M) bei Primärtumoren ein Indikator für eine schlechte Prognose ist (Levin et al. 1991). Daher stellt die Verstärkung der Expression der MHC-Antigene auf Tumorzellen einen konzeptuell attraktiven Ansatz zur Steigerung der durch den Haupthistokompatibilitätskomplex (MHC) eingeschränkten Antitumorimmunität des Wirtes bei Patienten mit NZK dar.

Divergente IFN-γ-Wirkungen auf die Proliferation und MHC-Antigen-Expression durch humane Nierenkrebszellinien

IFN-γ ist ein pleiotropes Lymphokin, das auf einige Arten von Tumorzellen direkte antiproliferative Wirkungen überträgt, die Expression der MHC-Antigene und Zelladhäsionsmoleküle erhöht, und die Aktivierung und Differenzierung der zytotoxischen T-Lymphozyten, NK-Zellen und Makrophagen fördert (Trinchieri u. Perussia 1985; Gastl u. Huber 1988). Zur Untersuchung der direkten antiproliferativen Wirkungen des IFN-γ auf Nierenkarzinomzellen wurden 3 aus dem primären (Caki) oder metastatischen NZK (SK-RC-29, -45) gewonnene humane Zellinien in Gegenwart oder Abwesenheit des rekombinanten humanen (rh) IFN-α (spezifische Aktivität, 2×10^7 U/mg Protein; Amgen, Boston, MA) oder rhIFN-γ (spezifische Aktivität, 2×10^7 U/mg Protein; Böhringer Mannheim, Indianapolis, IN) angezüchtet und die Aufnahme des [3H]-Thymidin nach 72 h dauernder Zellkultur gemessen. Wie in Abb. 1 dargestellt ist, waren 2 der 3 getesteten Zellinien mäßig sensitiv für die Wachstumshemmung durch IFN-α (Abb. 1a), jedoch fast vollständig resistent gegenüber IFN-γ (Abb. 1b). Als jedoch die Tumorzellen mit rhIFN-γ im Kulturmedium gezüchtet und

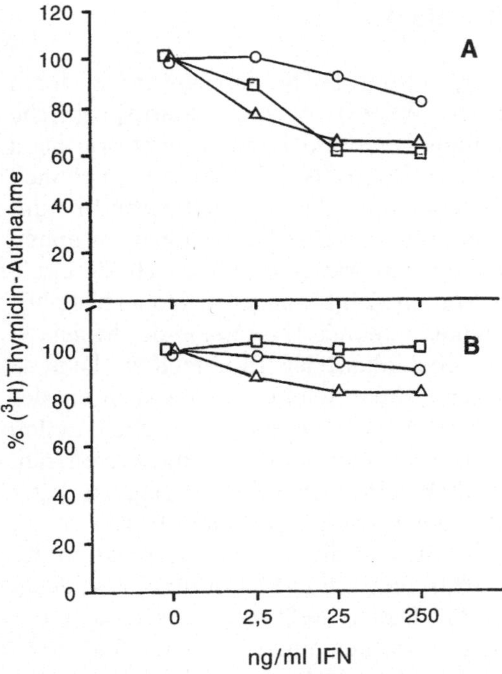

Abb. 1. Wirkung des rhIFN-α (**A**) oder rhIFN-γ (**B**) auf die humanen Nierenkarzinom-zellinien Caki (△), SK-RC-29 (○) und SK-RC-45 (□). Die Zellen wurden während 72 h auf Kulturplatten mit 96 flachbodigen Behältern in Gegenwart oder Abwesenheit des IFN kultiviert und pulsierten in den letzten 12 h der Kulturzeit mit 1 uCi [3H]-Thymidin. Nach der Zellysis in destilliertem Wasser wurden die Zellysate auf Glasfiltermatten geerntet und die inkorporierte Radioaktivität mit einem β-Szintillationszähler gemessen. Die Ergebnisse stellen die Durchschnitte der Triplikate (+ SE) dar

hinsichtlich der Expression der MHC-Determinanten analysiert wurden, war die Expression des HLA-ABC und β-2M auf der Zelloberfläche infolge des rhIFN-γ signifikant erhöht (Abb. 2). Abgesehen von der erhöhten Expression der MHC-Antigene der Klasse I zeigten die mit IFN-γ behandelten humanen Nierenkarzinomzellinien eine Neuexpression des HLA-DR (Abb. 3) sowie eine erhöhte Expression des Zelladhäsionsmoleküls ICAM-1 (Daten sind nicht dargestellt). Diese Wirkungen waren dosisabhängig, wobei die maximale Expression der MHC-Moleküle mit 25 ng/ml (= 500 U/ml) rhIFN-γ erreicht wurde (Abb. 3). Insgesamt stellten wir eine auffallende Dichotomie der In-vitro-Reaktion von humanen Nierenkarzinomzellen auf IFN-γ fest. Die Resistenz gegen die antiproliferative IFN-γ-Wirkung ging mit Sensitivität gegenüber der differenzierungs-induzierenden Aktivität des IFN-γ einher, die mit unseren früheren Ergebnissen zu anderen Epithelkar-zinomzellinien übereinstimmt (Gastl et al. 1985).

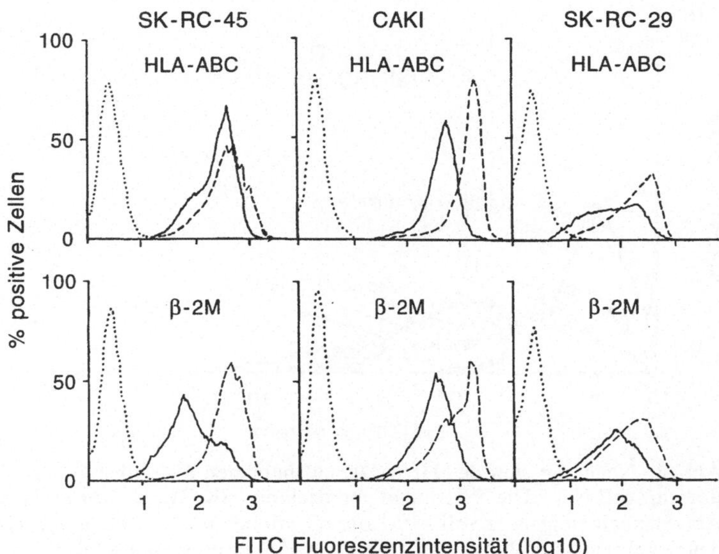

Abb. 2. Die Nierenkarzinomzellinien SK-RC-45, Caki und SK-RC-29 wurden in Kunst-stoffküvetten mit T-25 ausgelegt und während 72 h in 10 % FCS enthaltendem MEM mit oder ohne 25 ng/ml (= 500 U/ml) rhIFN-γ (Böhringer Mannheim, Indianapolis, IN) inkubiert. Die Zellen wurden dann hinsichtlich der Zelloberflächenexpression des HLA-ABC und β-2M mittels indirekter Immunfluoreszenz unter Anwendung der Fließ-zytometrie (FACS 440, Becton, Dickinson, Sunnyvale, CA) analysiert. Die monoklonalen Mausantikörper W 2/36 (Anti-HLA-ABC) oder NAMB-1 (Anti-β-2M) wurden als primäre Reagenzien verwendet. Nach dem Waschen wurden die Zellen mit affinitätsgereinigtem FITC-konjugiertem Kaninchen-Antimaus-IgG (1:50 Verdünnung; Dako Corp., Santa Barbara, CA) inkubiert. Zwecks negativer Kontrolle wurden die murinen monoklonalen Antikörper durch PBS (phosphatgepufferte Kochsalzlösung) ersetzt. (Negative Kontrolle ······; unbehandelte Zellen ------; mit rhIFN-γ behandelte Zellen ———)

NZK: Suche nach einer optimalen biologischen rhIFN-γ-Dosis

Da die Immunogenität der Tumorzellen durch die MHC-Expression ent-scheidend bestimmt wird und humane NZK oft eine inadäquate Expression von MHC-Molekülen aufweisen, wurde für die Behandlung von Patienten mit metastatischem NZK IFN-γ, einer der stärksten Induktoren der Expression der MHC-Antigene gewählt. Bei der klinischen Anwendung der sog. biologischen Response Modifiers wie IFN-γ stellt jedoch die Definition der optimalen immunmodulatorischen Dosis und des optimalen Behandlungs-schemas nach wie vor ein großes Problem dar. Dies liegt teilweise an der Tatsache, daß die pleiotropen biologischen Zytokinwirkungen sich hinsicht-lich ihres Dosis/Response-Verhältnisses und ihrer Kinetik unterscheiden. Ein weiteres Problem ist die Auswahl der Immun- oder Tumormarker in Zusammenhang mit dem klinischen Ansprechen (Osband u. Ross 1985). Antiproliferative In-vitro-Wirkungen zeigen übereinstimmend ein lineares Dosis/Response-Verhältnis, während immunmodulatorische Aktivitäten in

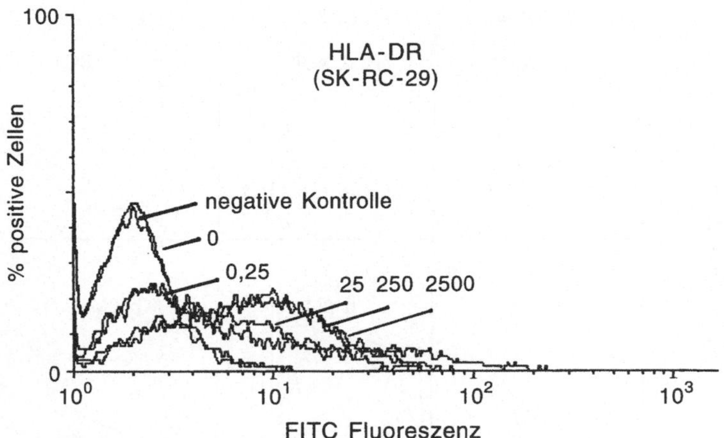

Abb. 3. Neuexpression des HLA-DR auf humanen Nierenkarzinomzellen nach Exposition in rhIFN-γ. Die Nierenkarzinomzellinie SK-RC-29 wurde in Gegenwart oder Abwesenheit steigender rhIFN-γ-Konzentrationen (0,25–2500 ng/ml) (Böhringer, Mannheim) kultiviert und hinsichtlich der HLA-DR-Expression mittels indirekter Immunfluoreszenz unter Anwendung der Fließzytometrie analysiert. Ein monoklonaler HLA-DR-spezifischer Mausantikörper (Olympus, Lake Success, NY) wurde als primäres Reagens verwendet. Die maximale HLA-DR-Expression wurde bereits bei einer submaximalen IFN-γ-Konzentration von 250 ng/ml erreicht

vivo oft ein glockenförmiges Dosis/Response-Verhältnis aufweisen (Maluish et al. 1988; Weiner et al. 1988). Infolgedessen könnte es sein, daß die Verabreichung der maximal tolerierten Dosen der Immunmodulatoren keine optimale Immunstimulation bewirkt.

Um die optimale Dosishöhe für rhIFN-γ zu bestimmen, führten wir eine klinische Phase-I-Studie durch und verabreichten wiederholt bei 15 Patienten mit metastatischem Nierenzellkarzinom in 3 verschiedenen Dosishöhen (0,01 mg; 0,1 mg; 0,5 mg) humanes rekombinantes IFN-γ (spezifische Aktivität: 2 × 10^7 U/mg Protein; Böhringer Ingelheim, Ingelheim, FRG) (Aulitzky et al. 1987). Da die MHC-Expression als eine kritische Determinante im Hinblick auf das Auslösen einer effektiven Antitumorreaktion betrachtet wird, wurde zur Überwachung der Induktion der Expression der MHC-Antigene der Klasse I in vivo durch rhIFN-γ (Aulitzky et al. 1987, 1989) lösliches β-2M im Serum unter verschiedenen anderen Serumimmunmarkern ausgewählt (Aulitzky et al. 1990, 1991). Man könnte annehmen, daß nur ein kleiner Anteil der Gesamtmenge des freien β-2u im Serum von Tumorpatienten tatsächlich vom Tumor selbst stammen kann. Doch das Ausmaß und die Kinetik der IFN-γ-induzierten β-2M-Spiegel in den Seren von Nacktmäusen mit Tumor-Xenotransplantaten und bei Patienten mit NZK stellte sich als auffallend ähnlich heraus (Gastl et al. in Vorbereitung). Dies deutet darauf hin, daß das Ansprechen des β-2M im Serum auf therapeutische IFN-γ-Dosen nicht nur auf eine erhöhte β-2M-Freisetzung durch normale Zellen innerhalb des Blutstroms hinweist, sondern auch die Modulation der Expression der

MHC-Antigene der Klasse I sowie die Freisetzung des β-2M an der Tumorstelle widerspiegelt. Die Verabreichung von IFN-γ bewirkte eine dosisabhängige Erhöhung der β-2M-Werte im Serum der Patienten, doch nur submaximale Dosen von 0,1 mg, die einmal wöchentlich s.c. verabreicht wurden, führten zu rekurrenten und nachhaltigen β-2M-Inkrementen im Serum (Abb. 4). Deshalb wurde diese Dosis und dieses Schema in einer nachfolgenden klinischen Studie der Phase II für die Behandlung von Patienten mit metastatischem NZK gewählt.

Ergebnisse und Erfahrungserweiterung durch klinische Studien der Phase II mit IFN-γ bei Patienten mit metastasiertem Nierenzellkarzinom

Am Phase-II-Versuch nahmen die 14 Patienten, welche bis zum Schluß an der Dosisfindungsstudie beteiligt waren, und 6 weitere Fälle teil, wobei einmal wöchentlich 0,1 mg rhIFN-γ s.c. verabreicht wurde (Aulitzky et al. 1989). Bei allen Patienten war zumindest 3 Monate vor Aufnahme in die Studie eine Tumornephrektomie vorgenommen worden, und bei Einsetzen der IFN-γ-Behandlung lag eine progrediente Erkrankung vor. Das komplette und

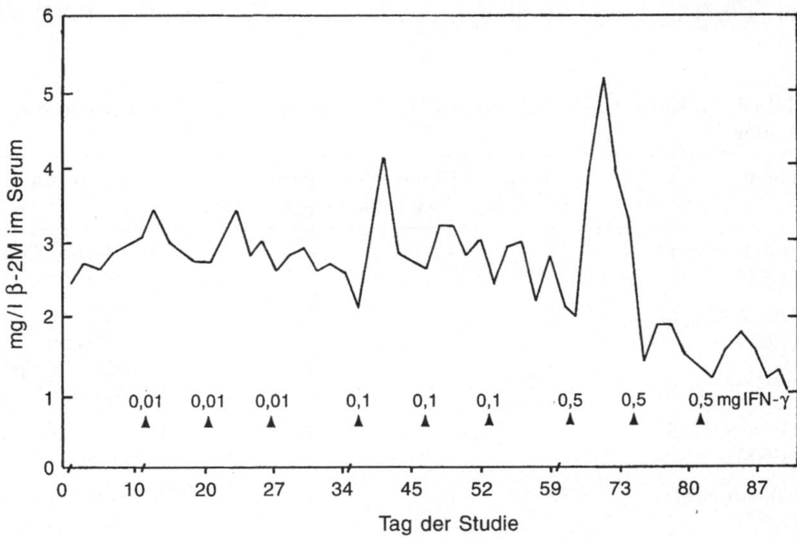

Abb. 4. Serumwerte des β-2-Mikroglobulins (β-2M) bei einem Patienten mit metastatischem NZK infolge rhIFN-γ-Behandlung. Die β-2M-Konzentration in Serumproben wurde mit einem kommerziell verfügbaren RIA (Radioimmuntest; Pharmacia, Uppsala, Schweden) bestimmt. Wie angezeigt (▲) erhielt der Patient wiederholte s.c. rhIFN-γ-Injektionen (Böhringer Ingelheim, FRG) in 3 verschiedenen Dosishöhen. Im Serum waren nach Verabreichung von 0,1 mg rhIFN-γ maximale und nachhaltige β-2M-Inkremente feststellbar; 0,5 mg des wiederholt verabreichten IFN-γ bewirkten eine signifikante Hinunterregulation der β-2M-Response im Serum

partielle Ansprechen wurde bei den 20 auswertbaren Patienten während eines durchschnittlichen Zeitraums von 10 Monaten (Spanne von 2–32 Monaten) beobachtet (Tabelle 1). In 5 Fällen fand das Ansprechen innerhalb von 2 Behandlungsmonaten statt. Die durchschnittliche Ansprechzeit betrug 14+ Monate (Spanne von 6+ bis 24+ Monaten). Alle 6 ansprechenden Patienten stellten sich mit metastatischer Lungenerkrankung vor. Nebenwirkungen umfaßten Fieberreaktionen, Müdigkeit, Übelkeit und waren i.allg. minimal oder schwach ausgeprägt (WHO-Grad 1–3). Insbesondere Körpergewicht und WCB (Zählungen der Leukozyten) blieben unbeeinflußt. Hinsichtlich der durch IFN-γ verursachten Modulation des β-2M im Serum waren 14 der 20 Patienten auswertbar. Insbesondere Patienten mit „nichtresistenter" Erkrankung (komplettes, partielles oder geringes Ansprechen) oder stabiler Krankheit während des ganzen Beobachtungszeitraums zeigten nach Verabreichung von IFN-γ signifikant höhere β-2M-Serumwerte als bei Patienten mit „resistenter" (progredienter) Erkrankung ($p = 0{,}09$) (Aulitzky et al. 1989).

Wie können diese Ergebnisse mit den Ergebnissen aus anderen Immunbehandlungsversuchen verglichen werden, in denen verschiedene Dosen und Schemata für IFN-γ bei Patienten mit fortgeschrittenem NZK angewandt wurden? Frühe klinische Studien mit IFN-γ zeigten eine gewisse Antitumoraktivität des IFN-γ bei der Behandlung des NZK (Graham 1989). Einige Forscher in den USA (Rinehardt et al. 1986; Garnick et al. 1988; Quesada et al. 1987) und eine Studiengruppe in Japan (Takaku et al. 1987) wendeten

Tabelle 1. Klinische Versuche mit rIFN-γ bei Patienten mit metastatischem Nierenzellkarzinom

Quelle	Anzahl der Fälle	Komplettes Ansprechen	Partielles Ansprechen	%	Kommentar
Rinehart et al. (1986)	13	–	–	0	0,001–0,75 mg/m², Infusion
Quesada et al. (1987)	16	–	1	6	0,01–0,05 mg/m², Infusion
	14	–	1	7	0,25–1,0 mg/m², Infusion
Garnick et al. (1988)	41	–	4	10	0,01–3,0 mg/m² täglich
Takaku et al. (1987)	32	1	5	19	8–12 MU/m²/Tag, Infusion
Aulitzky et al. (1989)	20	2	4	30	0,1 mg/wöchentl., s.c.
Otto et al. (1988)	16	–	4	25	0,1 mg/3× wöchentl., Infusion
	10	1	–	10	0,5 mg/Tag, Infusion
Grups u. Frohmüller (1989)	14	–	3	21	0,25 mg/Tag, s.c.

täglich rIFN-γ im Dosierungsbereich von 0,01–3,0 mg/m^2 an und erreichten damit Ansprechraten von 0 %, 7 %, 10 % bzw. 19 %. Die Mehrheit dieser Patienten erhielt bis zu 200mal höhere kumulative Dosen als die Patienten in unserer Studie. Otto et al. (1988) verabreichten 3mal wöchentlich 0,1 mg rIFN-γ i.v. und berichteten über 4 partielle Remissionen bei 16 Patienten mit vorangegangener Tumornephrektomie und metastatischer Erkrankung. In der Studie von Otto et al. zeigte darüber hinaus einer von 10 Patienten mit resistenter Erkrankung gegenüber dem niedrigdosierten IFN-γ ein komplettes Ansprechen auf kontinuierliche Infusionen von 0,5 mg rIFN-γ täglich, das in Intervallen von 2 Wochen 5mal wöchentlich verabreicht wurde. Vor einiger Zeit berichteten Grups u. Frohmüller (1989) über einen Versuch, bei dem niedrigere rIFN-γ-Dosen im Bereich zwischen 0,1 mg und 0,25 mg während 8 Tagen, mit behandlungsfreien Intervallen von 3–4 Wochen, verabreicht wurden. Diese Autoren beobachteten ein partielles Ansprechen bei 3 von 9 auswertbaren Patienten, bei denen vor der Immuntherapie eine Tumornephrektomie vorgenommen worden war und die sich zum Zeitpunkt ihres Eintritts in die Studie mit metastatischer Erkrankung vorstellten.

Zwecks Bestätigung der günstigen Ergebnisse unseres klinischen Pilotversuches wurde 1991 eine multizentrische Phase-II-Studie an Patienten mit metastatischem NZK, vorangegangener Tumornephrektomie und gutem Leistungszustand (Karnowski-Index >80) begonnen. Bei diesem noch laufenden Behandlungsversuch erhalten die Patienten einmal wöchentlich s.c. 0,1 mg rhIFN-γ (Böhringer Ingelheim). Im Falle inadäquater β-2M-Spiegel im Serum wird die IFN-γ-Dosis stufenweise erhöht. Bisher nahmen 13 Patienten an dem Versuch teil, wobei 1 komplettes Ansprechen und bei 4 Patienten ein partielles Ansprechen beobachtet wurde. Zusammengefaßt deuten diese Ergebnisse darauf hin, daß die Behandlung des NZK noch weitere Studien über die Wirksamkeit der optimal immunstimulierenden Dosen und Verabreichungsschemata des IFN-γ rechtfertigt.

Bei der Behandlung des fortgeschrittenen NZK wurden bestimmte auch auf die IFN-γ-Behandlung zutreffende prognostische Faktoren für eine günstige Reaktion auf die Immuntherapie klinisch identifiziert. Diese Faktoren umfassen einen guten Leistungszustand, Lungenmetastasen und vorangegangene Nephrektomie (Graham 1989). Darüber hinaus kann die Verwendung von Immunmarkern wie β-2M zusätzliche Parameter liefern, die für die Patientenauswahl ebenso nützlich sind wie die Überwachung der biologischen Reaktionen in vivo. Bis zum gegenwärtigen Zeitpunkt sind die immuntherapeutischen Ansätze zur Immunbehandlung des NZK noch experimentell. Wie jedoch durch mehrere klinische Versuche dokumentiert wurde, kann die Modulation der Antitumormechanismen des Wirtes eine partielle und komplette Regression des fortgeschrittenen NZK induzieren. Die Identifizierung der entscheidenden Antitumormechanismen und relevanten diagnostischen Marker für die Patientenauswahl und Überwachung der Behandlung sollte daher die Ausrichtung der Immuntherapie auf jene Patienten, die von der Krebsimmuntherapie profitieren werden, weitgehend erleichtern.

Literatur

Aulitzky W, Gastl G, Aulitzky WE et al. (1987) Interferon-gamma for the treatment of metastatic renal cancer: Dose-dependent stimulation and down-regulation of soluble beta-2 microglobulin and neopterin responses. Immunobiology 176: 85–89

Aulitzky W, Gastl G, Aulitzky WE et al. (1989) Successful treatment of metastatic renal cell carcinoma with a biologically active dose of recombinant interferon-gamma. J Clin Oncol 7: 1875–1884

Aulitzky WE, Aulitzky W, Frick J et al. (1990) Treatment of cancer patients with recombinant interferon-gamma induces release of endogenous tumor necrosis factor-alpha. Immunobiology 180: 385–394

Aulitzky WE, Grosse-Wilde H, Westhoff U et al. (1991) Enhanced serum levels of soluble HLA class I molecules are induced by treatment with recombinant interferon-gamma (IFN-gamma). Clin Exp Immunol 86: 236–239

Bander NH (1989) Monoclonal antibodies to renal cancer antigens. Semin Urol 7: 264–270

Belldegrun A, Muul LM, Rosenberg SA (1988) Interleukin-2 expanded tumor-infiltrating lymphocytes in human renal cancer: isolation, characterization and anti-tumor activity. Cancer Res 48: 206–210

Boon T (1992) Toward a genetic analysis of tumor rejection antigens. Adv Cancer Res 58: 177–210

Cordon-Cardo C, Fuks Z, Drobnjak Z, Moreno C, Eisenbach L, Feldman M (1991) Expression of HLA-A,B,C antigens on primary and metastatic tumor cell populations of human carcinomas. Cancer Res 51: 6372–6380

de Riese W, Allhoff E, Kirchner H, Stief CG, Atzpodien J, Maschek H, Jonas U (1991) Complete spontaneous regression in metastatic renal cell carcinoma – an update and review. World J Urol 9: 184–191

Elliot BE, Carlow DA, Rodricks A, Wade A (1989) Perspectives on the role of MHC antigens in normal and malignant cell development. Adv Cancer Res 53: 181–245

Garnick MB, Reich SD, Maxwell (1988) Phase I/II study of recombinant interferon-gamma in advanced renal cell carcinoma. J Urol 139: 251–255

Gastl G, Huber C (1988) The biology of interferon actions. Blut 56: 193–199

Gastl G, Marth C, Leiter E et al. (1985) Effects of recombinant alpha-2 arg-interferon and gamma-interferon on human breast cancer cell lines: Dissociation of antiproliferative activity and induction of HLA-DR expression. Cancer Res 45: 2957–2961

Graham SD (1989) Immunotherapy of renal cell carcinoma. Semin Urol 7: 215–227

Grups JW, Frohmueller HGW (1989) Cyclic interferon-gamma treatment of patients with metastatic renal carcinoma. Br J Urol 64: 218–220

Heicappel R, Ackermann R (1991) Current strategies for immunotherapy of renal cell carcinoma. World J Urol 9: 204–209

Levin I, Kuperman O, Goldstein J et al. (1991) Cellular β-2 microglobulin expression as a prognostic indicator in renal cell carcinoma. Acta Oncol 30: 941–945

Maldazys JD, de Kernion JB (1986) Prognostic factors in metastatic renal cell carcinoma. J Urol 136: 376–379

Maluish AE, Urba WJ, Longo DL et al. (1988) The determination of an immunologically active dose of interferon-gamma in patients with melanoma. J Clin Oncol 6: 434–441

Osband ME, Ross S (1990) Problems in the investigational study and clinical use of cancer immunotherapy. Immunol Today 11: 24–31

Otto U, Schneider A, Denkhaus H, Conrad S (1988) Die Behandlung des metastasierenden Nierenkarzinoms mit rekombinantem alpha-2- oder gamma-interferon. Onkologie 11: 185–191

Quesada JR, Kurzrock R, Sherwin SA (1987) Phase II studies of recombinant interferon-gamma in metastatic renal cell carcinoma. J Biol Respir Mod 6: 20–27

Rinehart JJ, Malspeis I, Young D (1986) Phase I/II trial of human recombinant interferon gamma in advanced renal cell carcinoma. J Biol Respir Mod 5: 300–308

Takaku H, Kumamoto Y, Koiso K et al. (1987) Phase II study of recombinant human interferon-gamma (S-6810) on renal cell carcinoma. Summary of two collaborative studies. Cancer 60: 929–933

Trinchieri G, Perussia B (1985) Immune interferon: A pleiotropic lymphokine with multiple effects. Immunol Today 6: 131–136

Weiner LM, Steplewski Z, Koprowski H, Litwin S, Comis RL (1988) Divergent dose-related effects of gamma-interferon therapy on in vitro antibody-dependent cellular and nonspecific cytotoxicity by human peripheral blood monocytes. Cancer Res 48: 1042–1049

Zinkernagel RM, Doherty PC (1979) MHC cytotoxic T cells: Studies on the biological role of polymorphic major transplantation antigens determining T cell restriction: Specificity, function and responsiveness. Adv Immunol 27: 51–78

Therapiestudien mit Tumornekrosefaktor (TNF) und Etoposid an einem humanen Nierenzellkarzinom im Xenograftmodell

G. Hofmockel, D. Heimbach, M. Wirth und B. Maurer-Schulze

Einleitung

Innerhalb des ersten Jahres nach Diagnosestellung versterben bei Vorliegen von Fernmetastasen eines Nierenzellkarzinoms 50–90 % der Patienten (Middleton 1967; Thompson et al. 1975; Montie et al. 1977; deKernion et al. 1978; Bassil et al. 1985; Maldazys u. deKernion 1986; Neves et al. 1988). Für die Behandlung des metastasierten Nierenzellkarzinoms stehen jedoch gegenwärtig nur wenig erfolgversprechende Therapieansätze zur Verfügung. Hormone und auch Zytostatika haben sich bisher als weitgehend unwirksam erwiesen (Bono 1986; deKernion 1983). Durch die sog. „biological response modifiers" sind weitere Therapiemöglichkeiten gegeben. Bisher sind jedoch für diese Substanzen keine allgemein akzeptierten Therapieschemata als Monotherapie oder auch als Kombinationsbehandlung mit anderen Medikamenten verfügbar (Horoszewicz u. Murphy 1989; Wirth 1991). Bei einer Kombinationsbehandlung sind zudem nähere Kenntnisse über die Art möglicher additiver oder synergistischer Effekte erforderlich. Um einen Beitrag zur Lösung dieser Problematik zu leisten, wurde an einem Xenotransplantattumor eines menschlichen Nierenzellkarzinoms die Wirkung von Tumornekrosefaktor (TNF) und Etoposid einzeln sowie in Kombination untersucht.

Methodik

An einem Xenograftmodell eines menschlichen Nierenzellkarzinoms wurde der Einfluß des Tumornekrosefaktor (TNF 0,1 µg/gKG i.v. 3mal im Abstand von 1 Woche) und Etoposid (0,06 mg/gKG i.p. 3mal im Abstand von 1 Woche) sowohl einzeln als auch in Kombination (TNF 0,1 µg/gKG i.v. + Etoposid 0,06 mg/gKG i.p. jeweils 3mal im Abstand von 1 Woche) auf die Zellproliferation und das Tumorgrößenwachstum untersucht. Das Tumorwachstum wurde durch externe Kalibermessungen bestimmt. Die zellkinetischen Untersuchungen wurden mittels der ^{3}H-Thymidin-Methode durchgeführt, wobei der Markierungsindex als Maß für die Zellproliferation bestimmt wurde.

Ergebnisse und Diskussion

Voruntersuchungen zeigten, daß es in der 1. und 2. Passage des Xenotransplantates zu einer Änderung der Proliferation des Tumors kommt (Abb. 1). Dies wird ersichtlich an einem Anstieg des Markierungsindex in der 1. und 2. Passage im Vergleich zu dem Tumor im Menschen. Im weiteren Verlauf der Passagen ändern sich dann Wachstumsverhalten und Proliferation der Nierentumoren nicht mehr. Auf eine Veränderung des Proliferationsverhaltens weist auch die mittels der prozentmarkierten Mitosenmethode bestimmte S-Phasen-Dauer von 6 h hin, die im Vergleich zu der beim Tumor im Menschen ermittelten S-Phasen-Dauer von 18 h verkürzt ist. Histologisch kam es hingegen in der Serienpassage zu keiner Veränderung des im Xenograftmodell verwendeten menschlichen Nierenzellkarzinoms im Vergleich zum Ausgangstumor.

Bei der Monotherapie mit TNF zeigte sich bei dem untersuchten Tumor kein Effekt auf Tumorwachstum und Zellproliferation. Dies stimmt mit den Ergebnissen anderer Untersucher überein (Tabelle 1), die bei der systemischen Monotherapie mit TNF keine oder nur eine minimale Wirkung feststellen konnten (Burgers et al. 1989; Baisch et al. 1990; Conrad et al. 1990; Donaldson et al. 1990, Beniers et al. 1991). Beniers et al. (1991) zeigten bei vergleichenden Untersuchungen, daß lediglich bei der peritumoralen, d.h. lokalen, Applikation von TNF eine dosis- und tumorgrößenabhängige Wirkung zu erzielen war, während die systemische Therapie (i.v. oder i.p.) zu keinem Effekt führte.

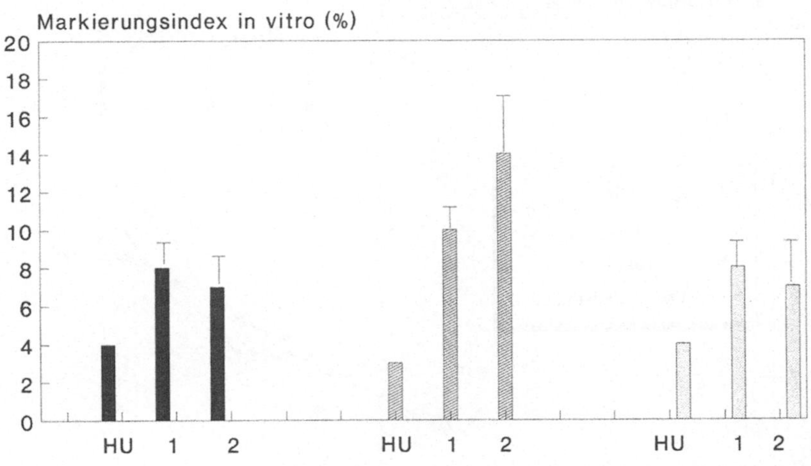

Abb. 1. Vergleich des Markierungsindex: Nierentumor im Menschen versus 1. und 2. Passage des Xenotransplantates

Tabelle 1. Ergebnisse der Monotherapie mit TNF beim xenotransplantierten Nierenzellkarzinom

Autor/Jahr	Dosis	Wirkung
Otto et al. 1989	0,1–1 mg/m^2 i.v., intrakardial, i.p.	66% „Response"
Burgers et al. 1989	0,33 µg/g i.p.	Keine
Baisch et al. 1990	0,75 µg/g i. p.	Tumorwachstum gering verzögert
Conrad et al. 1990	0,75 µg/g i.p.	Keine
Donaldson et al. 1990	0,05 µg/g i.v.	Minimal
van Moorselaar et al. 1990	1–100 µg/Ratte peritumoral	Dosis- und tumorgrößenabhängig
Beniers et al. 1991	0,05–0,5 µg/g { peritumoral / i.p., i.v.	Dosis- und tumorgrößenabhängig / Keine

Um die Ansprechrate zu verbessern, wurden deshalb mögliche Kombinationen untersucht. Alexander et al. (1987) fanden, daß eine Kombination von TNF mit Zytostatika, die gegen die DNA-Topoisomerase-II zielen, wie z.B. Etoposid, bei einem murinen Blasenkarzinom in vitro und in vivo eine gesteigerte Wirkung zeigte. Burgers et al. (1989) und Donaldson et al. (1990)

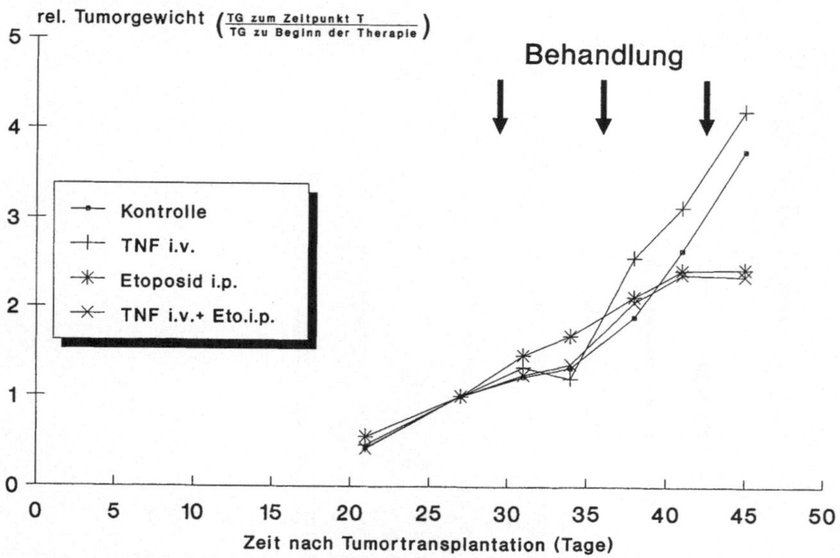

Abb. 2. Monotherapie mit TNF und Etoposid versus Kombinationsbehandlung

Tabelle 2. Ergebnisse der Monotherapie mit TNF und Etoposid versus Kombinations-therapie TNF + Etoposid

Autor/Jahr	Substanz und Dosis (pro gKG)	Wirkung
Burgers et al.	TNF 0,33 µg/g i.p.	Keine
1989	Etoposid 50 µg/g i.p.	Keine
	TNF 0,33 µg/g + Etoposid 50 µg/g i.p.	Rückgang der Tumorgröße
Donaldson et al.	TNF 0,05 µg/g i.v.	Keine
1989	Etoposid 45 µg/g i.p.	Keine
	TNF 0,05 µg/g i.v. + Etoposid 45 µg/g i.p.	Tumorwachstum verzögert

stellten beim Nierenzellkarzinom mit der Kombinationsbehandlung TNF+ Etoposid ebenfalls eine verbesserte Wirkung im Vergleich zur jeweiligen Monotherapie fest (Tabelle 2).

Bei den eigenen Untersuchungen wurde bei der Monotherapie mit Etoposid und bei der Kombinationstherapie TNF + Etoposid eine Verzöge-rung des Tumorwachstums beobachtet (Abb. 2). Ebenso waren die Markie-rungsindizes als Zeichen für die Reduktion der Proliferation bei der Monotherapie mit Etoposid und bei der Kombinationstherapie TNF + Etoposid im Vergleich zur Kontrollgruppe verringert (Abb. 3). Bei der Monotherapie mit TNF war hingegen kein Effekt auf Wachstum und Proliferation erkennbar.

Zusammenfassend kann festgestellt werden, daß bei dem untersuchten Nierenzellkarzinom die Monotherapie mit Etoposid zu einer Verzögerung

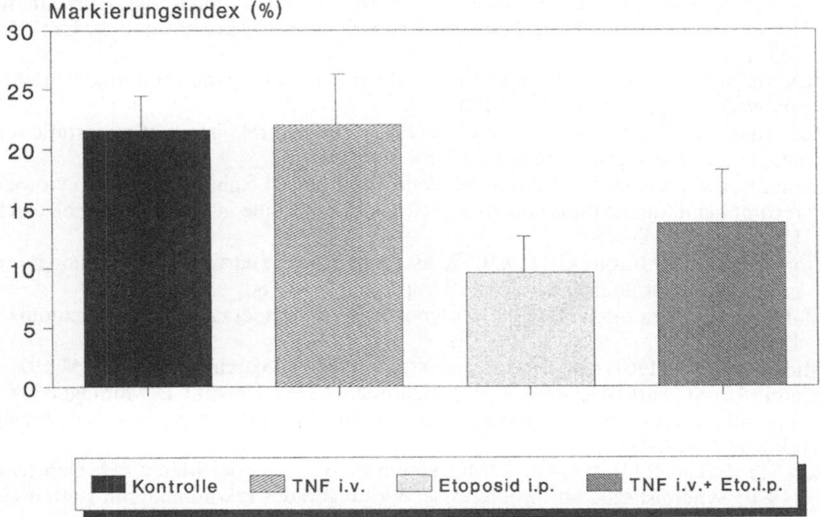

Abb. 3. Monotherapie mit TNF und Etoposid versus Kombinationsbehandlung

des Tumorwachstums und zu einer Reduktion der Zellproliferation führte. Die Monotherapie mit TNF zeigte keine Wirksamkeit. Bei der Kombinationstherapie TNF + Etoposid konnten keine additiven oder synergistischen Effekte beobachtet werden.

Literatur

Alexander RB, Isaacs IF, Coffey DS (1987a) Tumor necrosis factor enhances the in vitro and in vivo efficacy of chemotherapeutic drugs targeted at DNA topoisomerase II in the treatment of murine bladder cancer. J Urol 138: 427–429

Alexander RB, Nelson WG, Coffey DS (1987b) Synergistic enhancement by tumor necrosis factor of in vitro cytotoxicity from chemotherapeutic drugs targeted at DNA topoisomerase II. Cancer Res 47: 2403–2406

Baisch H, Otto U, Klöppel G (1990) Antiproliferative and cytotoxic effects of single and combined treatment with tumor necrosis factor alpha and/or alpha-interferon on an human renal cell carcinoma xenotransplanted into nu/nu mice: cell kinetic studies. Cancer Res 50: 6389–6395

Bassil B, Dosoretz DE, Prout GR Jr (1985) Validation of the tumor, nodes and metastases classification of renal cell carcinoma. J Urol 134: 450–454

Beniers AJMC, van Moorselaar RJA, Peelen WP, Debruyne FMJ, Schalken JA (1991) Differential sensitivity of renal cell carcinoma xenografts toward therapy with interferon-alpha, interferon-gamma, tumor necrosis factor and their combinations. Urol Res 19: 91–98

Bono AV (1986) Steroid hormones and hormonal treatment in renal cell carcinoma. In: deKernion JB, Pavone-Macaluso M (eds) Tumors of the kidney, vol 13. Williams & Wilkins, Baltimore, pp 205–227

Burgers JK, Marshall FF, Isaacs JT (1989) Enhanced antitumor effects of recombinant human tumor necrosis factor plus VP-16 on metastatic renal cell carcinoma in a xenograft model. J Urol 142: 160–164

Conrad S, Otto U, Moldt S, Schneider AW, Baisch H, Klosterhalfen H (1990) Neue Therapieformen beim metastasierten Nierenkarzinom durch die Kombination mit Tumor-Nekrose-Faktor: Präklinische Ergebnisse im Nacktmausmodell. Urol Poster 2: 153–155

deKernion JB (1983) Treatment of advanced renal cell carcinoma – traditional methods and innovative approaches. J Urol 130: 2–7

deKernion JB, Ramming KP, Smith RB (1978) The natural history of metastatic renal cell carcinoma: a computer analysis. J Urol 120: 148–152

Donaldson JT, Keane TE, Pulton SH, Walther PJ (1990) Enhanced in vivo cytotoxicity of recombinant human tumor necrosis factor with etoposide in human renal cell carcinoma. Urol Res 18: 245–250

Horoszewicz JS, Murphy GP (1989) An assessment of the current use of human interferons in therapy of urological cancers. J Urol 142: 1173–1180

Maldazys JD, deKernion JB (1986) Prognostic factors in metastatic renal carcinoma: J Urol 136: 376–379

Middleton RG (1967) Surgery for metastatic renal cell carcinoma. J Urol 97: 973–977

Montie JE, Stewart BH, Straffon RA, Banowsky LHW, Hewitt CB, Montague DK (1977) The role of adjunctive nephrectomy in patients with metastatic renal cell carcinoma. J Urol 117: 272–275

van Moorselaar RJA, Beniers AJMC, Hendriks BTh, van der Meide PH, Debruyne FMJ (1990) Synergistische antiproliferative Wirkungen des rekombinanten Ratten-Gamma-Interferon und des humanen Tumor Nekrose Faktor Alpha in einem Rattennierenzell-karzinom-Modell. Akt Urol 21: 109–115

Neves RJ, Zincke H, Taylor WF (1988) Metastatic renal cell cancer and radical nephrectomy: identification of prognostic factors and patient survival. J Urol 139: 1173–1176
Otto U, Schneider AW, Conrad S, Klosterhalfen H (1989) Recombinant tumor necrosis factor in the treatment of renal cell carcinoma transplated into NMRI nu/nu mice. J Urol 141: 462 A
Thompson IM, Shannon H, Ross, G, JR, Montie J (1975) An analysis of factors affecting survival in 150 patients with renal carcinoma. J Urol 114: 694–696
Wirth M (1991) Stellenwert der Interferone, des Interleukin 2 und des Tumornekrosefaktors in der Therapie des Nierenzellkarzinoms. Urologe [A] 30: 77–80

Antitumorale Wirkungen immuntherapeutischer Agenzien in vitro und in vivo in einem syngenen Tiermodell des Nierenzellkarzinoms*

R.J.A. van Moorselaar, F.M.J. Debruyne und J.A. Schalken

Einleitung

Gegenwärtig gibt es keine wirksamen Standardbehandlungsmethoden des Nierenzellkarzinoms (NZK). Die systemische Behandlung mittels Hormon- oder Chemotherapie hat die Prognose von Patienten mit disseminierter Erkrankung nicht verbessert (Harris 1983; Yagoda 1989). Die objektiven Ansprechraten bei Anwendung der Hormontherapie schwanken zwischen 0 und 10 %, wobei fast alle Reaktionen nur partiell und von kurzer Dauer sind. Zahlreiche chemotherapeutische Agenzien wurden in klinischen Versuchen als Mono- und Kombinationstherapie verabreicht, wobei die Gesamtansprechrate bei 2120 Patienten 8,77 % betrug. Vinblastin stellt bei Monotherapie das wirksamste Agens dar, doch Bemühungen zur Verbesserung der Ansprechrate durch Hinzufügung anderer chemotherapeutischer Agenzien waren nicht erfolgreich.

Die Immuntherapie mit Zytokinen stellt einen relativ neuen Ansatz bei der Karzinombehandlung dar (Foon 1989; Borden u. Sondel 1990). Interferon (IFN) ist das im Falle des Nierenzellkarzinoms am ausführlichsten getestete Zytokin und geht mit objektiven Ansprechraten von fast 16 % einher (Horoszewicz u. Murphy 1989; Heicappell u. Ackermann 1990). Der Tumornekrosefaktor (TNF) α ist ein weiteres Zytokin mit antitumoralen Effekten in vitro und in vivo bei experimentellen Nierentumoren (Kavoussi et al. 1989; Beniers et al. 1991).

Tiermodelle des Nierenzellkarzinoms

Die Endauswertung einer neuen Behandlungsform erfordert randomisierte und kontrollierte klinische Studien. Es wäre eindeutig zu teuer und zu zeitaufwendig, alle therapeutischen Parameter und Prinzipien anhand von Humanstudien zu definieren, ebenso wie dies an ethische Grenzen stoßen könnte (Coffey et al. 1979). Tiermodelle zur Darstellung menschlicher Karzinome haben sich bei der Prüfung neuer Behandlungskonzepte als nützlich erwiesen. Doch gibt es kein Tiermodell, das allein für die Krebstherapieforschung geeignet wäre, und es kann nicht erwartet werden, daß nur

---

* Übersetzung aus dem Engl. von Belinde Junkers.

ein einziges Modellsystem auf alle Probleme anwendbar wäre oder endgültige Antworten liefern könnte, vielmehr kann es nur Annäherungen anbieten. Ein Tiermodell sollte deshalb entsprechend der Fragestellung ausgewählt werden.

Tiermodellstudien sollten i.allg. mit folgenden Faktoren übereinstimmen (Coffey et al. 1979): 1. Übereinstimmung der genetischen Belastung sowie des Alters des Wirtes, 2. kontrollierter Beginn des Tumorwachstums, 3. identische Tumorform, 4. genaue Kenntnis des Tumorgewichts und der Wachstumsraten, 5. Regulation der diätischen Komponente sowie des physischen Stresses, 6. vollständige Übereinstimmung hinsichtlich Medikamenteneinnahme und Verabreichungszeitplan, 7. ununterbrochene Verlaufskontrolle, 8. gleiche Kontrolle am Anfang und Ende der Studie, des Studiengegenstands sowie aller zur Autopsie verfügbaren Subjekte, 9. große Anzahlen in jeder Studiengruppe, Überwachung aller zur selben Zeit, 10. ein und derselbe Beobachter, der alle Auswertungen vornimmt.

Um es noch spezifischer auszudrücken, ein ideales Modell des Nierenzellkarzinoms sollte spontan entstehen, die histologischen Eigenschaften eines reinen Adenokarzinoms, eine vorhersagbare Wachstumsrate sowie die Möglichkeit zur Metastasenbildung und zu hormonunabhängigem Wachstum aufweisen (deVere White u. Olsson 1980).

Tiermodellsysteme lassen sich i.allg. in verschiedene Kategorien unterteilen: durch Medikamente induzierte Tumoren, virusinduzierte Tumoren oder Spontantumoren. Eine 4. Kategorie stellen heterotransplantierte Humantumoren bei immundeprivierten Tieren dar (Hewitt 1978; van Moorselaar et al. 1991).

Die chemischen Stoffe, welche bei Versuchstieren Nierentumoren induzieren, lassen sich unterteilen in Naturprodukte wie Zykasin, Aflatoxin und Antibiotika (Streptokokkin und Daunomycin), N-Nitroso-Verbindungen, z.B. N-Nitrosodimethylnitrosamin (DMN) und Nitrosomethylurea (NMU) einerseits, sowie anorganische Substanzen (Blei) und eine große Gruppe chemischer Mischstoffe wie Urethan, 2-Azetoaminofluoren, Mono- und Diaminodiphenyle, Methylcholanthren und Nitrofuran-Derivate andererseits (Hamilton 1975).

Sowohl Steroid- als auch Stilben-Estrogene sind beim syrischen Goldhamster potente karzinogene Agenzien, so daß infolge der Dauerbehandlung mit Hormonen maligne Neoplasmen entstehen (Gonzalez et al. 1989). Diese Tumoren zeigen ein hormonabhängiges Wachstum, wobei eine Hormontherapie das Tumorwachstum verringert. Eine Hormonabhängigkeit diesen Grades ist jedoch beim humanen Nierenzellkarzinom nicht festgestellt worden.

Die hauptsächlich für Nierentumoren bei Hamstern und Nagetieren verantwortlichen Viren sind das Polyoma-Virus SV40 und das Adenovirus 7. Einige andere onkogene Viren erzeugen bei Hühnern Nierentumoren, deren Ursprung epitheliale Zellen oder Restzellen von nephrogenem Gewebe sein können (Hamilton 1975). Beim Leopardfrosch (Rana Pipiens) induziert ein Herpesvirus Nierentumoren. Die Tumoren sind i.allg. multizentrisch, bilateral und metastasieren in die Lunge, Leber und andere Viszera. Dieser sog. Lucke-Tumor bietet die Gelegenheit zur Erforschung der Naturgeschichte eines prävalenten, natürlich vorkommenden und virusinduzierten Neoplasmas. Gegenwärtig besteht kein Verdacht, daß humane Nierentumoren virusinduziert sind.

Spontantumoren sind jene Tumoren, die bei Tieren auftreten, welche nicht absichtlich irgendwelchen karzinogenen Agenzien ausgesetzt wurden, und aus Stämmen abstammen, von denen nicht bekannt ist, ob sie irgendein vertikal oder horizontal übertragenes onkogenes Virus aufnehmen (Hewitt 1978). Bei Labortieren sind spontan auftretende Nierentumoren selten, wobei die Inzidenz zwischen 0,0004 und 0,2 % schwankt (Sulfrin 1980). Murphy et al. (1967) berichten in einer Revision über spontan auftretende primäre Nierentumoren bei Haustieren, Kaninchen, Vieh, Pferden sowie anderen wilden Tieren wie Vögeln und Schlangen.

Die 2 am besten charakterisierten spontanen Nierentumoren sind das Renca-Adenokarzinom der Balb/C-Mäuse (Murphy u. Hrushesky 1973) und der Rattennierenzelltumor bei der Wistar-Lewis-Ratte (deVere White u. Olsson 1980). Der Renca-Tumor ist ein anaplastischer Tumor renalen Ursprungs, der auf verschiedenen Wegen transplantiert werden kann, d.h. intramuskulär, intraperitoneal, intravenös und subkutan, jedoch am effektivsten intrarenal. Der Tumor metastasiert von einem intrarenalen Implantat zu den regionalen Lymphknoten, zur Lunge, Leber und Milz sowie zu einigen anderen Organen. Die Immungenität ist ziemlich gering. Tumortragende Mäuse sterben normalerweise innerhalb von 35–45 Tagen. Die Tumorverdoppelungszeit beträgt ungefähr 7 Tage. Der Rattennierenzelltumor entstand spontan in der Niere einer männlichen Wistar-Lewis-Ratte und wurde mittels serieller Transplantation erhalten. Die weitere Charakterisierung zeigte das histologische Erscheinungsbild eines klarzelligen Nierenzellkarzinoms mit ultrastrukturell vorhandenen Desmosomen (Karthaus et al. 1987). Studien zum Muster der Expression der Intermediärfilamente zeigten die Koexpression von Vimentin und Zytokeratinen, die auch bei den meisten humanen Nierenzelltumoren vorhanden ist.

In-vivo-Modelle, in denen Humantumoren verwendet werden, stellen bei der Erforschung der Tumorbiologie wie dem Wachstumsmuster, der Differenzierung und dem jeweiligen Ansprechen auf die Behandlung ein wichtiges Werkzeug dar. Doch die Heterotransplantation humaner Tumoren führt i.allg. wegen der Histoinkompatibilität zwischen Donor und Wirt zur Abstoßung des Transplantats. Hierbei treten jedoch Ausnahmen auf, wenn der tierische Wirt z.B. durch Thymektomie, subletale Bestrahlung oder Verwendung von Antiseren gegen Empfängerlymphozyten immunologisch reaktionsunfähig gemacht wurde, oder wenn die Tumoren an immunologisch privilegierten Stellen wie der Hamsterbackentasche transplantiert werden.

Zuerst beschrieben Isaacson u. Cattanach (1962) eine haarlose Mausmutante. Infolge des von Rygaard u. Povlsen (1969) erbrachten Nachweises, daß Humantumoren bei Mäusen ohne Thymusdrüse wachsen, wurde eine große Anzahl seriell transplantierbarer Nierentumor-Xenotransplantate erstellt (van Moorselaar et al. 1991). Dieses Xenotransplantatmodell hat den Vorteil, große Tumorgewebemengen auf reproduzierbare Weise und in einem im Vergleich zu Gewebekulturen „physiologischen" Milieu zu liefern (Raghavan et al. 1986). Die Grenzen dieses Modells betreffen jedoch Unterschiede zwischen dem Metabolismus des Wirtes und des Menschen, Kontaminationsrisiken durch transformierte Wirtszellen oder -viren, Risiken immunologischer Wechselwirkungen infolge der Artenkreuzung, Begrenztheit des für die Metastasenbildung zur Verfügung stehenden Bereichs sowie abnorme Immunfunktionen des Wirtes (Raghavan et al. 1986). Es hat sich gezeigt, daß das Xenotransplantatmodell bei der Auswahl der optimalen Chemotherapie für den einzelnen Patienten infolge der niedrigen Aufnahmerate und der langsamen Tumorwachstumsrate einen begrenzten Wert hat (Bailey et al. 1984). Dagegen können Medikamentenversuche gegen eine Reihe von humanen Tumorlinien die klinische Effektivität dieser Medikamente prognostizieren (Winograd et al. 1987).

Immungenität tierischer Tumoren

Humane Tumoren fallen entsprechend der hier vorliegenden Definition mit seltenen Ausnahmen in die Kategorie der Spontantumoren (Hewitt 1978). Syngenisch transplantierte Tumoren von strikt spontanem Ursprung sind gewöhnlich nicht-immunogen und deshalb nach Hewitt definitionsgemäß die einzigen angemessenen Modelle für klinische Karzinomformen (Hewitt 1978; Kallman et al. 1985). Gegenwärtig besteht ein Konsens dahingehend, daß tumorspezifische Antigene nicht existieren und alle „Neoantigene" bis zu einem gewissen Ausmaß auch in Normalgeweben vorhanden sind (Scott 1991). 1953 untersuchten Foley et al. die Antigenität spontaner Mammatumoren und erzielten ein negatives Ergebnis, während durch Methylcholanthren induzierte Tumoren immunogen waren (Foley 1953a,b). Auch Hewitt et al. (1976) stellten keine Induktion der Immunität gegen 27 murine Spontantumoren fest. Ähnliche Ergebnisse wurden von Middle u. Embleton (1981) bei 28 natürlich entstandenen Tumoren erzielt. In einer früheren Veröffentlichung stellten sie jedoch fest, daß ein Anteil der Spontantumoren eindeutig immunogen war (Embleton u. Middle 1981). Durch Viren induzierte Tumoren exprimieren häufig vorkommende virus-kodierte Antigene und sind gewöhnlich in starkem Maße immunogen (Kallmann et al. 1985). Chemisch induzierte Tumoren neigen dazu, individuell unterschiedliche Antigene zu exprimieren. Der Grad der Immunogenität variiert in Abhängigkeit vom Karzinogen, doch ein Großteil der chemisch induzierten Tumoren ist immunogen (Kallmann et al. 1985). Mit immunogenen Modellen durchgeführte Studien zeigen den Kombinationseffekt von direkter Medikamentenwirkung und Wirtabwehr. Spontan entstandene Tumoren scheinen deshalb das beste Tumormodell für immuntherapeutische Studien darzustellen (Alexander 1977; Hewitt 1978). Wegen möglicher Inkompatibilitätsreaktionen infolge genetischer Abweichungen zwischen Wirt und

Tumor, zu denen es im Laufe der Zeit kommen kann, muß man vorsichtig sein. Das Einfrieren von Tumoren und deren Rückverpflanzung in die Ursprungstumoren nach einer gewissen Anzahl von Transplantatgenerationen kann eine Vorbeugung gegen diese genetische Drift darstellen (Hewitt u. Blake 1978).

Antitumorale Wirkungen des IFN und TNF im Rattennierenzelltumormodell

In-vitro-Untersuchungen mit Weichagar

Die HM-Zellinie wird vom Rattennierenzelltumor abgeleitet. Charakterisierungsstudien zeigten eine Verdoppelungszeit von 28 h, Wachstum in Weichagar und als multizelluläre Tumorsphäroide. Die Flußzytometrie zeigte einen aneuploiden DNA-Gehalt, und Studien zur Expression der Intermediärfilamente zeigten die Koexpression von Keratin und Vimentin. Darüber hinaus führt die Injektion von Tumorzellen bei syngenen Lewis-Ratten zu Tumoren.

Für die Entdeckung des In-vitro-Wachstumspotentials wurde ein modifiziertes Doppelschicht-Weichagar-Modellsystem verwendet, das ursprünglich von Hamburger und Salmon beschrieben wurde. Das Wachstumspotential wird mit Hilfe des automatischen Kolonienzählers Omnicon Fas II quantifiziert. Die antitumorale Effektivität basiert auf dem *Scoring* der Kolonienanzahl bei medikamentenbehandelten Kulturen im Verhältnis zu Kontrollkulturen.

Bei allen immuntherapeutischen Studien, sei es in vitro oder in vivo, mußte wegen der Artenspezifizität des IFN Ratten-IFN-γ verwendet werden. Die IFN-Monotherapie ergab hinsichtlich der geprüften Dosierungsspanne

Tabelle 1. Die HM-Zellinien wurden in der oberen Schicht des doppelschichtigen Weichagar-Kultursystems ausgelegt. IFN-γ und TNF wurden in einer Dosierungsspanne von jeweils 1–1000 U bzw. ng pro Schale am Tag der Zellaussaat hinzugefügt. Die Ergebnisse sind als relatives Wachstumspotential dargestellt, d.h. Anzahl der Kolonien in den behandelten Schalen geteilt durch die Anzahl von Kolonien in den Kontrollschalen nach 14tägiger Kulturdauer

Kontrolle	Relatives Wachstumspotential
	1,00
IFN 1	0,96
IFN 10	0,86
IFN 100	0,73
IFN 1000	0,74
TFN 1	0,89
TNF 10	0,80
TNF 100	0,43
TNF 1000	0,35

(1–1000 U/Schale, d.h. 1–2000 U/2 ml) sehr begrenzte wachstumshemmende Wirkungen in vitro. Dagegen zeigten beide TNF-Höchstdosen von 100 und 1000 ng/Schale signifikante antitumorale Wirkungen (Tabelle 1). Keine der Kombinationen von IFN und TNF führte zu synergistischen Wirkungen.

In-vitro-Tests, multizelluläre Tumorsphäroide

Multizelluläre Tumorsphäroide (MTS) sind ein In-vitro-Modell, mit einer Komplexität, die zwischen der von In-vivo-Tumoren und konventionellen In-vitro-Kultursystemen liegt. MTS stellen kleine avaskuläre Tumoren oder Metastasen dar (Mueller-Klieser 1987; Sutherland 1988). In Gewebekulturen haben MTS eine fast sphärische geometrische Form mit einer hauptsächlich aus sich teilenden Zellen bestehenden äußeren Schicht und einer aus Restzellen bestehenden Zwischenschicht. Nachdem ein bestimmter Durchmesser erreicht wurde, bilden sich in der Mitte nekrotische Bezirke.

Wir haben die antiproliferativen Wirkungen von TNF und Radiatio auf das Wachstum der MTS untersucht (van Moorselaar et al. 1990a). Die Behandlung begann, als die MTS einen Durchmessser von 250 µm erreicht hatten. TNF wurde in dem Medium der Gewebekultur in verschiedenen Konzentrationen zwischen 250 ng/ml und 1000 ng/ml verteilt. Die Monotherapie mit TNF hatte eine dosisabhängige inhibitorische Wirkung auf das MTS-Wachstum. Die Einzeldosisbestrahlung mit 2, 4 oder 6 Gy verzögerte das Wachstum der MTS ebenfalls erheblich. Bei der Kombinationsbehandlung wurde die TNF-Höchstdosis (1000 ng/ml) 4 h vor der Bestrahlung hinzugefügt. TNF konnte bei 2 Gy keine Potenzierung der Strahlenverletzung induzieren. Bei 4 Gy hatte die Kombination jedoch additive und bei 6 Gy synergistische antiproliferative Wirkungen; bei diesen Behandlungsschemata wurden 2 bzw. 5 von 24 Sphäroiden unter Kontrolle gebracht, d.h. geheilt. Diese Experimente deuten darauf hin, daß TNF bei der Behandlung des Nierenzellkarzinoms in Kombination mit der Radiotherapie vorteilhaft sein kann.

In-vivo-Experimente

Ebenfalls im Tiermodell untersucht wurden die antiproliferativen Aktivitäten des rekombinanten IFN-γ von Ratten und des humanen rekombinanten TNF (van Moorselaar et al. 1990b). Der Tumor wurde subkutan transplantiert und die Medikamente peritumoral verabreicht. Die 23 Tage nach der Tumorimplantation begonnene IFN-Behandlung führte zu einer dosisabhängigen wachstumshemmenden Wirkung. Der Tumornekrosefaktor (TNF) war nur bei der höchsten Konzentration wirksam. Verschiedene Kombinationen der Medikamente hatten additive oder synergistische antiproliferative Wirkungen (Tabelle 2). Die Kombination der Höchstdosen beider Medikamente führte zur vollständigen Hemmung des Tumorwachstums ohne erkennbare

Tabelle 2. Wirkung verschiedener IFN- oder TNF-Dosen, 3- bzw. 5mal wöchentlich, sowie als Kombinationsbehandlung gegen einen subkutanen Rattennierenzelltumor. Behandlungsbeginn 48 h nach der Tumorimplantation

| Therapie | | Wirkungskombination | Inhibition[a] | Remission[b] |
IFN	TNF		42 Tage (%)	
0	0	–	0	0/6
8.000 U	0	–	57	0/6
80.000 U	0	–	87	0/6
0	1 µg	–	44	0/6
0	10 µg	–	36	0/6
0	100 µg	–	74	0/6
8.000 U	10 µg	Additiv	77	0/6
8.000 U	100 µg	Additiv	82	0/6
80.000 U	10 µg	Synergistisch	99	4/6
80.000 U	100 µg	Synergistisch	100	6/6

[a] Wachstumshemmung verglichen mit unbehandelten Kontrollratten
[b] Geheilte Ratten/Gesamtzahl der Ratten pro Gruppe

toxische Auswirkungen auf die Ratten. Die Antitumorwirkung war von der Tumorgröße bei Behandlungsbeginn abhängig. Die Monotherapie konnte das Wachstum eines vorhandenen Tumors nicht hemmen. Die Kombination beider Wirkstoffe in Höchstdosierung führte jedoch zur Stabilisierung der Tumorgröße, selbst wenn die Behandlung bei einem Tumorvolumen von 2–5 cm^3 begonnen wurde. Die Erhaltungsbehandlung schien zur Hemmung eines weiteren Tumorwachstums notwendig zu sein.

Schlußfolgerungen und Ausblick

In-vitro-Experimente zeigten die antiproliferativen Wirkungen des TNF, wohingegen die antiproliferativen Wirkungen des IFN gegen die HM-Zellinie sehr begrenzt waren. Die Kombinationsbehandlung ergab keine synergistischen Wirkungen. Im In-vivo-Modell zeigte IFN dosisabhängige antitumorale Wirkungen, während TNF nur bei der höchsten Dosisstufe wirksam war. Verschiedene Kombinationen von IFN und TNF hatten additive oder synergistische Wirkungen. Diese Ergebnisse lassen erkennen, daß im In-vivo-Modell Faktoren aktiv sind, die in den In-vitro-Modellen nicht vorhanden sind. Weil IFN und TNF bei der immunologischen Kaskade der Wirkungen in immunkompetenten Modellsystemen eine wichtige Rolle spielen, ist das Nacktmausmodell zur Erforschung der indirekten Immunantworten ungeeignet, welche infolge der Behandlung mit Zytokinen ausgelöst werden. Gegenwärtig untersuchen wir am Rattenmodell die Lymphozyteninfiltration in Tumoren vor und nach der Behandlung mit Zytokinen. Vorläufige Daten deuten auf einen Anstieg der Makrophagen infolge TNF-Behandlung hin.

Aus klinischen Versuchen ging hervor, daß Zytokine, insbesondere TNF, starke dosisbegrenzende Nebenwirkungen, wie z.B. Hypotonie, haben können. Andere bei verhältnismäßig niedrigen Dosen häufig auftretende Nebenwirkungen umfassen Fieber, Rigor, Übelkeit und Erbrechen. Im Rattenmodell war humaner TNF für Ratten nicht toxisch, obwohl er in hohen Dosen verabreicht wurde. Dieses Phänomen könnte darauf zurückzuführen sein, daß bei Ratten möglicherweise TNF-neutralisierende Antikörper gebildet werden. Jedoch in einer an den TNOREP-Instituten in Rijswijk durchgeführten Studie mit dem Serum von 12 Ratten wurden keine TNF-neutralisierenden Antikörper gefunden.

In den hier vorgestellten Untersuchungen haben wir die Zytokine subkutan und peritumoral verabreicht. In klinischen Versuchen werden Zytokine jedoch subkutan, intramuskulär oder intravenös verabreicht, was zwangsläufig zu niedrigeren lokalen Zytokin-Werten führt. Bartsch et al. (1989) versuchten dieses Problem zu überwinden, indem sie TNF in der Läsion applizierten. Bei 5 von 14 Patienten mit unterschiedlichen fortgeschrittenen soliden Tumoren kam es zu lokaler Tumorrückbildung. Die Ansprechdauer war kurz, was auf eine schnelle Entwicklung der Resistenz gegen TNF hindeutet. Eine weitere Verabreichungsart, die zu hohen lokalen Medikamentenwerten führt, besteht in der selektiven Infusion des TNF direkt in die Arterie (Mavligit et al. 1992).

In naher Zukunft wird die Anwendung der rekombinanten DNA-Technologie neue Zytokine wie α-Interferone und hybride Kombinationsmoleküle wie IFN-γ plus TNF-β liefern (Feng et al. 1988). Zur Überprüfung der neuen immunologischen Ansätze ist die Verfügbarkeit eines gültigen vorklinischen Screenings sehr wichtig. Das hier verwendete Tiermodell kann ein solches vorklinisches Screening liefern. Darüber hinaus können anhand dieses Modells neue immunotherapeutische Modalitäten wie monoklonale Antikörper und neue Zytokin-Kombinationen getestet werden.

Literatur

Alexander P (1977) Back to the drawing board. The need for more realistic model systems for immunotherapy. Cancer 40: 467–470

Bailey MJ, Jones AJ, Shorthouse AJ, Raghaven D, Selby P, Gibbs J, Peckham MJ (1984) Limitations of the human tumour xenograft system in individual patient drug sensitivity testing. Br J Cancer 50: 721–724

Bartsch HH, Pfizenmaier K, Schroeder M, Nagel GA (1989) Intralesional application of recombinant human tumor necrosis factor alpha induces local tumor regression in patients with advanced malignancies. Eur J Cancer Clin Oncol 25: 287–291

Beniers AJMC, van Moorselaar RJA, Peelen WP, Debruyne FMJ, Schalken JA (1991) Differential sensitivity of renal cell carcinoma xenografts towards therapy with interferon-alpha, interferon-gamma and tumor necrosis factor and their combinations. Urol Res 19: 91–98

Borden EC, Sondel PM (1990) Lymphokines and cytokines as cancer treatment. Cancer 65: 800–814

Coffey DS, Isaacs JT, Weisman RM (1979) Animal models for study of prostatic cancer. In: Murphy GP (ed) Prostatic cancer. PSG Publishing Company, Littleton, Mass, pp 89–109

Embleton MJ, Middle JG (1981) Immune responses to naturally occurring rat sarcomas. Br J Cancer 43: 44–52

Feng G-S, Gray PW, Shepard M, Taylor MW (1988) Antiproliferative activity of a hybrid protein between interferon-gamma and tumor necrosis factor-beta. Science 241: 1501–1503

Foley EJ (1953 a) Attempts to induce immunity against mammary adenocarcinoma in inbred mice. Cancer Res 13: 578–590

Foley EJ (1953 b) Antigenic properties of methylcholanthrene-induced tumors in mice of the strain of origin. Cancer Res 13: 835–837

Foon KA (1989) Biological response modifiers: the new immunotherapy. Cancer Res 49: 1621–1639

Gonzalez A, Oberley TD, Li JJ (1989) Morphological and immunohistochemical studies of the estrogen-induced Syrian hamster renal tumor: probable cell of origin. Cancer Res 49: 1020–1028

Hamilton JM (1975) Renal carcinogenesis. Adv Cancer Res 22: 1–56

Harris DT (1983) Hormonal therapy and chemotherapy of renal-cell carcinoma. Sem Oncol 10: 422–430

Heicappell R, Ackermann R (1990) Rationale for immunotherapy of renal cell carcinoma. Urol Res 18: 357–372

Hewitt HB (1978) The choice of animal tumors for experimental studies of cancer therapy. Adv Cancer Res 27: 149–200

Hewitt HB, Blake ER (1978) Stability of transplanted murine tumour systems after storage of cells at −196 °C for up to 13 years. Br J Cancer 37: 718–722

Hewitt HB, Blake ER, Walder AS (1976) A critique of the evidence for active host defence against cancer, based on personal studies of 27 murine tumours of spontaneous origin. Br J Cancer 33: 241–259

Horoszewicz JS, Murphy GP (1989) An assessment of the current use of human interferons in therapy of urological cancers. J Urol 142: 1173–1180

Isaacson JH, Cattanach BM (1962) Report. Mouse News Letter 27: 312

Kallman RF, Denekamp J, Hill RP, Kummermehr J (1985) The use of rodent tumors in experimental cancer therapy. Conclusions and recommendations from an international workshop. Cancer Res 45: 6541–6545

Karthaus HFM, Feitz WFJ, Meijden APM vd et al. (1987) Multidisciplinary evaluation of rat renal cell carcinoma. In Vivo 1: 335–342

Kavoussi LR, Ruesing RA, Hudson MA, Catalona WJ, Ratliff TL (1989) Effect of tumor necrosis factor and interferon gamma on human renal carcinoma cell line growth. J Urol 142: 875–878

Mavligit GM, Zukiwski AA, Charnsangavej C, Carrasco CH, Wallace S, Gutterman JU (1992) Regional biologic therapy. Hepatic arterial infusion of recombinant human tumor necrosis factor in patients with liver metastases. Cancer 69: 557–561

Middle JG, Embleton MJ (1981) Naturally arising tumors of the inbred WAB/Not rat strain. II Immunogenicity of transplanted tumors. J Natl Cancer Inst 67: 637–643

van Moorselaar RJA, Schwachöfer JHM, Crooijmans RPMA, van Stratum P, Debruyne FMJ, Schalken JA (1990 a) Combined effects of tumor necrosis factor alpha and radiation in the treatment of renal cell carcinoma grown as spheroids. Anticancer Res 10: 1769–1774

van Moorselaar RJA, Beniers AJMC, Hendriks BTh, van der Meide PH, Schellekens H, Debruyne FMJ, Schalken JA (1990 b) In vivo antiproliferative effects of gamma-interferon and tumor necrosis factor alpha in a rat renal cell carcinoma model system. J Urol 143: 1247–1251

van Moorselaar RJA, Schalken JA, Oosterhof GON, Debruyne FMJ (1991) Use of animal models in diagnosis and treatment of renal cell carcinoma. An overview. World J Urol 9: 192–197

Mueller-Klieser W (1987) Multicellular spheroids. A review on cellular aggregates in cancer research. J Cancer Res Clin Oncol 113: 101–122

Murphy GP, Hrushesky WJ (1973) A murine renal cell carcinoma. J Natl Cancer Inst 50: 1013–1025

Murphy GP, Johnston GS, Melby EC (1967) Comparative aspects of experimentally induced and spontaneously observed renal tumors. J Urol 97: 965–972

Raghavan D, Debruyne F, Herr H, Jocham D, Kakizoe T, Okajima E, Sandberg A, Tannock I (1986) Experimental models of bladder cancer: a critical review. Prog Clin Biol Res 221: 171–208

Rygaard J, Povlsen CO (1969) Heterotransplantation of a human malignant tumor in 'nude' mice. Acta Pathol Microbiol Scand 77: 758–760

Scott OCA (1991) Tumor transplantation and tumor immunity: a personal view. Cancer Res 51: 757–763

Sufrin G (1980) Spontaneous, hormonal, and chemically induced animal models of renal adenocarcinoma. In: Sufrin G, Beckley SA (eds) Renal adenocarcinoma. UICC technical report series, vol 49, Geneva, pp 2–27

Sutherland RM (1988) Cell and environment interactions in tumor microregions: the multicell spheroid model. Science 240: 177–184

deVere White R, Olsson RA (1980) Renal adenocarcinoma in the rat. A new tumor model. Invest Urol 17: 405–412

Winograd B, Boven E, Lobbezoo MW, Pinedo HM (1987) Human tumor xenografts in the nude mouse and their value as test models in anticancer drug development (review). In Vivo 1: 1–14

Yagoda A (1989) Chemotherapy of renal cell carcinoma: 1983–1989. Sem Urol 7:199–206

II. Grundlagen der Immuntherapie

Derzeitiges Verständnis immunologisch-onkologischer Prinzipien

V. Schirrmacher

Immune Effektorzellen mit potentiell antitumoraler bzw. antimetastatischer Aktivität können unterschiedliche Phänotypen und Funktionen haben. In Tabelle 1 sind derartige Zelltypen zusammengestellt und die Spezifität der jeweiligen Zielzellerkennung sowie die funktionalen Aktivitäten aufgelistet. Bei der Tumorzellerkennung durch T-Lymphozyten spielen die Moleküle des Haupthistokompatibilitätskomplexes (MHC) eine entscheidende Rolle. So erkennen zytotoxische T-Lymphozyten (CTL) ihre Zielstrukturen als endogene intrazelluläre Peptide, die vermittels MHC-Klasse-I-Molekülen an die Zelloberfläche gebracht werden (Abb. 1). T-Helferzellen, die durch das CD4-Molekül charakterisiert sind, erkennen dagegen exogene prozessierte Proteinfragmente, wenn diese mit MHC-Molekülen der Klasse II auf der Zelloberfläche antigenpräsentierender Zellen (APC) dargeboten werden. Nach Kontakt mit dem spezifischen Zielzellantigen können T-Effektorlymphozyten unter geeigneten Umständen zu zytotoxischen T-Zellen ausreifen, die die Zielzellen direkt lysieren. T-Helferlymphozyten sekretieren nach spezifischer Stimulation durch APC unterschiedliche Lymphokine, die zur Rekrutierung und Aktivierung anderer Zellen, wie z.B. Makrophagen oder B-Lymphozyten führen. Neben den T-Lymphozyten, die durch den antigenspezifischen T-Zellrezeptor ausgezeichnet sind und die in ihrer Gesamtheit ein großes Repertoire unterschiedlicher Antigenspezifitäten repräsentieren, existieren noch unterschiedliche natürliche Effektorlymphozyten, die Antitumoraktivitäten ausführen können, ohne daß sie hierbei der spezifischen Erkennung eines tumorassoziierten Antigens (TAA) bedürfen. Diese natürlichen Abwehrzellen benötigen auch nicht die MHC-Moleküle zur Erkennung. Sie scheinen durch MHC-Moleküle eher negativ beeinflußt zu werden und können auch zytotoxisch auf MHC-negative Tumorzellen wirken.

In Abb. 1 werden die natürlichen Killerzellen in ihrer Tumortargetzell-Interaktion mit den zytotoxischen T-Lymphozyten verglichen. Dabei soll verdeutlicht werden, daß bei diesen Zell-Zellinteraktionen akzessorische Adhäsionsmoleküle wie CD2, CD58, CD54 und LFA-1 eine entscheidende Rolle spielen. Auch Antikörper können eine Interaktion zwischen Effektor- und Targetzelle vermitteln, wenn sie mit ihrer Antigenbindungsstelle an dem einen Zellpartner binden und der Fc-Teil über einen Fc-Rezeptor (CD16) erkannt wird. Über eine derartige Antikörperbrücke kann eine als ADCC (Antibody dependant cell mediated cytotoxicity) bezeichnete Abwehrreaktion vermittelt werden, die ebenfalls zur Tumorzellyse führt.

Tabelle 1. Phänotypen und Funktionen von Effektorzellen des Immunsystems mit potentieller antimetastatischer Aktivität

Typ	Bezeichnung	Zielzellerkennung	Phänotyp	Funktionelle Aktivität
Zytotoxischer T-Lymphozyt	CTL	Spezifisch MHC Klasse I restringiert	$CD3^+$, $CD8^+$, $CD4^-$	Zytotoxizität
Helfer-T-Lymphozyt	Th-2	Spezifisch MHC Klasse II restringiert	$CD3^+$, $CD8^-$, $CD4^+$	Sekretion von Lymphokinen Helfer für B-Zellen
Inflammatorischer T-Lymphozyt	Th-1	Spezifisch MHC Klasse II restringiert	$CD3^+$, $CD8^-$, $CD4^+$	Sekretion von Lymphokinen Helfer für T-Zellen
Natürliche Killerzelle	NK	Unspezifisch Nicht MHC restringiert	$CD3^-$, $CD16^+$, $CD56^+$	Sekretion von Lymphokinen ADCC
Natürliche zytotoxische Killerzelle	LAK	Unspezifisch Nicht MHC restringiert	$CD3^-$, $CD16^+$, $CD56^+$	Sekretion lytischer Zytokine unspezifische und antikörperabhängige (ADCC) Zytotoxizität
Nicht-MHC-restringierte CTL	$CD3^+$ LAK	Unspezifisch Nicht MHC restringiert	$CD3^+$	Sekretion von lytischen Zytokinen

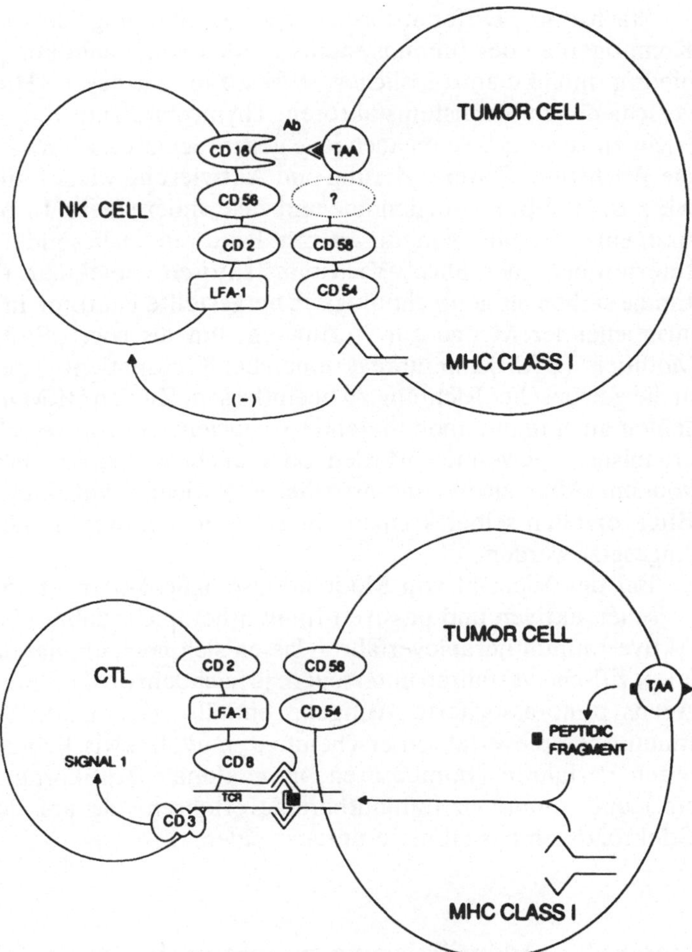

Abb. 1. Schematische Darstellung von relevanten Oberflächenstrukturen humaner natürlicher Killerzellen (NK-cell) und zytotoxischer T-Lymphozyten (CTL), die bei Tumorzellbindung und möglicherweise auch bei Signaltransfer impliziert sind. NK-Zellen können auch über ihren Fc-Rezeptor (CD16) Fc-Fragmente von Antikörpern binden, die tumorassoziierte Antigene (TAA) erkennen und so zu einer antikörperabhängigen zellulären Zytotoxizität (ADCC) führen. NK-Zellen können aber auch aktiviert werden über die Interaktionen der Adhäsionsmoleküle CD2, LFA-1 und CD56 mit entsprechenden Liganden auf der Tumorzelle. Expression von MHC-Klasse-1-Antigenen auf Tumorzellen kann zu einer Resistenz gegenüber NK-Zell-Lysis führen. CTL exprimieren einen antigenspezifischen T-Zell-Rezeptor (TCR), der TAA-Peptidfragmente in Assoziation mit MHC-Klasse-1-Molekülen erkennt. CD3 und andere akzessorische Moleküle sind bei der Transduktion von Aktivierungssignalen über den TCR (Signal 1) beteiligt

Wachstum, Differenzierung und Aktivierung der unterschiedlichen Komponenten des Immunsystems werden von einem komplexen Netzwerk niedrig molekularer löslicher Wirkstoffe gesteuert. Hierzu zählen die verschiedenen Wachstumsfaktoren, Thymosine, Interferone und Zytokine. Nicht zu vergessen seien auch jene gegenregulatorisch wirksamen Faktoren, die Wachstum, Differenzierung und Aktivierung wieder inhibieren können, wie z.B. TGF-β, Prostaglandine und viele andere mehr. In den letzten Jahren sind eine Vielzahl von derartigen Faktoren insbesondere Zytokine und Interferone, aber auch Wachstumsfaktoren molekular kloniert worden. Einige stehen als gentechnologisch hergestellte Faktoren in reiner Form und ausreichender Menge zur Verfügung, um als sog. „Biological Response Modifier" (BRM) Immunreaktionen bei Krebspatienten gegen Tumorzellen in die gewünschte Richtung zu beeinflussen. Zu den BRM im weiteren Sinne zählen auch immunmodulierende Agenzien, die von verschiedenen Mikroorganismen gewonnen werden oder auch synthetisch hergestellt werden können. Aber auch tumorassoziierte Antigene, Vakzine, Antikörper und Effektorzellen selber können als BRM im weiteren Sinne verstanden und eingesetzt werden.

Bei der Vielzahl von Modulationsmöglichkeiten erscheint es sinnvoll, zwischen aktiven und passiven Immuntherapieverfahren zu unterscheiden. Aktive Immuntherapieverfahren lassen sich noch einmal in spezifische und unspezifische Verfahren unterteilen, je nachdem ob das immunmodulierende Agens tumorassoziierte Antigene enthält oder nicht. Bei den passiven Immuntherapieverfahren erscheint es sinnvoll, zwischen antikörpervermittelten Verfahren (Immunseren, monoklonale Antikörper, Immunotoxine etc.) und adoptiven Immuntherapieverfahren, die auf dem Transfer von Effektorzellen basieren, zu unterscheiden.

Molekulare Identifizierung tumorassoziierter Antigene, die von T-Zellrezeptoren erkannt werden

Tumorassoziierte Antigene können spezifisch von Antikörpern oder von T-Zellen über deren T-Zellrezeptor-Komplex erkannt werden. Auf beiden Ebenen wurden in den letzten Jahren erhebliche Fortschritte erzielt, wenngleich eine absolute Spezifität derartiger Antigene für Tumorzellen bisher nicht erkennbar ist. Oft mag es sich um quantitative Veränderungen in der Expression bestimmter Differenzierungsantigene handeln oder um Veränderungen in der posttranslationalen Modifikation entsprechender Genprodukte. Von besonderer Bedeutung erscheinen natürlich solche Antigene, die von dem tumortragenden Wirt selbst als immunogen erkannt werden können. Unter den verschiedenen Arten von Antitumorimmunantworten erscheinen jene von besonderer Bedeutung, die zu einer Tumorabstoßung und zu einem immunologischen Gedächtnis führen. Derartige tumorassoziierte Transplantatabstoßungsantigene (TATA) wurden sowohl auf chemisch induzierten wie auch auf durch Virus oder UV-Bestrahlung induzierten Tiertumoren beschrieben. TATA werden im allgemeinen von T-Zellen erkannt.

Auf durch Methylcholanthren induzierten Fibrosarkomen wurden TATA-Strukturen beschrieben (Maki et al. 1990), die in Assoziation mit einem 96-Kd-Zelloberflächenglykoprotein (gp 96) Tumorabstoßungsreaktionen auslösen konnten. Das zugehörige Gen ist kürzlich kloniert worden (Maki et al. 1990) und gehört zu der Familie der Hitzeschockproteine. Die Identifizierung von gp 96 als ein Heat-Shock-Protein könnte bedeuten, daß gp 96 eine Rolle bei Antigenprozessierung und Präsentation spielt.

TATA-ähnliche Strukturen wurden von (Lurquin et al. 1989) auf tierischen Tumoren künstlich induziert und anschließend molekular identifiziert. Die auf DBA/2-Mäusen transplantierbare Mastozytomlinie P 815 wurde mutagenisiert, anschließend kloniert und die einzelnen Klone auf ihre Tumorigenität getestet. Dabei stellte sich heraus, daß eine große Anzahl der mutagenisierten Tumore in immunkompetenten syngenen Tieren nicht mehr auswachsen konnte, so daß aus einer tumorigenen Linie (Phänotyp tum$^+$) eine nicht mehr tumorigene Variante (Phänotyp tum$^-$) entstanden ist. Nun wurden durch Transfektion einer Kosmid-DNA-library von tum$^-$ Zellen in die parentale tum$^+$-Linie neue Transfektanten hergestellt und deren Erkennung durch tum$^-$-spezifische CTL getestet. Auf diese Weise konnten 3 verschiedene tum$^-$-Antigene kloniert werden (Lurquin et al. 1989; Sibille et al. 1990; Szikora et al. 1990). Jedes dieser tum$^-$-Antigene war durch ein neues bisher noch nicht bekanntes Gen kodiert. In 2 Fällen waren einzelne Punktmutationen in den entsprechenden Genen dafür verantwortlich, daß ein neues TATA-Peptid entstanden war, das sowohl an MHC-Klasse-I-Moleküle wie auch an T-Zellrezeptoren binden konnte.

Fortschritte wurden auch auf dem Gebiet der molekularen Identifizierung humaner tumorassoziierter Antigene gemacht, die von autologen T-Zellen erkannt werden. T-Zellen von Lymphknoten von Patienten mit Pankreaskarzinom wurden beschrieben, die tumorassoziierte Mucine, hochglykolsylierte Moleküle, erkannten (Barndl et al. 1989). Die Besonderheit bestand hier darin, daß diese aus repetitiven Untereinheiten bestehenden Moleküle direkt an den T-Zellrezeptor binden konnten, ohne dabei an MHC-Moleküle assoziiert zu sein.

T-Zell-Klone, die gegen autologe humane Tumore reagieren, sind von vielen Arbeitsgruppen beschrieben worden (Mukerji et al. 1990). Sowohl zytotoxische (CTL) wie auch regulatorische (Helfer- und Suppressor-) T-Zellen wurden bei Krebspatienten identifiziert. Von uns wurde kürzlich beschrieben, daß tumorspezifische T-Zellklone verschiedene Proteindeterminanten auf autologen humanen Melanomzellen erkennen können (Notter u. Schirrmacher 1990). Hierzu wurden Polypeptidfraktionen autologer Melanomzellen und autologer EBV-tranformierter B-Zellen durch Polyacrylamidgelelektrophorese getrennt, auf Nitrozellulose übertragen, in DMSO gelöst und in wäßrigem Puffer zu antigentragenden Nitrozellulosekügelchen präzipitiert. Autologe CD4- und CD8-Klone wurden durch unterschiedliche Melanomproteinfraktionen stimuliert, die Molekulargewichte von 55, 84, 140 oder 240 kDa besaßen (Notter u. Schirrmacher 1990). Kürzlich wurde ein erstes Gen identifiziert, das die Expression eines von autologen T-Zellen auf humanen Melanomzellen exprimiertes Tumorantigen kodiert. Dieses Gen zeigte keine Ähnlichkeit mit bereits bekannten Sequenzen und scheint zu einer größeren Familie von ähnlichen Genen (z.Z. bereits 13 Mitglieder) zu gehören. Das als MAGE-1 bezeichnete Antigen war in verschiedenen Tumorproben (Melanomen und auch anderen Tumorlinien) exprimiert, wurde von T-Zellen aber nur auf Melanomzellen erkannt, die das HLA-A1-Molekül gleichzeitig exprimierten. Es konnte ferner gezeigt werden, daß das MAGE-1-Antigen eine aus 9 Aminosäuren bestehende Sequenz enthält, die an HLA-A1 bindet und damit eine Zielstruktur für tumorspezifische T-Zellklone mit entsprechender Spezifität herstellt (van der Bruggen et al. 1991 und persönliche Mitteilung).

Potentielle Rolle von MHC-Molekülen bei der Immunerkennung von Tumorzellen

Transfektion von MHC-Genen in Tumorzellinien mit niedriger MHC-Expression führte zu einer deutlichen Erhöhung der Tumorimmunogenität (Porgador et al. 1989). Sowohl Onkogenprodukte wie auch Tumorviren können die Expression von MHC-Molekülen beeinflussen. Transfektion von c-myc führte zu einer spezifischen Herunterregulation der Expression von HLA-B auf humanen Melanomzellen (Versteeg et al. 1989a). Gleichzeitig wurde die Empfindlichkeit gegenüber Lyse durch NK-Zellen erhöht (Versteeg et al. 1989b). Zellen, die durch das Adenovirus transformiert wurden, verhielten sich tumorigen in syngenen Tieren und hatten eine stark reduzierte Expression von MHC-Klasse-I-Molekülen (Lassam u. Jay 1989). Es konnte gezeigt werden, daß hierbei das nukleäre Polypeptid E1a die transkriptionale Initiation von Klasse-I-MHC-Genen in verschiedenen Tumorlinien inhibiert (Lassam u. Jay 1989). Darüber hinaus wurde gezeigt (Kast et al. 1989), daß gegen E1a gerichtete CTL in Kombination mit IL-2 eine langanhaltende effektive Antitumorimmunität übertragen können. MHC-Moleküle scheinen also von Wichtigkeit für die Präsentation tumorassoziierter Peptide, und ihre Modulation scheint einen wichtigen Immunescape-Mechanismus darzustellen. Darüber hinaus existieren andere Immunescape-Mechanismen (Ward et al. 1990; Perdrizet et al. 1990), die allerdings bisher erst ungenügend aufgeklärt sind.

Kostimulatorische Signale bei der Antitumorimmunität

Das Unvermögen, Tumorzellen abwehren zu können, muß nicht unbedingt als ein Unvermögen in der Erkennung der Tumorzellen durch das Immunsystem angesehen werden. Es könnte vielmehr in der Unfähigkeit bedingt sein, eine effektive Immunantwort an der Stelle des wachsenden Tumors zu generieren. Es erscheint zunehmend deutlich, daß eine lokale Lymphokinsekretion von entscheidender Bedeutung bei der Auslösung von Immunantworten gegen Tumoren ist. Viele Tumoren könnten durch einen Mangel an kostimulatorischen Signalen zur Aktivierung von Immunzellen ausgezeichnet sein (Perdrizet et al. 1990). Es ist sogar möglich, daß die Erkennung eines tumorassoziierten Antigens ohne zusätzliche kostimulatorische Signale anstelle von Aktivierung zu einem Status der Anergie der T-Zellen führt (Gansbacher et al. 1990b).

Daß von Tumorzellen sekretierte Lymphokine eine wichtige Rolle bei der Tumorabwehr spielen, konnte in den letzten Jahren in einer Vielzahl von Tumoren, in denen Zytokingene transfiziert wurden, nachgewiesen werden. So konnte beispielsweise gezeigt werden, daß Maus-Tumorzell-Linien mit einem transfizierten IL-4-Gen ihre Fähigkeit, als Tumoren auszuwachsen, verloren hatten und daß dieses mit der Menge sekretiertem IL-4 korrelierte (Tepper et al. 1989). An der Tumorabstoßungsstelle waren Makrophagen und Eosinophile besonders auffallend. Mäuse konnten auch sehr gut gegen die Kolontumorlinie CT 26 (Fearon et al. 1990) oder gegen Sarkome (Gansbacher et al. 1990a) durch Vorimmunisierung mit lebenden Il-2-sekretierenden CT26 bzw. Sarkomazellen immunisiert werden. Ähnliche Ergebnisse wurden berichtet von Maussarkomtransfektanten mit Interferon-γ (Gansbacher et al. 1990b).

Diese und ähnliche Experimente zeigen, daß eine lokale Zytokinproduktion häufig schon ausreicht, um eine lokale Tumorabwehr auszulösen. Inwieweit derartige Immunmechanismen auch geeignet sind, systemische Antitumorimmunitäten einzuleiten und inwieweit sich zytokintransfizierte Tumorlinien als Tumorvakzine zur Therapie gegen Metastasen einsetzen lassen, läßt sich derzeit noch nicht beantworten.

Probleme bei der Durchführung
von Krebsimmuntherapiestudien

Bei der Durchführung von Immuntherapiestudien ist als problematisch anzusehen:

1. Fehlen eines diagnostischen Tests, der ein Ansprechen der Immuntherapie vorhersagen läßt bzw. als Follow-up-Test verwendet werden könnte.
2. Diskrepanz zwischen unmittelbarem Ansprechen des Tumors auf die Therapie und dem langfristigen Überleben.
3. Dosierung: oft Optimum im Niedrig-Dosis-Bereich und nicht in der Nähe der maximaltolerierbaren Dosis (MTD).
4. Reine Einzelsubstanzen weniger effektiv als Kombinationen; Konflikt mit Prinzipien der Medikamententestung.
5. Patientenauswahl: Spätstadien und austherapierte Patienten weniger geeignet für Immuntherapien als Patienten in früheren Stadien, die noch

nicht austherapiert sind. Dennoch werden Phase-I/II-Studien in der Regel an ersteren durchgeführt und Patienten in geeigneten Stadien stehen selten zur Verfügung.

Hier ist einmal das Fehlen eines immundiagnostischen Tests zu nennen, der mit dem klinischen Ansprechen der Immuntherapie korreliert. Die systemische IL-2-Therapie ist beispielsweise mit einer substantiellen Toxizität verbunden. Das ungünstige Verhältnis von Risiko zu Nutzen würde dagegen sprechen, diese Therapie ungezielt bei jedem Krebspatienten zu applizieren. Der praktische Nutzen einer Immuntherapie würde möglicherweise signifikant verbessert werden, wenn die Therapie bei solchen Patienten gezielt eingesetzt werden könnte, die zu den wahrscheinlichen Respondern zählen und die durch einen entsprechenden diagnostischen Test vorher identifiziert werden könnten.

Der zweite Punkt betrifft die Messung der Effizienz der Therapie und die Diskrepanz zwischen dem Messen von Tumor-„Response" als Rückbildung einer manifesten Tumormasse und dem Überleben (Bonomi et al. 1989; Kaye et al. 1989). Die wichtigsten Parameter einer Therapie sollten das langfristige Überleben, die Verhinderung von Tumorprogression und die Lebensqualität darstellen. Traditionell wird jedoch die Tumoransprechrate benutzt, um biologische Aktivität ähnlich wie bei Zytostatikatherapien zu bestimmen. Solche direkt sichtbaren Tumoransprechraten sind zwar wichtig zur Beurteilung einer Therapie, allerdings dürften sie nicht überbewertet werden. Manche immunologischen Abwehrreaktionen bauen sich erst über einen längeren Zeitraum auf und könnten durchaus Effekte auf die Überlebensrate bzw. auf die Progression des Tumors ausüben, selbst wenn sie bei größeren Tumormassen keine „Response" auslösen.

Ein weiterer kritischer Punkt betrifft die Dosierung des Immuntherapeutikums. Im Gegensatz zur zytostatischen Therapie ist bei der Therapie mit BRMS zu beachten, daß meist „mehr" nicht unbedingt „besser" bedeutet. Die meisten immunologischen Reaktionen weisen bezüglich Dosis-Wirkungs-Beziehung eine Glockenkurve mit einem optimalen Dosierungsbereich für die entsprechende biologische Funktion auf.

Die Anwendung von einzelnen Reinsubstanzen, wie z.B. rekombinanten Zytokinen, könnte weniger effektiv sein als Kombinationen verschiedener Agenzien. In dem gut ausbalancierten regulatorischen Netzwerk, das das Immunsystem charakterisiert, ist es unwahrscheinlich, daß ein einziges Zytokin die komplexe Physiologie in einer gewünschten Richtung alleine modulieren kann. Die Verwendung von verschiedenen Agenzien jedoch widerspricht den üblichen Prinzipien von Medikamentenentwicklung, selbst wenn es biologisch als sinnvoll erscheinen sollte (Osband u. Ross 1990). Ein weiteres Problem stellt die richtige Auswahl der für eine Immuntherapie bestgeeigneten Krebspatienten. Häufig wird zunächst die Tumoransprechrate in Krebspatienten bestimmt, die auf konventionelle Therapien nicht (mehr) ansprechen und sich bereits in einem fortgeschrittenen Stadium befinden. In dieser Situation dürfte häufig das Immunsystem bereits supprimiert sein und relativ schlecht auf Immuntherapien ansprechen. Schließlich muß das Problem der Tumorheterogenität und der individuellen „Immune-Response"-Variabilität erwähnt werden, das eine Erklärung für die Unterschiede in dem klinischen Ansprechen einzelner Krebspatienten auf die gleiche Art von Immuntherapie sein könnte. Als Variablen sind zu nennen: Unterschiede in der Existenz, Natur und Verteilung von tumorassoziierten Antigenen sowie in der spezifischen Immunantwort der einzelnen Patienten. Diese Tatsache verträgt sich nur schlecht mit der Prämisse gut durchgeführter klinischer Trials, in denen die Sicherheit und Effizienz eines und des gleichen therapeutischen Agens in einer Vielzahl vergleichbarer Patienten getestet werden muß. Aufgrund der Heterogenität der Tumorantigenität erscheint es unwahrscheinlich, daß irgendein Immuntherapieverfahren alleine in seiner Wirkung ausreichend breit sein wird, um alle neoplastischen Zellen eines Tumors zu kontrollieren. Wahrscheinlicher ist es, daß jene Krebszellen, die sich erfolgreich als Metastasen haben etablieren können, bereits „Immunescape"-Varianten darstellen, die ihre Empfindlichkeit gegenüber Immuntherapien stark reduziert haben.

Literatur

Barnd DI, Lan MS, Metzgar RS, Finn OJ (1989) Specific, major histocompatibility complex-unrestricted recognition of tumor-associated mucins by human cytotoxic T cells. Proc Natl Sci USA 86: 7159–7163

Bonomi PD, Finkelstein DM, Ruckdeschel JC et al. (1989) Combination chemotherapy versus single agents followed by combination chemotherapy in stage IV non-small-cell lung cancer: A study of the Eastern Cooperative Oncology Group. J Clin Oncol 7: 1602–1613

Fearon E, Pardoll D, Itaya T et al. (1990) Interleukin-2 production by tumor cells bypasses T helper function in the generation of an antitumor response. Cell 60: 397–403

Gansbacher B, Zier K, Daniels B, Cronin K, Bannedi R, Gilboa E (1990a) Interleukin-2 gene transfer into tumor cells abrogates tumorigenicity and induces protective immunity. J Exp Med 172: 1217–1224

Gansbacher B, Bannerji R, Daniels B, Zier K, Cronin K, Gilboa E (1990b) Retroviral vector-mediated gamma interferon gene transfer into tumor cells generates potent and long lasting antitumor immunity. Cancer Res 50: 7820–7825

Kast WM, Offringa R, Peters PJ, Voordouw AC, Meloen RH, Van der Eb AJ, Melief CJ (1989) Eradication of adenovirus E1-induced tumors by E1A-specific cytotoxic T lymphocytes. Cell 59: 603–614

Kaya FJ, Bunn PA Jr, Steinberg SM et al. (1989) A randomized trial comparing combination electron-beam radiation and chemotherapy with topical therapy in the initial treatment of mycosis fungoides. New Engl J Med 321: 1784–1790

Lassam N, Jay G (1989) Suppression of MRC class I RNA in highly oncogenic cells occurs at the level of transcription initiation. J Immunol 143: 3792–3797

Lurquin C, Van Pel AI, Mariame B et al. (1989) Structure of the gene of tum⁻ transplantation antigen P 91 A: the mutated exon encodes a peptide recognized with L^d by cytolytic T cells. Cell 58: 293–303

Maki RG, Old LJ, Strivastava PK (1990) Human homologue of murine tumor rejection antigen gp 96: 5′ regulatory and coding regions and relationship to stress-induced proteins. Proc Natl Acad Sci 87: 5658–5662

Mukerji B, Chakraborty NG, Sivanandham M (1990) T-cell clones that react against autologous human tumors. Immunol Rev 116: 33–62
Notter M, Schirrmacher V (1990) Tumor-specific T-cell clones recognize different protein determinants of autologous human malignant melanoma cells. Int J Cancer 45: 834–841
Osband ME, Ross S (1990) Problems in the investigational study and clinical use of cancer immunotherapy. Imm Today 11: 193–195
Perdrizet GA, Ross SR, Stauss HJ, Singh S, Koeppen H, Schreiber H (1990) Animals bearing malignant grafts reject normal grafts that express through gene transfer the same antigen. J Exp Med 171: 1205–1220
Porgador A, Feldman M, Eisenbach L (1989) H-2Kb transfection of B16 melanoma cells results in reduced tumorigenicity and metastatic competence. J Immunogenet 16: 291–303
Schwartz RH (1990) A cell culture model for T lymphocyte clonal anergy. Science 248: 1349–1359
Sibille C, Chomez P, Wildmann C et al. (1990) Structure of the gene of tum⁻ transplantation antigen P 198: a point-mutation generates a new antigenic peptide. J Exp Med 172: 35–45
Szikora J, Van Pel A, Brichard V et al. (1990) Structure of the gene of tum⁻ transplantation antigen P35B: presence of a point mutation in the antigenic allele. EMBO J 9: 104
Tepper R, Pattengale P, Leder P (1989) Murine interleukin-4 displays potent anti-tumor activity in vivo. Cell 57: 503–512
Van der Bruggen P, Traversari C, Chomez P et al. (1991) A gene encoding an antigen recognized by cytolytic T lymphocytes on a human melanoma. Science 254: 1643
Versteeg R, Kruse-Wolters KM, Plomp AC et al. (1989a) Suppression of class I human HLA by c-myc is locus specific. J Exp Med 170: 621–635
Versteeg R, Peltenberg L, Plomp AC, Schreier PI (1989b) High expression of the c-myc oncogene renders melanoma cells prone to lysis by NK cells. J Immunol 143: 4331–4337
Ward P, Koeppen H, Hurteau T, Rowley D, Schreiber H (1990) Major histocompatibility complex class I and unique antigen expression by murine tumors that escaped from CD8⁺ T-cell-dependent surveillance. Cancer Res 50: 3851–3858

Molekulare Aspekte der Invasion von Krebszellen*

W. Birchmeier, K. M. Weidner, J. Schipper und J. Behrens

Eigenschaften, die das invasive und metastatische Potential von Tumorzellen regulieren

Einerseits werden Invasion und Metastasierung durch die Hinaufregulation der Expression der kritischen Komponenten gefördert; diese können als Produkte dominanter Gene betrachtet werden. Proteasen (Kathepsine, Kollagenasen, Plasminogenaktivatoren usw.) sind erste Kandidaten in dieser Gruppe (Basset et al. 1990), da diese Moleküle den für invadierende Tumorzellen notwendigen Raum schaffen können. Auch Zelladhäsionsmoleküle und Lektine sind beteiligt, da die invadierenden Zellen auf ihrem Wanderpfad ständig neue Kontakte herstellen. Zum Beispiel wurde eine gespleißte Variante des Zelladhäsionsmoleküls CD44 entdeckt, die nach Transfektion der entsprechenden cDNS in niedrig-metastatische Zellen das metastatische Potential erhöht (Günthert et al. 1991). Motilitäts- und Wachstumsfaktoren, welche die Zellmotilität beeinflussen, können auch auf das Invasionsverhalten Auswirkungen haben. Zum Beispiel fördern der Scatterfaktor und der Fibroblastenwachstumsfaktor die Invasivität von Epithelzellen in vitro (Weichner et al. 1990; Jouanneau et al. 1991). Die cDNS für den Rezeptor des autokrinen Motilitätsfaktors (AMF), der an der Progression von Harnblasenkarzinomen beteiligt zu sein scheint, wurde bereits charakterisiert; das kodierte Protein weist eine Homologie zu p53 auf (Watanabe et al. 1991).

Andererseits wird die Invasion und Metastasierung durch die Hinunterregulation der Expression einer anderen Klasse von Molekülen gefördert; es handelt sich hierbei um die Produkte potentiell rezessiver Gene. Die Antagonisten der Proteasen, nämlich Proteaseinhibitoren (z. B. Inhibitoren von Plasminogenaktivatoren, Gewebeinhibitoren der Metalloproteinasen usw.) sind hier erste Kandidaten. Zelladhäsionsmoleküle sind ebenfalls beteiligt, da die invasiven Zellen ihre Kontakte zum Ursprungsgewebe abbrechen. Die Hinunterregulation der Expression des epithelspezifischen Zelladhäsionsmoleküls E-Cadherin führt z. B. zu erhöhter Motilität und Invasivität der Krebszellen in der Kultur, wobei die Transfektion mit E-Cadherin-cDNS dies umkehren kann (Frixen et al. 1991; Vleminckx et al.

---

* Übersetzung aus dem Engl. von Belinde Junkers.

1991). Das als Tumorsuppressorgen isolierte DCC (deleted in colon carcinoma) kodiert ein N-CAM-(neurales Zelladhäsionsmolekül-)ähnliches Protein und könnte nicht nur das Wachstum, sondern auch die Invasivität und Metastasierung beeinflussen (Fearon et al. 1990). Die Transfektion der Integrin-cDNS kann unter gewissen Umständen die Tumorbildung unterdrücken (Giancotti u. Ruoslathi 1990). Das nm (nichtmetastatische) Gen 23 wurde vor kurzem als eine Nukleosiddiphosphat-Kinase charakterisiert. Die Transfektion der nm 23-cDNS in hochmetastatische Zellen kann das metastatische Potential unterdrücken (Leone et al. 1991).

Inverse Korrelation zwischen Differenzierung und Invasivität von Karzinomen

Die Merkmale der Invasivität wurden an epithelialen Tumoren, d. h. Karzinomen, die über 90 % der Humantumoren ausmachen, ausführlich untersucht. Während des Prozesses der Tumorprogression durchbrechen proliferierende (transformierte) Epithelzellen die Basalmembran und invadieren das darunterliegende Bindegewebe. Karzinome können nach morphologischen und funktionalen Kriterien unterteilt werden: a) Gut-differenzierte Karzinome entsprechen einem Epithelgewebe, das morphologische Strukturen wie gutentwickelte interzelluläre Verbindungen (junctions) aufweist, und sind nur wenig invasiv; b) schlecht differenzierte Karzinome sind dagegen durch eine eher amorphe Gewebestruktur gekennzeichnet, sie haben weniger Zell-Zell-Verbindungen und sind oft invasiv (Frixen et al. 1991). Es wurde nachgewiesen, daß die Differenzierung und Invasivität von Karzinomen für die Krebsprognose entscheidend sind. Das invasive Potential von Tumorzellen wurde in einer Vielfalt von experimentellen Systemen in vitro untersucht. Der sog. „Mareel-Assay", bei dem die Invasion der Zellen in embryonale Herzfragmente von Hühnern gemessen wird (Mareel 1983), unterscheidet zuverlässig zwischen benignen und malignen Zellen. Die Messung der Infiltration von Zellen in eine Kollagenmatrix kann auf einfache Weise zur Quantifizierung des invasiven Potentials verwendet werden (Frixen et al. 1991; Behrens et al. 1989).

Zellmotilitätsfaktoren

Die Zellmotilitätsfaktoren wurde bereits als eine Gruppe von Zytokinen beschrieben, welche die Zellmigration selektiv stimulieren, dabei auf die Zellproliferation jedoch nur einen geringen oder gar keinen Effekt ausüben. Diese Gruppe von Proteinen umfaßt den von Mesenchymzellen sezernierten Scatterfaktor (SF), der Epithelzellen auf parakrine Weise trennt (Weidner et al. 1990; Stoker et al. 1987), den autokrinen Motilitätsfaktor (AMF), der aus dem Kulturüberstand von Melanom- und Mammakarzinomzellen gewonnen wurde (Liotta et al. 1986), sowie den migrationsstimulierenden Faktor (MSF), der die Fibroblasten auf autokrine Weise betrifft.

Vor kurzem berichteten wir, daß der Scatterfaktor, der aus dem konditionierten Medium von humanen Fibroblasten isoliert wurde, die Zellinvasion in vitro fördert (Weidner et al. 1990). Der gereinigte Faktor ist ein 92 kD-Glykoprotein, das proteolytisch in disulfid-gebundene Untereinheiten von 62 kD und 33 kD gespalten werden kann (Weidner et al. 1990). Erstaunlicherweise zeigte die Sequenzanalyse von 7 tryptischen Peptiden aus beiden Untereinheiten des SF eine Identität mit Sequenzen des humanen Hepatozytenwachstumsfaktors (HGF; Weidner et al. 1990, 1991; Gherardi u. Stoker 1990). Nachfolgend wurde festgestellt, daß HGF Epithelzellen in Gewebekultur trennt und deren Invasion in Kollagenmatrices induziert. Umgekehrt wurde nachgewiesen, daß SF das Wachstum der Hepatozyten in einer ähnlichen Weise wie HGF fördert (Weidner et al. 1991). Wie erwartet, wurde entdeckt, daß die ganze cDNS und die Aminosäuresequenz des SF aus humanen Fibroblasten sowohl mit dem humanen HGF (Weidner et al. 1991; Miyazawa et al. 1989; Nakamura et al. 1989) als auch mit dem kürzlich beschriebenen von Fibroblasten der menschlichen Lunge gebildeten Mitogen identisch ist. SF/HGF kodiert ein Protein von 728 Aminosäureresten einschließlich eines Signalpeptids am N-Terminus. Schwere und leichte Ketten werden aus dem initialen Translationsprodukt durch proteolytisches Processing bei Arg494 gebildet. Die schwere Kette besteht aus 4 wiederholten Regionen, sog. Kringle-Moduls; die leichte Kette weist eine Homologie zur Serinproteaseregion des Plasminogens auf. Jedoch 2 für die katalytischen Eigenschaften der Serinproteasen wesentlichen Aminosäurereste, nämlich Serin und Histidin, sind beim SF/HGF jeweils durch Tyrosin und Glutamin ersetzt (Weidner et al. 1991; Miyazawa et al. 1989; Rubin et al. 1991). Es ist deshalb unwahrscheinlich, daß der Scatterfaktor eine Proteaseaktivität aufweist. Daher ist die Struktur des SF/HGF einzigartig, insofern als sie nie zuvor bei Motilitäts- und Wachstumsfaktoren beobachtet wurde. Die Southern Blot-Analyse ergab in dem humanen Genom ein einziges Gen für SF/HGF, das auf Chromosom 7, q 11.2–21 lokalisiert ist (Weidner et al. 1991).

Es ist bekannt, daß einige Wachstumsfaktoren über die Förderung der Zellproliferation hinaus auch die Differenzierung und Zellmotilität beeinflussen können. SF/HGF ist ein weiterer Faktor, der solche multimodalen Aktivitäten ausüben kann. Es ist jedoch bemerkenswert, daß SF/HGF diese unterschiedlichen Effekte in unterschiedlichen biologischen Systemen vermittelt (Weidner et al. 1990; Stoker et al. 1987; Miyazawa et al. 1989). Theoretisch könnte dies entweder durch unterschiedliche Zelloberflächenrezeptoren, unterschiedliche intrazelluläre Signalkaskaden oder durch die Tatsache bedingt sein, daß identische Signalkaskaden in den verschiedenen Zellarten unterschiedliche Zielgene aktivieren. Vor kurzem wurde ein Rezeptor für SF/HGF, das c-met-Protoonkogen-Produkt, eine für Rezeptoren typische tyrosinspezifische Proteinkinase identifiziert (Bottaro et al. 1991; Naldini et al. 1991). Da SF/HGF die Entdifferenzierung und Invasivität der epithelialen (karzinomatösen) Zellen in vitro induziert (Stoker et al. 1987; Weidner et al. 1991), stellten wir die Hypothese auf, daß dieser Faktor auch bei der Progression von Karzinomen in ein stärker malignes Stadium in vivo beteiligt sein könnte. Die Regeneration der Leber erfordert ebenfalls eine ausgeprägte Entdifferenzierung des Gewebes, und es wurde angenommen, daß HGF an diesem Prozeß beteiligt ist (Miyazawa et al. 1989; Nakamura et al. 1989). Der gemeinsame Nenner könnte somit die Beteiligung des SF/HGF an beiden Arten von Entdifferenzierungsereignissen sein, wobei die eine ein in hohem Maße unkontrollierter Prozeß ist, der zu erhöhtem metastatischem Potential der Epithelzellen führt, die andere Art dagegen ein stark kontrollierter Prozeß, der für die geordnete Regeneration des Lebergewebes verantwortlich ist. Ebenso wäre es möglich, daß der SF/HGF zu anderen Entdifferungs-/Differenzierungsprozessen, z. B. während epithelial-mesenchymaler Übergänge in der Entwicklung, beiträgt.

Zell-Zell-Adhäsionsmoleküle

In unserem Labor wurde die epitheliale Differenzierung und Invasion von Epithelzellen im Hinblick auf die Expression und Funktion des epithelspezifischen Zell-Zell-Adhäsionsmoleküls E-Cadherin untersucht (Frixen et al. 1991; Behrens et al. 1989). E-Cadherin (auch Uvomorulin, L-CAM, Zell-CAM 128/80, Arc-1 genannt) ist ein transmembranes Glykoprotein mit einem Molekulargewicht von 120 kD, von dem ein lösliches tryptisches Fragment von 80 kD in Gegenwart von Ca^{2+} extrazellulär freigesetzt werden kann. Im Frühstadium der Mausentwicklung erfüllt E-Cadherin die Funktion einer Adhäsionskomponente während der Kompaktierung der Blastomere, in den Spätstadien ist es auf Epithelien begrenzt, die aus dem ekto-, meso-, und endodermalen Gewebe stammen (Takeichi 1991; Edelmann 1984). Im Dünndarmepithel ist E-Cadherin in den adhärenten Verbindungen (junctions) verstärkt vorhanden, in anderen Epithelien befindet es sich an den lateralen Zelloberflächen (Boller et al. 1985; Behrens et al. 1985). Die E-Cadherin-cDNS von Mäusen und Hühnern wurden bereits charakterisiert; sie kodieren für ein Signalpeptid an dem NH2-Terminus, einem großen extrazellulären Bereich mit 4 Wiederholungen, einer einzigen transmembranen Sequenz und einem zytoplasmatischen Bereich von 15 kD (Nagafuchi et al. 1987; Mege et al. 1988; Ringwald et al. 1987). Nach Transfektion der E-Cadherin-cDNS in Fibroblasten konnten zwischen den Zellen funktionale Ca^{2+}-abhängige Kontakte hergestellt werden. E-Cadherin gehört zur Genfamilie der Ca^{2+}-abhängigen Zelladhäsionsmoleküle; die nächsten Verwandten sind N-Cadherin (das in Nerven- und Muskelzellen exprimiert wird) und P-Cadherin (das ursprünglich in der Mausplazenta identifiziert, doch auch bei einer begrenzten Anzahl menschlicher Epithelien vorgefunden wurde; vgl Takeichi 1991). Weitere verwandte Moleküle umfassen die desmosomalen Proteine Desmoglein und Desmocollin (Koch et al. 1990; Mechanic et al. 1991).

Wir stellten fest, daß nicht-transformierte MDCK-Epithelzellen invasive Eigenschaften erwerben, wenn die interzelluläre Adhäsion durch Hinzufügen von Antikörpern gegen E-Cadherin spezifisch gehemmt wird; die getrennten Zellen nehmen dann eine fibroblastenähnliche, d. h. eine entdifferenzierte Morphologie an und invadieren Kollagengele und embryonales Herzgewebe. Es wurde weiter festgestellt, daß durch Viren des Harvey- und Moloney-Sarkoms transformierte Epithelzellen in konstitutiver Hinsicht fibroblastenähnlich sowie invasiv sind und kein E-Cadherin exprimieren (Behrens et al. 1989). Diese Korrelation wurde von uns ebenfalls durch Untersuchung verschiedener aus Harnblasen-, Brust-, Lungen- und Pankreaskarzinomen gewonnenen humanen Zellinien bestätigt: Zellinien mit einem epitheloiden Phänotyp werden invasiv und hatten die E-Cadherin-Expression verloren. Die Invasivität der entdifferenzierten Brustkrebszellen konnte durch Transfektion mit E-Cadherin-cDNS verhindert werden und wurde durch Behandlung der transfizierten Zellen mit monoklonalen Antikörpern gegen E-Cadherin wieder induziert (Frixen et al. 1991; Vleminckx et al. 1991). Diese Befunde deuten darauf hin, daß der selektive Verlust der E-Cadherin-Expression zur Entdifferenzierung und Invasivität von humanen Krebszellen in vitro führen kann.

Diese Korrelation, ein mit den invasiven Eigenschaften einhergehender Verlust der E-Cadherin-Expression, trifft auch bei Krebszellen in vivo zu. In einer ausführlichen Studie wurden squamöse Zellkarzinome (SZK) des Kopfes und Halses im Hinblick auf die E-Cadherin-Expression analysiert (Schipper et al. 1991). Über eine ähnliche Studie zu gastrischen Adenokarzinomen wird von Shimoyama u. Hirohashi (1991) berichtet. Es wurde festgestellt, daß die E-Cadherin-Expression bei SZK sowohl mit dem Differenzierungsverlust des Tumors als auch mit Lymphknotenmetastasen invers korreliert ist (Schipper et al. 1991). Die gutdifferenzierten SZK exprimierten E-Cadherin oft in ebenso starkem Maße wie das normale geschichtete Epithel, die mäßig differenzierten SZK exprimierten mittlere E-Cadherin-Mengen und waren heterogen, während die schwach differenzierten SZK alle E-Cadherin-negativ waren. Bei 7 von 8 Patienten mit infiltrierten Lymphknoten stellten wir fest, daß die Krebszellen in den Lymphknoten E-Cadherin-negativ waren (Schipper et al. 1991). Diese Daten deuten darauf hin, daß der Verlust des Zelladhäsionsmoleküls E-Cadherin in der Tat bei der Progression humaner squamöser Zellkarzinome eine wichtige Rolle spielt, d. h. daß die Hinunterregulation der Expression mit der Entdifferenzierung und Metastasierung der Tumorzellen in vivo einhergeht.

Der für die Hinunterregulation des E-Cadherins in entdifferenzierten Krebszellinien und schwach differenzierten SZK verantwortliche molekulare Mechanismus ist noch unbekannt. Die Hinunterregulation könnte entweder durch Mutationen des E-Cadherin-Strukturgens oder durch indirekte Suppression der E-Cadherin-Genexpression bedingt sein. Interessanterweise wurde bei Leberzellkarzinomen auf dem humanem Chromosom 16 ein neues Tumorsuppressorgen lokalisiert; die Region des Allelverlustes bezog sich auf die Positionen q22.1 und 23.2 (Tsuda et al. 1990). Das humane E-Cadherin-Gen ist auf Position 16q22.1 lokalisiert (Natt et al. 1989). Darüber hinaus kam der Verlust der Heterozygosität auf Chromosom 16 bei schwach differenzierten Leberkarzinomen (88 %) sehr viel häufiger als bei gut differenzierten Leberkarzinomen (18 %) vor. Daher ist das E-Cadherin-Gen ein guter Kandidat für dieses Tumorsuppressorgen des Chromosoms 16. Der Verlust der Heterozygosität des Chromosoms 16 wurde vor kurzem auch bei Prostata- und Brustkarzinomen beobachtet (Carter et al. 1990; Sato et al. 1990).

Die Hinunterregulation der E-Cadherin-Expression bei Tumoren infolge veränderter Genregulation kann nur untersucht werden, wenn die normale Regulation der E-Cadherin-Genexpression verstanden worden ist. Deshalb haben wir den Promoter des E-Cadherin-Gens (Behrens et al. 1991) charakterisiert und mit der Erforschung regulatorischer Proteine, die ihn steuern, begonnen. Wir entdeckten, daß ein Promoterfragment ($-178/+92$ bp) die starke Expression eines CAT-Reportergens in Epithelzellen (i.e. 60 % des mit SV40 Promoter/Enhancer-Konstrukten erzielten Wertes) vermittelt, während dieser Promoter bei nichtepithelialen Zellen entweder inaktiv oder in seiner Aktivität sehr reduziert war. Mittels DNase-I-footprint und der Gelretardationsanalyse ebenso wie durch funktionale Dissektion der regulatorischen Sequenzen, konnten 2 Regionen identifiziert werden, die zur gewebespezifischen Aktivität des Promoters beitragen. Erstens erzeugt eine GC-reiche Region bei -25 bis -58 höchstwahrscheinlich in Kombination mit einem an der einzigen Transkriptionsstartstelle vorhandenen „Initiator"-element des Gens die basale epitheliale Promoteraktivität. Zweitens überträgt eine palindrome Sequenz bei -86 (genannt E-pal) die epithelspezifische Aktivität an den SV40-Promoter. Die E-pal-Sequenz ist homolog zu den bei Keratin-Gen-Promotern aktiven cis-regulatorischen Elementen und konkurriert mit diesen Elementen um eine Kernfaktorbindung (Behrens et al. 1991; Leask et al. 1990). Interessanterweise stimulierte die E-pal-Sequenz in differenzierten Brustkrebszellen die Transkription eines SV40-Promoter-CAT-Konstrukts, bei ihren schwach differenzierten Gegenspielern dagegen war sie wirkungslos.

Schlußfolgerungen

Den neuesten Fortschritten bei der Erforschung von Invasion und Metastasierung zufolge scheinen die beteiligten Gene entweder als dominant oder rezessiv wirkend klassifiziert werden zu können. Die hier erwähnten Beispiele CD44 (Günthert et al. 1991) und der Scatterfaktor (Weidner et al. 1991) sind durch dominante Gene kodiert, nm 23 (Leone et al. 1991) sowie E-Cadherin (Frixen et al. 1991; Vleminckx et al. 1991; Behrens et al. 1989) dagegen durch rezessive Gene. In manchen Fällen werden sich die Grenzen zwischen Invasions-/Metastasengenen und Onko-/Tumorsuppressorgenen verwischen. Vor kurzem wurde festgestellt, daß der Scatterfaktor, der zuerst als Motilitäts- und Entdifferenzierungsfaktor identifiziert wurde (Stoker et al. 1987), in anderen Systemen das Wachstum beeinflußt (Weidner et al. 1991; Miyazawa et al. 1989; Rubin et al. 1991). Es kann in Betracht gezogen werden, daß der Rezeptor des Scatterfaktors, die c-met-Tyrosin-Kinase (Bottaro et al. 1991; Naldini et al. 1991), sowohl bei der Invasion als auch bei der Wachstumskontrolle eine Rolle spielt. Andererseits könnte das Tumorsuppressorgen DCC, das für eine vermeintliche Zelladhäsionstypkomponente kodiert (Fearon et al. 1990), ebenso ein Invasionssuppressor- wie auch wachstumskontrollierendes Gen darstellen und bei der interzellulären Adhäsion Funktionen erfüllen. Es ist auch deutlich geworden, daß die Invasions- und Metastasengene ähnlich wie die Onko- und Tumorsuppressorgene, entweder extrazelluläre, Zelloberflächen-, zytoplasmatische oder nukleäre Komponenten kodieren können.

Eine Vielfalt von bei der Invasion und Metastasierung potentiell wichtigen Molekülen wurde bereits identifiziert. In einigen Fällen sind sogar die molekularen Mechanismen bekannt, durch die diese Proteine das maligne Verhalten beeinflussen. Jetzt ist es jedoch wichtig, nach den tatsächlichen Mutationen zu suchen, die für das invasive und metastatische Verhalten humaner Tumoren verantwortlich sind. Wir wissen z. B. daß das Scatterfaktor-Gen an einer fragilen Stelle auf dem humanen Chromosom 7 lokalisiert ist (Weidner et al. 1991), oder daß E-Cadherin ein Kandidat für das Tumorsuppressorgen des Chromosoms 16 ist (Frixen et al. 1991; Tsuda et al. 1990), doch endgültige Beweise für Mutationen dieser Gene bei Humantumoren fehlen noch. Unseres Wissens wurden bei Humantumoren noch keine Mutationen an den Genen für CD44 oder nm 23 entdeckt. Derartige Mutationen könnten im Prinzip entweder Strukturgene der direkt an der Invasion und Metastasenbildung beteiligten Komponenten betreffen, oder sie könnten indirekt die regulatorischen Systeme dieser Gene beeinflussen. Die Bezeichnungen „Tumorsuppressorgene des Typs I" und „Tumorsuppressorgene des Typs II" wurden zur Beschreibung analoger Unterschiede bei wachstumsbezogenen Genen verwendet (Lee et al. 1991). Nun müssen die identifizierten, für die Invasivität/Metastasenbildung verantwortlichen Gene im Hinblick auf diese beiden Mutationsarten an Humantumoren untersucht werden.

Danksagungen

Wir danken Dr. Carmen Birchmeier (Köln) für das kritische Durchlesen des Manuskripts und B. Lelekakis für die Vorbereitung des Typoskripts. Unsere Arbeit wird von der Deutschen Krebshilfe (Mildred-Scheel-Stiftung) und der Deutschen Forschungsgemeinschaft (DFG) unterstützt.

Zusammenfassung

Der Erwerb der invasiven Eigenschaften durch transformierte Epithelzellen stellt einen wesentlichen Schritt bei der Progression von Karzinomen dar. Wir definierten 2 Typen von Interferenzen, die zu einer erhöhten Motilität und Invasivität epithelialer Zellen führen: 1. Störungen der interzellulären Adhäsion und 2. Behandlung mit dem Scatterfaktor, i.e. einem sekretorischen Protein der Mesenchymzellen. Invasive Eigenschaften (Invasion in das Kollagengel oder embryonales Herzgewebe) werden von Epithelzellen in vitro erworben, wenn die interzelluläre Adhäsion durch für das Zell-Zell-Adhäsionsmolekül E-Cadherin spezifische Antikörper gehemmt wird. Darüber hinaus stellten wir fest, daß differenzierte humane Krebszellinien i. allg. nicht-invasiv sind und E-Cadherin exprimieren, während entdifferenzierte Krebszellinien invasiv sind und die E-Cadherin-Expression verloren haben. Die Invasivität der zuletzt genannten Zellen könnte durch Transfektion mit E-Cadherin-cDNS verhindert werden. Eine Korrelation zwischen dem Grad der Tumordifferenzierung und der Menge der E-Cadherin-Expression war auch auf Gefrierschnitten von squamösen Zellkarzinomen des Kopfes und Halses erkennbar. Daher scheint der Verlust des E-Cadherins bei der Ausbildung eines invasiven, i.e. malignen Phänotyps in vivo ebenfalls ein entscheidender Schritt zu sein.

Der Scatterfaktor, der in der Lage ist, Kolonien von Epithelzellen in vitro zu dissoziieren, wurde aus dem konditionierten Medium humaner Fibroblasten isoliert; der Scatterfaktor ist ein Glykoprotein mit einem Molekulargewicht von 92.000, das proteolytisch in 62.000 und 34/32.000 Molekulargewichts-Untereinheiten gespalten wird. Das gereinigte Glykoprotein induziert die Invasion von MDCK-Zellen in Kollagenmatrices ebenso, wie es bei verschiedenen Krebszellinien die invasiven Eigenschaften induziert oder verstärkt. Die Sequenzierung der tryptischen Peptide und die cDNS-Klonierung des Scatterfaktors ergaben, daß dieser mit dem Hepatozytenfaktor identisch ist. Darüber hinaus zeigen beide Faktoren identische Aktivitäten, i.e. der Scatterfaktor stimuliert die DNS-Synthese der primären Hepatozyten und der Hepatozytenwachstumsfaktor dissoziiert verschiedene Epithelzellen und erhöht deren Motilität. Der Rezeptor des Scatterfaktors wurde kürzlich als das Produkt des c-met-Protoonkogens, eine für Rezeptoren typische Tyrosin-Kinase, identifiziert. Es wird angenommen, daß der Scatterfaktor auch bei Karzinomzellen in vivo ein parakriner oder autokriner Modulator der Differenzierung und Invasivität ist.

Literatur

Basset G, Bellocq JP, Wolf C et al. (1990) A novel metalloproteinase gene specifically expressed in stromal cells of breast carcinomas. Nature 348: 699–704

Behrens J, Birchmeier W, Goodman SL, Imhof BA (1985) Dissociation of Madin-Darby canine kidney epithelial cells by the monoclonal antibody anti-Arc-1: mechanistic aspects and identification of the antigen as a component related to uvomorulin. J Cell Biol 101: 1307–1315

Behrens J, Mareel MM, Van Roy FM, Birchmeier W (1989) Dissecting tumor cell invasion: Epithelial cells acquire invasive properties after the loss of unvomorulin-mediated cell-cell adhesion. J Cell Biol 108: 2435–2447

Behrens J, Löwrick O, Klein-Hitpass L, Birchmeier W (1991) The E-cadherin promoter: Functional analysis of a GC-rich region and an epithelial specific palindromic regulator element. Proc Natl Acad Sci USA 88: 11495–11499

Boller K, Vestweber D, Kemler R (1985) Cell-adhesion molecule uvomorulin is localized in the intermediate junctions of adult intestinal epithelial cells. J Cell Biol 100: 327–332

Bottaro DP, Rubin JS, Faletto DL et al. (1991) Identification of the hepatocyte growth factor receptor as the c-met proto-oncogene product. Science 251: 802–904

Carter BS, Ewing CM, Ward WS et al. (1990) Allelic loss of chromosome 16q and 10q in human prostate cancer. Proc Natl Acad Sci USA 87: 8751–8755

Edelman GM (1984) Cell adhesion and morphogenesis: The regulator hypothesis. Proc Natl Acad Sci USA 81: 1460–1464

Fearon ER, Cho KR, Nigro JM et al. (1990) Identification of a chromosome 18q gene that is altered in colorectal cancers. Science 247: 49–56

Frixen U, Behrens J, Sachs M et al. (1991) E-cadherin-mediated cell-cell adhesion prevents invasiveness of human carcinoma cells. J Cell Biol 111: 173–185

Gherardi E, Stoker M (1990) Scatter factor and hepatocytes. Nature 346: 228 (lett)

Giancotti FG, Ruoslathi E (1990) Elevated levels of the 5β1 fibronectin receptor suppresses the transformed phenotype of chinese hamster ovary cells. Cell 60: 849–859

Grey A-M, Schor AM, Rushton G, Ellis I, Schor SL (1989) Purification of the migration stimulating factor produced by fetal and breast cancer patient fibroblasts. Proc Natl Acad Sci USA 86: 2438–2442

Günthert U, Hoffmann M, Rudy W et al. (1991) A new variant of glycoprotein CD44 confers metastatic potential to rat carcinoma cells. Cell 65: 13–24

Jouanneau J, Gavrilowic J, Cavuelle D, Jaye M, Moens G, Cavuelle J-P, Thiery JP (1991) Secreted or non-secreted forms of acid fibroblast growth factor produced by transfected epithelial cells influence cell morphology, motility, and invasive potential. Proc Natl Acad Sci USA 88: 2893–2997

Koch PJ, Walsh MJ, Schmelz M, Goldschmidt MD, Zimbelman R, Franke WW (1990) Identification of desmoglein, a constitutive desmosomal glycoprotein as a member of the cadherin family of cell adhesion molecules. Eur J Cell Biol 53: 1–12

Leask A, Rosenberg M, Vassar R, Fuchs E (1990) Regulation of a human epidermal keratin gene: Sequences and nuclear factors involved in keratinocyte-specific transcription. Genes Dev 4: 1985–1998

Lee SW, Tomasetto C, Sager R (1991) Positive selection of candidate tumor-suppressor genes by subtractive hybridization. Proc Natl Acad Sci USA 88: 2825–2829

Leone A, Flatow U, King CR, Sandeen MA, Margulis IMK, Liotta LA, Steeg RS (1991) Reduced tumor incidence, metastatic potential, and cytokine responsiveness of nm 23-transfected melanoma cells. Cells 65: 25–35

Liotta LA, Mandler R, Murano G, Katz DA, Gordon RK, Ching PK, Schiffmann E (1986) Tumor cell autocrine motility factor. Proc Natl Acad Sci USA 83: 3302–3306

Mareel MM (1983) Invasion in vitro: Methods of analysis. Cancer Metastasis Rev 2: 201–218

Mechanic S, Raynor K, Hill JE, Cowin P (1991) Desmocollins form a distinct subset of the cadherin family of cell adhesion molecules. Proc Natl Acad Sci USA 88: 4476–4480

Mege RM, Matsuzaki F, Gallin WJ, Goldberg JI, Cunningham BA, Edelman GM (1988) Construction of epithelioid sheets by transfection of mouse sarcoma cells with cDNAs for chicken cell adhesion molecules. Proc Natl Acad Sci USA 85: 7274–7278

Miyazawa K, Tsubouchi H, Naka D et al. (1989) Molecular cloning and sequence analysis of cDNA for human hepatocyte growth factor. Biochem Biophys Res Commun 163: 967–973

Nagafuchi A, Shirayoshi Y, Okazaki K, Yasuda K, Takeichi M (1987) Transformation of cell adhesion properties by exogenously introduced E-cadherin cDNA. Nature (London) 329: 341–343

Naldini L, Weidner KM, Vigna E et al. (1991) Scatter factor and hepatocyte growth factor are indistinguishable ligands for the MET receptor. EMBO J 2867–2878

Nakamura T, Nishizawa T, Hagiya M et al. (1989) Molecular cloning and expression of human hepatocyte growth factor. Nature 342: 440–443

Natt E, Magenis RE, Zimmer J, Mansouri A, Scherer G (1989) Regional assignment of the human loci for unvomorulin (UVO) and chymotrypsinogen B (CTRB) with the help of two overlapping deletions on the long arm of chromosome 16. Cytogenet Cell Genet 50: 145–148

Ringwald M, Schuh R, Vestweber D et al. (1987) The structure of the cell adhesion molecule uvomorulin. Insights into the molecular mechanism of Ca^{2+}-dependent cell adhesion. EMBO J 6: 3647–3653

Rubin JS, Osada H, Finch PW, Taylor WG, Rudikoff S, Aaronson SA (1991) Purification and characterization of a newly identified growth factor specific for epithelial cells. Proc Natl Acad Sci USA 86: 802–806

Sato T, Tanigami A, Yamakawa K, Akiyama F, Kasumi F, Sakamoto G, Nakamura Y (1990) Allelotype of breast cancer: cummulative allele losses promote tumor progression in primary breast cancer. Cancer Res 50: 7184–7189

Schipper JH, Frixen UH, Behrens J, Unger A, Jahncke K, Birchmeier W (1991) E-cadherin expression in squamous cell carcinomas of head and neck: Inverse correlation with tumor differentiation and lymph node metastasis. Cancer Res 51: 6328–6337

Shimoyama Y, Hirohashi S (1991) Expression of E- and P-cadherin in gastric carcinomas. Cancer Res 51: 2185–2192

Stoker M, Gherardi E, Perryman M, Gray J (1987) Scatter factor is a fibroblast-derived modulator of epithelial cell motility. Nature 327: 239–242

Takeichi M (1991) Cadherin cell adhesion receptors as a morphologic regulator. Science 251: 1451–1455

Tsuda H, Zhang W, Shimosato Y et al. (1990) Allele loss on chromosome 16 associated with progression of human hepatocellular carcinoma. Proc Natl Acad Sci USA 87: 6791–6794

Vleminckx K, Vakat L Jr, Mareel M, Fiers W, Van Roy F (1991) Genetic manipulation of E-cadherin expression by epithelial tumor cells reveals an invasion suppressor role. Cell 66: 107–119

Watanabe H, Carmi P, Hogan V, Raz T, Silletti S, Nabi IR, Raz A (1991) Purification of human tumor cell autocrine motility factor and molecular cloning of its receptor. J Biol Chem 266: 13442–13448

Weidner KM, Behrens J, Vandekerckhove J, Birchmeier W (1990) Scatter factor: molecular characteristics and effect on the invasiveness of epithelial cells. J Cell Biol 111: 2097–2108

Weidner KM, Arakaki N, Hartmann G et al. (1991) Evidence for the identity of human scatter factor and human hepatocyte growth factor. Proc Natl Acad Sci USA 88: 7001–7005

CD44v, ein in der Ratte metastasenauslösendes Glykoprotein, als menschlicher Tumormarker

K.-H. HEIDER, S. PALS, M. KIECHLE-SCHWARZ, H. P. VOLLMERS, H. PONTA und P. HERRLICH

CD44v verleiht Rattentumorzellen metastatische Eigenschaften

Metastasierung ist die lebensbedrohende Eigenschaft von Tumoren, denn primäre Tumoren am Ort sind meist chirurgisch entfernbar, multiple Metastasen dagegen geben diese Chance der Therapie nicht. Die Fähigkeit zu metastasieren wird vom Krebstumor als letzte Eigenschaft erworben. Durch eine Reihe von genetischen Veränderungen erlangt ein kleiner Teil der Tumorzellen des Primärtumors die Fähigkeit, sich von der primären Tumormasse abzulösen, die Basalmembran zu durchdringen und in benachbarte Lymph- und Blutgefäße einzudringen. Menschliche epitheloide Karzinome pflegen zuerst in das lymphatische System einzuwandern und in den Lymphknoten Metastasen zu bilden. Von diesen Metastasen findet erneute Absiedlung und weitere Zirkulation statt, die schließlich über das Blut in der Aussaat zu verschiedensten Zielorganen resultiert. Dieser Prozeß benötigt offensichtlich eine Reihe sehr komplexer Interaktionen der Tumorzelle mit verschiedenen Partnern auf dem Weg der Wanderung. Die Erfolgsquote ist deshalb vermutlich gering. Nur wenige Zellen werden alle Eigenschaften in sich vereinigen, welche zur Metastasierung benötigt werden. Molekular ist der Prozeß der Metastasierung noch nicht verstanden. Jedoch ist plausibel, daß im komplexen Prozeß der Disseminierung proteolytische Enzyme, Zelladhäsionsmoleküle, Wachstumsfaktoren und Wachstumsfaktorrezeptoren beteiligt sind.

Auf der Suche nach Unterschieden zwischen nicht-metastasierenden und metastasierenden Zellen einer Rattenadenokarzinomzellinie erzeugten wir monoklonale Antikörper, die selektiv Oberflächenproteine auf den metastasierenden Tumorzellen erkennen. Mit Hilfe eines dieser Antikörper wurde aus einer cDNA-Expressionsgenbank eine cDNA isoliert, die für eine Spleißvariante von CD44 kodiert. Im Unterschied zu dem auf vielen Zelltypen vorkommenden Standardtyp von CD44 besitzt die isolierte Variante eine Verlängerung des extrazellulären Anteils außerhalb der Transmembranregion um 162 Aminosäuren. Der monoklonale Antikörper erkennt ein Epitop in diesem expandierten Bereich. Zwei Arten von Versuchen haben untermauert, daß die Spleißvariante von CD44 in die Metastasierungseigenschaften der Zelle involviert ist. Koinjektion des monoklonalen Antikörpers zusammen mit metastasierenden Tumorzellen verzögerte die Metastasierung oder hat diese sogar völlig unterdrückt.

Überexpression der cDNA in verschiedenen nichtmetastasierenden Tumorzellen verlieh diesen Zellen die Fähigkeit zur Metastasierung. Diese
Eigenschaft ist spezifisch für die Spleißvariante. Der Standardtyp von CD44,
ohne zusätzliche Aminosäuren im extrazellulären Teil des Moleküls, hat
keinen Einfluß auf das Metastasierungsverhalten.

Der CD44-Standardtyp war bisher bekannt als Lymphozytenmarker. In
der normalen Zirkulation der Lymphozyten scheint CD44 maßgeblichen
Anteil am Kontakt zwischen Lymphozyten und spezialisierten Endothelzellen zu haben, welcher notwendig ist für die Auswanderung der Lymphozyten
aus der Blutbahn.

Die aus dem Rattenadenokarzinom isolierte Spleißvariante ist nicht die
einzige, die von diesem Tumor exprimiert wird. Vielmehr scheint im Tumor
die Kontrolle über das Spleißen dieses Gens völlig verloren gegangen zu sein.
Er synthetisiert eine große Anzahl verschieden langer Spleißvarianten. Die
kleinste Spleißvariante mit einer extrazellulären Expansion um 86 Aminosäuren verleiht ebenso metastatische Eigenschaften wie das oben beschrie-
bene, längere Molekül. Unsere Arbeitshypothese ist, daß die 86 Aminosäu-
rendomäne sequenzspezifische entscheidende Funktionen vermittelt. Aus
PCR-Analysen und direkter genomischer Klonierung ist uns der ganze
Bereich der möglichen Spleißvariationen bekannt geworden. Es gibt mindestens 10 Exons, die im Kontext des CD44-Glykoproteins exprimiert werden
können.

Die 10 Variantenexons sind normaler Bestandteil des CD44-Gens. Es ist
daher wahrscheinlich, daß Varianten von CD44 auch unter physiologischen
Bedingungen exprimiert werden und physiologische Funktionen erfüllen.
Ein Zelltyp mit hoher Expression einer Variante, in der 8 der 10 Exons
exprimiert sind, sind Keratinozyten.

CD44v als menschlicher Tumormarker

Aus dem Vorgenannten folgt, daß Spleißvarianten von CD44 für das
metastatische Verhalten von Rattentumorzellen von kausaler Wichtigkeit
sind und diesen Zellen kritische Funktionen vermitteln. Eine wichtige Frage
ist, ob die metastatischen Fähigkeiten nicht nur von Rattentumoren, sondern
auch von menschlichen Tumoren mit der Koexpression solcher Spleißvarianten von CD44 korreliert sind. Zur Untersuchung dieser Frage mußten
humane Sequenzen isoliert werden, die homolog zu den Ratten CD44
varianten Sequenzen sind. Mit Hilfe von Southern- und Northern-Blot-
Analysen ergab sich, daß beim Menschen ein homologes Gen vorkommt und
daß diverse humane Tumorzellinien Spleißvarianten von CD44 exprimieren.
Diese Expression in Zellinien muß nichts zu tun haben mit metastatischen
Fähigkeiten, vielmehr könnte sie der Differenzierungsherkunft der Zellinien
entsprechen. Das gilt insbesondere für mehrere immortalisierte Keratinozy-
tenlinien. Diese tragen an ihrer Oberfläche eine besonders lange Spleißvariante von CD44. Die dafür kodierende cDNA wurde mit Hilfe von reverser

PCR amplifiziert und isoliert. Die varianten Exonsequenzen aus diesem PCR-Klon wurden als Fusionskonstrukt mit Anteilen der bakteriellen Glutathiontransferase in einen Expressionsvektor kloniert, das Fusionsprotein isoliert und Kaninchen immunisiert. Die so erhaltenen polyklonalen Antikörper sind spezifisch für die varianten Exons. Sie zeigen keine Kreuzreaktion mit dem Standardtyp von CD44 auf menschlichen Lymphozyten.

Das affinitätsgereinigte polyklonale Antiserum eignet sich zu immunhistochemischen Untersuchungen an Gefrierschnitten. Eine größere Zahl von menschlichem, chirurgisch entfernten Tumormaterial ist inzwischen untersucht worden. Generell ergab sich, daß viele menschliche Krebsarten Spleißvarianten von CD44, die mit diesem Antiserum erkannt werden können, tragen, und daß insbesondere metastatische Proben besonders häufig immunreaktiv sind. Prognostische Voraussagen für das Verhalten eines Tumors können erst mit großen klinischen Serien gemacht werden. Schon jetzt ist jedoch klar, daß die Expression von CD44-Varianten einen Teil des karzinogenesen Prozesses darstellt und als Tumormarker für menschlichen Krebs dienen kann.

In einer noch beschränkten Zahl von Untersuchungen an verschiedenen menschlichen Tumoren ergab sich, daß viele Karzinome CD44-Varianten exprimieren. Insbesondere waren Magen- und zervikale Karzinome in 90–95 % immunreaktiv für variante Exons. Bei Mammakarzinomen ergab sich ein noch nicht einheitliches Bild. Von 16 untersuchten Probenpaaren (Primärtumor + befallener Lymphknoten) waren 5 in Primärtumor und Metastasen negativ, in 3 Fällen war der Primärtumor negativ und die Metastasen stark positiv, in den restlichen 8 Fällen waren sowohl der Primärtumor als auch die Lymphknotenmetastase reaktiv. Für diese Untersuchung wurden Paraffinschnitte verwendet. Die Antikörper allerdings reagieren wesentlich reproduzierbarer mit Gefrierschnitten. Insbesondere beim Mammakarzinom wird erst eine größere Studie feststellen können, ob eine Korrelation zu Tumorgröße, Hormonrezeptorstatus und anderen Tumormarkern hergestellt werden kann.

CD44v – Expression im Prozeß der Karzinogenese beim menschlichen kolorektalen Karzinom (Abb.1)

Die Expression von immunreaktiven CD44-Varianten ist auf wenige normale Gewebe des Menschen beschränkt. Dies steht im Gegensatz zur weiten Verbreitung der Expression des Standardtyps von CD44. Der Antikörper färbt insbesondere stark manche epitheliale Gewebe, insbesondere Keratinozyten, sowie Mukosa im Rachen-Mund-Bereich, in pankreatischen Ductus und im bronchialen Epithel. Sehr schwache Expression des oder der Epitope fand sich in den Krypten des Darmepithels, auf einer Subpopulation von Lymphozyten und Makrophagen, sowie in der Mikroglia des Gehirns.

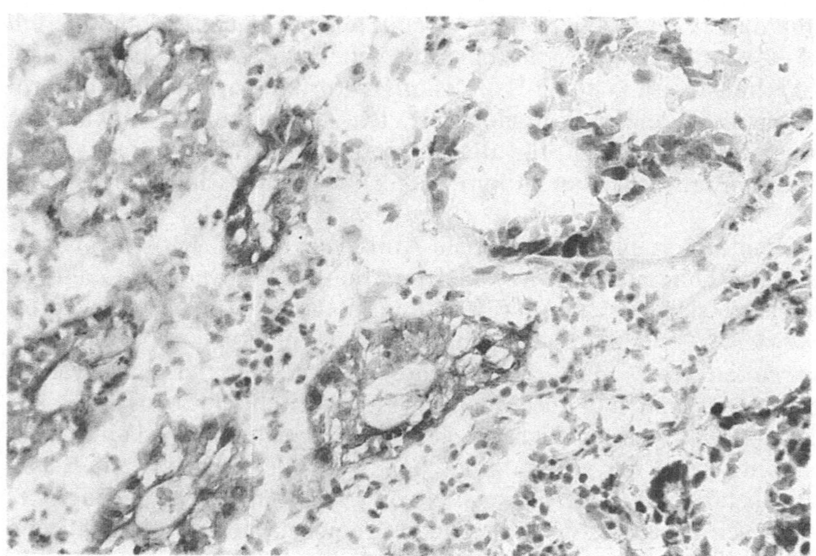

Abb. 1. Nachweis von variantem CD44 in einem invasiven, kolorektalen Karzinom mit Hilfe eines polyklonalen Kaninchen-Antiserums. Gegenfärbung Hämatoxylin

Bemerkenswert ist die Abwesenheit von Spleißvarianten im Darmepithel, was uns die Möglichkeit gibt, das Auftreten von CD44-Varianten im Laufe der Karzinogenese zum kolorektalen Karzinom zu verfolgen. Das kolorektale Karzinom bietet sich auch aus anderen Gründen als Modell zur Erforschung onkogenetischer Schritte an. Mehrere präkanzeröse Stadien können unterschieden werden. Gefördert durch Vorsorgeuntersuchungen werden Frühstadien chirurgisch erfaßt. Diverse genetisch nachweisbare Veränderungen sind von verschiedenen Arbeitsgruppen im Verlauf der Karzinogenese am kolorektalen Karzinom untersucht worden, darunter Mutationen im H-Ras-Gen und im Tumorsuppressorgen p53. Der Verlust eines vermutlichen Oberflächenadhäsionsmoleküls (DCC) wurde zuerst beim kolorektalen Karzinom entdeckt. Eine genetische Determination für Kolonadenome mit erhöhtem Risiko zum Kolonkarzinom ist korreliert mit Mutationen. in einem Gen des Chromosoms 5, dem Gen für familiäre Polyposis coli.

Bei der Untersuchung von kolorektalen Karzinomen eines Patientenkollektivs von 28 Personen ergab sich, daß der Tumormarker CD44v sehr früh in der Karzinogenese auftritt. Bereits 94 % (16 von 17) adenomatöser Polypen waren immunreaktiv. In späten Stadien, insbesondere Adenokarzinome und Lymphknotenmetastasen, waren alle Tumoren positiv (12 von 12 bzw. 8 von 8). Da ein polyklonales Serum verwendet wurde, welches die varianten Exons v3 bis v10 erkennt, können wir keine Aussage bezüglich der Expression unterschiedlicher CD44-Varianten in den Tumoren machen. Wir wissen noch nicht, ob diese Expression durch Mutation fixiert ist. Das erstaunlich frühe

Auftreten von CD44-Varianten im Prozeß der Karzinogenese könnte dafür sprechen, daß die Moleküle im Prozeß der menschlichen Metastasierung keine Funktion haben, denn vom Polypen bis zum metastasierenden Karzinom ist noch ein weiter Weg. Alternativ könnte der Metastasierungsprozeß von einer größeren Zahl von Eigenschaften abhängen. Die Reihenfolge des Erwerbs dieser Eigenschaften könnte irrelevant sein, aber erst nach Erreichen des gesamten Kontingents der notwendigen Eigenschaften können die Zellen metastasieren.

Zusammenfassung

Varianten von CD44 werden in wenigen sehr spezifischen Differenzierungsstadien an der Zelloberfläche exprimiert. Über Funktionen kann zur Zeit nur spekuliert werden. Metastasierende menschliche Tumoren exprimieren Varianten von CD44 häufig und stark. Aus der Analogie mit Versuchen an Rattentumoren könnte die Anwesenheit solcher Varianten mit dem Metastasierungspotential der Tumoren korreliert sein. Große Serien von klinischem Material werden Auskunft über den prognostischen Wert dieses Tumormarkers geben.

III. Tumorbiologische Grundlagen

Zellbewegung und Metastasierung: Über die Rolle des Rezeptors des autokrinen Motilitätsfaktors bei Tumorzellen[*]

S. SILLETTI und A. RAZ

Einleitung

Die aktive Bewegung durch invadierende Tumorzellen wird als Voraussetzung für die Entstehung von sekundären Neoplasmen angesehen. Der Erfolg einer Metastasierung setzt die Invasion in das umgebende Normalgewebe sowie das Überschreiten der Gefäß- und/oder lymphatischen Grenzen voraus (Nicolson 1988; Fidler 1989). Es wurde vorgeschlagen, daß die Motilität von einzelnen Zellen oder Zellgruppen am Leitsaum einer Tumorprotrusion für eine solche invasive Bewegung verantwortlich sein könnte (Strauli u. Weis 1977). Die Analyse der früher bereits charakterisierten hoch- und niedrigmetastatischen, abgewandelten Subpopulationen zeigte, daß niedrigmetastatische Zellen weitestgehend unbeweglich sind, während ihre hochmetastatischen Gegenspieler eine erheblich größere lokomotorische Aktivität zeigen (Raz u. Geiger 1982; Volk et al. 1983; Geiger et al. 1985; Zvibel u. Raz 1985; Raz u. Ben-Ze'ev 1987). Ähnliche Ergebnisse wurden auch unter Verwendung des Lewis-Lungenkarzinoms (Young et al. 1985) und eines Rattenmodells des Mammaadenokarzinoms (Badenoch-Jones u. Ramshaw 1984) erzielt, während eine spätere Arbeit am Rattenmodell des Prostataadenokarzinoms Dunning R3327 einen weiteren Nachweis für den Zusammenhang zwischen Motilität und metastatischem Potential erbrachte (Mohler et al. 1987, 1988; Partin et al. 1989).

Die wiederholte Beobachtung nicht-auffälliger Muster bei der metastatischen Ausbreitung deutet auf das Vorhandensein spezifischer Parameter hin, welche die Zellmigration lenken (Nicolson u. Ben-Ze'ev 1987). Deshalb konzentrierten sich neuere Studien in dem Bemühen, die Regulation und Rolle der Zellbewegung bei der Invasion und Metastasierung zu verstehen, auf die Identifizierung jener Faktoren in der Tumorumgebung, welche potentiell die Motilität und Chemotaxis induzieren. Es wurde festgestellt, daß Serumproteine des Wirtes und Abbauprodukte der extrazellulären Matrix auf verschiedene Tumorzellen einen chemotaktischen Effekt ausüben (Lam et al. 1981; McCarthy et al. 1985; Nabeshima et al. 1986), ebenso wie eine haptotaktische Anziehung bei einer Anzahl von Basalmembranen und Komponenten der extrazellulären Matrix nachgewiesen wurde (McCarthy et al. 1983, 1986; Taraboletti et al. 1987). Eine Gruppe von sezernierten

---

[*] Übersetzung aus dem Engl. von Belinde Junkers.

Zytokinen des Motilitätsfaktors, die spezifisch Zellbewegungsreaktionen induzieren, wurde identifiziert. AH109A-Zellen des Rattenasziteshepatoms sezernieren ein chemotaktisches Polypeptid, von dem angenommen wird, daß es die maligne Invasion erleichtert (Yoshida et al. 1970). Eine ähnliche Art des Migrationsverhaltens wurde bei fetalen und von Tumoren derivierten Fibroblasten beobachtet, da bei beiden Zellarten festgestellt wurde, daß sie einen „migrationsstimulierenden Faktor" (MSF) mit einem Molekulargewicht von 70 kD sezernieren, der den Zelleintritt in Kollagen-Matrizes stimuliert (Schor et al. 1988; Grey et al. 1989). Eine von Fibroblasten derivierte und parakrin wirkende Gruppe von „Scatterfaktoren" (SF) mit einem Molekulargewicht von 32–92 kD induziert die Dispersion der Epithelzellaggregate (Stoker et al. 1987; Gheradi et al. 1989; Rosen et al. 1990; Weidner et al. 1990), und das menschliche Homolog des SF wurde vor kurzem als der humane Hepatozytenwachstumsfaktor identifiziert (Weidner et al. 1991). Bei einem autokrinen chemotaktischen Faktor von 53 kD, der von der Mammaadenokarzinomzellinie 13762NF produziert wird, wurden in den jeweiligen hoch- bzw. niedrigmetastatischen abgewandelten Subpopulationen unterschiedliche Sekretions- und Ansprechmerkmale festgestellt, was darauf hindeutet, daß die Produktion der motilitätsinduzierenden Zytokine einen phänotypischen Aspekt repräsentieren kann, der den In-vivo-Unterschied zwischen hoch- und niedrigmetastatischen Zellklons zumindest im 13762NF-Tumorsystem moduliert (Atnip et al. 1987). Vor kurzem wurde ein tumorspezifischer autokriner Faktor mit einem Molekulargewicht unter 30 kD, der die Motilitätsstimulation nachweislich über den cAMP-Weg induziert, im Rattenmodell des Prostataadenokarzinoms Dunning R-3327 charakterisiert (Evans et al. 1991). Der autokrine Motilitätsfaktor (AMF) der Tumorzellen ist ein Zytokin oder eine verwandte Gruppe von Zytokinen mit einem Molakulargewicht von 55 kD, die wegen der durch sie erfolgenden Induktion der sowohl zufälligen als auch gelenkten Zellmigration in Motilitätsfaktoren-produzierenden Zellen so genannt werden (Liotta et al. 1986). Diese Faktoren können eine Familie von Zytokinen repräsentieren, deren regulierte Expression während Prozessen wie der Wundheilung (SF) oder Embryogenese (MSF) in normalem Gewebe Motilitätsreaktionen induziert, und deren fehlregulierte autokrine Expression (AMF) neoplastischen Zellen invasive und metastatische Fähigkeiten verleihen oder diese verstärken kann.

Sekretion und Spezifität des AMF

Die Sekretion des AMF beschränkt sich auf transformierte Zellen, doch können einige nicht transformierte Zellen auf AMF ansprechen. Liotta et al. (1986) kamen zu der Schlußfolgerung, daß nichttransformierte parentale NIH3T3-Fibroblasten trotz der nicht nennenswerten AMF-(AMF/NIH3T3-) Sekretion infolge der Unfähigkeit ihrer konditionierten Medien, weder die produzierenden noch die transformierten Zellinien zu stimulieren, dennoch fähig waren, mit einer äquivalenten Motilitätsreaktion anzusprechen, wenn sie durch AMF aus 3 verschiedenen ras-transformierten NIH3T3-Klons stimuliert wurden, von denen in Tierversuchen alle 3 metastatisch waren. Im normalen Gewebe könte AMF deshalb die Rolle des parakrinen Regulators der Zellmotilität innehaben, wohingegen umgewandelte Zellen, die den Rezeptor exprimieren und in der Lage sind, AMF zu produzieren und zu sezernieren, die normalerweise üblichen Erfordernisse für einen externen Input übergehen und auf autokrine Weise ihre eigene Motilität regulieren können.

Es wurde gezeigt, daß AMF zwar die Motilität der humanen Melanomzellinie A2058, der Karzinomzellinie HeLa, der Mammakarzinomzellinie MCF-7, der humanen Fibrosarkomzellinie HT-1080, der murinen Fibrosarkomzellinie UV-2237, sowie die Motilität der nichttransformierten murinen Fibroblasten NIH3T3 und BALB/C-3T3-A31 sowie verschiedener Subpopulationen der K-1735 und der murinen B16-Melanomzellinien stimuliert, jedoch nicht die Motilität der neutrophilen Granulozyten (Liotta et al. 1986; Nabi et al. 1990, 1992a; Watanabe et al. 1991b; Silletti et al. 1991; unveröffentliche Beobachtung). Diese Daten deuten darauf hin, daß die Aktivität des AMF mit dem Molekulargewicht von 55 kD zumindest teilweise tumorzellspezifisch ist, wobei bisher nur bei immortalisierten und transformierten Zellen eine Sekretion nachgewiesen wurde.

Eigenschaften des autokrinen Motilitätsfaktors

AMF aus der humanen A2058-Melanom-Zellinie (Liotta 1986), AMF des humanen Fibrosarkoms HT-1080 (Watanabe et al. 1991b) und AMF aus den murinen Melanomzellinien B16 bis F1 (Silletti et al. 1991) wurden alle 3 gereinigt, bis sie homogen waren. Diese 3 AMF scheinen identische und homologe Moleküle darzustellen. AMF ist ein Protein, das unter nichtreduzierenden Bedingungen mit einem Molekulargewicht von 55 kD und unter reduzierenden Bedingungen mit einem Molekulargewicht von 64 kD bei der SDS-Polyacrylamid-Gelelektrophorese wandert, was auf das Vorhandensein einer Polypeptideinzelkette mit einer oder mehreren Disulfidverbindungen hindeutet. Die aktive Konformation des AMF wird durch diese Disulfidverbindungen stabilisiert, da die Reduktion mit Dithiothreitol (DTT), einem sulfhydryl-reduzierenden Agens, zu fast vollständiger Elimination der AMF-Aktivität führte. Daß AMF ein Protein ist, wird durch seine Sensibilität auf proteolytische Enzyme, Hitzeinaktivierung (100 °C) und gleichzeitige Resistenz gegen DNase und RNase sowie gegen verlängerte Exposition in mäßigen Temperaturen (60 °C, 60 min) (Liotta et al. 1986) unterstützt.

Die isoelektrische Fokussierung des AMF aus den murinen B16-F1-Melanomzellen führte zur Auflösung des Proteins in 2 Subklassen mit den isoelektrischen Punkten (pI's) 6,35 und 6,4 (Silletti et al. 1991). Dahingegen teilte sich das AMF des humanen Fibrosarkoms HT-1080 in 4 Arten, nämlich 2 kleinere Formen mit identischen pI-Werten wie beim murinen AMF und 2 größere Spots mit den isoelektrischen Punkten 6,1 und 6,2 (Watanabe et al. 1991b). Der Grund für das Auftreten mehrerer Formen mit unterschiedlichen isoelektrischen Punkten ist unbekannt, doch die Analyse beider AMF zwecks Entdeckung kovalent gebundener Kohlehydratwirkanteile, welche für die multiplen Isoformen verantwortlich sein könnten, ergab negative Ergebnisse. Die Behandlung mit Neuraminidase zum Entfernen wahrscheinlicher terminaler Sialinsäurereste führte zu einem unveränderten Migrationsmuster bei der Gelelektrophorese, und ein Überlagerungsverfahren mit jodierten Weizenkeimagglutininen versagte bei der Entdeckung von N-Acetylglucosamin-Wirkanteilen. Dies deutet darauf hin, daß AMF wahrscheinlich nicht glykosyliert ist, und daß irgendeine andere Veränderung wie die Modifikation des AMF-Polypeptidkerns, eine andere mRNA-Teilung oder das Vorhandensein von mehr als einem homologen Gen für AMF dafür verantwortlich sein könnte, daß mehrere Arten beobachtet wurden.

Seiki et al. (1991) haben den AMF/NIH3T3 charakterisiert, der aus ras-transfizierten NIH3T3-Fibroblasten gewonnen und bereits früher beschrieben worden ist (Liotta et al. 1986). Diese neueren Daten deuten darauf hin, daß der AMF/NIH3T3 höchstwahrscheinlich ein von den oben beschriebenen AMF der Melanome und des Fibrosarkoms mit dem Molekulargewicht von 55 kD unterschiedener motilitätsinduzierender Faktor ist. Anders als die AMF der Zellinien A2058, HT-1080 und B16-F1 wird AMF/NIH3T3 nämlich bei der Gelfiltration in einer dem Molekulargewicht von 150–200 kD entsprechenden Fraktion eluiert, und seine Wirkung wird durch Vorbehandlung der Empfängerzellen mit Pertussistoxin nicht gehemmt. Ähnlich wie bei den oben beschriebenen AMF wird auch bei dem AMF/NIH3T3 angenommen, daß es sich um ein Protein handelt, da es für Protease empfänglich ist und durch Hitze (100 °C) inaktiviert wird. Doch während AMF/A2058 nach Exposition in mäßiger Hitze selbst bei verlängerter Inkubation (60 °C, 60 min) fast seine ganze Aktivität beibehält, ist AMF/NIH3T3 bei dieser Temperatur instabil, und jegliche Aktivität geht innerhalb 1 h verloren. Darüber hinaus führte die gleichzeitige Stimulation der N-ras-transfizierten Zellen durch AMF/A2058 und AMF/NIH3T3 zu einem additiven Effekt, was darauf hindeutet, daß diese 2 Faktoren wahrscheinlich über verschiedene Wege wirken. Infolge von Komplikationen während des Reinigungsverfahrens konnte dieser AMF nicht homogen aufgereinigt werden, so daß seine Identität zwar unklar bleibt, er jedoch ein weiteres Modell für die zahlreichen autokrinen Wege darstellt, die in der metastatischen Kaskade von Tumorzellen benutzt werden können.

Reaktionen auf AMF

Wie bereits beschrieben wurde (Watanabe et al. 1991b; Silletti et al. 1991), induzierte die Zellstimulation mit AMF bei 15 pg/ml eine 2- bis 3mal höhere Migrationsaktivität als bei Kontrollzellen (Abb. 1), wenn diese auf einem mit Goldpartikeln überzogenen Substrat ausgelegt waren (Albrecht-Buehler

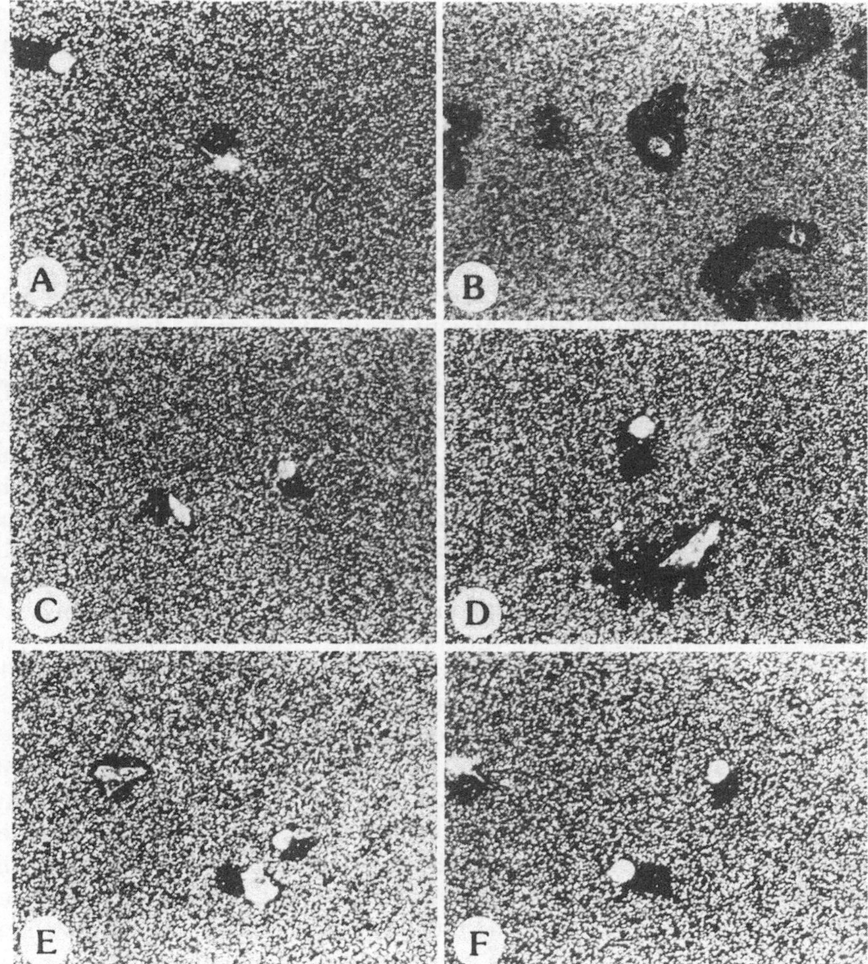

Abb. 1A–F. Phagokinetische Motilitätsstimulation der B15-F1-Zellen. Die Zellen wurden auf kolloidalen Goldpartikeln im Kulturmedium ausgelegt (*A*), 25 pg/ml AMF aus B16-F1 wurde hinzugefügt (*B*), Kontrollantikörper (*C*) mAB Anti-gp78 (*D*), Pertussistoxin allein (200 ng/ml) (*F*), Pertussistoxin mit AMF aus B16-F1 (*F*). Nach 24 h wurden die Zellen bei Dunkelfeldbelichtung photographiert, jede Photomikrographie ×600. Die Zellen zeigen als Reaktion auf AMF oder mAB Anti-gp78 eine 2- bis 3fache Stimulation; dieser Effekt wird durch Pertussistoxin spezifisch blockiert

1977). Die Induktion der nicht-direktionalen Motilität (Chemokinese) wurde bereits früher zusätzlich zu dem chemotaktischen Effekt beschrieben, der in einem modifizierten Boyden-Chamberassay beobachtet wurde (Liotta et al. 1986). Ein ähnlicher haptotaktischer Effekt wie der, über den bei Fibronektin und Thrombospondin berichtet wurde (McCarthy et al. 1988; Taraboletti et al. 1987), wurde auch beim AMF festgestellt (unveröffentlichte

Beobachtungen). Gegenwärtig ist nicht bekannt, welche der Aktivitäten, i.e. Chemokinese, Chemotaxis oder Haptotaxis, im intakten System ablaufen, oder ob in vivo eine Kombination dieser Prozesse stattfindet.

Signalübertragung der AMF-vermittelten Induktion der Motilität

Der Vergleich des Motilitätsprofils des humanen Melanoms A2058 mit dem Motilitätsprofil humaner neutrophiler Granulozyten ergab, daß der neutrophile Granulozyt zwar stark auf Formylpeptid fMet-Leu-Phe, einen chemischen Leukozytenlockstoff, ansprach, jedoch kein Ansprechen auf AMF nachweisbar war. Umgekehrt zeigten A2058-Zellen zwar kein Ansprechen auf den Leukozytenlockstoff fMet-Leu-Phe, dafür jedoch sprachen sie auf AMF mit einer ausgeprägten Stimulation der Beweglichkeit an (Liotta et al. 1986). Dies deutet darauf hin, daß diese 2 motilitätsstimulierenden Faktoren über verschiedene Rezeptoren wirken, und daß das Ansprechen auf AMF zumindest teilweise tumorzellspezifisch ist.

Die Methylierung von Phospholipiden war am Signalübertragungsweg der in früheren Studien untersuchten Phagozytenchemotaxis beteiligt (Garcia-Castro et al. 1983). Die Analyse des AMF-Systems zeigte, daß die AMF-Konzentrationen, die eine Motilitätsreaktion induzieren können, auch den Einbau der C_{14}-etikettierten Methylgruppen von Methionin zu Phosphatidylcholin erhöhten (Liotta et al. 1986). Sowohl die durch AMF stimulierte Motilität der A2058-Zellen als auch die Leukozytenchemotaxis werden durch 3-Deazadenosin (cAdo) gehemmt, was zur Hemmung der Transmethylierung der methylierten Phosphoäthanolamine führt. Die Addition eines anderen Methyltransferase-Inhibitors, nämlich Homocysteinthiolacton, verringerte zwar die zur Inhibition erforderliche cAdo-Konzentration, war jedoch ähnlich dem bei Neutrophilen beschriebenen Effekt selbst inaktiv (Bareis et al. 1982; Liotta et al. 1986). Da Inhibitoren der durch fMet-Leu-Phe stimulierten Chemotaxis auch die AMF-stimulierte Motilität hemmten, deutet dies auf das Vorhandensein unterscheidlicher Rezeptoren hin, deren Signale in einem gemeinsamen Pfad an irgendeinem Punkt stromabwärts der liganden-induzierten Rezeptoraktivierung zusammenlaufen.

Die Bindung des fMet-Leu-Phe an den auf Leukozyten befindlichen chemotaktischen Rezeptor aktiviert ein G-Protein, das die durch Phospholipase C (PLC) vermittelte Spaltung des Phosphatidylinosit-4,5-biphosphats (PIP2) in die jeweils als zweiter Bote wirkenden Stoffe Inosit-1,4,5-triphosphat (IP3) und 1,2-Diazylglyzerin (DAG) stimuliert (Smith et al. 1986). *Bordella*-PT führt durch ADP-Ribosylierung eines Cysteinrestes auf der α-Untereinheit des Heterotrimers zur Inaktivierung einiger G-Proteine, wodurch der aktivierte Rezeptor von seinem Effektormolekül abgekoppelt wird (Gilman et al. 1987; Rotrosen et al. 1988). Es wurde nachgewiesen, daß mehr als einer dieser verschiedenen phosphoinositid-spezifischen Wege des G-Proteins (G_P), die entsprechend ihrer spezifischen Empfindlichkeit gegenüber PT unterschieden werden, in derselben Zelle vorhanden sein können, und auf selektive Weise verschiedene Rezeptoren an die PI-Hydrolyse ankoppeln (Ashkenazi et al. 1989). Die durch fMet-Leu-Phe stimulierte Chemotaxis und die damit einhergehenden rezeptorvermittelten Reaktionen bei Neutrophilen und Leukozyten sind gegenüber PT spezifisch sensitiv (Brandt et al. 1985; Shefcyk et al. 1985; Verghese et al. 1985), wobei diese Reaktionen durch Choleratoxin und andere Inhibitoren des cAMP-Weges auf reziproke Weise nicht beeinflußt werden (Shefcyk et al. 1985). Der motilitätsstimulierende Signalübertragungsweg des AMF bei Melanom- und Fibrosarkomzellen ist gegenüber PT ebenfalls spezifisch sensitiv (Stracke et al. 1987; unveröffentlichte Beobachtung), wobei am motilitätsstimulierenden Weg des AMF ein Gp-ähnliches Protein beteiligt ist. Weder Choleratoxin noch direkt mit Adenylatzyklase interagierende Agenzien hatten irgendeine Auswirkung auf die Motilitätsstimulation durch AMF.

Bei AMF-Konzentrationen, die eine Zellmotilitätsreaktion induzieren, stimuliert AMF den Inositeinbau in zelluläre Lipide und Inositphosphate, insbesondere Inosittriphosphate (Schmitt et al. 1986; Kohn et al. 1990). Diese durch AMF stimulierte Produktion von Inositphosphaten war dosisabhängig, korrelierte mit der Induktion der Motilität und wurde teilweise durch Vorbehandlung der Zellen mit PT gehemmt (Kohn et al. 1990). Es wurde nachgewiesen, daß ein membran-assoziiertes Protein mit einem Molekulargewicht von 40 kD in diesem System entsprechend dem Vorhandensein eines ähnlichen G-Protein-Signalvermittlers wie dem inositphosphat-assoziierten Gp durch PT spezifisch ADP-ribosyliert wird (Gilman 1987; Ashkenazi et al. 1989). Es wurde beobachtet, daß Inosittriphosphat im Verlauf von 2 h nach der Stimulation mit AMF ansteigt, wobei dieses Phänomen repräsentativ für das Timelag sein kann, das durch die Adhäsion der Zellen an das Substrat und den Beginn der Lokomotion nach Anpassung der Zellen an die AMF-Werte in der Umgebung bedingt ist (Kohn et al. 1990).

Während die chemotaktische Reaktion der Neutrophilen auf fMet-Leu-Phe durch dauerhafte Exposition auf niedrige Werte dieses Leukozytenlockstoffes hinunterreguliert werden kann, bleiben die Polymerisation und Phosphatidylinosit-3,4,5-triphosphat (PIP3)-Produktion als Reaktion auf die Stimulation erhalten, was darauf hindeutet, daß die Funktion des PIP3 darin besteht, die Aktinpolymerisation bei der Chemotaxis der Neutrophilen zu regulieren (Eberle et al. 1990). Bewegliche Fibroblasten weisen Aktinnetzwerke auf, die am Leitsaum senkrecht zur Bewegungsrichtung verlaufen und längswärts in Lamellipodien projiziert werden, wobei sie sich aktiv ausbreiten (Small et al. 1978; DeBiaslo et al. 1988). Die Stimulation der Zellen mit AMF führt zum Ausstrecken von Pseudopodien, welche prominente axiale Aktinfilamentbündel aufweisen. Isolierte Pseudopodien waren nach der Stimulation in hohem Maße mit Laminin- und Integrinrezeptoren angereichert, wobei sie über 20mal mehr Laminin- und Fibronektinrezeptoren enthielten als Plasmamembranen von nichtstimulierten Zellen. Es wurde nachgewiesen, daß der Lipoxygenasemetabolit der Arachidonsäure, 12-[S]-Hydroxyeicosatetraenonsäure [12-[S]-HETE], einige Zellmechanismen, einschließlich der Expression des Integrin-$\alpha_{IIB}\beta_3$-Rezeptors und der Adhäsion der extrazellulären Matrix, verändert (Grossi et al. 1989; Chopra et al. 1991), was darauf hindeutet, daß 12-[S]-HETE bei Prozessen wie der Adhäsion und Motilität eine Rolle spielen könnte. Nach der Stimulation mit exogener 12-[S]-HETE zeigte eine hochmetastatische Variante der Melanomzellinie K-1735 eine erhöhte Motilität, die mit erhöhter Oberflächenexpression des AMF-Rezeptors korrelierte, was darauf hindeutet, daß 12-[S]-HETE beim AMF-Weg der Motilitätsstimulation als zweiter Bote wirken kann (Raz et al. 1992).

Der Rezeptor des autokrinen Motilitätsfaktors (gp78)

Der Rezeptor des AMF wurde als ein Glykoprotein der Zelloberfläche mit einem Molekulargewicht von 78 kD, das als gp78 (Glykoprotein 78) bezeichnet wird, identifiziert. Die zuerst vorgeschlagene Rolle des gp78 im metastatischen Prozeß bestand in dessen erhöhter O-gebundener Glykosylierung in B16-F1-Zellen, welche in einer sphärischen Konfiguration auf einem nichtklebenden Substrat wuchsen und in der Lunge von Mäusen eine erhöhte Kolonisationsfähigkeit aufwiesen (Raz u. Ben-Ze'ev 1983; Nabi u. Raz 1987, 1988). Dieses Wachstumsmuster verläuft parallel zu den Interaktionen zwischen Tumorzellen in der Tumormasse oder als Aggregate in der Zirkulation vor der Invasion durch das Endothel (Fiedler et al. 1988; Poste 1982; Nicolson 1989). Die Fähigkeit, in einer solchen Weise zu wachsen, unterscheidet sich vom neoplastischen Phänotyp (Raz et al. 1987). Die kausale Beteiligung des gp78 bei der Metastasierung wurde darüber hinaus mit Hilfe der Beobachtung nachgewiesen, daß die Behandlung von B16-F1-Zellen, welche in einer Schicht mit F_{ab}-Fragmenten aus einem polyklonalen Antikörper gegen gp78 wuchsen, vor der intravenösen Inokulation in die Schwanzvene syngenetischer Mäuse zu einer ähnlichen Erhöhung der Lungenkolonisation führte, wie sie bei Zellen festgestellt wurde, die in einer sphärischen Konfiguration wuchsen (Nabi u. Raz 1987). Darüber hinaus zeigten mit einem monoklonalen Antikörper (mAB) gegen gp78 behandelte Zellen eine erhöhte In-vitro-Motilität, wie durch phagokinetisches Clearing der Partikel von goldüberzogenen Substraten bewiesen wird, ebenso wie die In-vivo-Lungenkolonisationsfähigkeit im Vergleich zur Stimulation mit Kontrollantikörpern verstärkt wurde (Nabi et al. 1990; Watanabe et al. 1991a). Es wurde festgestellt, daß die Induktion der In-vitro-Motilität entweder durch konditionierte Medien aus den produzierenden B16-F1-Zellen oder durch den monoklonalen Antikörper (mAB) gegen gp78 ähnlich groß war, und jede Stimulation auf spezifische Weise durch PT gehemmt wurde (Nabi et al. 1990), was darauf hindeutet, daß ein gewöhnlicher Signalübertragungsweg benutzt wird.

Die vermeintliche Identifizierung des gp78 als AMF-Rezeptor ergab sich aus der Beobachtung, daß die Bindung des mAB-Anti-gp78, an dessen Antigen durch Präinkubation von Immunblots mit AMF enthaltenden konditionierten Medien (10fach) gehemmt wird. Da hitzeinaktiviertes AMF nicht in der Lage war, die Erkennung durch Anti-gp78 zu blockieren, wurde gefolgert, daß AMF und Anti-gp78 sich auf dem Rezeptor mit demselben Epitop verbinden (Nabi et al. 1990). Zur Bestätigung der Identität des gp78 als AMF-Rezeptor wurden gp78 und AMFmittels der Immunaffinitätschromatographie von Membranextrakten bzw. der Molekularsiebchromatographie der konditionierten Medien bis zur Homogenität hin von B16-F1-Zellen gereinigt, ebenso wurde eine Bindungsanalyse durchgeführt. Iodiertes AMF bindet sich quantitativ an durch Nitrozellulose immobilisiertes gp78. Lösungsfreies gp78 inhibierte sowohl die durch AMF als auch die durch den monoklonalen Antikörper Anti-gp78 stimulierte In-vitro-Motilität, ohne einen Effekt auf die grundlegende Fortbewegungsrate auszuüben, vermutlich infolge des Konkurrierens der Liganden um die Bindung an den Zelloberflächenrezeptor und des dadurch bedingten Nachlassens der stimulatorischen Aktivität (Siletti et al. 1991).

Humanes gp78 wurde von einem cDNA-Informationsspeicher des Fibrosarkoms geklont und enthält einen offenen Code, der ein 323-Aminosäurepolypeptid mit allen Merkmalen eines integralen Membranglykoproteins kodiert (Watanabe et al. 1991b). Zwischen der Aminosäure 111 und der Aminosäure 137 ist ein hydrophober Streifen von 25 Aminosäuren lokalisiert, was einer transmembranen Einzelhelix entspricht. Es wurde vorausgesagt, daß das reife Protein der vermeintlichen Leitsequenz folgend bei ALA-18 beginnt, deren Signalort für die Peptidspaltung der (-3,-1)-Regel gehorcht (von Heijne 1986). Der N-terminale Bereich enthält ein potentiell N-gebundenes und mehrere potentiell O-gebundene Glykosylierungsstellen, was die frühere Entdeckung stützt, derzufolge gp78 sowohl mit N- als auch O-gebundenen Oligosacchariden glykosyliert wird (Nabi u. Raz 1987) und darauf hindeutet, daß das NH_2-Endglied extrazellulär exponiert wird. Die prognostizierte Aminosäuresequenz des intrazellulären Bereichs enthält 2 Regionen, die bei der Signalübertragung des gp78 eine Rolle spielen können, nämlich die Sequenz Ser-Gly-Lye (Reste 194–196), die der Einwilligung des Ser/Thr-X-Lys/Arg zu einer Phosphorylierungsstelle entspricht (Woodgett et al. 1986), während die Reste 157–162 der Einwilligung zu einer nukleotidbindenden Region (Gly-X-Gly-X-X-Gly) entsprechen, ähnlich wie der bei mehreren Serin-/-Threonin-Kinasen festgestellten (Hanks et al. 1988). Daher kann die Aktivierung des gp78 nach Bindung seines Liganden auf die Autophosphorylierung des Rezeptors oder auf ein GTP-bindendes „Kopplungs"-Protein zurückzuführen sein, das dem aktivierten Rezeptor auf der zytoplasmatischen Seite der Plasmamembran beigeordnet ist, wie früher bereits bei Rhidopsin, β-adrenergen und muskarinischen cholinergen Rezeptoren ebenso wie dem gepaarten Heferezeptor beschrieben wurde (Herskowitz u. Marsh 1987).

Eine computergestützte Suche in mehreren Sequenzdatenbanken unter Verwendung der Nukleotidsequenz der ganzen gp78-cDNA zeigte eine signifikante Homologie zu nur einem anderen bekannten Gen, dem humanen Tumor-Suppressorgen p53-cDNA. Die 2 Sequenzen zeigen auf DNA-Niveau eine Identität von 50,1 %, während die optimale Aneinanderreihung der abgeleiteten Aminosäuresequenzen der 2 cDNAs eine Identität von 27,2 % bei 296 Aminosäuren aufwies. Diese Homologie erhöhte sich auf 44,5 %, als Substitutionen der bewahrten Aminosäuren in Betracht gezogen wurden (Watanabe et al. 1991b). Das p53-Genprodukt ist ein nukleäres Serinphosphoprotein, das in seiner normalen Form als Tumorsuppressor wirkt, doch das, wenn es mutiert wird, als Onkogen wirken kann. Es wird angenommen, daß es bei der Wachstumsregulation aktiv ist, und daß es Protein-Protein-Komplexe hauptsächlich mit viralen Antigenen bildet, wurde bereits nachgewiesen (Revision in Weinberg 1991). p53 ist der Evolution nach auf Vertebraten beschränkt, und die Bewahrung von Proteinsequenzen zwischen den Arten konzentriert sich auf 5 Bereiche (I–V), die für funktionsentscheidend gehalten werden (Soussi et al. 1990). Obwohl der AMF-Rezeptor und p53, aufgrund der Tatsache, daß gp78 ein transmembranes Glykoprotein ist, bei dem die 5 verschiedenen funktionalen Bereiche fehlen, die in p53-Molekülen verschiedener Arten bewahrt geblieben sind, wahrscheinlich in keinem funktionalen Zusammenhang stehen, gibt es bemerkenswerte Ähnlichkeiten; so daß es möglich sein kann, dap p53-Moleküle und gp78 von einem gemeinsamen „Urgen" abgeleitet sind. Beide Moleküle können als Phosphoproteine vorhanden sein, und jedes enthält eine vermeintliche N-Glykosylierungsstelle ebenso wie einen proteinbindenden Bereich. Der Vergleich zwischen DNA und Proteinsequenzen impliziert, daß kein Selektionsdruck zum Beibehalt der funktionsentscheidenden Bereiche führte, doch ist die zufälig verteilte Homologie zwischen gp78 und p53 ähnlich oder größer als die Homologie, die in den Regionen beobachtet wurde, welche die bewahrten Bereiche in den p53 verschiedener Arten voneinander trennen. Auch p53 und gp78 weisen umfassende makrostrukturelle Ähnlichkeiten auf, ebenso wie beide eine ähnlich große, stark hydrophobe β-Blatt-Zentralregion enthalten, welche auf jeder Seite mit hydrophilen hochgeladenen α-helikalen Regionen umgeben sind, die auch zwischen den Molekülen proportioniert sind. Diese makrostrukturelle Ähnlichkeit ist insofern besonders interessant, als zuvor gestgestellt wurde, daß die Struktur im Verlauf der Evolution besser als die Sequenz bewahrt wird (Soussi et al. 1990). Darüber hinaus wurde vor kurzem nachgewiesen, daß die humanen cDNAs für diese 2 Gene unter ziemlich stringenten Bedingungen kreuz-hybridisieren, was wiederum dafür spricht, daß p53 und gp78 aus der Duplikation eines ursprünglichen Gens hervorgingen (Siletti et al. 1992).

Oberflächenexpression des AMF-Rezeptors

Gp78 ist auf der Oberfläche beweglicher Zellen am Leitsaum, am hinteren Saum und in einer Region in Nähe des Nukleus lokalisiert (Nabi et al. 1990). Diese deutlich polarisierte Verteilung auf der Zelloberfläche ähnelt am meisten der Verteilung, die beim Fibronektinrezeptor in CHO-Zellen sowie bei Galaktosyl-Transferase in auf Laminin ausgelegten Mesenchymzellen, mit denen die Galaktosyl-Transferase nachweislich interagiert, beobachtet wurde (Bretscher 1989; Eckstein u. Shur 1989). Dieses Muster der Oberflächenverteilung kann für am lokomotorischen Prozeß direkt beteiligte Proteine charakteristisch sein, wofür die Zurückbeförderung des Rezeptors an den Leitsaum zwecks Aufrechterhaltung der Vorwärtsbewegung erforderlich ist.

Die Lokalisation und Neuverteilung von Zelloberflächenproteinen durch temperatur- und energieabhängige Prozesse wurde bereits früher charakterisiert und wird anhand von 2 Hypothesen beschrieben: Moleküle weisen eine eingeschränkte Beweglichkeit auf, wenn sie an der zytoskeletalen Architektur der Submembran haften, wohingegen Moleküle, die nicht in einer solchen Weise befestigt sind, durch den Membranfluß, der infolge der Insertion von neuen Membran- und Oberflächenkomponenten am Leitsaum entsteht, rückwärts getragen werden (Abercombie et al. 1970; Ryan et al. 1974; Schreiner et al. 1976; Ishihara et al. 1988). Oberflächenmoleküle, deren Neuverteilung charakteristisch für diese beiden Modelle ist, wurden früher bereits untersucht (Kucik et al. 1990; de Brabander et al. 1991). Danach wurde vorgeschlagen, daß die Unterschiede bei der Neuverteilung stattdessen auf eine stärkere Haftung der Oberflächenglykoproteine am Leitsaum des Zytoskeletts und die anschließede Rückwärtsbewegung in Koordination mit dem mit der Migration einhergehenden zytoskeletalen Umbau, zurückgeführt werden kann (Kucik et al. 1991).

Die Proteinexozytose findet auf spezifische Weise am Leitsaum beweglicher Zellen in polarisierter Form und an der Zellperipherie unbeweglicher Zellen in unpolarisierter Weise statt. Neusynthetisiertes Hämoglutinin wird zuerst an der Peripherie runder viral-infizierter HeLa-Zellen entdeckt, während das neue Protein zuerst in den Membranausstülpungen unregelmäßig geformter Zellen auftritt (Marcus 1962). Bei Riesen-HeLa-Zellen sind die nicht-endozytierenden Oberflächenproteine gleichmäßig auf der Zellmembran verteilt, wohingegen endozytierte und zurückgeschleuste Proteine an Zellausstülpungen lokalisiert sind (Bretscher 1983). Es wurde vorgeschlagen, daß die Exozytose von Vesikeln am Leitsaum motiler Zellen die zur Bildung von Pseudo- und Lamellipodien erforderliche Membran liefern und einen Rückwärtsfluß der Membran und nichthaftenden Oberflächenkonstituenten in diesen migrierenden Zellen erzeugen würde (Bretscher 1984; Singer u. Kupfer 1986). Die deutlich polarisierte Oberflächenverteilung des AMF-Rezeptors ist nicht nur das Ergebnis der Zellbewegung, zumal nachgewiesen wurde, daß gp78 vorzugsweise an einer Seite runder Zellen lokalisiert war, denen nur während 2 h ermöglicht wurde, sich am Substrat zu verhaften, was die Möglichkeit einer Lokalisation in Richtung des Membranflusses ausschließt (Nabi et al. 1990).

Verschiedene hoch- und niedrigmetastatische abgewandelte Sublinien des B16-Melanoms sowie des K-1735-Melanoms wurden im Hinblick auf die Oberflächenexpression und Lokalisation des gp78 untersucht. Die hochmetastatischen Sublinien zeigen im Vergleich zu ihren niedrigmetastatischen Gegenspielern eine auffallend größere Lungenkolonisationsfähigkeit und In-vitro-Motilität. Die fluoreszenzaktivierte Zellsorter- (FACS-)Analyse des gp78 auf der Zelloberfläche ergab, daß die niedrigmetastatischen Sublinien hohe Rezeptorwerte exprimieren im Gegensatz zu den relativ niedrigen Werten bei den entsprechenden hochmetastatischen Sublinien (Abb. 2). Es war erkennbar, daß die Oberflächenverteilung des gp78 sich bei diesen

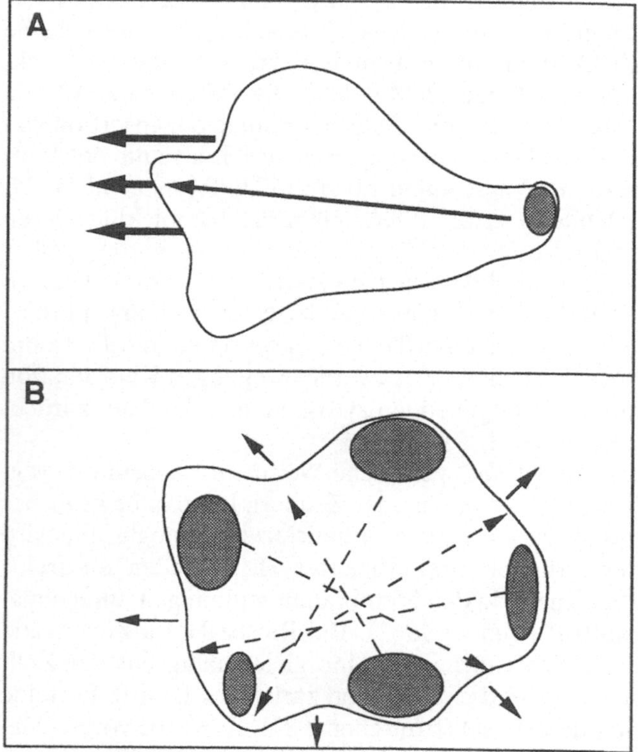

Abb. 2. Schematische Darstellung der Oberflächenexpression des gp78 und Neuverteilung in einer beweglichen Zelle. In einer beweglichen Zelle (**A**) wird gp78 nach der Internalisierung an einen einzigen Leitsaum exozytiert, während nichtendozytiertes gp78 am hinteren Zellsaum akkumuliert wird. Der unidirektionale Transport des gp78 und die birektionale Migration einer beweglichen Zelle werden durch einzelne *Pfeile* dargestellt. Bei einer weniger beweglichen Zelle (**B**) sind die Internalisierung und der Transport des gp78 unkoordiniert und eingeschränkt, war zur Ausdehnung multipler Leitsäume, verminderter direktionaler Motilität und vermehrter Akkumulation von Oberflächenrezeptoren führt

Sublinien ebenfalls unterschied. Mittels der indirekten Immunfluoreszenz-mikroskopie war nachweisbar, daß die weniger motilen niedrigmetastati-schen Zellen multiple fokale Bezirke des agglomerierten gp78 aufweisen, während die hochmetastatischen und beweglicheren Zellen eine einzige intensiv gefärbte Region an der Zellperipherie aufweisen (Watanabe et al. 1991a). Die multiplen gefärbten Bezirke auf niedrigmetastatischen Zellen scheinen multiplen kontraproduktiven Wegen des Membranflusses zu ent-sprechen, die zu zahlreichen Pseudoleitsäumen und geringer Nettovorwärts-migration der Zelle führen. Desgleichen ist bei den hochmetastatischen Zellen die einzige gefärbte Region höchstwahrscheinlich das Ergebnis des eindirektionalen Membranflusses und der vorzugsweisen Relokation des gp78 an den vorderen Zellsaum, was zur Ausdehnung eines einzigen Leitsaumes und zur Vorwärtsverlagerung der Zelle führt.

Endozytose und Lokalisation des AMF-Rezeptors in Tubulovesikeln

Während gp78 in verschiedenen Regionen auf der Oberfläche beweglicher Zellen exprimiert wird, befindet sich die Rezeptormasse im Zellinneren. Wie bei B16-F1-Melanomzellen beschrieben (Nabi et al. 1990), weist gp78 auf der Oberfläche von BALB/C-3T3-A31- (A31-)Fibroblasten ein deutliches Ver-teilungsmuster mit gefärbten Arealen auf, die an den vorwärtsziehenden Ausbuchtungen, dem hinteren Zellsaum und in einer kernahen Region lokalisiert sind (Nabi et al. 1992). Dieses Färbungsmuster deutet auf eine mit der Migration konkomitante Schleppung des AMF-Rezeptors hin (Nabi et al. 1990). Zwecks Untersuchung des intrazellulären Mechanismus, durch den das Schleppen bedingt sein könnte, wurden A31-Zellen verwendet, da ihre ausgedehnte Morphologie eine weitgehende zytoplasmatische Sichtbarma-chung ermöglicht. Die Zellen wurden durchlässig gemacht und mittels indirekter Immunfluoreszenz unter Verwendung des monoklonalen Antikör-pers (mAB) Anti-gp78 markiert. Gp78 war sowohl in der Peripherie als auch der Zellmitte in einem Netzwerk elongierter Vesikelstrukturen lokalisiert, wobei in der Umgebung des Nukleus und am Golgi-Komplex eine intensive Färbung beobachtet wurde. Peripheres gp78 war in einer linearen Anord-nung von Vesikeln und Tubuli lokalisiert, die sich bis zum Zellsaum ausdehnten und oft vorwärtsrückenden Ausbuchtungen der Plasmamembran entsprachen (Nabi et al. 1992a).

Das periphere Muster der gp78-enthaltenden Strukturen ähnelte sehr dem Muster der ausgedehnten tubulolysosomalen Netzwerke, die bei Makrophagen und anderen Zellen von der Zellmitte ausstrahlen, und über das bereits früher berichtet wurde (Swanson et al. 1987; Heuser et al. 1989). Diese Ähnlichkeit deutet darauf hin, daß gp78 in Lysosomen lokalisiert sein könnte. Um diese Möglichkeit zu überprüfen, ob gp78 tatsächlich ein lysosomales Protein ist, wurden A31-Zellen mit dem mAB Anti-gp78 und den Antikörpern gegen P2B/LAMP-1, einem lysosomen-assoziierten Haupt-protein, doppelt immunfluoreszenz-markiert. Der AMF-Rezeptor weist nur eine partielle Kolokalisation (10–20 %) mit LAMP-1 auf, und die sowohl mit Anti-gp78 als auch Anti-LAMP-1 markierten Lysosomen verteilen sich in Kernnähe, während Anti-gp78 allein überwiegend die in Nähe der Zellperipherie verteilten tubulären Vesikel färbt. Dies deutet darauf hin, daß, auch wenn gp78 in Lysosomen festgestellt wird, ein Zusammenhang mit nicht-lysosomalen Kompartimenten ebenfalls besteht (Nabi et al. 1992a).

Zurückbeförderung des internalisierten AMF-Rezeptors an den Leitsaum

Es wurde bereits früher nachgewiesen, daß für die polarisierte Translokation von Membranvesikeln die Bildung eines Leitsaumes erforderlich ist, um dadurch die direkte Zellbewegung zu ermöglichen (Singer u. Kupfer 1986). Frühere Arbeiten zeigten, daß ein intaktes Mikrotubulisystem notwendig ist, damit dieser Prozeß abläuft. Das Zerreißen von Mikrotubuli führte zu einem Richtungsverlust des Vesikeltransports an den Leitsaum, was zu unkoordi-nierter Ausdehnung von multiplen Pseudoleitsäumen und zu nichtpolarisier-ter Oberflächenexpression eines Membranproteins ebenso wie zu Motilitäts-verlust führte (Rogalski et al. 1984). Dies beweist die entscheidende Rolle der Mikrotubuli bei der Ausdehnungsrichtung des Leitsaumes. AMF kolo-kalisiert mit Mikrotubuli, und das Zerreißen des mikrotubulären Netzwerkes hebt die stimulatorische Wirkung des AMF auf und interferiert mit der Translokation des gp78 an die Zellperipherie, was darauf hindeutet, daß AMF am direktionalen Weg der Endozytose beteiligt ist, wobei die Membranve-sikel sich wegen ihrer vorzugsweisen Relokalisation am Leitsaum an den Mikrotubuli entlang fortbewegen. Aufgrund der vorgeschlagenen Modelle zur Proteinverteilung auf der Zelloberfläche und der Daten zur Oberflächen-expression des gp78 sind mehrere Vorhersagen möglich. Der Transport des AMF-Rezeptors und die Exozytose am Leitsaum sollten zum Erscheinen des gp78 auf der Oberfläche der sich vorwärtsschiebenden Zellvorbuchtungen führen. Die Zellbewegung sollte irgendwann im Verlauf der Migration zu einer Rückwärtsbewegung des an der Oberfläche befindlichen gp78 im Verhältnis zur Zelle vor ihrer Endozytose führen. Das sich ansammelnde nichtendozytierte gp78 sollte am hinteren Zellsaum akkumuliert werden, da es sich um eine positive Verlagerung handelt. Die mit größerer Motilität einhergehende erhöhte Ausdehnungsrate des Leitsaumes wird eine erhöhte Membranflußrate und eine konkomitant erhöhte Endozytoserate des gp78 bewirken, was zu einer verminderten Rezeptoransammlung an der Oberflä-che führt.

Damit direkt bestimmt werden konnte, ob gp78 tatsächlich an den Leitsaum transportiert wird, wurden BALB/A31-Fibroblasten mit mAB-Anti-gp78 kälteinkubiert und dann auf 37 °C erhitzt, um die Internalisierung des gp78 zu ermöglichen, wobei der Antikörper-gp78-Komplex in verschiedenen Zeitintervallen untersucht wurde. Nach 10 min war der Rezeptor innerhalb der Zelle diffus verteilt, was darauf hindeutet, daß die Endozytose, ganz im Gegensatz zu der lokalisierten Oberflächenverteilung des gp78, nicht auf spezifische Oberflächenbereiche beschränkt ist. 20 min nach der Internalisierung bilden sich in analoger Weise zu den beim Transferrinrezeptor beschriebenen multivesikulären Körpern (de Brabander et al. 1988) große perinukleäre Komplexe. Nach 40 min sind diese Komplexe nichtdirektional um die Zellmitte herum gruppiert, nach 40–60 min sind die markierten Komplexe polarisiert, neuverteilt und an den Leitsaum der Zelle translokalisiert (Nabi et al. 1992a).

Es wurde beobachtet, daß der endozytierte Transferrinrezeptor ein ähnliches Färbungsmuster wie gp78 aufweist, und Hopkins et al. (1990) bemerkten längswärts der tubulären Zisternen unregelmäßig verteilte Varikositäten, die den Fluoreszenzmarker enthielten. Es wurde gezeigt, daß diese Auftreibungen große multivesikuläre Körper sind, deren Bewegung an einem filamentösen Netzwerk entlang, das als kontinuierliches endosomales Retikulum beschrieben wurde, beobachtet werden konnte (Hopkins et al. 1990). Diese Bewegung der multivesikulären Körper an einem filamentösen Netzwerk entlang stützt die zuvor genannten Beobachtungen, daß gp78 mit Mikrotubuli kolokalisiert und die Endozytose des gp78 zu großen komplexen Strukturen führt, die an den Leitsaum zurückbefördert werden (Nabi et al. 1992a). Desgleichen wurden tubulovesikuläre Prozesse beschrieben, welche die Golgi-Zisternen miteinander verbinden, vom Trans-Golgi ausgehen und eine Translokation an den Mikrotubuli entlang bewirken (Cooper et al. 1990). Manche Prozesse des intrazellulären Membranverkehrs können somit durch Tubulovesikel vermittelt werden.

Rezeptoraktivierung und Zellokomotion

Die deutliche Oberflächenverteilung des AMF-Rezeptors, die Internalisierung und Lokalisation in intrazellulären Tubulovesikeln sowie der nachfolgende selektive Transport zum Leitsaum der Zelle deuten auf das Vorliegen eines spezifischen AMF-stimulierten Weges beim Membranfluß hin. Dabei würden Rezeptoren enthaltende Vesikel, die an den Leitsaum transportiert werden, die Membran liefern, die zur Vorwärtsverlagerung der Zelle erforderlich ist, und das so am Leitsaum inserierte gp78 könnte sich in Koordination mit der Zellmigration rückwärtsbewegen, um mit weiteren AMF-Molekülen zu interagieren und um dadurch das Signal zu verbreiten. Die Endozytose des gp78 kann nicht nur am hinteren Zellsaum stattfinden, sondern auch an der ganzen Zelloberfläche, so daß dort ein positiver „Nettomembranfluß" zum Leitsaum stattfindet und übriggebliebenes nichtendozytiertes gp78 sich im hinteren Teil der Zelle anhäuft, wie bei immunfluoreszent gefärbten beweglichen Zellen erkennbar ist (Nabi et al. 1992a).

Die Bindung des mAB Anti-gp78 an den AMF-Rezeptor verringert die motilitätsstimulierende Wirkung des natürlichen Liganden, die Wechselwirkungen dieser Bindung könnten über die Induktion der Endozytose des gp78 wirksam werden, wodurch die Membranflußrate erhöht und die Ausdehnung des Leitsaumes stimuliert wird. Dies beinhaltet, daß die Stimulation des Rezeptors auf motilen Zellen, bei denen ein einziger Leitsaum ausgedehnt wird, zu einer erhöhten direktionalen Motilität führen würde, während weniger bewegliche Zellen, die multiple, voneinander unabhängig wirkende Pseudoleitsäume ausstrecken, mit der Steigerung der Endozytose und möglicherweise mit zufälliger Motilität reagieren würden, ohne deshalb zwangsläufig die direktionale Migration zu stimulieren. Diese Vorhersage wurde durch Vergleich des beobachteten Ansprechens von hoch- und niedrigmetastatischen Melanomsublinien auf die Stimulation mit mAb Anti-gp78 sowohl im In-vitro-Versuch im Hinblick auf die nichtdirektionale Motilität als auch im In-vivo-Versuch im Hinblick auf die metastatischen Lungenkolonisation verifiziert. Während sowohl die hoch- als auch niedrigmetastatischen Zellen einen ähnlich großen, 2- bis 2,5fachen Anstieg der nichtdirektionalen phagokinetischen Motilität aufwiesen, reagierten nur die hochmetastatischen Sublinien auf die Stimulation durch Antigen gp78 mit erhöhter Lungenkolonisation (Watanabe et al. 1991a). Dies verdeutlicht, daß trotz der Fähigkeit beider Zellarten, auf die Stimulation mit erhöhter Motilität zu reagieren, nur die hochmetastatischen Zellen in der Lage waren, die Extravasation in das Parenchym notwendige direktionale Migration zu erhöhen. Dies kann der Grund dafür sein, daß die Stimulation nur in diesen Zellen zur Endozytose und zum spezifischen Transport des Rezeptors in eine einzige sich vorwärtsschiebende Region führte.

Die liganden-induzierte Rezeptorphosphorylierung ist in vielen Systemen ein gut charakterisiertes Signal zur Rezeptorinternalisierung und Signalübertragung (Ulrich u. Schlessinger 1990). Da die Internalisierung und Translokation des Rezeptors ein integraler Teil der AMF-vermittelten Motilitätsstimulation zu sein scheint, und da die vorhergesagte Proteinsequenz im intrazellulären Bereich des AMF-Rezeptors zur Nukleotidbindung und Phosphorylierung einwilligende Sequenzen enthält, wurde der phosphorylierte Zustand des gp78 untersucht. Die Immunpräzipitationsanalyse der mit radioaktivem Phosphat markierten Zellen zeigte, daß der AMF-Rezeptor innerhalb von 4 min nach der Stimulation mit AMF phosphoryliert, was darauf hindeutet, daß zwischen AMF-bindendem gp78 auf der Zelloberfläche, Rezeptorphosphorylierung und Internalisierung des gp78 ein Zusammenhang besteht (Watanabe et al. 1991b; unveröffentlichte Daten).

Die AMF-induzierte Motilitätsstimulation wird durch PT blockiert (Stracke et al. 1987; Nabi et al. 1990), weshalb die Endozytose des AMF-stimulierten gp78 durch PT blockiert werden muß, falls dieser Schritt für die Übermittlung des Motilitätssignals entscheidend ist. B16-F1-Melanomzellen, die 18 h lang mit PT vorbehandelt wurden, zeigten nicht die geringste Veränderung bei der Oberflächenexpression des gp78; jedoch wenn das PT mit einem frischen Medium ausgewaschen wird, werden nicht-inhibierte G-Proteine an die Plasmamembran rekrutiert, wobei innerhalb 1 h die Hinunterregulation des gp78 stattfindet (Watanabe et al. 1991a). Desgleichen führte die über Nacht stattfindende Inkubation der B16-F1-Zellen mit PT und mAB Anti-gp78 im Vergleich zu der Inkubation mit dem Antikörper allein zu einer signifikanten Erhöhung der Lungenkoloni-sationsfähigkeit (Watanabe et al. 1991a). Es scheint daher, daß PT die Zellen in einem Zustand des an die Oberfläche gebundenen Rezeptor-Liganden-Komplexes „einfriert", damit eine schnelle Internalisierung und Motilitäts-stimulation stattfinden kann, sobald das PT entfernt ist und neue nicht inhibierte G-Proteine rekrutiert werden können. Der Mechanismus, durch den PT die Mobilitätsinduktion durch AMF blockiert, besteht daher wahrscheinlich in der Verhinderung der Endozytose des AMF-Rezeptors. Dies würde zur Verringerung des mit der Exozytose des gp78 einhergehen-den Membranflusses an den Führungsrand führen; zu einem früheren Zeitpunkt wurde berichtet, daß die Behandlung der A2058-Melanomzellen mit PT die AMF-induzierte pseudopodiale Vorbuchtung verhindert (Guirguis et al. 1987). Die Stimulation der Motilität durch AMF geht deshalb mit der Phosphorylierung und Internalisierung des Rezeptors ebenso wie mit pseudopodialer Vorbuchtung am Leitsaum einher.

Schlußfolgerung

AMF wird durch neoplastische Zellen sezerniert, die wiederum in einer dosisabhängigen Weise auf externe Werte dieses Zytokins reagieren. Nach Bindung des AMF an seinen Rezeptor, ein Glykoprotein der Zelloberfläche mit einem Molekulargewicht von 78 kD, wird die Reaktion auf AMF, i.e. die Produktion von Inosittriphosphat und Rezeptorphosphorylierung, durch ein pertussistoxin-sensitives G-Protein vermittelt. Der Rezeptor wird internali-siert und in Tubulovesikeln lokalisiert, wodurch er am mikrotubulären Netzwerk entlang in eine kernnahe Region transportiert und nachfolgend an den Leitsaum der Zelle zurückbefördert wird, was zu pseudopodialer Ausdehnung und erhöhter Migration führt. Die weitere Charakterisierung der Zellreaktionen auf AMF und ähnliche Zytokine wird unser Verständnis der grundlegenden Prozesse, welche die Motilität von Mammakarzinomzelen steuern, erweitern. Sie kann die Grundlage für die Entwicklung sowohl effektiverer klinischer Behandlungsformen gegen Krebs als auch spezifischer Modalitäten liefern, welche die Motilität von Tumorzellen in vitro sowie die Invasion und Metastasenbildung in vivo hemmen.

Danksagungen

Diese Arbeit wurde teilweise durch den NIH-Fonds CA-51714-01A2 und die Paul-Zuckermann-Stiftung zur Förderung der Krebsforschung unterstützt.

Zusammenfassung

Die Migration von Tumorzellen ist bei der metastatischen Kaskade ein grundlegender Schritt, wobei maligne Zellen sich von der Primärtumormasse entfernen, sich an die Gefäßgrenzen begeben und diese überschreiten, so daß sie schließlich die Zirkulation verlassen, um in eine neue Organumgebung einzudringen. Der autokrine Motilitätsfaktor (AMF) der Tumorzellen ist ein sezerniertes Zytokin, das von transformierten Zellen produziert wird, und sowohl die zufällige als auch gesteuerte Zellmigration stimuliert. Der Rezeptor des autokrinen Motilitätsfaktors, ein Glykoprotein der Zelloberfläche mit einem Molekulargewicht von 78 kD (gp78), wirkt teilweise durch ein Pertussistoxin-(PT-)sensitives G-Protein, um die Inositphosphat-Produktion sowie die Phosphorylierung und Internalisierung des Rezeptors zu induzieren. Endozytiertes gp78 ist in intrazellulären Tubulovesikeln vorhanden, die mit Mikrotubuli kolokalisieren, wobei der Transport dieser Tubulovesikel von einem intakten mikrotubulärem Netzwerk abhängig ist. Der Rezeptor wird dann zum Leitsaum der Zelle zurückbefördert, was zu Ausbildung von Pseudopodien und Zellmotilität führt.

Literatur

Abercrombie M, Heaysman JEM, Pegrum SM (1970) The locomotion of fibroblasts in culture. III. Movement of particles on the dorsal surface of the leading lamella. Exp Cell Res 62: 389–398

Albrecht-Buehler G (1977) The phagokinetic tracks of 3T3 cells. Cell 11: 395–404

Ashkenazi A, Peralta EG, Winslow JW, Ramachandran J, Capon DJ (1989) Functionally distinct G proteins couple different receptors to PI hydrolysis in the same cell. Cell 56: 487–493

Atnip KD, Carter LM, Nicolson GL, Dabbous MK (1987) Chemotactic response of rat mammary adenocarcinoma cell clones to tumor-derived cytokines. Biochem Biophys Res Comm 146: 996–1002

Badenoch-Jones P, Ramshaw IA (1984) Spontaneous capillary tube migration of metastatic rat mammary adenocarcinoma cells. Invas Metast 4: 98–110

Bareis DL, Hirata F, Schiffmann E, Axelrod J (1982) Phospholipid merabolism, calcium flux, and the receptor mediated induction of chemotaxis in rabbit neutrophils. J Cell Biol 93: 690–697

Brandt SJ, Dougherty RW, Lapetina EG, Niedel JE (1985) Pertussion toxin inhibits chemotactic peptide-stimulated generation of inositol phosphates and lysosomal enzyme secretion in human leukemic (HL-60) cells. Proc Natl Acad Sci USA 82: 3277–3280

Bretscher MS (1983) Distribution of receptors for transferrin and low density lipoprotein on the surface of giant HeLa cells. Proc Natl Acad Sci USA 80: 454–458

Bretscher MS (1984) Endocytosis: relation to capping and cell locomotion. Science 226: 681–686

Bretscher MS (1989) Endocytosis and recycling of the fibronectin receptor in CHO cells. EMBO J 8: 1341–1348

Chopra H, Timar J, Chen YQ et al. (1991) The lipoxegenase metabolite 12(S)-HETE induces a cytoskeleton-dependent increase in surface expression of integrin $a_{IIb}\beta_3$ on melanoma cells. Int J Cancer 49: 774–786

Cooper MS, Cornell-Bell AH, Chernjavsky A, Dani JW, Smith SJ (1990) Tubulovesicular processes emerge from the trans-Golgi cisternae, extend along microtubules, and interlink adjacent trans-Golgi elements into a reticulum. Cell 61: 135–145

De Basio RL, Wang LL, Fisher GW, Taylor DL (1988) The dynamic distribution of fluorescent analogues of actin and myosin at the leading edge of migrating Swiss 3T3 fibroblasts. J Cell Biol 107: 2631–2645

de Brabander M, Nuydens R, Geerts H, Hopkins CR (1988) Dynamic behavior of the transferrin receptor followed in living epidermoid carcinoma (A431) cells with Nanovid microscopy. Cell Motil Cytoskel 9: 30–47

de Brabander M, Nuydens R, Ishahara A, Holifield B, Jacobson K, Geertz H (1991) Lateral diffusion and retrograde movements of individual cell surface components on single motile cells observed with nanovid microscopy. J Cell Biol 112: 111–124

Eberle M, Traynor-Kaplan AE, Sklar LA, Norgauer J (1990) Is there a relationship between phosphatidylinositol triphosphate and F-actin polymerization in human neutrophils. J Biol Chem 265: 16725–16728

Eckstein DJ, Shur BD (1989) Laminin induces the stable expression of surface galactosyl-transferase on lamellipodia of migrating cells. J Cell Biol 108: 2507–2517

Evans CP, Walsh DS, Kohn EC (1991) An autocrine motility factor secreted by the Dunning R-3327 rat prostatic adenocarcinoma cell subtype AT2.1. Int J Cancer 49: 109–113

Fidler IJ, Gersten DM, Hart IR (1988) The biology of cancer invasion and metastasis. Adv Cancer Res 28: 149–250

Garcia-Castro I, Mato JM, Vasanthakumar G, Wiesmann W, Schiffmann E, Chiang PK (1983) Paradoxical effects of adenosine on neutrophil chemotaxis. J Biol Chem 258: 4345–4349

Geiger B, Volk T, Raz A (1985) Cell contacts and cytoskeletal organization of metastatic cell variants. Exp Biol Med 10: 39–53

Gherardi E, Gray J, Stoker M, Perryman M, Furlong R (1989) Purification of scatter factor, a fibroblast-derived basic protein that modulates epithelial interactions and movement. Proc Natl Acad Sci USA 86: 5844–5848

Gilman AG (1987) G Proteins: Transducers of receptor-generated signals. Ann Rev Biochem 56: 615–649

Grey AM, Schor AM, Rushton G, Ellis I, Schor SL (1989) Purification of the migration stimulating factor produced by fetal and breast cancer patient fibroblasts. Proc Natl Acad Sci USA 86: 2438–2442

Grossi IM, Fitzgerald LA, Umbarger LA, Nelson KK? Diglio CA, Taylor JD, Honn KV (1989) Bidirectional control of membrane expression and/or activation of the tumor cell IRGpIIb/IIIa receptor and tumor cell adhesion by lipoxygenase products of arachidonic acid and linoleic acid. Cancer Res 49: 1029–1037

Guirguis R, Margulies I, Taraboletti G, Schiffmann E, Liotta L (1987) Cytokine-induced pseudopodial protrusion is coupled to tumor cell migration. Nature 329: 261–263

Hanks SK, Quinn AM, Hunter T (1988) The protein kinase family: Conserved features and deduced phylogeny of the catalytic domains. Science 241: 42–52

Herskowitz I, Marsh L (1987) Conservation of a receptor/signal transduction system. Cell 50: 995–996

Heuser J (1989) Changes in lysosomes shape and distribution correlated with changes in cytoplasmic pH. J Cell Biol 108: 855–864

Hopkins CR, Gibson A, Shipman M, Miller K (1990) Movement of internalized ligand receptor complexes along a continuous endosomal reticulum. Nature 346: 335–339

Ishahara A, Holifield B, Jacobson K (1988) Analysis of lateral redistribution of a monoclonal antibody complex plasma membrane glycoprotein which occurs during cell locomotion. J Cell Biol 106: 329–343

Kohn EC, Liotta LA, Schiffmann E (1990) Autocrine motility factor stimulates a three-fold increase in inositol trisphosphate in human melanoma cells. Biochem Biophys Res Comm 166: 757–764

Kucik DF, Elson EL, Sheetz MP (1990) Cell migration does not produce membrane flow. J Cell Biol 111: 1617–1622

Kucik DF, Kuo SC, Elson EL, Sheetz MP (1991) Preferential attachment of membrane glycoproteins t the cytoskeleton at the leading edge of lamella. J Cell Biol 114: 1029–1036

Lam WC, Delikatny J, Orr FR, Wass J, Varani J, Wand PA (1981) The chemotactic response of tumor cells. A model for cancer metastasis. Am J Pathol 104: 69–76

Liotta LA, Mandler R, Murano G, Katz DA, Gordon RK, Chiang PK, Schiffmann E (1986) Tumor cell autocrine motility factor. Proc Natl Acad Sci USA 83: 3302–3306

Marcus PI (1962) Dynamics of surface modification in myxovirus-infected cells. Cold Spring Harbor Symposia on Quantitative Biology, vol XXVII

McCarthy JB, Palm SL, Furcht LT (1983) Migration by haptotaxis of a Schwann cell tumor line to the basement membrane glycoprotein laminin. J Cell Biol 97: 772–777

McCarthy JB, Basara ML, Palm SL, Sas F, Furcht TL (1985) The role of cell adhesion proteins laminin and fibronectin in the movement of malignant and metastatic cells. Cancer Met Rev 4: 125–152

McCarthy JB, Hagen ST, Furcht LT (1986) Human fibronectin contains distinct adhesion- and motility-promoting domains for metastatic melanoma cells. J Cell Biol 102: 179–188

Mohler JL, Partin AW, Isaacs JT, Coffey DS (1987) Time lapse videomicroscopic identification of Dunning R2237 adenocarcinoma and normal rat prostate cells. J Urol 137: 544–547

Mohler JL, Partin AW, Coffey DS (1988) Metastatic potential prediction by a visual grading system of cell motility: Prospective validation in the Dunning R-3327 prostatic adeno-carcinoma model. Cancer Res 48: 4312–4317

Nabeshima K, Kataska H, Koona M (1986) Enhanced migration of tumor cells in response to collagen degradation products and tumor cell collagenolytic activity. Invas Metas 6: 270–286

Nabi IR, Raz A (1987) Cell shape modulation alters glycosylation of a metastatic melanoma cell surface antigen. Int J Cancer 40: 396–401

Nabi IR, Raz A (1988) Loss of metastatic responsiveness to cell shape modulation in a newly characterized B16 melanoma adhesive variant. Cancer Res 48: 1258–1264

Nabi IR, Watanabe H, Raz A (1990) Identification of B16-F1 melanoma autocrine motility-like factor receptor. Cancer Res 50: 409–414

Nabi IR, Watanabe H, Raz A (1992a) Intracellular translocation of a motility factor receptor to the leading edge of motile fibroblasts. (Submitted)

Nabi IR, Le Bivic A, Fambrough DF, Rodriguez-Boulan E (1992b) An endogenous MDCK membrane lysosomal glycoprotein is targeted basolaterally before delivery to lysosomes. J Cell Biol (in press)

Nicolson GL (1988) Organ specificity of tumor metastasis: role of preferential adhesion, invasion and growth of malignant cells at secondary sites. Cancer Met Rev 7: 143–188

Partin AW, Schoeniger JS, Mohler JL, Coffey DS (1989) Fourier analysis of cell motility: Correlation of motility with metastatic potential. Proc Natl Acad Sci USA 86: 1254–1258

Poste G (1982) Experimental systems for analysis of the malignant phenotype. Cancer Met Rev 1: 141–199

Raz A, Geiger B (1982) Altered organization of cell-substrate contacts and membrane associated cytoskeleton in tumor cell variants exhibiting different metastatic capabilities. Cancer Res 42: 5183–5190

Raz A, Ben-Ze'ev A (1983) Modulation of the metastatic capability in B16 melanoma by cell shape. Science 221: 1307–1310

Raz A, Ben-Ze'ev A (1987) Cell-contact and architecture of malignant cells and their relationship to metastasis. Cancer Met Rev 6: 3–21

Raz A, Silletti S, Timar J, Honn KV (1991) Effect of 12-HETE on the expression of autocrine motility factor recceptor and motility in melanoma cells. (Submitted)

Cooper MS, Cornell-Bell AH, Chernjavsky A, Dani JW, Smith SJ (1990) Tubulovesicular processes emerge from the trans-Golgi cisternae, extend along microtubules, and interlink adjacent trans-Golgi elements into a reticulum. Cell 61: 135–145

De Basio RL, Wang LL, Fisher GW, Taylor DL (1988) The dynamic distribution of fluorescent analogues of actin and myosin at the leading edge of migrating Swiss 3T3 fibroblasts. J Cell Biol 107: 2631–2645

de Brabander M, Nuydens R, Geerts H, Hopkins CR (1988) Dynamic behavior of the transferrin receptor followed in living epidermoid carcinoma (A431) cells with Nanovid microscopy. Cell Motil Cytoskel 9: 30–47

de Brabander M, Nuydens R, Ishahara A, Holifield B, Jacobson K, Geertz H (1991) Lateral diffusion and retrograde movements of individual cell surface components on single motile cells observed with nanovid microscopy. J Cell Biol 112: 111–124

Eberle M, Traynor-Kaplan AE, Sklar LA, Norgauer J (1990) Is there a relationship between phosphatidylinositol triphosphate and F-actin polymerization in human neutrophils. J Biol Chem 265: 16725–16728

Eckstein DJ, Shur BD (1989) Laminin induces the stable expression of surface galactosyltransferase on lamellipodia of migrating cells. J Cell Biol 108: 2507–2517

Evans CP, Walsh DS, Kohn EC (1991) An autocrine motility factor secreted by the Dunning R-3327 rat prostatic adenocarcinoma cell subtype AT2.1. Int J Cancer 49: 109–113

Fidler IJ, Gersten DM, Hart IR (1988) The biology of cancer invasion and metastasis. Adv Cancer Res 28: 149–250

Garcia-Castro I, Mato JM, Vasanthakumar G, Wiesmann W, Schiffmann E, Chiang PK (1983) Paradoxical effects of adenosine on neutrophil chemotaxis. J Biol Chem 258: 4345–4349

Geiger B, Volk T, Raz A (1985) Cell contacts and cytoskeletal organization of metastatic cell variants. Exp Biol Med 10: 39–53

Gherardi E, Gray J, Stoker M, Perryman M, Furlong R (1989) Purification of scatter factor, a fibroblast-derived basic protein that modulates epithelial interactions and movement. Proc Natl Acad Sci USA 86: 5844–5848

Gilman AG (1987) G Proteins: Transducers of receptor-generated signals. Ann Rev Biochem 56: 615–649

Grey AM, Schor AM, Rushton G, Ellis I, Schor SL (1989) Purification of the migration stimulating factor produced by fetal and breast cancer patient fibroblasts. Proc Natl Acad Sci USA 86: 2438–2442

Grossi IM, Fitzgerald LA, Umbarger LA, Nelson KK? Diglio CA, Taylor JD, Honn KV (1989) Bidirectional control of membrane expression and/or activation of the tumor cell IRGpIIb/IIIa receptor and tumor cell adhesion by lipoxygenase products of arachidonic acid and linoleic acid. Cancer Res 49: 1029–1037

Guirguis R, Margulies I, Taraboletti G, Schiffmann E, Liotta L (1987) Cytokine-induced pseudopodial protrusion is coupled to tumor cell migration. Nature 329: 261–263

Hanks SK, Quinn AM, Hunter T (1988) The protein kinase family: Conserved features and deduced phylogeny of the catalytic domains. Science 241: 42–52

Herskowitz I, Marsh L (1987) Conservation of a receptor/signal transduction system. Cell 50: 995–996

Heuser J (1989) Changes in lysosomes shape and distribution correlated with changes in cytoplasmic pH. J Cell Biol 108: 855–864

Hopkins CR, Gibson A, Shipman M, Miller K (1990) Movement of internalized ligand receptor complexes along a continuous endosomal reticulum. Nature 346: 335–339

Ishahara A, Holifield B, Jacobson K (1988) Analysis of lateral redistribution of a monoclonal antibody complex plasma membrane glycoprotein which occurs during cell locomotion. J Cell Biol 106: 329–343

Kohn EC, Liotta LA, Schiffmann E (1990) Autocrine motility factor stimulates a three-fold increase in inositol trisphosphate in human melanoma cells. Biochem Biophys Res Comm 166: 757–764 von Heijne G (1986) A new method for predicting signal sequence cleavage sites. Nucl Acid Res 14: 4683–4690

Watanabe H, Nabi IR, Raz A (1991a) The relationship between motility factor receptor internalization and the lung colonization capacity of murine melanoma cells. Cancer Res 51: 2699–2705

Watanabe H, Carmi P, Hogan V, Raz T, Silletti S, Nabi IR, Raz A (1991b) Purification of human tumor cell autocrine motility factor and molecular cloning of its receptor. J Biol Chem 266: 13442–13448

Weidner KM, Behrens J,Vanderkerchove J, Birchmeier W (1990) Scatter factor: molecular characteristics and effect on the invasiveness of epithelial cells. J Cell Biol 111: 2079–2108

Weidner KM, Arakaki N, Hartmann G et al. (1991) Evidence for the identity of human scatter factor and human hepatocyte growth factor. Proc Natl Acad Sci USA 88: 7001–7005

Weinberg RA (1991) Tumor suppressor genes. Science 254: 1138–1146

Woodgett JR, Gould KL, Hunter T (1986) Substrate specificity of protein kinase C. Use of synthetic peptides corresponding to physiological sites as probes for substrate recognition requirements. Eur J Biochem 161: 177–184

Yoshida K, Ozaki T, Ushijina K, Hayashi H (1970) Studies on the mechanisms of invasion in cancer. I. Isolation and purification of a factor chemotactic for cancer cells. Int J Cancer 6: 123–132

Young MR, Newby M, Meunier J (1985) Relationships between morphology, dissemination, migration, and prostaglandin E_2 secretion by cloned variants of Lewis lung carcinoma. Cancer Res 45: 3918–3923

Zvibel I, Raz A (1985) The establishment and characterization of a new Balb/c angiosarcoma tumor system. Int J Cancer 36: 261–272

Der Einfluß von Motilitäts- und Adhäsionsfaktoren auf die Differenzierung und Invasivität des Harnblasenkarzinoms

T. Otto und H. Rübben

Das Harnblasenkarzinom ist neben dem Prostatakarzinom der häufigste maligne urologische Tumor. Männer erkranken etwa 3mal so häufig wie Frauen, das bevorzugte Erkrankungsalter liegt zwischen dem 50. und 70. Lebensjahr; die Inzidenz beträgt 20 Neuerkrankungen/100.000 Einwohner/Jahr. Mehr als 60 % aller Blasentumoren wachsen oberflächlich, d. h. sind zum Zeitpunkt der Diagnosestellung noch nicht in die Blasenwandmuskulatur infiltriert. Bis vor wenigen Jahren glaubte man, daß das oberflächliche Harnblasenkarzinom hinsichtlich der Prognose eine homogene Gruppe darstellt. Dies wird jedoch der Biologie des oberflächlichen Blasenkarzinoms nicht gerecht. Bereits eine oberflächliche Infiltration in die Lamina propria sowie eine Entdifferenzierung des Tumors beeinflussen die Prognose der Patienten ungünstig; d. h. alleine die beiden Faktoren Infiltrationstiefe und Differenzierungsgrad lassen prognostisch sehr unterschiedliche Patientengruppen erkennen: Patienten mit fehlender Infiltration (Stadium Ta) weisen eine 5-Jahres-Überlebensrate von 95 % auf, während Patienten mit einem Tumor, der in die Lamina propria infiltriert ist und einen schlechten Differenzierungsgrad aufweist (Stadium T1 G3) nur noch in 64 % 5 Jahre überleben. Die ungünstige Prognose der Patienten mit T1-G3-Tumoren ist sowohl durch eine lokale Tumorprogression als auch durch eine primäre Fernmetastasierung bestimmt. Trotz dieser Selektionskriterien ist es bislang jedoch nicht möglich, individuell beim einzelnen Patienten abzuschätzen, ob und wann eine Tumorprogression oder eine Fernmetastasierung zu erwarten ist. Somit orientiert sich die Therapieplanung nach wie vor an statistischen Daten für selektionierte Patientengruppen, ohne jedoch die individuelle Entwicklung des Tumors vorhersagen zu können. Aus diesem Grunde wurden zahlreiche Faktoren und Substanzen am Tumorgewebe selbst, im Serum oder Urin des Patienten untersucht, um das Risiko der Patienten gezielter beurteilen zu können. Von Bedeutung sind begleitende Schleimhautdysplasien (Carcinoma in situ) und die Geschwindigkeit, mit der Rezidive auftreten, Bestimmung der Blutgruppenantigene am Tumor sowie automatische Tumorzellanalysen oder die Bestimmung des DNS-Gehaltes. Bislang läßt sich jedoch durch keines dieser Verfahren, auch in Kombination mit den bekannten Parametern, eine individuelle Therapieplanung ermöglichen. Dies liegt u. a. möglicherweise daran, daß alle die genannten Faktoren Sekundärphänomene sind, die nur Folge der Zellveränderung sind. Die eigentliche Ursache der malignen Entartung und der den Krankheitsverlauf bestimmenden Alteration ist am Genom der Tumorzelle zu suchen. Deshalb treten im Rahmen der Grundlagenforschung bzw. Krebsforschung Untersuchungen auf zellulärer und molekularbiologischer Ebene in den Vordergrund. Bedeutsam ist in diesem Zusammenhang der Mechanismus der Tumorzellinvasion und Metastasierung, was entscheidend für das Schicksal des Patienten ist. Auf zellulärer Ebene läßt sich dieses diagnostisch und therapeutisch so schwer zu erfassende Problem im Rahmen einer Drei-Schritt-Hypothese wie folgt deuten:

Erster Schritt: die Adhäsion der Zelle über Oberflächenrezeptoren für Laminin, Fibronectin oder Kollagen an die Matrix.

Zweiter Schritt: Die Proteolyse durch hydrolytische Enzyme der Matrix und damit die beginnende Zellinvasion.

Dritter Schritt: Die Motilität der Tumorzelle mit Lösung der Zellverbindungen und ungerichteter Bewegung aus dem Gewebeverband.

Das Adhäsionsverhalten epithelialer Zellen wird durch das Zell-Zelladhäsionsmolekül E-Cadherin beeinflußt.

E-Cadherin

E-Cadherin ist ein Zell-Zelladhäsionsmolekül, das spezifisch in Epithelzellen vorkommt und mit dem Differenzierungsgrad sowie der In-vitro-Invasivität von Karzinomzellinien korreliert (Behrens u. Birchmeier 1990; Behrens et al. 1985, 1989; Eidelman et al. 1989; Frixen et al. 1991; Nagafuchi et al. 1987; Shimoyama et al. 1989).

Normales Epithelgewebe sowie gut differenziertes Tumorgewebe exprimieren E-Cadherin. Nach Zugabe von Antikörpern – anti-Arc-1 mAb, DECMA-1 – gegen dieses Zelladhäsionsmolekül lassen sich primär gut differenzierte Epithelzellen in wenig differenzierte, invasive Zellen überführen (Behrens et al. 1985, 1989). Umgekehrt konnte durch Transfektion mit E-Cadherin c-DNS bei primär E-Cadherin-negativen Zellen eine Redifferenzierung erzielt werden (Frixen et al. 1991). Im Prostatakarzinommodell bei der Ratte konnten in Abhängigkeit vom Invasionspotential des Tumors unterschiedliche E-Cadherinexpressionen festgestellt werden (Bussemakers et al. 1991). Gestützt werden diese experimentellen Daten durch Untersuchungen an Plattenepithelkarzinomen humaner Larynx- und Hypopharynxtumoren, die in Abhängigkeit vom Differenzierungsgrad eine unterschiedliche E-Cadherinexpression aufweisen (Schipper et al. 1992).

Dies läßt vermuten, daß der Verlust der E-Cadherinexpression auch mit der Tumorinvasion und Metastasierung in vivo korreliert, und bedeutet, daß es sich bei dem beschriebenen Zell-Zelladhäsionsmolekül um ein mögliches Invasionssuppressormolekül handeln könnte. Die Hypothese wird gestützt durch die Untersuchung von Tsuda, der bei dedifferenzierten Leberzellkarzinomen eine chromosomale Deletion in der Region 16 q22.1–16 q23.2 festgestellt hat (Tsuda et al. 1990). Das Gen für E-Cadherin liegt ebenfalls in dieser Region (16 q22.1).

Ein entscheidender Schritt in der Metastasierung von Tumorzellen ist die ungerichtete Beweglichkeit dieser Zellen nach vorheriger Lösung der Zellkontakte. Einfluß auf die Zellbeweglichkeit nehmen Motilitätsfaktoren.

Autokriner Motilitätsfaktor AMF

Erstmals wurde 1986 über den autokrinen Motilitätsfaktor berichtet, der aus dem Überstand humaner Melanomzellkulturen gewonnen wurde und zu einer ausgeprägten motilitätssteigernden Wirkung auf ansonsten ruhende Zellen führt (Liotta 1986). Der autokrine Motilitätsfaktor führt in Konzentrationen von 10 nM oder weniger zu einer ungerichteten starken Motilitätssteigerung der Zellen mit Ausbildung von Zellfortsätzen, Pseudopodien, Lösung vorhandener Zell-Zell-Kontakte mit ungerichteter, regelloser Bewegung der Zellen aus dem Gewebeverband (Liotta 1986). Unter Zugabe des autokrinen Motilitätsfaktors kommt es zu ausgeprägten Veränderungen im Phospholipidstoffwechsel der Zellmembran mit deutlichem Anstieg (200 %) der Inositolphosphatsynthese und 300 %igem Anstieg des Inositoltriphosphates 2 h nach Inkubation der Zielzellen (Melanomzellen) mit dem autokrinen Motilitätsfaktor (Stracke et al. 1987). 1990 wurde der Rezeptor für den autokrinen Motilitätsfaktor identifiziert (Nabi et al. 1990). Es handelt sich um ein 78 kD Glykoprotein auf der Zellmembran. Mittels eines monoklonalen Antikörpers gegen den Rezeptor – anti-gp 78 mAb – kann der AMF-Rezeptor durch Immunfluoreszenz nachgewiesen werden (Nabi et al. 1990). Nach vorheriger Inkubation mit AMF-haltigem Überstand wird die Bindung des anti-gp 78 mAb an den Rezeptor kompetetiv gehemmt. Es besteht eine Sequenzhomologie einzelner Abschnitte der Aminosäuresequenz des AMF-Rezeptors mit bestimmten Domänen des menschlichen Tumorsuppressoronkogens p53 (Watanabe, pers. Mitt.).

Klinische Bedeutung erlangte der autokrine Motilitätsfaktor, nachdem im Urin von Blasentumorpatienten in Abhängigkeit von der Infiltrationstiefe des Tumors konzentrationsabhängige Unterschiede festgestellt wurden (Guirguis 1988). Untersuchungen verschiedener Arbeitsgruppen lassen die Vermutung zu, daß es sich bei dem beschriebenen Motilitätsfaktor um eine eingenständige Substanzklasse handelt, die keinen Bezug zu bekannten Wachstumsfaktoren und anderen Zytokinen aufweist (Liotta 1986, 1988; Guirguis 1988; Schiffmann, pers. Mitt.).

Ziel dieser Arbeit war es, eine Korrelation zwischen dem Blasentumorstadium und der Expression von Differenzierungsfaktoren (E-Cadherin) und dem Rezeptor des autokrinen Motilitätsfaktors herzustellen. Untersucht wurde, ob die E-Cadherinexpression mit dem Differenzierungsgrad von Harnblasenkarzinomen korreliert und ob ein Zusammenhang zwischen der Expression des autokrinen Motilitätsfaktorrezeptors und der Tumorprogression besteht.

Tabelle 1. Patientencharakteristika und operatives Verfahren

	n
Patienten	48
Geschlecht	
männlich	33
weiblich	15
Alter (Jahre)	66 [38–81]
Operationsverfahren	
TUR	36
Zystektomie	12

Der Nachweis des E-Cadherins und des autokrinen Motilitätsfaktorrezeptors wurde durch Immunfluoreszenz unter Verwendung spezifischer monoklonaler Antikörper (6F9 mab, 3F3 mab) an Gefrierschnittpräparaten durchgeführt. Die Befunde der Immunfluoreszenzuntersuchung wurden korreliert mit den Hämatoxylin-/Eosin-gefärbten histopathologischen Präparaten (Pathologe: Priv.-Doz. Dr. med. U. Schmidt, Institut für Pathologie, Universitätsklinikum Essen). Untersucht wurde das Harnblasengewebe von 48 Patienten mit normalem Urothel (n = 9) und Harnblasenkarzinom (n = 39) (s. Tabelle 1).

Die Gewebegewinnung erfolgte durch transurethrale Tumorresektion (TUR) oder radikale Zystektomie. Sofort nach Entnahme wurden die Gewebeproben in Flüssigstickstoff eingebracht.

Immunfluoreszenzmikroskopischer Nachweis des E-Cadherin

Immunfluoreszenz: Fixation des Gefrierschnittes (8 μm) für 7 min bei −20 °C mit Ethanol; waschen mit PBS. Permeabilisierung mit Triton X 100 für 3 min bei Raumtemperatur. Blocken mit Medium – DMEM + 10 %igem FKS – für 30 min bei 37 °C. Inkubation mit spezifischem Antikörper gegen E-Cadherin (6F9 mak) für 60 min, 37 °C; Waschen mit PBS. Inkubation mit dem FITC-markierten zweiten Antikörper (Dako F313) für 30 min, 37 °C; Waschen mit PBS. Eindecken mit p-Phenylendiamin. Beurteilung der Immunfluoreszenz bei 400- bzw. 630-facher Vergrößerung an einem Immunfluoreszenzmikroskop der Firma Leitz.

Die Beurteilung der E-Cadherinexpression erfolgt ohne Kenntnis des histopathologischen Befundes nach qualitativen und quantitativen Kriterien.

Kriterien der E-Cadherinbeurteilung

+++:   Fluoreszenz von hoher Intensität; mehr als 90 % der Karzinomzellen
       sind E-Cadherin-positiv.
++:   Fluoreszenz von hoher bis mittlerer Intensität; 10–90 % der Karzi-
       nomzellen sind E-Cadherin-positiv.
+:   Fluoreszenz von schwacher Intensität; weniger als 10 % der Karzi-
       nomzellen sind E-Cadherin-positiv.
–:   Keine Fluoreszenz sichtbar; alle Karzinomzellen sind negativ.

Immunfluoreszenzmikroskopischer Nachweis des AMF-Rezeptors

Der monoklonale Antikörper gegen den AMF-Rezeptor wurde charakterisiert von Nabi et al. 1990. Die immunfluoreszenzmikroskopische Untersuchung wurde vorgenommen an Gefrierschnittpräparaten (6–8 µ) auf Objektträgern. Fixation des Gefrierschnittes für 15 min mit 3 %igem Paraformal-
dehyd in PBS bei Raumtemperatur; Waschen mit PBS und Inkubation mit
dem monoklonalen Antikörper gegen den AMF-Rezeptor (3F3A mab) für
30 min bei Raumtemperatur; Waschen mit PBS und Inkubation mit einem
FITC-konkugiertem Kaninchen-anti-Ratte IgG (1:40) für 30 min bei Raumtemperatur. Waschen mit PBS und Eindecken der Präparate mit
p-Phenylendiamin zur immunfluoreszenzmikroskopischen Beurteilung.

Kriterien der immunfluoreszenzmikroskopischen Beurteilung der AMF-Rezeptorexpession

++:   Fluoreszenz von hoher Intensität; mehr als 50 % der Karzinomzellen
       sind AMF-Rezeptor-positiv.
+:   Fluoreszenz von mittlerer bis geringer Intensität; 10–50 % der Karzi-
       nomzellen sind AMF-Rezeptor-positiv.
–:   Keine Fluoreszenz sichtbar; alle Karzinomzellen sind AMF-Rezeptor-
       negativ.

Ergebnisse

E-Cadherinexpression

Normales Urothel (n = 9) zeigt eine starke E-Cadherinexpression (Tabelle 2).

10 von 13 oberflächlichen Harnblasenkarzinomen wiesen eine starke
E-Cadherinexpression auf. 3 der 13 oberflächlichen Harnblasenkarzinome
zeigten ein inhomogenes Expressionsmuster. Es konnten Urothelzellen mit

Tabelle 2. E-Cadherin- und AMF-Rezeptorexpression bei Harnblasenkarzinom- und Normalgewebe

	E-Cadherin			AMF-Rezeptor	
	n	+++/++	+/−	++	+/−
Normalgewebe	9	9	0	0	9
Blasenkarzinom	39	15	24	24	15
Ta/T1, oberflächlich	13	10	3	5	8
T2–T4, invasiv	26	5	21	19	7
G1	7	5	2	1	6
G2	16	5	11	9	7
G3	16	4	12	14	2
Insgesamt	48	24	24	24	24

komplettem Verlust der E-Cadherinexpression nachgewiesen werden. 21 von 26 muskelinvasiven Harnblasenkarzinomen zeigten eine E-Cadherinreduktion; 12 von 26 muskelinvasiven Harnblasenkarzinomen waren E-Cadherinnegativ.

In Korrelation zum Differenzierungsgrad fand sich bei 5 von 7 gut differenzierten G1-Karzinomen eine starke E-Cadherinexpression. Die Mehrzahl der mäßiggradig differenzierten Urothelkarzinome (G2) zeigte eine E-Cadherinreduktion (Stracke et al. 1987; Schiffmann, pers. Mitt.). Schlecht differenzierte G3-Karzinome waren in 12 von 16 Fällen E-Cadherin-reduziert.

AMF-Rezeptorexpression

An den gleichen Gefrierschnittpräparaten wurde die Expession des AMF-Rezeptors immunfluoreszenzmikroskopisch beurteilt. Normales Harnblasengewebe wie Harnblasenmuskulatur und normales Urothel waren AMF-Rezeptor-negativ (n = 9) (s. Tabelle 2).

Die Untersuchung von 13 oberflächlichen Harnblasenkarzinomen (pTa/pT1) erbrachte in 5 von 13 Fällen eine starke AMF-Rezeptorexpression (++). 19 von 26 muskelinvasiven Harnblasenkarzinomen waren AMF-Rezeptor-positiv (++). Bei der Mehrzahl der oberflächlichen Harnblasenkarzinome fand sich eine lokalisierte Expression des AMF-Rezeptors in Form einzelner, kleiner fokaler Fluoreszenzherde. Im Gegensatz dazu konnten bei der Mehrzahl der muskelinvasiven Harnblasenkarzinome mehrere AMF-Rezeptorspots pro Zelle nachgewiesen werden. Die AMF-Rezeptorfoci waren deutlich größer.

In Korrelation zum Differenzierungsgrad, war bei 14 von 16 schlecht differenzierten G3-Urothelkarzinomen eine deutlich vermehrte AMF-Rezeptorexpression nachweisbar. 6 von 7 gut differenzierten G1-Karzinomen waren AMF-Rezeptor-reduziert.

Tabelle 3. Resultate einer Kombination von vermehrter AMF-Rezeptorexpression und erniedrigter E-Cadherinexpression bei normalem Harnblasengewebe und Harnblasenkarzinomgewebe

	n	E-Cadherin +/−	AMF-Rezeptor ++
Normalgewebe	9	0	
Harnblasenkarzinom	39	19	
Ta/T1, oberflächlich	13	3	
T2–T4, invasiv	26	16	
G1	7	1	
G2	16	7	
G3	16	11	
Insgesamt	48	19	

Korrelation der E-Cadherinexpression mit der AMF-Rezeptorexpression (s. Tabelle 3)

Eine Reduktion der E-Cadherinexpression sowie eine vermehrte AMF-Rezeptorexpression bestand bei 3 von 13 oberflächlichen Harnblasenkarzinomen. Einer dieser Patienten erlitt ein Tumorrezidiv gleichen Stadiums; ein weiterer Patient entwickelte 8 Monate nach radikaler Zystektomie in Folge eines pTa G3, NO, MO Urothelkarzinoms der Harnblase eine multiple Lungenmetastasierung. Die histologische Untersuchung einer Biopsie aus den pulmonalen Raumforderungen erbrachte die Diagnose einer Metastase des Urothelkarzinoms.

16 von 26 Patienten mit muskelinvasivem Harnblasenkarzinom wiesen die Konstellation einer reduzierten E-Cadherin- und vermehrten AMF-Rezeptorexpression auf.

In Korrelation zum Differenzierungsgrad des Tumors fand sich diese Befundkonstellation bei 1 von 7 G1-Karzinomen, 7 von 16 G2-Karzinomen und 11 von 16 G3-Karzinomen.

Schlußfolgerung

Normales Urothel und die Mehrzahl der oberflächlichen Harnblasenkarzinome (10 von 13) zeigen eine starke Expression des Zell-Zelladhäsionsmoleküls E-Cadherin. Ein partieller Verlust der E-Cadherinexpression war bei 3 von 13 oberflächlichen Harnblasenkarzinomen nachweisbar. Diese Tumoren wiesen zudem eine vermehrte AMF-Rezeptorexpression auf. 1 von 3 Patienten erlitt bereits 8 Monate nach Zystektomie in Folge des oberflächlichen Harnblasenkarzinoms eine multiple Metastasierung des vorbestehenden Tumors. Eine vermehrte Expression der Motilitätsfaktorrezeptoren in Kombination mit einem Verlust der E-Cadherinexpression entsprechen einer prognostisch ungünstigen Befundkonstellation. Dies wurde bestätigt durch die Untersuchung muskelinvasiver Harnblasenkarzinome mit bekannt günstiger Prognose. 16 von 26 Patienten (61%) wiesen die prognostisch ungünstige Konstellation einer verminderten E-Cadherinexpression und vermehrten AMF-Rezeptorexpression auf. Sollte sich der prognostische Wert der Bestimmung von Zell-Zelladhäsionsfaktoren und Motilitätsfaktoren bzw. ihrer Rezeptoren im Rahmen der z. Z. durchgeführten klinischen Nachsorgeuntersuchung bestätigen, so könnten diese Faktoren das maligne Potential insbesondere oberflächlicher Harnblasenkarzinome besser kennzeichnen und die Wahl des therapeutischen Vorgehens beeinflussen.

Literatur

AMERICAN CANCER SOCIETY (1992) Cancer Facts and Figures 1992: 27

Barnes R, Hirst A, Rosenquist R (1976) Early carcinoma of the prostate: comparison of stages A and B. J Urol 115: 404

Bartsch G, Hohlbrugger G, Mikuz G, Marberger H (1983) Transurethral resection in prostatic carcinoma. A cause of accelerated metastatic growth. World J Urol 1: 36

Behrens J, Birchmeier W (1990) Specific activity of the arc-1/uvomorulin promoter in epithelial cells. J Cell Biol 111: 157a

Behrens J, Birchmeier W, Goodman SL, Imhof BA (1985) Dissociation of madin-darby canine kidney epithelial cells by the monoclonal antibody anti-arc-1: Mechanistic aspects and identification of the antigen as a component related to uvomorulin. J Cell Biol 1001: 1307

Behrens J, Mareel MM, Van Roy FM, Birchmeier W (1989) Dissecting tumor cells invasion: Epithelial cells acquire invasive properties after loss of uvomorulin-mediated cell-cell adhesion. J Cell Biol 108: 2435

Bussemakers MJG, Van Mooreselaar RJA, Giroldi LA et al. (in press) Decreased expression of E-Cadherin in the progression of rat prostatic cancer. Cancer Res (in press)

Carter BS, Ewing CM, Ward WS et al. (1990) Allelic loss of chromosomes 16q and 10q in human prostate cancer. Proc Natl Acad Sci 87: 8751

Chlewbowski RT, Hestorff R, Sardoff L, Weiner J, Bateman JR (1978) Cyclophosphamide (NSC 26 271) versus the combination of adriamycin (NSC 123 127), 5-fluorouracil (NSC 19 893), and cyclophosphamide in the treatment of metastatic prostatic cancer. A randomized trial. Cancer 42: 2546

Correa RJ Jr, Anderson RG, Gibbons RP, Mason JT (1974) Latent carcinoma of the prostate – why the controversy. J Urol 111: 644

Eagan RT, Hahn RG, Myers RP (1996) Adriamycin (NSC 127 127) versus 5-fluorouracil (NSC 19 893) and cyclophosphamid (NSC 26 271) in the treatment of metastatic prostate cancer. Cancer Treat Rep 60: 115

Eidelman S, Damsky CH, Wheelock MJ, Damjanov I (1989) Expression of the cell-cell adhesion glycoprotein cell-CAM 120/80 in normal human tissue and tumor. Am J Pathol 135: 101

Frixen UH, Behrens J, Sacks M et al. (1991) E-Cadherin mediated cell-cell adhesion prevents invasiveness of human carcinoma cells. J Cell Biol 113: 173

Greene LF, Simon HB (1955) Occult carcinoma of the prostate. Clinical and therapeutic study of eighty-three cases. JAMA 158: 1494

Guirguis R (1988) Detection of autocrine motility factor in urine as a marker of bladder cancer. J Natl Cancer Inst 80/15: 1203

Hermanek P (1986) Neue TNM/pTNM-Klassifikation und Stadieneinteilung urologischer Tumoren ab 1987. Urologe (B) 26/4: 193

Khalifa NM, Jarman WB (1976) A study of 48 cases of incidental carcinoma of the prostate. Followed 10 years or longer. J Urol 116: 329

Liotta LA (1986) Tumor cell autocrine motility factor. Proc Natl Acad Sci 83/10: 3302

Muss HB, Howard V, Richards F et al. (1981) Cyclophosphamide versus cyclophosphamide, methotrexate, and 5-fluorouracil in advanced prostatic cancer – a randomized trial. Cancer 47: 1949

Nabi IR, Watanabe H, Raz A (1990) Identification of B16-F1 melanoma autocrine motility – like factor receptor. Cancer Res 50: 409

Nabi IR, Watanabe H, Silletti S, Raz A (1991) Tumor cell autocrine motility factor receptor. In: Goldberg ID (ed) Cell motility factors. Birkhäuser, Basel, p 164

Nagafuchi A, Shirayoshi Y, Okazaki K, Yasuda K, Takeichi M (1987) Transformation of cell adhesion properties by exogenously introduced E-Cadherin cDNA. Nature 329: 341

Paulson DF (1987) Management of prostatic malignancy. In: DeKernion JB, Paulson DF (eds) Genitourinary cancer management. Lea & Febiger, Philadelphia, p 107

Rübben H, Altwein JE (1987) Das Prostatakarzinom – ein therapeutisches Dilemma? Urologe (A) 26: 7

Sato T, Tanigami A, Yamakawa K, Akiyama F, Kasumi F, Sakamoto G, Nakamura Y (1990) Allelotype of breast cancer: cumulative losses promote tumor progresion in primary breast cancer. Cancer Res 50: 7184

Schalken JA, Bussemakers MJG, Isaacs WB, Carter BS, Van de Veen WJM, Debruyne FMJ (1991) E-Cadherin is a candidate tumor suppressor gene implicated in prostate cancer. Societe International D'Urologie, 22th Congress 425: 352

Sheldon CA, Williams RD, Fraley EE (1980) Incidental carcinoma of the prostate: a review of literature and critical reappraisal of classification. J Urol 124

Shimoyama Y, Hirohashi S, Hirano S, Noguchi M, Shimosato Y, Takeichi M, Abe O (1980) Cadherin cell-adhesion molecules in human epithelial tissues and carcinomas. Cancer Res 49: 2128

Soloway MS, DeKernion JB, Gibbons RP et al. (1981) Comparison of estramustine phosphate and vincristin alone or in combination for patients with advanced hormone refractory previously irradiated carcinoma of the prostate. J Urol 125: 664

Stamey TA, Kabalin IN (1989) Prostate specific antigen in diagnosis and treatment of adenocarcinoma of the prostate. J Urol 141: 1070

Stoker M, Gherardi E, Perryman M, Gray (1987) Scatter factor is a fibroblast-derived modulator of epithelial cell motility. J Nature 327: 239

Stracke ML, Guirguis R, Liotta LA, Schiffmann E (1987) Pertussis toxin inhibits stimulated motility indipendently of the adenylate cyclase pathway in human melanoma cells. Biochem Biophys Res Comm 146/1: 339

Tsuda H, Zhang W, Shimosato Y et al. (1990) Allele loss on chromosome 16 associated with progression of human hepatocellular carcinoma. Proc Natl Acad Sci USA 87: 6791

Umbas R, Bussemakers MJG, Isaacs WB, Aalders TW, Carter BS, Debruyne FMJ, Schalken JA (in press) Decreased expression of E-Cadherin in high grade prostate cancer. Cancer Res (in press)

De Voogt H, Sucin S, Sylvester R, Pavone-Macaluso M, Smith PH, De Pauw M (1989) Multivariante analysis of prognostik factors in patients with advanced prostatic cancer: results from 2 european organization for research on treatment of cancer trials. J Urol 141: 883

Weidner KM, Behrens J, Vandekerckhove J, Birchmeier W (1990) Scatterfactor: Molecular characteristics and effect on the invasion of epithelial cells. J Cell Biol III: 2097

Yagoda A (1979) Phase II trials with cis-diammine-dichloroplantinum (II) in the treatment of urothelial tumors. Cancer Treat Rep 63: 1565

Zellinteraktionsmoleküle in der Tumor-Wirt-Auseinandersetzung

R. Heicappell und R. Ackermann

Einleitung

Eine Tumormetastase stellt den Endpunkt einer Auseinandersetzung zwischen Tumor und Wirt dar. Metastatische Zellen lösen sich vom Primärtumor ab, wandern in Lymph- oder Blutgefäße ein, sind in der Zirkulation den von der Flüssigkeitströmung verursachten Scherkräften und dem Immunsystem des Wirts ausgesetzt, adhärieren im Kapillarbett an das Gefäßendothel des Zielorgans, wandern aus der Zirkulation in das Zielorgan ein und wachsen dort unter den Bedingungen einer fremden Organumgebung aus. Es ist mittlerweile allgemein akzeptiert, daß die Metastasierung nicht zufällig, sondern gerichtet und stufenweise abläuft (Übersicht bei Fidler 1990). Nur wenige Zellen innerhalb eines Tumor verfügen über die für eine Metastasie-

Tabelle 1. Regulationsfaktoren bei der Tumormetastasierung (nach Fidler 1990)

1. Tumorzelleigenschaften

    A Förderung der Metastasierung
    1. Herstellung von Wachstumsfaktoren und ihren Rezeptoren
    2. Herstellung von Angiogenesefaktoren
    3. Motiliät, Invasivität
    4. Aggregation, Deformierung
    5. Spezifische Zelloberflächenrezeptoren und Adhäsionsmoleküle

    B Inhibition der Metastasierung
    Antigenität

2. Wirtseigenschaften

    A Förderung der Metastasierung
    1. Neovaskularisierung
    2. Parakrine und endokrine Wachstumsfaktoren
    3. Thrombozyten und ihre Produkte
    4. Immunzellen und ihre Produkte

    B Inhibition der Metastasierung
    1. Gewebsbarrieren
    2. Turbulenzen im Blut, Endothelien
    3. Gewebsständige Inhibitoren von Degradationsenzymen
    4. Gewebsständige antiproliferative Faktoren
    5. Immunzellen und ihre Produkte

rung erforderlichen Eigenschaften. Dazu gehört die Verfügbarkeit von Invasionenzymen (Liotta et al. 1980; Starkey 1990), autokrinen Motilitätsfaktoren (Liotta 1986; Watanabe et al. 1991) und Adhäsionsmolekülen (Raz et al. 1987; Pauli et al. 1989). Von den zirkulierenden Tumorzellen wachsen weniger als 0,1 % zu metastatischen Kolonien aus (Liotta et al. 1991). Die Tumormetastasierung wird aber nicht nur von intrinsischen Eigenschaften der metastatischen Tumorzellen, sondern auch durch Wirtsfaktoren reguliert (Tabelle 1). Dazu gehören beispielsweise endokrine und parakrine Wachstumfaktoren des Wirts als positive und Immunzellen oder Endothelbarrieren als negative Regulatoren.

Während des gesamten Prozesses der Metastasierung haben die migrierenden Tumorzellen potentiell Kontakt zu anderen Tumorzellen oder zu Zellen und Strukturen des Wirtsorganismus (Übersicht bei Miller u. Heppner 1990). So treffen Tumorzellen in der Blut- oder Lymphbahn auf Immunzellen des Wirts und Thrombozyten; im Kapillarbett können sie mit anderen Tumorzellen und Thrombozyten Aggregate bilden. Die Adhäsion an das Gefäßendothel und die extrazelluläre Matrix unterhalb des Gefäßendothels stellt eine notwendige Voraussetzung für die Invasion in das Zielorgan dar. Es ist derzeit nur zum Teil bekannt, welche molekularen Faktoren die Tumor-Wirt-Interaktion regulieren.

Moleküle, die Interaktionen zwischen Zellen vermitteln, sind aus anderen Systemen bekannt. Kürzlich ist eine Reihe von Molekülen beschrieben worden, die für die homotypische oder heterotypische Aggregation von Lymphozyten (Übersicht bei Shimizu 1992), Thrombozyten (Übersicht bei Roth 1992) oder Granulozyten (Übersicht bei Zimmerman et al. 1992) verantwortlich sind.

Bei Entzündungsreaktionen entwickeln polymorphkernige Granulozyten Eigenschaften, die erstaunliche Parallelen zu metastatischen Tumorzellen aufweisen (Smith u. Anderson 1991): Sie wandern in der Zirkulation gerichtet entlang einem chemotaktischen Gradienten, bilden homotypische Zellaggregate im Kapillarbett, adhärieren am Gefäßendothel sowie an der subendothelialen extrazellulären Matrix und wandern in Organe ein. Viele der in diesen Prozeß involvierten Adhäsionsmoleküle sind mittlerweile identifiziert worden (Patarroyo u. Makgoba 1989). Inzwischen ist schlüssig nachgewiesen worden, daß eine Reihe der bei Leukozyten und Gefäßendothelien gefundenen Adhäsionsmoleküle auch bei der Tumorinvasion und der Embryogenese eine wichtige Rolle spielen (Thiery et al. 1988; Anderson 1990).

Bei der Behandlung des Nierenkarzinoms steht die bisher vollständig ungelöste Frage der Therapie der Tumormetastasen im Vordergrund. Die Bedingungen und Faktoren, die zur Disseminierung des Tumors führen, sind bislang weitestgehend unbekannt.

Ziel der hier vorgestellten Untersuchungen war, zu prüfen, ob menschliche Nierentumoren Moleküle exprimieren, die in die Zell-Zell- oder Zell-Substrat-Interaktion involviert sein können.

Es ist zu erwarten, daß das Verständnis der Pathophysiologie der Tumormetastasierung zu neuen Therapieansätzen auch bei bisher therapieresistenten Tumoren führen wird (Saiki et al. 1989)

Expression von ICAM-1 (intercellular adhesion molecule) auf normaler Niere, primären Nierenzellkarzinomen und Nierenkarzinommetastasen

Die physiologische Rolle von ICAM-1 und anderen Adhäsionsmolekülen bei Leukozyten ist, bei Immunreaktionen einen adhäsiven Kontakt zwischen komplementären Zellen zu ermöglichen. Dies können sowohl Reaktionen zwischen zytotoxischen und akzessorischen Immunzellen (Shimizu et al. 1990) als auch Reaktionen zwischen Granulozyten und aktiviertem Gefäßendothel im Rahmen der Entzündungsantwort sein (Patarroyo et al. 1989). ICAM-1 ist ein Molekül aus der „Immunglobulin-Superfamilie" und insofern strukturell verwandt mit MHC Klasse I und Klasse II, dem T-Zell-Rezeptor für Antigen, N-CAM, CEA und anderen (Übersicht bei Johnson 1991). ICAM-1 ist ein gewebsspezifisch sialinisiertes Glykoprotein mit 5 immunglobulinähnlichen extrazellulären Domänen, einem Transmembrananteil von 23 Aminosäuren und einem intrazytoplasmatischen Anteil von 29 Aminosäuren (Staunton et al. 1988).

Das Molekül ist auf NK-Zellen, B-Lymphozyten und Monozyten exprimiert und dient als ein Ligand für das auf T-Lymphozyten exprimierte Lymphocyte function antigen -1 (LFA-1) (Rothlein et al. 1986). ICAM-1 wird aber nicht nur auf hämatopoetischen Zellen, sondern auch auf Endothelzellen, Fibroblasten und einer ganzen Reihe von normalen Geweben exprimiert (Dustin et al. 1986; Smith u. Thomas 1990).

In vitro wird ICAM-1 auf Endothelzellen, Fibroblasten und Keratinozyten durch präinflammatorische Zytokine induziert mit der Folge einer verstärkten Adhäsion von Leukozyten an die aktivierten Zellen. ICAM-1 ist nicht nur auf Zellmembranen, sondern – insbesondere bei entzündlichen und Tumorerkrankungen – auch im Serum nachweisbar (Seth et al. 1991).

Expression von ICAM-1 wird nicht nur in normalem Gewebe, sondern auch auf Tumoren wie Neuroblastomen (Favrot et al. 1991), Gehirntumoren (Guarini et al. 1990), Melanomen (Natali et al. 1990) und in geringerem Umfang auch bei Schilddrüsentumoren (Betterle et al. 1991) gefunden. ICAM-1 fungiert dabei als Adhäsionsmolekül für T-Lymphozyten; seine Expression ist für die Lyse von Tumorzellen durch aktivierte T-Lymphozyten oder LAK-Zellen in vitro unabdingbar (Vanky et al. 1990; Naganuma et al. 1991; Braakman et al. 1990).

Beim Melanom ist die Expression von ICAM-1 und die Sekretion von ICAM-1 im Serum mit einer schlechteren Prognose signifikant positiv korreliert (Natali et al. 1990; Harning et al. 1991).

Bei Nierenzellkarzinomen werden häufig dichte leukozytäre Infiltrate gefunden. Es lag daher nahe, zu untersuchen, ob ICAM-1 auf diesen Tumoren exprimiert ist. In eigenen Untersuchungen an Gefrierschnitten von Nierentumoren mit FITC-markiertem anti ICAM-1 wurde auf 13 von 20 untersuchten Tumoren und 3 von 5 untersuchten Metastasen ICAM-1-Expression nachgewiesen. Es stellte sich dabei – wie bei anderen Tumoren auch – keine klare Korrelation zum Tumorstadium oder Tumorgrad dar. Bei dem parallel untersuchten normalen Nierengewebe waren in fast allen Fällen Gefäßendothelien und Glomeruli angefärbt; Nierentubuli waren in jedem Fall negativ. Letzteres stimmt mit den Untersuchungen anderer Autoren überein, die ICAM-1 auf Nierentubuli nur bei Transplantatabstoßungsreaktionen fanden (Faull u. Russ 1989; Suranyi et al. 1991)

In Untersuchungen an menschlichen Nierenkarzinomlinien zeigte eine Linie, die von einem granularzelligen Nierentumor stammte, weder spontan noch nach Stimulation mit Interferon-γ eine Expression von ICAM-1; 71 % einer von einem klarzelligen Tumor abstammenden Zellinie exprimierte ICAM-1 spontan; nach Stimulation durch γ-Interferon wurde der Anteil der positiven Zellen auf 84 % erhöht.

Tomita et al. (1988) fanden ICAM-1 bei 23 von 28 untersuchten Primärtumoren. ICAM-1 war in ihren Untersuchungen – anders als bei Melanomen (Natali et al. 1990) besonders bei denjenigen Tumoren stark exprimiert, bei denen ein deutliches mononukläres Infiltrat sichtbar war. Bei granularzelligen Karzinomen fanden die Autoren besonders wenig ICAM-1. Somit ist beim Nierenkarzinom, anders als beim Melanom, eine klare Korrelation zwischen ICAM-1-Expression und schlechter Prognose bisher nicht nachgewiesen.

Expression und Funktion von β-Integrinen auf Nierentumorzellinien

Integrine sind eine Familie von Adhäsionsmolekülen, die zunächst auf Leukozyten und Thrombozyten, später dann auch auf Tumorzellen nachgewiesen worden sind. Die Analyse der Primärstruktur zeigt, daß Integrine heterodimere Moleküle sind, die aus Kombinationen von mindestens 12 unterschiedlichen α-Ketten und mindestens 7 unterschiedlichen β-Ketten zusammengesetzt sind (Hynes 1987).

Während β1 und β3-Moleküle auf einer Reihe unterschiedlicher Gewebe gefunden werden, sind die Moleküle mit β2-Untereinheiten ausschließlich auf Leukozyten exprimiert (Larson u. Springer 1990).

Die Integrine der β1-Familie dienen überwiegend der Adhäsion von Zellen an Substrate der extrazellulären Matrix (ECM) wie Kollagen, Laminin oder Fibronektin.

7 verschiedene Integrine der β1-Integrin-Familie sind bisher beschrieben worden (Tabelle 2), von denen jedes an spezifische ECM-Substrate bindet.

Tabelle 2. Substratspezifität der β1-Integrine

Integrin	Substratspeziftät
α1β1	Kollagen, Laminin
α2β1	Kollagen, Laminin
α3β1	Kollagen, Laminin, Fibronektin
α4β1	Fibronektin
α5β1	Fibronektin
α6β1	Laminin
α7β1	Laminin

Dabei können bei gleicher Substratspezifität die Liganden im Substratmolekül unterschiedlich sein: Sowohl α4β1 als auch α5β1 binden an Fibronektin; die Liganden sind allerdings nicht identisch (Ruoslahti u. Pierschbacher 1987; Wayner et al. 1989; Übersicht bei Yamada 1991).

β 1-Integrine wurden ursprünglich auf T-Lymphozyten entdeckt und, weil sie bei der Aktivierung dieser Zellen zu einem späten Zeitpunkt exprimiert wurden, „very late antigen" (VLA) genannt. Von den VLA ist heute bekannt, daß sie auf Monozyten (Brown et al. 1989), T-Lymphozyten (Wayner et al. 1989), natürlichen Killerzellen (Gismondi et al. 1991) und Thrombozyten (Piotrowicz et al. 1988) vorkommen. Außerdem werden sie auf normalen Zellen in Haut, Lungen, Herz, Muskulatur, Leber, Niere, Dünndarm, Milz, Zervix, Plazenta, Blase und Prostata gefunden (De Strooper et al. 1990; Zutter et al. 1990; Volpes et al. 1991; Koretz et al. 1991). Wie andere Leukozytenadhäsionsmoleküle werden auch einige β1-Integrine auf Tumoren gefunden wie Neuroblastomen (Yoshihara et al. 1991), Melanomen (Übersicht bei Kramer et al. 1991), Kolonkarzinomen und ihren Metastasen (Koretz et al. 1991), Lungentumoren (Chen et al. 1991) und Mammakarzinomen (Pignatelli 1991). Bei Mammakarzinomen sind Integrine auf invasiven duktalen Tumoren schwächer exprimiert als auf weniger invasiven Tumoren (Pignatelli 1991). Auf Lebermetastasen von Kolonkarzinomen wurden keine Unterschiede zu den Primärtumoren gefunden (Koretz et al. 1991). Bei Melanomen wurden VLA-1, VLA-2 und VLA-3 auf Metastasen im Vergleich zu den Primärtumoren verstärkt exprimiert gefunden (Mortarini et al. 1991).

Über β1-Integrine auf menschlichen Nierenzellkarzinomen liegen Daten bisher nicht vor. Wir untersuchten daher die Expression und Funktion von VLA-2, VLA-4, VLA-5 und VLA-6 auf permanenten Zellinien menschlicher Nierenkarzinome.

Dazu wurden die Zellen mit Fluoreszein-markierten Antikörpern gegen die entsprechenden Integrine inkubiert und im Fluorescent Activated Cell Sorter (FACS) untersucht. Während eine Linie (SN12L1) alle genannten Integrine in hohem Maße exprimierte, konnte auf der anderen Zellinie (HTB44) keine Expression von VLA-6 nachgewiesen werden.

β-1 Integrine sind – wie bereits erwähnt – Moleküle, die die Adhärenz an Substrate der extrazellulären Matrix vermitteln. Die von uns untersuchten

Nierenkarzinomlinien adhärieren stark an Fibronektin und Laminin. In einem weiteren Experiment wurde daher untersucht, über welche Moleküle die Bindung an diese Substrate vermittelt wird. Dazu wurden die Vertiefungen einer Mikrotiterplatte mit Laminin und Fibronektin beschichtet und die Zellen in An- oder Abwesenheit von Antikörpern gegen die Integrine VLA-2, VLA-4, VLA-5 und VLA-6 für 2h inkubiert. Die Zellen, die nach dieser Zeit nicht gebunden hatten, wurden entfernt und die Anzahl der gebundenen Zellen über den Einbau eines Farbstoffs quantifiziert. Der Antikörper gegen VLA-6 inhibierte die Bindung von 3 untersuchten Nierenkarzinomlinien zu 50 %; ein Antikörper gegen VLA-2 inhibierte die Bindung an Laminin nicht. Die Bindung der Nierenkarzinomzellen an Fibronektin wurde durch Antikörper gegen VLA-5 um bis zu 75 % inhibiert, nicht dagegen durch einen gegen VLA-4 gerichteten Antikörper.

Die Ergebnisse unserer Untersuchungen zeigen, daß die Bindung der untersuchten Nierenkarzinomlinien an Laminin teilweise, wenn auch nicht ausschließlich durch VLA-6, nicht aber durch VLA-2 vermittelt wird. Die Bindung an Fibronektin wird bei den untersuchten Zellinien zum größten Teil, aber ebenfalls nicht ausschließlich durch VLA-5 vermittelt. VLA-5 bindet an die RGD – Sequenz (Arg-Gly-Asp) in der Zentralregion des Fibronektinmoleküls. Somit verfügen die von uns untersuchten Zellinien wahrscheinlich über mehrere möglicherweise unabhängige Rezeptoren für die Adhäsion an Strukturen der extrazellulären Matrix.

Expression endogener Lektine auf normaler Niere, primären Nierenzellkarzinomen und Nierenkarzinommetastasen

Zuckerbindende Moleküle, die Lektine (Sharon u. Lis 1972), sind in eine Reihe von spezifischen Adhäsionsprozessen bei Leukozyten involviert. Die selektive Wanderung von Lymphozyten zu bestimmten Organen („homing") wird über Interaktionen zwischen Karbohydraten und ihren Rezeptoren, den Lektinen, gesteuert (Yednock u. Rosen 1989). Während einer Entzündungsreaktion werden auf dem Gefäßendothel zuckerbindende Moleküle exprimiert, die zur Familie der sog. Selektine gehören (Übersicht bei Lasky 1991), an die Leukozyten über bisher im Detail ungeklärte Mechanismen binden. Leukozyten enthalten selbst auch zuckerbindende Moleküle, deren Expression durch die Interaktion mit anderen Immunzellen reguliert wird (Grillon 1991).

Endogene zuckerbindende Moleküle sind auch auf menschlichen Melanomen, Kolonkarzinomen, Wilms-Tumoren, primären und sekundären Tumoren der Lunge und Teratokarzinomen nachgewiesen worden (Übersichten bei Monsigny et al. 1988; Gabius 1988).

Lektine von definierter Spezifität werden auf Nierenzellkarzinomen und ihren Metastasen exprimiert (Heicappell et al. 1991) (Tabelle 3). Auf 32 von

Tabelle 3. Expression endogener Lektine auf menschlichen Nierentumoren

Karbohydratspezifität	Anteil positiver Tumoren	Anteil spezifisch positiver Tumoren
Monosaccharide		
Mannose	21/44	5/19
Mannose-6-Phosphat	11/44	5/19
Fucose	15/44	4/19
Xylose	9/44	5/19
Aminozucker		
Sialinsäure	6/44	0/19
N-Acetyl-Glukosamin	16/44	3/19
N-Acetyl-Galaktosamin	30/44	14/19
Disaccharide		
Maltose	32/44	16/19
Cellobiose	13/44	6/19
Melibiose	3/44	0/19
Lactose	15/44	3/19
Kontrolle		
BSA/FITC	0/44	0/19

44 untersuchten Nierentumoren wurden Lektine mit Spezifität für Maltose, auf 30 Tumoren konnten N-Acetyl-Galaktosamin-bindende Strukturen nachgewiesen werden. Der Nachweis erfolgte durch Bindung Fluoreszein-markierter Neoglykoproteine (glykosyliertes bovines Serumalbumin) an Gefrierschnitte von Normalgewebe, Tumoren und Metastasen. Die Bindung der Neoglykoproteine ist spezifisch, da sie durch Zugabe eines 10fachen Überschusses von unmarkiertem Neoglykoprotein und freiem Zucker (1,25mM) vollständig inhibiert werden kann.

Auf Gefrierschnitten von normalem Nierengewebe, das von der dem Tumor gegenüberliegenden Seite der Niere entnommen worden war, konnte dagegen eine spezifische Expression von Lektinen nicht gefunden werden.

Auf 12 untersuchten korrespondierenden Metastasen war die Lektinexpression nicht grundsätzlich verschieden vom Primärtumor. Auch auf Metastasen wurden mehrheitlich Lektine mit Spezifität für Maltose und N-Acetyl-Galaktosamin exprimiert. Beim Vergleich einzelner Paare von Primärtumor und Metastase waren keine grundsätzlichen Unterschiede im Lektinexpressionmuster festzustellen.

Die Elektrophorese von Tumorextrakten nach Affinitätschromatographie an immobilisierten Karbohydraten ergab für das Maltose-Lektin 2 Banden bei 56 und 64 kD, für das N-Acetyl-Galaktosamin Lektin eine Bande bei 34kB.

Über die Funktion endogener Lektine bei menschlichen Tumoren ist derzeit nur wenig bekannt. Dies liegt nicht zuletzt daran, daß der Nachweis dieser Strukturen außerordentlich schwierig ist und es sich oft um multifunktionale Moleküle handelt. Bei Maustumoren spielen Lektine – insbesondere solche mit Spezifität für Galaktoside – eine wichtige Rolle bei der Metastasierung (Raz u. Lotan 1987). Die Funktion der Maltose- und GalNAc-Lektine bei der Metastasierung menschlicher Nierenkarzinome ist derzeit noch unklar.

Zusammenfassung und Ausblick

Die Metastasierung maligner Tumoren ist der Endpunkt einer komplexen Folge von Zellinteraktionen, die erst in Teilaspekten verstanden sind. Die metastatischen Tumorzellen stellen eine Subpopulation des Primärtumors dar und sind auf ihrem Weg vom Primärtumor zum Zielorgan einer Reihe von selektiven Prozessen unterworfen (Fidler 1990). Für das Verständnis der Tumormetastasierung ist also wichtig zu wissen, welches die Faktoren sind, die interzelluläre Kontakte z.B. mit Zellen des Wirtsimmunsystems oder des Gefäßendothels, vermitteln.

Bei Leukozyten und Thrombozyten ist eine Vielzahl von Molekülen identifiziert worden, die, wenn auch nicht ausschließlich, adhäsive Kontakte zwischen Zellen gleicher oder unterschiedlicher Herkunft vermitteln. Die Physiologie und Pathophysiologie der Zellinteraktionen bei Leukozyten ist bereits gut untersucht. Sie verfügen über teils überlappende und redundante Adhäsionssysteme für homotypische und heterotypische Interaktionen. Darüber hinaus werden Adhäsionsmoleküle für „schnelle" und „langsame" Adhäsionen beschrieben; während die „schnellen" Adhäsionsmoleküle (Selektine) – möglicherweise über Lektin-Karbohydrat-Bindungen – Zellen aus der Zirkulation binden, wird die „langsame", dafür aber stärkere Adhäsion durch Protein-Protein-Bindungen vermittelt (z.B. Integrine) (Lawrence u. Springer 1990).

Eine ganze Reihe leukozytärer Adhäsionsmoleküle wird auch auf Tumorzellen gefunden. Für das Verständnis der Tumormetastasierung ist wichtig zu wissen, welche Adhäsionsmoleküle auf metastasierenden Tumoren vorhanden sind, wie sie funktionieren und wie sie reguliert sind.

Für metastasierte Nierenzellkarzinome gibt es derzeit keine gesicherten therapeutischen Optionen (Heicappell u. Ackermann 1991). Alle empirisch hergeleiteten Therapieverfahren, insbesondere die Chemotherapie, haben bisher versagt. Um so wichtiger ist daher eine gründliche Untersuchung aller intrinsischen und extrinsischen Faktoren, die beim Nierenzellkarzinom zur Ausbildung von Metastasen führen. Eingehende Grundlagenforschung ist beim Nierenkarzinom eine unabdingbare Voraussetzung für die Entwicklung neuer gezielter und experimentell begründeter Therapiemodalitäten oder anders ausgedrückt: „You cannot fix it if you do not know how it works" (Fidler 1991).

Literatur

Anderson H (1990) Adhesion molecules and animal development. Experientia 46: 2–13

Betterle C, Presotto F, Caretto A, Pelizzo MR, Pedini B, Girelli ME, Busnardo B (1991) Expression of class I and II human leukocyte antigens by thyrocytes and lymphocytic infiltration of human thyroid tumors. Cancer 67: 977–983

Braakman H, Goedegebuure PS, Vreugdenhil RJ, Segal DN, Shaw S, Bolhuis RLH (1990) ICAM⁻ melanoma cells are relatively resistant to CD3-mediated T-cell lysis. Int J Cancer 46: 475–480

Brown DL, Phillips DR, Damsky CH, Charo IF (1989) Synthesis and expression of the fibroblast fibronectin receptor in human monocytes. J Clin Invest 84: 366- 370

Chen FA, Repasky EA, Bankert RB (1991) Human lung tumor-associated antigen identified as an extracellular matrix adhesion molecule. J Exp Med 173: 1111–1119

De Strooper B, van der Scheuren B, Jaspers M et al. (1990) Distribution of the beta 1 subgroup of the integrins in human cells and tissues. J Histochem Cytochem 37/3: 299–307

Dustin ML, Rothlein R, Bhan AK, Dinarello CA, Springer TA (1986) Induction by IL-1 and interferon-γ: tissue distribution, biochemistry, and function of a natural adherence molecule (ICAM-1). J Immunol 137: 245–254

Faull RJ, Russ GR (1989) Tubular expression of intercellular adhesion molecule-1 during renal allograft rejection. Transplantation 48 (2): 226–230

Favrot MC, Combaret V, Goillot E et al. (1991) Expression of leukocyte adhesion molecules in 66 clinical neuroblastoma specimens. Int J Cancer 48: 502–510

Fidler IJ (1990) Critical factors in the biology of human cancer metastasis: twenty-eighth G.H.A. Clowes memorial award lecture. Cancer Res 50: 6130–6138

Fidler IJ (1992) The biology of cancer metastasis or, 'you cannot fix it if you do not know how it works'. Bio Essays 13 (10): 551–554

Gabius H-J (1988) Mammalian lectins: their structure and their glycobiological and glycoclinical role. ISI Atlas of Science Biochemistry 210–214

Gismondi A, Morrone S, Humphries MJ, Piccoli M, Frati L, Santoni A (1991) Human natural killer cells express VLA-4 and VLA-5 which mediate their adhesion to fibronectin. J Immunol 146: 384–392

Grillon C, Monsigny M, Kieda C (1991) Cell surface lectins of human granulocytes: their expression is modulated by mononuclear cells and granulocyte/macrophage colony-stimulating factor. Glycobiology 1: 33–38

Guarini L, Temponi M, Bruce JN et al. (1990) Expression and modulation by cytokines of the intercellular adhesion molecule-1 (ICAM-1) in human central nervous system tumor cell cultures. Int J Cancer 46: 1041–1047

Harning R, Mainolfi E, Bystryn JC, Henn M, Merluzzi V, Rothlein R (1991) Serum levels of circulating intercellular adhesion molecule 1 in human malignant melanoma. Cancer Res 51: 5003–5005

Heicappell R, Ackermann R (1991) Immunomodulation of advanced/progressive renal cell cancer. Curr Opin Urol 1: 38–46

Heicappell R, Buszello H, Ackermann R, Gabius S, Gabius H-J (1991) Endogenous carbohydrate receptors in human renal cell carcinoma. In: Gabius HJ (ed) Lectins in cancer. Springer, Berlin, Heidelberg, New York, Tokyo, pp 105–122

Hynes RO (1987) Integrins: a family of cell surface receptors. Cell 48: 549–554

Koretz K, Schlag P, Boumsell L, Möller P (1991) Expression of VLA-α2, VLA-α6, and VLA-β1 chains in normal mucosa and adenomas of the colon, and in colon carcinomas and liver metastases. Am J pathol 138/3: 741–750

Kramer RH, Vi M, Cheng Y-F, Ramos DM (1991) Integrin expression in malignant melanoma. Cancer met Rev 10: 49–59

Larson RS, Springer TS (1990) Structure and function of leukocyte integrins. Immunol Rev 114:181–216

Lasky LA (1991) Lectin cell adhesion molecules (LEC-CAMs): A new family of cell adhesion proteins involved with inflammation. J Cell Biol 45:139–146

Lawrence MB, Springer TA (1991) Leukocytes roll on a selectin at physiologic flow rates: distinction from and prerequisite for adhesion through integrins. Cell 65: 859–873

Liotta LA, Tryggvason K, Garbisa S (1980) Metastatic potential correlates with enzymatic degradation of the basement membrane collagen. Nature 284: 67–68

Liotta LA, Mandler R, Murano G, Katz DA, Gordon RK, Chaing PK, Schiffmann E (1986) Tumor cell autocrine motility factor. Proc Natl Acad Sci USA 83: 3302–3306

Liotta LA, Stetler-Stevenson WG, Steeg PS (1991) Cancer invasion and metastasis: positive and negative regulatory elements. Cancer Investigation 9 (5): 543–551

Mecham RP (1991) Receptors for laminin on mammalian cells. FASEB J 5: 2538- 2546

Miller FR, Heppner GH (1990) Cellular interactions in metastasis. Cancer Met Rev 9:21–34

Monsigny M, Roche A-C, Kieda C, Midoux P, Obrenovich A (1988) Characterization and biological implications of membrane lectins in tumor, lymphoid and myeloid cells. Biochimie 70: 1633–1649

Mortarini R, Anichini A, Parmiani G (1991) Heterogeneity for integrin expression and cytokine-mediated VLA modulation can influence the adhesion of human melanoma cells to extracellular matrix proteins. Int J Cancer 47: 551–559

Naganuma H, Kiessling R, Patarroyo M, Hansson M, Handgretinger R, Grönberg A (1991) Increased susceptibility of IFN-γ treated neuroblastoma cells to lysis by lymphokine-activated killer cells: participation of ICAM-1 induction of target cells. Int J Cancer 47: 525–532

Natali P, Nicotra MR, Cavaliere R, Bigotti A, Romano G, Temponi M, Ferrone S (1990) Differential expression of intercellular adhesion molecule 1 in primary and metastatic melanoma lesions. Cancer Res 50:1271–1278

Patarroyo M, Makgoba MW (1989) Leukocyte adhesion to cells in immune and inflammatory responses. Lancet 1139–1141

Pauli BU, Lee CL (1989) Inhibition of preference of adhesion between metastatic tumor cells and organ-specifically modulated endothelial cells. J Cell Biol 107: 45a

Pignatelli M, Hanby AM, Stamp GWH (1991) Low expression of β1, α2 and α3 subunits of VLA integrins in malignant mammary tumors. J Pathol 165: 25–32

Piotrowicz RS, Orchekowski RP, Nugent DJ, Yamada KY, Kunicki TJ (1988) Glycoprotein Ic-IIa functions as an activation independent fibronectin receptor on human platelets. J Cell Biol 106:1359–1364

Raz A, Ben Ze'ev A (1987) Cell-contact and -architecture of malignant cells and their relationship to metastasis. Cancer Met Rev 6:3–21

Raz A, Lotan R (1987) Endogenous galactoside-binding lectins: a class of functional cell surface molecules related to metastasis. Cancer Met Rev 6: 433–452

Roth GJ (1992) Platelets and blood vessels: the adhesion event. Immunol Today 13 (3): 100–105

Rothlein R, Dustin ML, Marlin SD, Springer TA (1986) A human intercellular adhesion molecule (ICAM-1) distinct from LFA-1. J Immunol 137: 1270–1274

Ruoslahti E, Pierschbacher MD (1987) New perspectives in cell adhesion: RGD and integrins. Science 238: 491–497

Saiki I, Iida J, Murata J et al. (1989) Inhibition of metastasis of murine malignant melanoma by synthetic polymeric peptides containing core sequences of cell-adhesive molecules. Cancer Res 49: 3815–3822

Seth R, Raymond FD, Makgoba MW (1991) Circulating ICAM-1 isoforms: diagnostic prospects for inflammatory and immune disorders. Lancet 338: 83–84

Sharon N, Lis H (1972) Lectins: cell-agglutinating and sugar-specific proteins. Science 177: 949–959

Shimizu Y, van Seventer GA, Horgan KJ, Shaw S (1990) Roles of adhesion molecules in T-cell recognition: fundamental similarities between four integrins on resting human T cells (LFA-1, VLA-4, VLA-5, VLA-6) in expression, binding, and costimulation. Immunol Rev 114:109–143

Shimizu Y, Newman W, Tanaka Y, Shaw S (1992) Lymphocyte interaction with endothelial cells. Immunol Today 13 (3): 106–112

Smith CW, Anderson DC (1991) PMN adhesion and extravasation as a paradigm for tumor cell dissemination. Cancer Met Rev 10: 61–78

Smith MEF, Thomas KA (1990) Cellular expression of lymphocyte function associated antigens and the intercellular adhesion molecule-1 in normal tissue. J Clin Pathol 43: 893–900

Starkey JR (1990) Cell-matrix interactions during tumor invasion. Cancer Met Rev 9: 113–123

Staunton DE, Marlin SD, Stratowa C, Dustin ML, Springer TA (1988) Primary structure of ICAM-1 demonstrates interaction between members of the immunoglobulin and integrin supergene families. Cell 52: 925–933

Suranyi MG, Bishop GA, Clayberger C, Krensky AM, Leenaerts P, Aversa G, Hall BM (1991) Lymphocyte adhesion molecules in T-cell-mediated lysis of human kidney cells. Kidney Int 39: 312–319

Thiery JP, Boyer B, Tucker G, Gavrilovic J, Valles A-M (1988) Adhesion mechanisms in embryogenesis and in cancer invasion. Ciba Foundation Symposium 141. Wiley, Chichester, pp 48–74

Tomita Y, Nishiyama T, Watanabe H, Fujiwara M, Sato S (1990) Expression of intercellular adhesion molecule-1 (ICAM-1) on renal-cell cancer: possible significance in host immune responses. Int J Cancer 46: 1001–1006

Vanky F, Wang P, Patarroyo M, Klein E (1990) Expression of the adhesion molecule ICAM-1 and major histocompatibility complex class I antigens on human tumor cells is required for their interaction with autologous lymphocytes in vitro. Cancer Immunol Immunother 3:19–27

Volpes R, van den Oord JJ, Desmet VJ (1991) Distribution of the VLA family of integrins in normal and pathological human liver tissue. Gastroenterology 101: 200–206

Watanabe H, Carmi P, Hogan V, Raz T, Silletti S, Nabi IR, Raz A (1991) Purification of human tumor cell autocrine motility factor and molecular cloning of its receptor. J Biol Chem 266 (20): 13442–13448

Wayner E, Garcia-Pardo A, Humphries HJ, McDonald JA, Carter WG (1989) Identification and characterization of the lymphocyte adhesion receptor for an alternative cell attachement domain (CS-1) in human plasma fibronectin. J Cell Biol 109: 1321–1330

Yamada KM (1991) Adhesive recognition sequences. J Biol Chem 266 (20): 12809–12812

Yednock TA, Rosen SD (1989) Lymphocyte homing. Adv Immunol 44: 313–378

Yoshihara T, Ikushima S, Shimizu Y, Esumi N, Todo S, Humphries MJ, Imashuku S (1991) Distinct mechanism of human neuroblastoma cell adhesion to fibronectin. Clin Exp Metastasis 9 (4): 363–375

Zimmerman GA, Prescott SM, McIntyre TM (1992) Endothelial cell interactions with granulocytes: tethering and signalling molecules. Immunol Today 13 (3): 93- 100

Zutter MM, Santoro SA (1990) Widespread distribution of the alpha 2 beta 1 integrin cell-surface collagen receptor. Am J Pathol 137 (1): 113–120

Molekularzytogenetische Aspekte der Entstehung und Progredienz von Nierenzellkarzinomen*

G. Kovacs

Einleitung

Das Nierenzellkarzinom (NZK) ist der häufigste von den Nieren abstammende maligne Tumor, der ungefähr 7 von 100 000 Erwachsenen befällt. Das Nierenzellkarzinom tritt zwar meistens sporadisch auf, jedoch wurden einige Familien und eine autosomal vererbliche Erkrankung, die Hippel-Lindau-Krankheit, mit Prädisposition zu Nierenzellkarzinomen beschrieben (Cohen et al. 1979; Kovacs et al. 1989; Lamiell et al. 1989). Es gibt keine zufriedenstellende Methode zur Früherkennung des Nierenzellkarzinoms, so daß bei fast 30 % der Patienten zum Zeitpunkt der Diagnose bereits eine Metastase vorliegt. Bei einem in der Niere lokalisierten Nierenzellkarzinom stellt eine Operation die wirksamste Behandlung dar, während ein metastatischer Tumor praktisch unheilbar ist. Neuere Behandlungsansätze beinhalten die Anwendung sog. „biologic response modifiers" zur Verstärkung der antitumorösen Wirkungen des Immunsystems. Die Gesamtwirkung ist jedoch gering und die Behandlung nur palliativ.

Die Biologie und Genetik des Nierenzelltumors sowie das Behandlungsziel sind erst in geringem Maße verstanden worden. Die Heterogenität der Nierenzelltumoren ebenso wie der Tumorzellen in einem Tumor stellt eines der größten Probleme dar. Der Phänotyp von Nierenzellkarzinomen ist unterschiedlich und kann während der Tumorprogredienz von einem Typ zum anderen wechseln.Vor kurzem angewandte molekularzytogenetische Verfahren zeigten, daß Nierenzelltumoren in genetisch deutlich abgegrenzte Tumortypen mit jeweils unterschiedlicher Naturgeschichte gruppiert werden können (Kovacs 1990). Diese Klassifikation der Nierenzellkarzinome, die es erst seit kurzem gibt, ist noch nicht weit verbreitet. Es ist wichtig zu wissen, daß diese Tumortypen sich auf der Basis getrennter Molekularmechanismen entwickeln und zwischen ihnen kein histogenetischer Zusammenhang besteht.

---

* Übersetzung aus dem Engl. von Belinde Junkers.

Molekularpathologie von Nierenzelltumoren

Nichtpapilläres Nierenzellkarzinom (npNZK)

Eine große Gruppe von ungefähr 80 % der Nierenzelltumoren ist durch den Allelenverlust in einer der homologen Chromosom-3p-Region gekennzeichnet (Carrol et al. 1987; Zbar et al. 1987; Kovacs et al. 1988). Diese genetische Veränderung wurde durch die Chromosomenanalyse und/oder die Analyse des Restriktionsfragmentlängenpolymorphismus (RFLP) bei 96 % der sporadischen und hereditären nichtpapillären Nierenzellkarzinome festgestellt (Kovacs u. Frisch 1989; Kovacs et al. 1991). Die mutationsbedingte Inaktivierung eines vermeintlichen Tumorsuppressorgens und die Deletion des Wildtyp-Allels in der Region des 3p-Chromosoms waren an der Entstehung nichtpapillärer Nierenzellkarzinome beteiligt. Der Verlust des Chromosomensegments 3p steht in vielen Fällen in Zusammenhang mit der Duplikation des langen Arms des Chromosoms 5 (Kovacs et al. 1987, 1991 Kovacs u. Frisch 1989; Presti et al. 1991). Eine mitotische Rekombination und nachfolgende Chromatid-Segregation kann bei einer erheblichen Tumoranzahl zu Deletion des Segments 3p13-pter und Trisomie des Segments 5q22-qter führen (Kovacs u. Kung 1991). Bei Anwendung eines kombinierten Verfahrens aus Chromosomen- und RFLP-Analyse wurde in der Region des Chromosoms 5q bei 65 % der nichtpapillären Nierenzellkarzinome ein alleles Ungleichgewicht festgestellt (Morita et al. 1991; Kovacs et al. in press.) Der Verlust des Chromosomensegments 14q stellt bei diesem Typ des Nierenzellkarzinoms die dritthäufigste, bei 41 % der Tumoren festgestellte genetische Veränderung dar (Kovacs u. Frisch 1989). Die Veränderung des Chromosoms 14q steht in Zusammenhang zur Größe und dem Kerngrad der nichtpapillären Nierenzellkarzinome. Nichtzufällige genetische Veränderungen wie der Verlust der Chromosomen 6q, 8p und 9 ebenso wie Trisomie 7 wurden bei 10–20% der Tumoren entdeckt. Keiner der Tumoren dieser Gruppe zeigte eine Trisomie 17 oder allele Duplikation an dem Chromosom 17.

Morphologisch bestehen Nierenzellkarzinome aus festem, trabekulärem, tubulärem oder zystischem Wachstum klarer und/oder granulärer Zellen. In einigen Fällen kann ein papilläres Wachstumsmuster erkennbar sein. Einige der Tumoren können eine hochgradig maligne, spindelzellartige oder sarkomatöse Umwandlung durchmachen. Jedoch behalten diese Tumoren die genetischen Marker, was pathognomonisch für nichtpapilläre Nierenzellkarzinome ist. Die meisten der nichtpapillären Nierenzellkarzinome sind sporadische Tumoren, die in solitärer Form auftreten. Bei der autosomal vererblichen Hippel-Lindau-Krankheit treten multiple bilaterale Nierenzysten ebenso wie multiple nichtpapilläre Nierenzellkarzinome auf (Lamiell et al. 1989). In einigen Familien mit hereditärer Chromosomentranslokation wurden ebenfalls multiple und bilaterale Nierenzellkarzinome beobachtet (Cohen et al. 1979; Kovacs et al. 1989). Bei Nierenzellkarzinomen, die ihren

Ursprung in einer Erbkrankheit haben, liegt eine ähnliche Molekularpathologie wie bei sporadischen Tumoren vor (Kovacs u. Kung 1991). Die Inzidenz nichtpapillärer Nierenzellkarzinome ist bei Männern ungefähr 1,4 bis 2mal höher als bei Frauen.

Papilläre Nierenzelltumoren (pNZT)

Bei ungefähr 10 % der Patienten mit Nierenkarzinom entwickelt sich ein papilläres Nierenzellkarzinom. Beim papillären Nierenzellkarzinom ist sowohl der Entwicklungsweg als auch die Molekularpathologie einzigartig unter den Krebsformen der Niere. Die Entwicklung des papillären Nierenzellkarzinoms geht mit multiplen nierenrestähnlichen Vorläuferläsionen einher, die in derselben ebenso wie kontralateralen Niere auftreten (Kovacs u. Kovacs, in press). Die Chromosomen- und DNS-Analyse von Läsionen mit einem Durchmesser von 2 mm zeigte eine hochspezifische Trisomie des Chromosoms 7 und 17 sowie den Verlust des Y-Chromosoms (Kovacs et al. 1991). Diese Kombination genetischer Veränderungen wurde auch als einzige Veränderung bei großen Tumoren entdeckt, von denen jeder den Differenzierungsgrad G1 aufwies. Es wird vorgeschlagen, daß diese Tumoren ungeachtet ihrer Größe papilläre Nierenzelladenome (pNZA) sind. Bei der überwiegenden Mehrheit der klinisch diagnostizierten papillären Nierenzelltumoren sind genetische Veränderungen wie Trisomie 16, 12 und 20 in Ergänzung zu den beim papillären Nierenzelladenom vorliegenden vorhanden. Die meisten dieser Tumoren haben einen ungünstigen Differenzierungsgrad, nämlich G-2 oder G-3, und zeigen ein infiltratives oder metastatisches Wachstum. Deshalb wird vorgeschlagen, daß es sich bei diesen Tumoren um maligne papilläre Nierenzelltumoren handelt (Kovacs et al. 1991). Die schrittweisen genetischen Veränderungen deuten zusammen mit den histologischen und klinischen Befunden auf Sequenzen aus Vorläuferläsion – Adenom/Karzinom bei der Entwicklung papillärer Nierenzelltumoren hin.

Histologisch bestehen papilläre Nierenzelltumoren aus papillärem oder tubulopapillärem Wachstum kleiner basophiler oder großer stabförmiger eosinophiler Granulozyten. Einige Tumoren können jedoch in ihrem wesentlichen Anteil aus klaren Zellen bestehen. Eine sarkomatöse Umwandlung wird selten beobachtet. Es wurde noch über keine vererbliche Form papillärer Nierenzelltumoren berichtet. Der papilläre Nierenzelltumor entwickelt sich vorzugsweise bei Männern; das Verhältnis von Männern zu Frauen beträgt ungefähr 5:1.

Chromophobes Nierenzellkarzinom (chNZK)

Diese einzigartige Form des Nierenkrebses wurde bei ungefähr 5 % der Nierentumoren beobachtet. Der charakteristische histologische Befund des chromophoben Nierenzellkarzinoms wurde zwar vor kurzem beschrieben, doch sind die Biologie und Genetik dieses Tumors noch nicht bekannt (Thones et al. 1988). Die zytogenetische Analyse von 3 chromophoben Nierenzellkarzinomen ergab in jedem der Fälle eine niedrige Chromosomenanzahl. Eine sehr neue DNS-Analyse der chromosomalen und mitochondrialen DNS bei 11 chromophoben Nierenzellkarzinomen zeigte Allelenverluste an den Chromosomen 3p, 5q und 17 in einer bei keiner anderen Nierenkrebsform vorgefundenen Kombination. Darüber hinaus weisen chromophobe Nierenzellkarzinome eine ausgeprägte Neuanordnung der mitochondrialen DNS auf (Kovacs et al., in press).

Renales Onkozytom (RO)

Das renale Onkozytom, ein benigner Tumor des Nierenparenchyms, umfaßt ungefähr 5 % der Nierenzelltumoren. Weder mit zyto- noch molekulargenetischen Methoden wurden bei den analysierten Onkozytomen rekurrente oder ausgeprägte genomische Veränderungen festgestellt (Kovacs et al. 1989; Brauch et al. 1991; Presti et al. 1991). Die Restriktionsanalyse der mitochondrialen DNA zeigte jedoch eine ausschließlich renalen Onkozytomen zugeschriebene Veränderung (Kovacs et al. 1989).

Schlußfolgerungen

Jüngere genetische Studien bei menschlichen und experimentellen Tumoren zeigten, daß Beginn und Progredienz der Krebserkrankung durch Genveränderungen gesteuert werden, welche das Zellwachstum und die Zelldifferenzierung kontrollieren. Gehäuft auftretende genetische Veränderungen wie die Inaktivierung von Tumorsuppressorgenen und die veränderte Funktion von Onkogenen ist charakteristisch für maligne Tumoren. Plötzlich finden in einer Zelle genetische Ereignisse statt, wobei infolge der Veränderung alle davon abstammenden Tumorzellen während ihrer ganzen Lebensspanne markiert sind. Deshalb kann die genetische Analyse von Karzinomen nicht nur zum besseren Verständnis der Tumorgenese beitragen, sondern auch ein sehr hilfreiches Werkzeug zur Tumorklassifikation entsprechend den spezifischen Veränderungen sein.

Die genetische Analyse der bekannten nichtpapillären Nierenzellkarzinome zeigte den Verlust der Chromosomenabschnitte 3p bei einem der Häufigkeit des Philadelphia-Chromosoms bei chronisch-myeloischer Leukämie entsprechenden Anteil von Tumoren. Die Neuanordnung der Region des Chromosoms 3p kann bei der Unterscheidung des nichtpapillären Nierenzellkarzinoms von Tumoren mit überlappendem Phänotyp eine wesentliche Hilfe sein. Papilläre Nierenzelltumoren zeigen eine Trisomie des Chromosoms 17, eine genetische Veränderung, die niemals bei nichtpapillären Nierenzelltumoren entdeckt wurde. Das bei 85 % liegende Vorkommen dieser Chromosomenveränderung stellt auch eine in hohem Grade tumorformspezifische genetische Veränderung dar. Aller Wahrscheinlichkeit nach ist das Initialereignis bei der Entwicklung papillärer Nierenzelltumoren eine mutationsbedingte Inaktivierung des Tumorsuppressorgens sowie nachfolgende Duplikation des mutierten Chromosoms. Bei 15 % der Tumoren ohne Trisomie 17 könnten auch andere Mechanismen wie z.B. eine Mutation eines Allels und der Verlust des Wildtyp-Allels wirksam sein. Das Fehlen irgendeiner Neuanordnung auf dem Chromosom 16 bei benignen papillären Adenomen und Trisomie 16 bei 70 % der papillären Nierenzellkarzinome weist auf die Veränderung eines noch unbekannten Gens hin, das für das metastatische Wachstum verantwortlich sein kann. Die Identifizierung derartiger genetischer Veränderungen kann einen wesentlichen Parameter für die Unterscheidung benigner papillärer Nierenzelladenome von malignen papillären Nierenzellkarzinomen liefern. Renale Onkozytome zeigen eine mitochondriale DNS -Veränderung, jedoch keine rekurrenten Veränderungen der chromosomalen DNS, insbesondere keine Neuanordnungen an den Chromosomen 5p, 5q oder 17, welches genetische Veränderungen sind, die benigne renale Onkozytome von malignen onkozytischen Nierenzellkarzinomen mit überlappenden histologischen Befunden unterscheiden.

Papilläre und nichtpapilläre Nierenzelltumoren haben nicht nur unterschiedliche genetische Merkmale, sondern auch eine unterschiedliche Stammesgeschichte. Der sporadische nichtpapilläre Nierenzelltumor entwickelt sich aus einem Karzinom. Die Entwicklung papillärer Nierenzelltumoren ist durch eine Sequenz aus *Vorläuferläsion-Adenom-Karzinom* mit schrittweisen genetischen Veränderungen gekennzeichnet. Ein papilläres Nierenzelladenom, das Trisomie 7 und 17 als einzige autosomale Karyotypveränderung aufweist, kann im Durchmesser ohne maligne Umwandlung eine Größe von über 10 cm erreichen. Andererseits können bei kleinen papillären Nierenzellkarzinomen zusätzliche genetische Veränderungen wie Trisomie 16 auftreten, wodurch das Merkmal des aggressiven Wachstums entsteht. Deshalb gibt die Größe eines papillären Nierenzelltumors keine Auskunft über dessen biologisches Verhalten.

Chromosomen- und Molekularstudien zeigten, daß Subtypen des Nierenzelltumors durch eine Kombination multipler genetischer Veränderungen charakterisiert sind, von denen die meisten Tumorsuppressorgene betreffen können. Die Proteinprodukte der mutierten Tumorsuppressorgene sind für die zukünftigen Behandlungsziele vielversprechend. Die schnelle Entwicklung auf dem Gebiet der Technologie veranlaßt zur Hoffnung, daß die Molekularbiologie spezifische Antworten auf viele Fragen zur Biologie der verschiedenen Typen des Nierenzelltumors geben kann, die mit morphologischen Methoden nicht geklärt werden können.

Literatur

Brauch H, Tory K, Linehan WM, Weaver DJ, Lowell MA, Zbar B (1990) Molecular analysis of the short arm of chromosome 3 in five renal oncocytomas. J Urol 143: 622–624

Carrol PR, Murty VVS, Reuter V, Jhanwar S, Fair WR, Whitmore WF, Chaganti RSK (1987) Abnormalities at chromosome 3p12–14 region characterize clear cell carcinoma. Cancer Genet Cytogenet 26: 253–259

Cohen AJ, LI FP, Berg S, Marchetto DJ, Tsai S, Jacobs SC, Brown RS (1979) Hereditary renal-cell carcinoma associated with a chromosome translocation. N Engl J Med 301: 592–595

Kovacs G (1990) Application of molecular cytogenetic techniques to the evaluation of renal parenchymal tumors. J Cancer Res Clin Oncol 116: 318–323

Kovacs G, Frisch S (1989) Clonal chromosome abnormalities in tumor cells from patients with sporadic renal cell carcinomas. Cancer Res 49: 651–659

Kovacs G, Kovacs A (in press) Parenchymal abnormalities asociated with papillary renal cell tumors: a morphologic study. J Urogenit Pathol (in press)

Kovacs A, Kovacs G (in press) Low chromosome number in chromophobe renal cell carcinomas. Genes Chromosomes Cancer (in press)

Kovacs G, Kung H (1991) Nonhomologous chromatid exchange in hereditary and sporadic renal cell carcinomas. Proc Natl Acad Sci USA 88: 194–198

Kovacs G, Szucs S, DeRiese W, Baumgartel H (1987) Specific chromosome aberration in human renal cell carcinoma. Int J Cancer 40: 171–178

Kovacs G, Erlandsson R, Boldog F, Ingvarsson S, Muller-Brechlin R, Klein G, Sumegi J (1988) Consistent chromosome 3p deletion and loss of heterozygosity in renal cell carcinoma. Proc Natl Acad Sci USA 85: 1571–1575

Kovacs G, Welter K, Wilkens L, Blin N, DeRiese W (1989a) Renal oncocytoma. A phenotypic and genotypic entity of renal parenchymal tumors. Am J Pathol 134: 967–971

Kovacs G, Brusa P, DeRiese W (1989b) Tissue specific expression of a constitutional 3;6 translocation: development of multiple bilateral renal cell carcinomas. Int J Cancer 43: 422–427

Kovacs G, Fuzesi. L, Emanuel A, Kung H (1991a) Cytogenetics of papillary renal cell tumors. Genes Chromosomes Cancer 3: 249–255

Kovacs G, Emanuel A, Neumann HPH, Kung H (1991b) Cytogenetics of renal cell carcinomas associated with von Hippel-Lindau disease. Genes Chromosomes Cancer 3: 256–262

Lamiell JM, Sabarar FG, Hsia YE (1989) Von Hippel-Lindau disease. Affecting 43 members of a single kindred. Medicine 68: 1–29

Morita R, Saito S, Ishikawa J, Ogawa O, Yoshida O, Yamakawa K, Nakamura Y (1991) Common region of deletion on chromosomes 5q, 6q and 10q in renal cell carcinomas. Cancer Res 51: 5817–5820

Presti JC, Rao PH, Chen Q, Li FP, Fair WR, Jhanwar SC (1991) Histological, cytogenetic and molecular characteristic of renal cell tumors. Cancer Res 51: 1544–1552

Thoenes W, Storkel S, Rumpelt HF, Moll H, Baum HP, Werner S (1988) Chromophobe renal cell carcinoma and its varants – report on 32 cases. J Pathol 155: 277–287

Zbar B, Brauch H, Talmadge C, Linehan M (1987) Loss of alleles of loci on the short arm of chromosome 3 in renal cell carcinoma. Nature 327: 721–724

Genetische Schritte in Zusammenhang mit der Entstehung des Prostatakarzinoms*

M.J.G. Bussemakers, F.M.J. Debruyne und J.A. Schalken

Einleitung

Das Prostatakarzinom stellt in zunehmendem Maße ein medizinisches Problem dar: Es ist der gegenwärtig am häufigsten diagnostizierte Krebs bei der westlichen männlichen Bevölkerung und die zweithäufigste Krebstodesursache bei Männern (Boring et al. 1991) Trotz der wachsenden Patientenanzahl mit klinisch manifester Erkrankung ist über die Mechanismen, die am Beginn und der Progredienz des Prostatakrebses beteiligt sind, nur wenig bekannt. Es scheint jedoch klar zu sein, daß die Prostatakarzinogenese ein aus zahlreichen Schritten bestehender Prozeß ist, der zuerst zu histologischen Prostatakarzinomen führt, und sich nach dem Stattfinden zusätzlicher maligner Ereignisse zur klinischen Krankheit entwickelt (Carter et al. 1990). Während der Phänotyp des Tumors vom benignen zum malignen und möglicherweise metastatischen Zustand wechselt, treten gehäuft genetische Veränderungen, sowohl in qualitativer als auch quantitativer Hinsicht, auf (Nicolson 1991). Die Targetzelle entwickelt dadurch oftmals die Fähigkeit zur Umgehung von Kontrollen, was zu unbegrenzter Proliferationsbereitschaft führt. Die erhöhte Proliferationsfähigkeit hat 2 wichtige Konsequenzen. Erstens ist infolge der Tatsache, daß die am stärksten gentoxischen Agenzien die Gene in Zykluszellen schädigen, die Gefahr größer, daß Genschäden erworben werden. Die erhöhte Proliferationsfähigkeit ist darüber hinaus für das Auswachsen der malignen Zellpopulation erforderlich. Die an der unkontrollierten Proliferation beteiligten Gene werden oft als Onkogene oder Tumorsuppressorgene identifiziert. Die Progredienz zu einem stärker malignen Zustand, d.h. der Erwerb der metastatischen Fähigkeit, setzt voraus, daß die Zelle in das umgebende Gewebe infiltrieren, sich durch den Lymph- und (oder) Blutstrom ausbreiten sowie aus diesem austreten und an einer anderen (sekundären) Stelle wachsen. Dieser Prozeß beinhaltet gewöhnlich Veränderungen bei anderen Genen, wie den an der Proteolyse, Zelladhäsion und Zellmotilität beteiligten.

Die Identifizierung der mit dem Beginn und der Progredienz des Karzinoms einhergehenden genetischen Schritte steht heute im Zentrum der molekular-onkologischen Forschung. Die enormen Entwicklungen in der Molekular- und Immunbiologie haben eine große Vielfalt von Werkzeugen

---

* Übersetzung aus dem Engl. von Belinde Junkers.

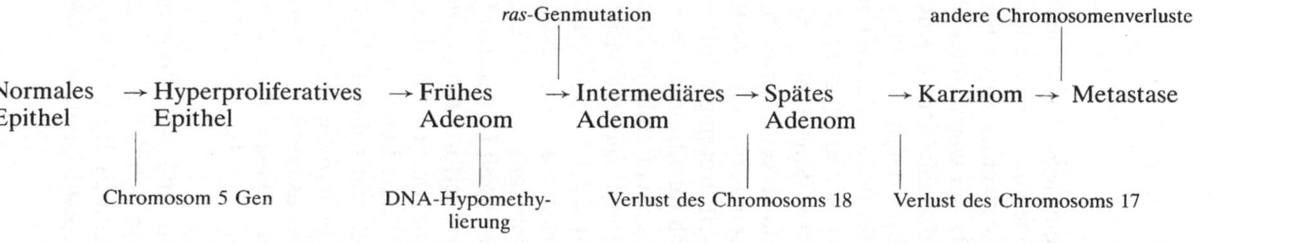

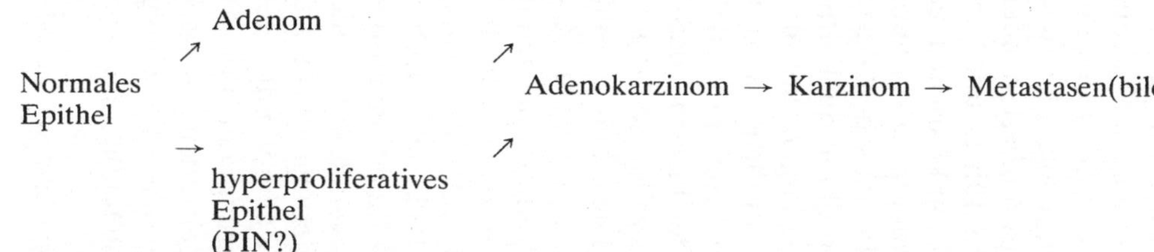

Abb. 1. a Schematische Darstellung der verschiedenen Stadien, die während der Progression kolorektaler Karzinome auftreten, und der mit der Progression einhergehenden molekularen Schritte (Fearon u. Vogelstein 1990). **b** Schematische Darstellung der verschiedenen Stadien, die beim Prostatakarzinom auftreten können. Die genetischen Ereignisse in Zusammenhang mit der Progression des Prostatakarzinoms müssen noch erforscht werden

zur Identifizierung und Erforschung der an der Prostatakarzinogenese beteiligten Zielgene zur Verfügung gestellt. Während gegenwärtig bei der Entwicklung des Kolonkarzinoms eine genetische Kaskade erkennbar wird (Fearon u.Vogelstein 1990), ist der Sachverhalt beim Prostatakarzinom noch unklar. Da darüber hinaus die morphologischen Veränderungen bei der Ätiologie des Prostatakarzinoms nicht einheitlich anerkannt sind, stellt sich die Frage: Können wir ein hyperproliferatives Entwicklungsstadium, das dem Auswachsen zu einem Adenokarzinom, Karzinom oder metastatischen Tumor vorangeht, identifizieren (Abb.1) Auch das Auftreten spezifischer genetischer Veränderungen und ob diese früh oder spät in der Kaskade auftreten, ist noch nicht verstanden worden. In diesem Beitrag werden die bisher erreichten Ergebnisse hinsichtlich der molekularen Schritte in Zusammenhang mit dem Prostatakarzinom revidiert. Wir haben eine Unterteilung in einen „indirekten" und einen „direkten" Ansatz vorgenommen. Im „indirekten Ansatz" werden bekannte für die Krebsentstehung potentiell relevante Gene diskutiert. Der „direkte Ansatz" zielt auf die Charakterisierung der molekularen Unterschiede zwischen aggressiven und nicht-aggressiven Karzinomformen ab. Schließlich werden wir noch die von der Molekularbiologie der modernen Diagnostik gebotenen Möglichkeiten diskutieren.

Der „indirekte Ansatz": Erforschung bekannter Gene mit potentieller Bedeutung bei der Krebsentstehung

Am Zellwachstum beteiligte Gene

Der auffallendste Vorteil einer Karzinomzelle gegenüber einer Nichtkarzinomzelle besteht in dem unbegrenzten Wachstumspotential, das vermutlich mit einer Fehlsteuerung des Zellzyklus einhergeht. Grundlegende Untersuchungen über Wachstumskontrollmechanismen konnten uns Hinweise auf die am Beginn und der Progredienz des Karzinoms beteiligten Gene liefern. Um Einsichten darüber zu gewinnen, welche dieser Gene an der Karzinogenese beteiligt sind, müssen einige hundert Gene wie (Proto-)Onkogene, Tumorsuppressorgene, wachstumskodierende Gene, Wachstumsfaktorrezeptoren und Transkriptionsfaktoren in Betracht gezogen werden.

Onkogene und Tumorsuppressorgene

Im Hinblick auf den Prostatakrebs wurden mehrere Protookogene auf verschiedenen Niveaus untersucht: Protoonkogene können durch Mutationen (qualitative Veränderungen), jedoch auch durch Veränderungen der Mengen der mRNA oder der Proteinexpression (quantitative Veränderungen) zu Onkogenen aktiviert werden (Nicholson 1990). Die mögliche

Beteiligung der ras-Familie der Onkogene und Proteine wurde beim Prostatakarzinom ausführlich untersucht. Peehl et al. (1987) berichteten über das Vorhandensein eines aktivierten Ki-ras-Onkogens bei einem primären Prostatakarzinom. Vor kurzem wurde jedoch nachgewiesen, daß die Häufigkeit von ras-Mutationen beim Prostatakarzinom ziemlich gering ist (Carter et al. 1990a; Gumerlock et al. 1991). Am Rattenmodellsystem des Dunning-Prostataadenokarzinoms vorgenommene Untersuchungen zeigten ebensowenig eine eindeutige Korrelation zwischen Überexpression der ras-Onkogene und Tumorprogredienz (Cooke et al. 1988b, Bussemakers et al. 1991a) wie die Untersuchungen der humanen Prostatakarzinomzellinien (Rijnders et al. 1985). Viola et al. (1986) untersuchten das ras-Genprodukt p21 und zeigten eine inverse Relation zwischen dem Wert der p21ras-Expression und dem histologischen Tumorgrad. Die p21ras- Werte korrelierten darüber hinaus mit der Häufigkeit von Knotenmetastasen. Jedoch erwies sich der in diesen Experimenten verwendete monoklonale Antikörper in nachfolgenden Studien als unspezifisch (Samowitz et al. 1988). Zu einem späteren Zeitpunkt entdeckten Sumiya et al. (1990) bei Tumoren hohen Grades und in fortgeschrittenen Stadien eine höhere p21ras-Expression, obwohl diese bei Tumoren im fortgeschrittenen Stadium nicht mit dem Überleben korrelierte. Auf dem mRNA-Niveau wurden mehrere andere Onkogene im Dunning-Modellsystem (Cooke et al. 1988a; Bussemakers et al. 1991a) oder bei humanen Prostatakrebszellinien (Rijnders et al. 1985) untersucht, jedoch wurde zwischen der Expression eines beliebigen untersuchten Onkogenes und der Tumorprogredienz keine eindeutige Korrelation nachgewiesen. Interessanterweise entdeckten Fleming et al. (1986) sowie Buttyan et al. (1987) beim Prostatakarzinom hohen Grades erhöhte Werte der myc-Expression. Was aus diesen Entdeckungen folgt, ist noch unklar.

Bis zum gegenwärtigen Zeitpunkt wurden beim Prostatakarzinom keine entsprechenden die (Proto-)Onkogene betreffenden genetischen Veränderungen nachgewiesen. Des gleichen wurden auch bei Tumorsuppressorgenen keine entsprechenden genetischen Veränderungen festgestellt. Es wurde gezeigt, daß Punktmutationen bei p53, einem erwiesenermaßen an einigen humanen Karzinomformen beteiligten Tumorsuppressorgen, bei humanen Prostatakarzinomen selten vorkommen, wenn auch bei einigen Prostatazellinien Mutationen bei p53 durchaus entdeckt wurden (Isaacs et al. 1991). Der Verlust der vermutlich mit der Deletion des Promotors einhergehenden Genexpression beim Retinoblastom (Rb) wurde nur bei einer von drei Zellinien festgestellt, was darauf hindeutet, daß Rb-Mutationen beim Prostatakarzinom nicht häufig auftreten. Jedoch führte die Wiedereinsetzung eines normalen Rb-Gens in DU145-Zellen (menschliche Prostatakarzinomzellinie mit einem mutierten Rb-Gen) zur Umkehrung des Phänotyps der tumorigenen Zellen (Bookstein et al. 1990). Dies führt dazu, daß ras- und p53-Mutationen beim Prostatakrebs bei weitem nicht so häufig wie bei anderen soliden Tumoren festgestellt werden. Jedoch müssen zukünftige Studien zeigen, ob Prostatatumoren mit ras- und/oder p53-Mutationen aggressivere Subpopulationen darstellen.

Wachstumsfaktoren und deren Rezeptoren

Es ist bekannt, daß die Prostata große Mengen an Wachstumsfaktoren enthält, wie den basische Fibroblastenwachstumsfaktor (bFGF), den transformierenden Wachstumsfaktor-β (TGF-β), den transformierenden Wachstumsfaktor-α (TGF-α) und den epidermalen Wachstumsfaktor (EGF) . Auch die Rezeptoren für diese Wachstumsfaktoren sind in der Prostatadrüse vorhanden (Revision von Thompson 1990). Studien von Mori et al. (1990) zeigten, daß der bFGF im Vergleich zum normalen Prostatagewebe bei benigner Prostatahyperplasie (BPH) in größeren Mengen exprimiert wird, was ein Hinweis darauf ist, daß dieser Wachstumsfaktor bei benignen Wachstumsstörungen der menschlichen Prostata beteiligt sein könnte. Die Tatsache, daß der bFGF sich gegenüber kultivierten Prostataeptihelzellen als mitogen erwies (McKeehan et al. 1987), liefert einen weiteren Hinweis auf die potentielle Rolle des bFGF bei abnormem Prostatawachstum. Auch der TGF-β 2 wird bei BPH in erhöhtem Maße exprimiert, verglichen mit der normalen Prostata (Mori et al. 1990). Der TGF-β1 wird bei den wenig differenzierten Rattenprostatatumoren im Vergleich zu stark differenzierten Tumoren in erhöhten Mengen exprimiert (Wilding et al. 1989). In Anbetracht der Fähigkeit des TGF-β1, eine Angiogenese (Roberts et al. 1986), Zellmotilität (Myrdal et al. 1986) und Ablagerung der extrazellulären Matrix (Rizzino 1988) zu induzieren, könnte dieser Wachstumsfaktor zu einem in höherem Grade malignen Phänotyp beitragen (s. unten). Der EGF wird sowohl in normalem als auch malignem Prostatagewebe exprimiert, doch insbesondere die bei humanen Prostatakarzinomen im Vergleich zur normalen Prostata erhöhten Werte des EGF-Rezeptors und der mRNA (Morris u. Dodd 1990) könnten ein Hinweis darauf sein, daß der EGF in dem komplexen Prozeß der Prostatakarzinogenese eine Rolle spielt.

Die Androgenabhängigkeit der Prostatadrüse ist eines ihrer einzigartigen Merkmale. Darüber hinaus werden Wachstum und Differenzierung benigner und maligner Prostataepithelzellen durch Androgene reguliert. Dies deutet auf eine wichtige Rolle der Androgene und des Androgenrezeptors bei der Prostatakarzinogenese hin. Experimente zeigten die androgenregulierte DNA-Synthese in der ventralen Prostata (Coffey u. Williams-Ashman 1968). Einige proteinkodierende Wachstumsfaktoren sowie einige Nicht-Wachstumsfaktor-Protoonkogene werden von Androgenen gesteuert: Die Ablation der Androgene (durch Kastration), welche einen aktiven Prozeß des Zelltodes induziert, geht mit erhöhten Werten des c-myc,c-fos, TGF-β1 und der mRNA einher (Buttyan et al. 1988; Kyprianou u. Isaacs 1989) ebenso wie mit einer erhöhten Anzahl von Rezeptorbindungsstellen im Falle des TGF-β1 und des EGF (Kyprianou u. Isaacs 1988; St. Arnaud et al. 1988) Nach der Kastration und Wiederverabreichung von Androgenen wurden vorübergehende Erhöhungen der ständigen Werte einiger Gene wie c-Ha-ras, c-Ki-ras, c-myc c-fos und bFGF beobachtet (Katz et al. 1989). Diese Ergebnisse deuten auf eine komplexe Regulation der Genexpression durch Androgene hin, und Wachstumsfaktoren können zur Progredienz des Prostatakrebses beitragen. Es wurde noch nicht herausgefunden, welche Rolle der Androgenrezeptor beim Prostatakarzinom spielt: Unter Verwendung monoklonaler Antikörper wurde nachgewiesen, daß der Verlust der Androgenrezeptorexpression nicht mit der Progredienz des Prostatakarzinoms einhergeht. Es lag keine Korrelation mit dem Tumorgrad oder -stadium vor (Van der Kwast et al. 1991).

Über die Bedeutung eines oder mehrerer diffusionsfähiger Faktoren, die als Reaktion auf Androgene durch Stromazellen der Prostata synthetisiert werden, wurde bereits von Cunha et al. (1983) berichtet. Geweberekombinationsstudien zeigten, daß diese Faktoren zu Proliferation und/oder Differenzierung der Prostataepithelzellen führen. Durch Anwendung dieses Verfahrens der Geweberekombination wiesen Chung et al. (1989) nach, daß Fibroblasten bei der Entstehung des Prostatakarzinoms eine Rolle spielen können. Sie wiesen ebenfalls nach, daß die Expression von 6 Genen der extrazellulären Matrix nach der Umwandlung abnahm (Freeman et al. 1991), was nicht nur auf die Beteiligung der parakrinen Wachstumsfaktoren, sondern auch der extrazellulären Matrix (s. unten) der Prostatakarzinogenese hindeutet. Djakiew et al. (1990) berichteten über einen weiteren Beweis für das Vorhandensein von diffusiblen Faktoren, indem sie zeigten, daß Faktoren, die von Stromazellen der Prostata sezerniert werden, zur Wachstumsstimulation von Prostataepithelzellen führen. Darüber hinaus ist die parakrine Wachstumsstimulation nicht nur am lokalen Prostatawachstum beteiligt, sondern auch bei der Metastasenbildung.Es wurde gezeigt, daß PC3-Zellen einen Faktor sezernieren, der das Wachstum von Knochenzellen stimuliert, was darauf hindeutet, daß dieser Faktor bei osteoblastischen Metastasen wie sie beim Prostatakrebs vorkommen, eine Rolle spielen könnte (Perkel et al. 1990).

An der Invasion und Metastasierung beteiligte Gene

Während der Progredienz eines Tumors in ein metastatisches Stadium, müssen die Zellen die Fähigkeit erwerben, lokal in die kleinen Blutgefäße und/oder das Lymphsystem zu infiltrieren; Wenn die Zellen die Abwehr- und Überwachungsmechanismen des Wirtes überleben, müssen sie die Gefäße verlassen und in das umgebende Organgewebe eindringen, wo sie sich schließlich vermehren, so daß klinisch apparente Metastasen entstehen (Hart et al. 1989). Der Erwerb der metastatischen Eigenschaften ist vermutlich auf Veränderungen bei der Expression der Gene zurückzuführen, die beim Zellattachment und der Zellmotilität beteiligt sind. Man könnte eine Erhöhung der Werte der Spaltungsenzyme (wie Proteasen) oder eine Senkung der Werte ihrer Inhibitoren (wie GIMP= Gewebeinhibitoren der Metalloproteinasen) erwarten; die Expressionswerte der Zelladhäsionsmoleküle können sich verändern, ebenso wie die Expression jener Komponenten wichtig sein könnte, die den Zellen helfen, den Wirtabwehrmechanismen zu entgehen. Beim Prostatakrebs sind die am Erwerb der metastatischen

Eigenschaften beteiligten Gene weitestgehend unbekannt. Von den Genen, die beim Zellattachment und der Zellmotilität wichtig sein könnten, sind nur wenige erforscht worden: Bei humanen Prostatakarzinomen (Gaylis et al. 1989) und in Rattenmodellsystemen (Wilson et al. 1990) wurden erhöhte Werte der Plasminogenaktivatoren nachgewiesen; es wurde über die Sekretion von Kollagenase durch ein Rattenprostataepidermoidkarzinom in Kultur berichtet (Huang et al. 1979) ebenso wie bei metastatischen Dunning-Tumoren erhöhte Elastaseaktivitäten festgestellt und eine chymotrypsin ähnliche Protease entdeckt wurde (Lowe u. Isaacs 1984). Vor kurzem wurde nachgewiesen, daß E-Cadherin, ein kalziumabhängiges Zelladhäsionsmolekül bei invasiven Prostatakarzinomen herunterreguliert wird (Bussemakers et al. 1991c) Die Tatsache, daß Veränderungen bei der Expression verschiedener Komponenten der extrazellulären Matrix mit einem veränderten Phänotyp der Rattenprostatafibroblasten einhergehen (Freeman et al. 1991), wurde bereits oben erwähnt. Zur Vervollständigung unseres Wissens über mit der Invasion oder Metastasierung in Zusammenhang stehende Gene, sollte erwähnt werden, daß in metastatischen Prostatakarzinomzellen Fibronektin heruntermoduliert wird, wenngleich diese Ergebnisse durch einen direkten Ansatz (differentielle Hybridisierungsanalyse) erzielt wurden (Schalken et al. 1988).

Der „direkte Ansatz": Identifizierung molekularer Merkmale von progressiv-fortgeschrittenen Prostatakarzinomzellen

Verlust der Heterozygotie

Durch den niedrigen Mitoseindex von Prostatatumoren und die Schwierigkeit, Prostatakarzinome in Kultur heranzuziehen, wurden Studien über Chromosomenveränderungen in Zusammenhang mit dem Beginn und der Progredienz des Prostatakarzinoms ziemlich erschwert. Trotzdem wurde die Beteiligung einiger spezifischer Chromosomenveränderungen identifiziert. Gemäß der Zusammenfassung von Brothman et al. (1990) bestehen die am häufigsten berichteten Veränderungen in dem Verlust der Chromosomen 1,2,5,11 und Y, Trisomie der Chromosomen 7,14,20,22 sowie strukturellen Veränderungen der Chromosomenabschnitte 2p,7q,10q, wobei in den Krebsspätstadien Deletionen von 7q und 10q festgestellt wurden (Atkin u. Baker 1985 a,b). Diese Befunde basieren jedoch alle auf kleinen Patientenzahlen. Ein weniger kompliziertes Verfahren, durch das die Probleme, die mit dem beim Prostatakarzinom niedrigen Mitoseindex zusammenhängen, überwunden werden, ist das Allelotypieren: unter Verwendung von DNA-Proben, die den Restriktionsfragmentlängenpolymorphismus (RFLP) erkennen, können Deletionen von Chromosomen(teilen) identifiziert werden. Durch Anwendung dieses Verfahrens wurde die häufige Deletion des langen Arms des Chromosoms 17 beim Kolonkarzinom entdeckt, was zur Identifizierung des p53 als potentielles Tumorsuppressorgen führte (Baker et al. 1989). Ein potentielles Tumorsuppressorgen auf Chromosom 18 wurde ebenfalls nach einer anfänglichen Ableitung, welche mittels der RFLP-Analyse erzielt wurde, identifiziert (Fearon et al. 1990). Die RFLP-Analyse stellt ein Verfahren dar, mit dem sowohl die Beobachtungen zur Chromosomendeletion beim Prostatakarzinom an einer großen Patientengruppe überprüft als auch alle bekannten Chromosomenloci einbezogen werden können, die bisherigen Berichten zufolge potentielle Tumorsuppressorgene enthalten. Carter et al. (1990b) zeigten, daß der Verlust des Chromosoms 10 zwar tatsächlich häufig vorkam (30 % der untersuchten Fälle), doch der Verlust des Chromosoms 16, über den bis zu diesem Zeitpunkt noch nicht berichtet worden war, wurde von ihnen sogar noch häufiger beobachtet. Diese Ergebnisse deuten darauf hin, daß die Chromosomen 10q und 16q genauer untersucht werden sollten, um einen Zusammenhang zwischen Allelenverlust und Tumorprogression festzustellen sowie potentielle Tumorsuppressorgene zu identifizieren, die auf diesen Chromosomen lokalisiert sind.

Monoklonale Antikörper

Die Entwicklung der Hybridomtechnologie (Kohler u. Milstein 1975) bot die Möglichkeit, Antikörper zur Entdeckung spezifischer Gene herzustellen. Mit Hilfe von Tumorzellextrakten ist es möglich, Antikörper gegen tumorspezifische Antigene heranzuzüchten. Obwohl die Verwendung monoklonaler Antikörper als Progressionsmarker in vielen Disziplinen ein herkömmliches Verfahren darstellt, ist sie bei der Prostatakrebsforschung ein noch wenig erforschter Ansatz. Zwar wurde schon darüber berichtet, daß mehrere monoklonale Prostatakrebsantikörper isoliert wurden (Webb et al. 1984; Lindgren et al. 1985; Starling et al. 1986), doch bei keinem der Antikörper wurde nachgewiesen, daß sie als Progressionsmarker geeignet sind. Obwohl TURP-27 (Starling et al. 1986) als Progressionsmarker nur einen begrenzten Wert hat, war es interessant zu erfahren, daß bei den durch diesen Antikörper erkannten Antigenen ein Zusammenhang zu den durch HNK-1 erkannten Antigenen besteht (Lipford u. Wright 1991). Vor kurzem wurde ein neuer prostatakrebs-spezifischer monoklonaler Antikörper, PD41, beschrieben (Beckett et al. 1991). Der diagnostische Wert dieses Antikörpers sowie die Eigenschaften des Antigens müssen noch bestimmt werden.

Differentielle Hybridisierungsanalyse

Ein anderer direkter Ansatz zur Identifizierung molekularer Unterschiede in Zusammenhang mit der Entstehung von Prostatatumoren basiert auf dem Vergleich des Gleichgewichtszustandes von mRNA-Populationen, wie der differentiellen oder Subtraktionshybridisierung. Diese Methoden ermöglichen die Identifizierung von auf verschiedenen Niveaus exprimierten Genen, aber eine Identifizierung von aberranterweise exprimierten Genen ist nicht möglich. Darüber hinaus bieten die differentielle und Subtraktionshybridisierung mehrere Vorteile: Man kann ein Screening nach sowohl hinauf- als auch hinunterregulierten Genen vornehmen; die verfügbar werdenden Reagenzien, d.h. cDNA-Klons können mit Hilfe der DNA-Sequenzanalyse und des computergestützten Datenbankvergleichs leicht charakterisiert werden. Die Nützlichkeit des Reagens bei der Diagnose kann schließlich direkt durch In-situ-Hybridisierung der RNA beurteilt werden. Die Verfahren der differentiellen und Subtraktionshybridisierung wurden erfolgreich eingesetzt bei der Identifizierung von entweder durch Wachstumsfaktoren induzierten Genen (Lau u. Nathans 1985, 1987; Almendral et al. 1988) oder differentiell exprimierten Genen, d.h. solchen, die zwischen normalem und malignem Gewebe differenzieren (Augentlich et al. 1982; Matrisian et al. 1986). Zum Thema der Metastasierung stehen nur wenige Berichte zur Verfügung, von denen die meisten über die Hinunterregulation der Genexpression während der Progredienz berichten. Bei Melanomzellen mit geringem metastatischem Potential wird NM23 hinunterreguliert (Steeg et al. 1988); beim metastatischen Mammaadenokarzinom werden WDNM1 und WDNM2 hinunterreguliert (Dear et al. 1988, 1989). Bei metastasierenden Rattenprostatakrebszellen wurde eine Hinuntermodulation des Fibronektins nachgewiesen (Schalken et al. 1988). Diese Ergebnisse deuten darauf hin, daß Suppressorgene wie bei der Tumorgenese auch an der Metastasenbildung (Metastasensuppressorgene) beteiligt sein könnten. Im Hinblick auf das Prostatakarzinom identifizierten wir vor kurzem 2 cDNA-Klone, die bei metastatischen Rattenprostatakarzinomen überexprimiert werden (Bussemakers et al. 1991b). Einer dieser Klone erwies sich als ziemlich spezifisch für metastasierende Tumoren, und nach der DNA-Sequenzanalyse stellte sich heraus, daß der Klon entweder mit HMG-I(Y) [hochmobiles Gruppenprotein I (Y)] identisch war oder ein Zusammenhang zu diesem bestand. Dieses Protein ist ein kleines Nichthiston und Kernprotein, das an den Transkriptions- und Replikationsprozessen beteiligt ist. Über seine Überexpression bei entdifferenzierten, schnell proliferierenden Zellen wurde schon früher berichtet (Johnson et al. 1988). Der Wert des HMG-I(Y) als Progressionsmarker muß noch weiter untersucht werden. Der zweite cDNA-Klon enthielt rattenspezifische LTR-ähnliche Sequenzen und ist deshalb für die Diagnose am Menschen wahrscheinlich nicht hilfreich. Lin u. Abraham (1951) untersuchten die differentielle Genexpression bei humanen Prostatakrebszellinien und identifizierten interessanterweise eine cDNA, die humane endogene Retrovirensequenzen enthielt, welche an humanes Calbindin gebunden waren. Die mögliche Rolle der Retrovirensequenzen beim Prostatakrebs bleibt jedoch unklar.

Diskussion und Perspektiven

Die wichtigsten Fragen zum Prostatakarzinom, nämlich worin der zelluläre Krebsursprung und die an der Krebsentstehung beteiligten molekularen Schritte bestehen, sind im wesentlichen noch ungeklärt. Zwar gibt es einige Hinweise auf die Bedeutung der bis jetzt nicht-identifizierten Tumorsuppressorgene, ebenso wie einige Progressionsmarker derzeit untersucht werden. Doch ob diese Marker bei Routineuntersuchungen verwendet werden können oder ob dafür eine noch weiter fortgeschrittene Technologie erforderlich ist, bleibt bisher unbeantwortet.

Interphasenzytogenetika

Die häufigen Verluste der Chromosomen 10 und 16 könnten sich als nützliche Progressionsmarker bei der Diagnose des Prostatakarzinoms erweisen. Da die RFLP-Analyse ein bei der Krankenuntersuchung schlecht durchführbares Verfahren ist, könnten Interphasenzytogenetika einen besseren Ansatz darstellen (Hopman et al. 1988). Dieses Verfahren beinhaltet die In-situ-Hybridisierung von Interphasennuclei unter Verwendung chromosomen-spezifischer Proben und ermöglicht die Untersuchung numerischer Chromosomenaberrationen. Daher zeigte eine an einer großen Patientengruppe mit oberflächlichem Harnblasenkrebs durchgeführte Studie den häufigen Verlust des Chromosoms 9 und die häufige Bewahrung des Chromosoms 1 (Hopman et al. 1991). Die verwendeten chromosomenspezifischen Proben erkennen bisher häufig die zentromere Chromosomenregion, wodurch die Entdeckung von Armdeletionen nicht möglich ist. Die Verwendung der kosmiden Klons könnte die Analyse von mehreren spezifischen Regionen hinsichtlich der Über-/Unterrepräsentation der Genome in Krebszellen ermöglichen. Darüber hinaus ist bei Interphasenzytogenetika die Definition des betreffenden Areals unter besonderer Berücksichtigung der Heterogenität der Tumorzellen beim Prostatakarzinom wichtig. Da noch unklar ist, ob zuverlässige In-situ-Interphasenzytogenetika (i.e. in gefrier- und parafineingebetteten Gewebeteilen) möglich sein werden, müssen die Nucleipräparate aus als krank definierten Gewebeteilen erstellt werden. Das Verfahren ist jedoch bei der Untersuchung schwerer Genaberrationen in Zusammenhang mit der Prostatatumorprogression potentiell wirkungsvoll.

In-situ-Hybridisierung der RNA

Progressionsmarker, die mit Hilfe der differentiellen bzw. Subtraktionshybridisierungsanalyse identifiziert wurden, werden als cDNA-Klons isoliert. Falls sie bekannte Gene repräsentieren und Antikörper gegen diese Gene zur Verfügung stehen, können immunhistochemische Untersuchungen an frischem und/oder archiviertem Material durchgeführt werden, um die Bedeutung dieser Progressionsmarker zu bestimmen. Falls jedoch ein unbekanntes Gen identifiziert wird oder ein Antikörper nicht verfügbar ist, könnte die In-situ-Hybridisierung der RNA zur Untersuchung primärer Prostataproben in Betracht gezogen werden. Da RNA-Moleküle extrem zerfallsempfindlich reagieren, erfordert die Anwendung der In-situ-Hybridisierung der RNA einen vorsichtigen Umgang mit dem Gewebe. Dieser Aspekt des Verfahrens kann dessen Nutzen bei einer Routineuntersuchung verringern.

Polymerasekettenreaktion

Das Verfahren der Polymerasekettenreaktion (PKR) umfaßt viele Anwendungsweisen, und ihr Potential wurde bereits in zahlreichen Veröffentlichungen dargestellt (Forschungsüberblick: Ehrlich 1989). Das Verfahren basiert auf der exponentiellen Amplifikation kleiner Mengen von Targetsequenzen, wobei im Gegensatz zu den meisten Standardprotokollen nur wenig Material erforderlich ist. Für einen diagnostischen Ansatz könnte sogar die Verwendung von Gewebeschnitten in Betracht gezogen werden (Coates et al. 1991). PKR ist ein im wesentlichen einfaches Verfahren; nur die richtige Wahl der Primer ist von großer Wichtigkeit, und da das Verfahren sehr sensitiv ist, muß man sich bewußt sein, daß bereits geringfügige Kontaminationen die Ergebnisse des Experiments beeinflussen könnten. Auch die Quantifizierung der Amplifikation ist noch schwierig.

Vor kurzem wurden 2 Methoden, welche die (relativ einfache) Entdekkung von Punktmutationen ermöglichen, entwickelt. Das Verfahren des Einzelstrang-Konformationspolymorphismus-PKR (ESKP-PKR) basiert auf der Tatsache, daß die einsträngige DNA im Falle der Durchführung des Verfahrens unter nichtdenaturierenden Bedingungen eine Sekundärkonformation bildet, die durch (Punkt-)Mutationen verändert wird (Orita et al. 1989). Die verschiedenen Konformationen haben in einem nicht-denaturierenden Gel eine unterschiedliche Motilität und können entsprechend unterschieden werden. So wurde eine große Anzahl von Mutationen des ras-Onkogens von Suzuki et al. (1990) untersucht. Wenn ein Gen mit bekannten Hitzeflecken im Hinblick auf Mutationen untersucht wird, kann dieses Verfahren für die Analyse großer Patientenzahlen sehr nützlich sein. Das zweite Verfahren, die denaturierende Gradientengelelektrophorese (DGGE), basiert auf der Tatsache, daß DNA-Fragmente infolge von Veränderungen bei der Nukleotidsequenz unterschiedliche Schmelzpunktmerkmale aufweisen, die sichtbar gemacht werden können, wenn das Verfahren in einem denaturierenden Gel durchgeführt wird (Meyers et al. 1987). Vor kurzem wurde das geringfügig modifizierte Verfahren der konstanten denaturierenden Gelelektrophorese (KDGE) zur schnellen Siebtestung nach p53-Mutationen bei Mammakarzinomen angewendet (Borresen et al. 1991). Angesichts der vielen Anwendungsweisen und Möglichkeiten dieses Verfahrens ist es wahrscheinlich, daß die PKR-basierte

Technologie zu einem Routineinstrument bei der molekular(uro)pathologischen Analyse werden wird.

Schlußfolgernd läßt sich sagen, daß es erst wenige verfügbare Marker gibt, die bei der Prognose der metastatischen Eigenschaft von Prostatakarzinomzellen potentiell nützlich sind. Angesichts der steigenden Anzahl von Patienten, bei denen ein Prostatakarzinom diagnostiziert wird, ist die Identifizierung zusätzlicher molekularer Marker für das Prostatakarzinom von großer Wichtigkeit. Auch sollte die Entwicklung und/oder Verbesserung unterscheidender Siebtestungsverfahren, die bei einer Routineuntersuchung verwendet werden können, angeregt werden. Das heißt zukünftige Studien sollten ein Siebtestungsprogramm für den Prostatakrebs, bei dem die Prognose der Aggressivität des individuellen Tumors eine entscheidende Rolle spielt, zum Ziel haben.

Literatur

Almendral J M, Sommer D, MacDonald-Bravo H, Burckhardt J, Perera J, Bravo R (1988) Complexity of the early genetic response to growth factors in mouse fibroblasts. Molecul Cell Biol 8: 2140–2148

Atkin N B, Baker M C (1985a) Chromosome 10 deletion in carcinoma of the prostate. New Engl J Med 312: 315

Atkin N B, Baker M C (1985b) Chromosome study of five cancers of the prostate. Hum Genet 70: 359–364

Augentlicht L H, Kobrin D (1982) Cloning and screening of sequences expressed in a mouse colon tumor. Cancer Res 42: 1088–1093

Baker S J, Fearon E R, Nigro J M et al.(1989) Chromosome 17 deletions and p53 mutations in colorectal carcinomas. Science 244: 217–221

Beckett M L, Lipford G B, Haley C L, Schellhammer P F,Wright Jr. G L (1991) Monoclonal antibody PD41 recognizes an antigen restricted to prostate adenocarcinomas. Cancer Res 51: 1326–1333

Bookstein R, Shew J-Y, Chen P-L, Scully P, Lee W-H (1990) Suppression of tumorigenicity of human prostate carcinoma cells by replacing a mutated RB gene. Science 247: 712–715

Boring C C, Squires T S, Tong T (1991) Cancer statistics, 1991. CA-A Cancer J Clini 41: 19–36

Børresen A-L, Hovig E, Smith-Sørensen B et al. (1991) Constant denaturant gel electrophoresis as a rapid screening technique for p53 mutations. Proc Natl Acad Sci USA 88: 8405–8409

Brothman A R, Peehl D M, Patel A M, McNeal J E (1990) Frequency and pattern of karyotypic abnormalities in human prostate cancer. Cancer Res 50: 3795–3803

Bussemakers M J G, Isaacs J T, Debruyne F M J,Van De Ven W J M, Schalken J A (1991 a) Oncogene expression in prostate cancer. World J Urol 9: 58–63

Bussemakers M J G, Van de Ven W J M, Debruyne F M J, Schalken J A (1991b) Identification of high mobility group protein I (Y) as a potential marker for prostate cancer by differential hybridization analysis. Cancer Res 51: 606–611

Bussemakers M J G,Van Moorselaar R J A, Giroldi L A et al. (1991c) Decreased expression of E-cadherin in rat prostate cancer cells. (Submitted)

Buttyan R, Sawczuk I S, Benson M C, Siegal J D, Olsson C A (1987) Enhanced expression of the c-*myc* protooncogene in high-grade human prostate cancers. Prostate 11: 327–337

Buttyan R, Zakeri Z, Lockshin R, Wolgemuth D (1988) Cascade induction of c-*fos*, c-*myc*, and heat- shock 70 K transcripts during regression of the rat ventral prostate. Mol Endocrinol 2: 650–657

Carter B S, Epstein J I, Isaacs W B (1990a) *Ras* gene mutations in human prostate cancer. Cancer Res 50: 6830–6832

Carter B S, Ewing C M, Ward W S et al. (1990b) Allelic loss of chromosomes 16q and 10q in human prostate cancer. Proc Natl Acad Sci USA 87: 8751–8755

Carter H B, Piantadosi S, Isaacs J T (1990) Clinical evidence for and implications of the multistep development of prostate cancer. J Urol 143: 742–746

Chung L W K, Chang S-M, Bell C, Zhau H E, Ro J Y, Von Eschenbach A C (1989) Co-inoculation of tumorigenic rat prostate mesenchymal cells with non-tumorigenic epithelial cells results in the development of carcinosarcoma in syngeneic and athymic animals. Int J Cancer 43: 1179–1187

Coates P J, D'Ardenne A J, Khan G, Kangro H O, Slavin G (1991) Simplified procedures for applying the polymerase chain reaction to routinely fixed paraffin wax sections. J Clin Pathol 44:115–118

Coffey D S, Williams-Ashman H G (1968) Polymerization of deoxyribonucleotides in relation to androgen-induced prostate growth. Arch Biochem Biophys 124: 184–198

Cooke D B, Quarmby V E, Mickey D D, Isaacs J T, French F S (1988a) Oncogene expression in prostate cancer: Dunning R-3327 rat dorsal prostatic adenocarcinoma system. Prostate 13: 263–272

Cooke D B, Quarmby V E, Petrusz P, Mickey D D, Der C J, Isaacs J T, French F S (1988b) Expression of *ras* proto-oncogenes in the Dunning R-3327 rat prostatic adenocarcinoma system. Prostate 13: 273–288

Cunha G R, Chung L W K, Shannon J M, Taguchi O, Fujii H (1983) Hormone-induced morphogenesis and growth: role of mesenchymal-epithelial interactions. Rec Prog Horm Res 39: 559–598

Dear T N, Ramshaw I A, Kefford R F (1988) Differential expression of a novel gene, WDNM1, in nonmetastatic rat mammary adenocarcinoma cells. Cancer Res 48: 5203–5209

Dear T N, McDonald D A, Kefford R F (1989) Transcriptional down-regulation of a rat gene, WDNM2, in metastatic DMBA-8 cells. Cancer Res 49: 5323–5328

Djakiew D, Tarkington M A, Lynch J H (1990) Paracrine stimulation of polarized secretion from monolayers of a neoplastic prostatic epithelial cell line by prostatic stromal cell proteins. Cancer Res 50: 1966–1974

Erhlich H A (1989) PCR technology; principles and applications for DNA amplification. Stockton, New York

Fearon E R, Vogelstein B (1990) A genetic model for colorectal tumorigenesis. Cell 61: 759–767

Fearon E R, Cho K R, Nigro J M et al. (1990) Identification of a chromosome 18q gene that is altered in colorectal carcinomas. Science 247: 49–56

Fleming W H, Hamel A, MacDonald R et al. (1986) Expression of the c-*myc* protooncogene in human prostatic carcinoma and benign prostatic hyperplasia. Cancer Res 46: 1535–1538

Freeman M R, Song Y, Carson D D, Guthrie P D, Chung L W K (1991) Extracellular matrix and androgen receptor expression associated with spontaneous transformation of rat prostate fibroblasts. Cancer Res 51: 1910–1916

Hart I R, Goode N T, Wilson R E (1989) Molecular aspects of the metastatic cascade. Biochim Biophys Acta 989: 65–84

Hopman A H N, Ramaekers F C S, Raap A K, Beck J L M, Devilee P, Van der Ploeg, M, Vooijs G P (1988) In situ Hybridization as a tool to study numerical chromosomal aberrations in solid bladder tumors. Histochemistry 89: 307–316

Hopman A H N, Moesker O, Smeets A W C B, Pauwels R P E, Vooijs G P, Ramaekers F C S (1991) Numerical chromosome 1, 7, 9 and 11 aberrations in bladder cancer detected by *in situ* hybridization. Cancer Res 51: 644–651

Huang C-C, Wu C-H, Abramson M (1979) Collagenase activity in cultures of rat prostate carcinoma. Biochim Biophys Acta 570: 149–156

Gaylis F D, Keer H N, Wilson M J, Kwaan H C, Sinha A A, Kozlowski J M (1989) Plaminogen activators in human prostate cancer cell lines and tumors: correlation with the aggressive phenotype. J Urol 142: 193–198

Gumerlock P H, Poonamallee U R, Meyers F J, DeVere White R W (1991) Activated *ras* alleles in human carcinoma of the prostate are rare. Cancer Res 51: 1632–1637

Isaacs W B, Carter B S, Ewing C M (1991) Wild type p53 suppresses growth of human cancer cells containing mutant p53 alleles. Cancer Res 51: 4716–4720

Johnson K R, Lehn D A, Elton T S, Barr P J, Reeves R (1988) Complete murine cDNA sequence, genomic structure, and tissue expression of the high mobility group protein HMG-I(Y). J Biol Chem 263: 18338–18342

Katz A E, Benson M C, Wise G J et al. (1989) Gene activity during the early phase of androgen-stimulated rat prostate regrowth. Cancer Res 49: 5889–5894

Kohler G, Milstein G (1975) Continuous cultures of fused cells secreting antibody of predefined specificity. Nature 265: 493–495

Kyprianou N, Isaacs J T (1988) Identification of a cellular receptor for transforming growth factor-β in rat ventral prostate and its negative regulation by androgens. Endocrinology 123: 2124–2131

Kyprianou N, Isaacs J T (1989) Expression of transforming growth factor-β in the rat ventral prostate during castration-induced programmed cell death. Mol Endocrinol 3: 1515–1522

Lau L F, Nathans D (1985) Identification of a set of genes expressed during G0/G1 transition of cultured mouse cells. EMBO J 4: 3145–3151

Lau L F, Nathans D (1987) Expression of a set of growth-related immediate early genes in Balb/c 3T3 cells: coordinate regulation with c-*fos* or c-*myc*. Proc Natal Acad Sci USA 84: 1182–1186

Lindgren J, Pak K Y, Ernst C, Rovera G, Steplewski Z, Koprowski H (1985) Shared antigens of human prostate cancer cell lines as defined by monoclonal antibodies. Hybridoma 4: 37–45

Lipford G B, Wright Jr G L (1991) Comparative study of monoclonal antibodies TURP-27 and HNK-1: their relationship to neural cell adhesion molecules and prostate tumor-associated antigens. Cancer Res 51: 2296–2301

Liu A Y, Abraham B A (1991) Subtractive cloning of a hybrid human endogenous retrovirus and calbindin gene in the prostate cell line PC3. Cancer Res 51: 4107–4110

Lowe F C, Isaacs J T (1984) Biochemical methods for predicting metastatic ability of prostatic cancer utilizing the Dunning R-3327 rat prostatic adenocarcinoma system as a model. Cancer Res 44: 744–752

Matrisian L M, Bowden G T, Krieg P, Fürstenberger G, Briand J-P, Leroy P, Breatnach R (1986) The mRNA coding for the secreted protease transin is expressed more abundantly in malignant than in benign tumors. Proc Natl Acad Sci USA 83: 9413–9417

McKeehan W L, Adams P S, Fast D (1987) Different hormonal requirements for androgen-independent growth of normal and tumor epithelial cells from rat prostate. In Vitro Cell Develop Biol 23: 147–152

Meyers R M, Maniatis T, Lerman L S (1987) Detection and localization of single base changes by denaturing gradient gel electrophoresis. Meth Enzymol 155: 501–527

Mori H, Maki M, Oishi K, Jaye M, Igarashi K, Yoshida O, Hatanaka M (1990) Increased expression of genes for basic fibroblast growth factor and transforming growthfactor type β-2 in human benign prostatic hyperplasia. Prostate 16: 71–80

Morris G L, Dodd J G (1990) Epidermal growth factor receptor mRNA levels in human prostatic tumors and cell lines. J Urol 143: 1272–1274

Myrdal S E, Twardzik D R, Auersperg N (1986) Cell-mediated co-action of transforming growth factors: incubation of type β with normal rat kidney cells produces a soluble activity that prolongs the ruffling response to type α. J Cell Biol 102: 1230–1234

Nicolson G L (1991) Quantitative variations in gene expression: possible role in cellular diversification and tumor progression. J Cell Biochemi 46: 277–283

Orita M, Suzuki Y, Sekiya T, Hayashi K (1989) Rapid and sensitive detection of point mutations and DNA polymorphisms using the polymerase chain reaction. Genomics 5: 874–879

Peehl D M, Wehner N, Stamey T A (1987) Activated Ki-*ras* oncogene in human prostatic adenocarcinoma. Prostate 10: 281–289

Perkel V S, Mohan S, Herring S J, Baylink D J, Linkhart T A (1990) Human prostatic cancer cells, PC3, elaborate mitogenic activity which selectively stimulates human bone cells. Cancer Res 50: 6902–6907

Rijnders A W M, Van der Korput J A G M, Van Steenbrugge G J, Romijn J C, Trapman J (1985) Expression of cellular oncogenes in human prostatic carcinoma cell lines. Biochem Biophys Res Comm 132: 548–554

Rizzinno A (1988) Transforming growth factor-β: multiple effects on cell differentiation and extracellular matrices. Dev Biol 130: 411–422

Roberts A B, Sporn M B, Assoian R K et al. (1986) Transforming growth factor type β: rapid induction of fibrosis and angiogenesis *in vivo* and stimulation of collagen formation *in vitro*. Proc Natl Acad Sci USA 83: 4167–4171

Samowitz W S, Paull G, Hamilton S R (1988) Reported binding of monoclonal antibody RAP-5 to formalin-fixed tissue sections is not indicative of*ras* p21 expression. Hum Pathol 19: 127–132

St Arnaud R, Poyet P, Walker P, Labrie F (1988) Androgens modulate epidermal growth factor receptor levels in the rat ventral prostate. Mol Cell Endocrinol 56: 21–27

Schalken J A, Ebeling S B, Isaacs J T, Treiger B, Bussemakers M J G, De Jong M E M, Van de Ven W J M (1988) Down modulation of fibronectin mRNA in metastasizing rat prostatic cancer cells revealed by differential hybridization analysis. Cancer Res 48: 2042–2048

Starling J J, Sieg S M, Beckett M L et al. (1986) Human prostate tissue antigens defined by murine monoclonal antibodies. Cancer Res 46: 367–374

Steeg P S, Bevilacqua G B, Kopper L, Thorgeirsin U P, Talmadge J E, Liotta L, Sobel M E (1988) Evidence for a novel gene associated with low tumor metastatic potential. J Nat Cancer Inst 80: 200–204

Sumiya H, Masai M, Akimoto S, Yatani R, Shimazaki J (1990)Histochemical examination of expression of ras p21 protein and R1881-binding protein in human prostatic cancers. Eur J Cancer 26: 786–789

Suzuki Y, Orita M, Shiraishi M, Hayashi K, Sekiya T (1990) Detection of ras gene mutations in human lung cancers by single-strand conformation analysis of polymerase chain reaction products. Oncogene 5: 1037–1043

Thompson T C (1990) Growth factors and oncogenes in prostate cancer. Cancer Cells 2: 345–354

Van der Kwast T H, Schalken J A, Ruizeveld-de Winter J A, Van Vroonhoven C C J, Mulder E, Boersma W, Trapman J (1991) Androgen receptors in endocrine-therapy-resistant human prostate cancer. Int J Cancer 48: 189–193

Viola M V, Fromowitz F, Ovarez S et al.(1986) Expression of *ras* oncogene p21 in prostate cancer. New Engl J Med 314: 133–137

Webb K S, Paulson D F, Parks S F, Tuck F L, Walther P J, Ware J L (1984) Characterization of prostate tissue directed monoclonal antibody: alpha-Pro 13. Cancer Immunol Immunother 17: 7–17

Wilding G, Zugmeier G, Knabbe C, Flanders K, Gelmann E (1989) Differential effects of transforming growth factor β on human prostate cancer cells *in vitro*. Mol Cell Endocrinol 62: 79–87

Wilson M J, Ditmanson J V, Sinha A A, Estensen R D (1990) Plasminogen activator activities in the ventral and dorsolateral prostatic lobes of ageing Fischer 344 rats. Prostate 16: 147–161

IV. Immuntherapie des Prostatakarzinoms

Immuntherapie des Prostatakarzinoms

J. E. Altwein

Die klinischen Erfahrungen zur Hormontherapie des Prostatakarzinoms sind begrenzt. Anfang der 80er Jahre gab es Versuche einer aktiven, unspezifischen Immuntherapie durch Rothauge et al. (1981, 1988), indem neuraminidasebehandelte, inaktivierte Tumorzellen nach Art eines Schachbrettes an der Vorderfläche eines Oberschenkels intrakutan injiziert wurden. Es wurden immerhin 307 Patienten mit dieser Schachbrettvakzination behandelt, aber die Ergebnisse sind nicht interpretierbar, da es sich offenbar lediglich um eine retrospektive Studie handelte und darüber hinaus mit wechselnden Bezugsgrößen gerechnet wurde. Weitere Ansätze betreffen die passive, adoptive Immuntherapie unter Verwendung von Interferonen, die Patienten im Stadium des Relapses nach einer primären Hormontherapie gegeben wurden. Über eine Phase-II-Studie kamen auch diese Therapieversuche nicht hinaus (vide infra). Es erscheint daher sinnvoll, bei der Behandlung der immuntherapeutischen Ansätze außer den spärlichen klinischen Daten auch die präklinischen Versuche zu würdigen.

Interferon

Interferon-α und Interferon-γ wurde in verschiedenen Dosen hinsichtlich seiner Wirksamkeit auf explantiertes Prostatahyperplasiegewebe geprüft (Deshpande et al. 1989). Diese Autoren beobachteten, daß Interferon-α in der Gegenwart und beim Fehlen von Testosteron-Proprionat das Wachstum epithelialer Zellen von menschlichen benignen Prostatahyperplasien hemmte (Abb. 1). Interferon-β hatte praktisch kaum eine Wirkung auf das Wachstum dieser Explantate bei den verschiedenen geprüften Dosen. Demgegenüber stimulierte Interferon-γ wiederum sowohl in der Gegenwart als auch beim Fehlen von Testosteron-Proprienat dosisabhängig das Wachstum der Zellen in Gewebekultur (Abb. 2). Die Autoren sehen zumindestens in ihrer Gewebekulturstudie die Möglichkeit, biologische Response-Modifier in vitro zu testen.

Die gleiche Arbeitsgruppe untersuchte an BPH-Gewebekulturen die Wirkungen von Interferonen auf den Energiestoffwechsel der Zelle. Wenn man davon ausgeht, daß Androgene dadurch ihre Wirkung entfalten, indem sie die Aktivität von Enzymen, die in der Nukleinsäuresynthese oder Energieerzeugung der Zelle eine Rolle spielen, hemmen. Ein derartiges

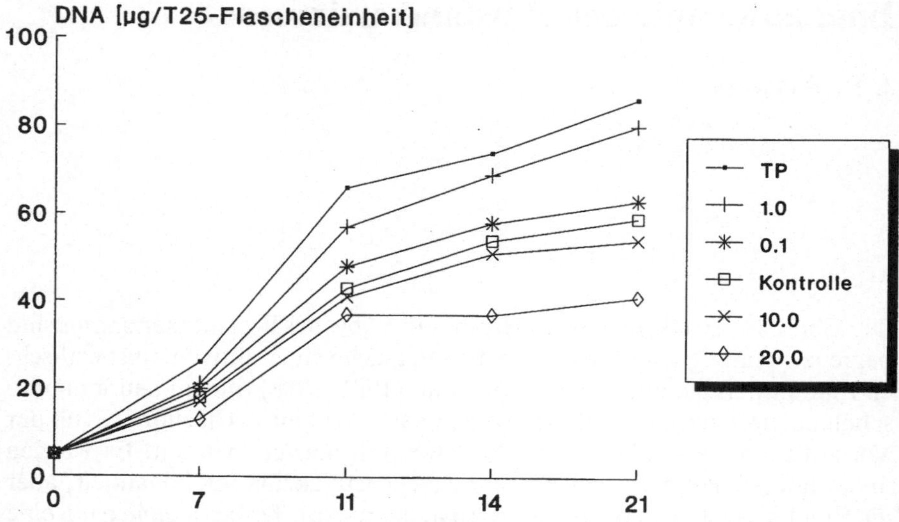

Abb. 1. Dosis-Wirkungskurve für INF-α auf BPH-Explantate (Deshpande et al. 1989)

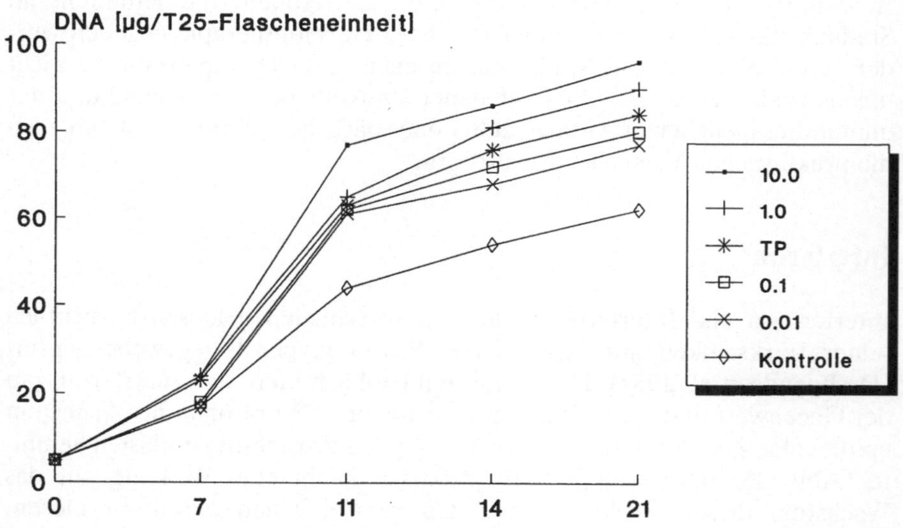

Abb. 2. Dosis-Wirkungskurve für INF-γ auf BPH-Explantate (Deshpande et al. 1989)

Tabelle 1. Wirkung von Interferonen auf die α-Glycerol-Phosphat-Dehydrogenase (α-GPDH), ein Schlüsselenzym des Prostatazell-Energiestoffwechsels (Hayward et al. 1987)

Testosteron	≠	Aktivität von α-GPDH
IFn-α	↑	Aktivität von α-GPDH
IFN-γ	≠	Aktivität von α-GPDH
IFN-β	↑/≠	Aktivität von α-GPDH (konzentrationsabhängig)

Enzym ist die α-Glyzerolphosphatdeydrogynase. Wird dieses Enzym durch ein Pharmakon gehemmt, dann würde dies die Androgenutilisation durch die Prostatazelle im weitesten Sinne beeinflussen. Umgekehrt würden Medikamente, die direkt den Androgenmetabolismus stören, dies durch Änderung der Aktivität der α-Glyzerolphosphatdehydrogynase zu erkennen geben. Hayward et al. (1987) fanden an der Gewebekultur aus BPH-Zellen, daß Testosteron-Proprionat die Aktivität der α-Glyzerolphosphatdehydrogynase hemmt (Tabelle 1). Danach konnte dieses Enzym als Schlüssel zum Studium der Interferonwirkung auf die explantierten Zellen dienen. Interferon-α stimuliert die Aktivität der α-Glyzerolphosphatdehydrogynase, Interferon-γ hat die gegenteilige Wirkung (Tabelle 1). Die Möglichkeit einer Modulation der Androgenutilisation in der Prostatazelle wurde auch von anderen Autoren untersucht. Ausgehend von der Beobachtung, daß natürliches Interferon-β den Steroidrezeptorgehalt des Mammakarzinoms erhöhen kann, untersuchten Sica et al. (1989) an explantierten Prostatakarzinomzellen, die von einem knochenmetastasierenden menschlichen Prostatakarzinom gewonnen worden waren (PC-3-Zellen), ob Interferon-β die Androgenrezeptorkonzentration veränderte. Es zeigte sich bei einer Interferon-β -Konzentration, die von 10–1000 iU/ml erhöht wurde, daß bei einer Dosis oberhalb 100 iU/ml der Androgenrezeptor in den PC-3-Zellen um etwa 100 % im Vergleich zu den nicht Interferon-β-exponierten Zellen anstieg. Maximal konnte eine Rezeptorvermehrung mit der höchsten Interferon-β -Dosis um etwa 500 % im Vergleich zu den Kontrollkulturen erreicht werden. Es wird zu prüfen sein, ob Interferon-β eine hormonunempfindliche Zelle zu einer hormonempfindlichen revertieren kann. In diesem Zusammenhang sind die Beobachtungen von Orava et al. (1986) zu sehen, die bei 3 männlichen Freiwilligen nach subkutaner Injektion von Interferon-α einen Abfall des Serumtestosteronspiegels nachwiesen.

Ausgangspunkt für den Einsatz von Interferonen sind die pleiotropen Wirkungen dieser biologischen Response Modifiers (BRM; Tabelle 2). Dies findet besonders im Gegensatz antiproliferativer Effekt und unspezifische Immunstimulation seine Entsprechung. Eine Zusammenstellung der verschiedenen untersuchten Effekte auf die Prostata im Experiment findet sich bei Schulze-Seemann (1990).

Tabelle 2. Pleiotrope Wirkung der Interferone

I. *Antiproliferativ*
  – Hemmung der Zellteilung
  – Veränderung der Zellmembran
  – Hemmung von Wachstumsfaktoren und nukleären Onkogenen(c-myc, c-ras)

2. *Immunstimulierend*
  – Aktivierung von Makrophagen und Lymphozyten
  – Vermehrung der Antigen-Expression

3. *Immunsuppression*

Erste klinische Experimente (Tabelle 3), wobei Interferon-α 15 Patienten mit einem fortgeschrittenen, zumeist hormontauben Prostatakarzinom gegeben wurde, offenbarten eine erhebliche Toxizität. Dabei zeigte sich in der Studie von Chang et al. (1986) als besonders ungünstig die Gewichtsabnahme, allgemeines Krankheitsgefühl, Neurotoxizität, Leukopenie und Nausea. Damit scheiden die α-Interferone im wesentlichen zur Behandlung der Patienten mit einem fortgeschrittenen, vorbehandelten Prostatakarzinom aus; denn hier ist die Palliation oberstes Behandlungsziel. Ähnlich verhält es sich mit der Anwendung von rekombinantem Interferon-β. Bei 30 Patienten mit inkurablen Organtumoren (die Anzahl der Patienten mit einem Prostatakarzinom ist nicht angegeben) erwies sich die Toxizität als zu hoch. Besonders wenn man bedenkt, daß dem keine entsprechende Wirkung im Sinne einer Palliation entgegensteht (Borden et al. 1988).

Phase-II-Studien mit einer großen Zahl von Tumoren des Urogenitalsystems wurden in der Mitte der 80er Jahre in Japan durchgeführt. Eine Remission wurde bei den Patienten mit einem fortgeschrittenen Prostatakarzinom nicht beobachtet (Niijima et al. 1985; Yoshimoto et al. 1985; Takaku 1987). Dies deckt sich mit den Erfahrungen aus dem Protokoll 2100 des National Prostatic Cancer Projects. Bei 3 von 16 Patienten mit einem hormontauben Prostatakarzinom kam es zu einer Krankheitsstabilisierung unter einer Interferon-β-Infusion über 4, 6 und 9 Monate. Wegen der erheblichen Nebenwirkungen konnten aber 10 der 16 Patienten mit einem Prostatakarzinom die Behandlung nicht planmäßig beenden. Bemerkenswert ist die Mitteilung von Medenica et al. (1985), die mit menschlichem Leukozyteninterferon bei 11 von 14 Patienten mit einem fortgeschrittenen, hormontauben Prostatakarzinom eine Remission erreichten. Die Nebenwirkungen waren auch hier erheblich; das gute Ansprechen, das im Gegensatz zu den Berichten anderer Autoren steht, führt diese Arbeitsgruppe auf die gepulste Therapie zurück (s. dort für Details). In einer Zwischenbilanz stellen Horoscewicz et al. (1989) fest:„ The disappointing clinical results in prostatic carcinoma observed by us are consistent with high resistance of cultured in vitro prostate cancer cells to antiproliferative effects to interferon". Diese pessimistische Feststellung wird schließlich noch unterstützt durch eine Phase-II-Studie mit Interferon-α an 25 Patienten mit einem hormonresistenten Prostatakarzinom. Bei 3 der 25 Patienten kam es sowohl zu einem signifikanten Abfall des PSA (einmal in den Normbereich) und einer Rückbildung der retroperitonealen Lymphome. Bei einem dieser 3

Tabelle 3. Phase-I-Studien

Autor	Interferon	n(PCA)	Toxizität
Madajewicz et al. (1982)	rIFN-α	9 (4)	Tox +
Janssen et al. (1984)	rIFN-α_c	22 (1)	Tox +
Chang (1986)	rIFN-α_{2b}	9 (9)	Tox −
Creagan et al. (1988)	rIFN-α_a	7 (1)	Tox +

Patienten besteht eine über 9 Monate andauernde Vollremission. Dem steht aber eine erhebliche Toxizität bei 22 der 25 Patienten gegenüber (van Haelst-Piesany et al. 1990).

Zu anderen Formen der Behandlung mit BRM gibt es nur anekdotische Berichte. Budd et al. (1989) behandelten 55 Patienten mit einer Kombination von Interferon-α und Interleukin-2. Bei einem dieser 25 Patienten lag ein Prostatakarzinom vor. Auch hier waren die Nebenwirkungen erheblich und betrafen einen Anstieg der alkalischen Phosphatase oder des Bilirubins bei allen Patienten mit Lebermetastasen (8). Von Kotake et al. (1989) wurden koloniestimulierende Faktoren (rG-CSF) bei 77 Patienten mit einem Tumor des Urogenitalsystems eingesetzt. Darunter waren auch Patienten mit einem Prostatakarzinom, deren Anzahl ist aber nicht spezifiziert. Immerhin konnten die Dauer der Neutropenie sowie das Niveau des neutrophilen Nadies positiv beeinflußt werden. Inwieweit die insgesamt unbefriedigenden Erfahrungen mit der Chemotherapie des Prostatakarzinoms den Einsatz von koloniestimulierenden Faktoren rechtfertigen, erscheint fraglich.

Zytokineffekt auf Prostatakarzinom-zellinien

Nachdem die klinischen Erfahrungen mit Interferonen, gelegentlich in Kombination mit Interleukin 2, bei Patienten mit einem fortgeschrittenen, hormontauben Prostatakarzinom spätestens in den Phase-II-Studien endeten, wandten sich verschiedene Autoren wiederum dem Experiment zu. Es bot sich die Anwendung an Prostatakarzinomzellinien in vitro oder in vivo nach Xenotransplantation derselben ebenso wie beim Dunning-Prostatakarzinom an. Nach den Untersuchungen von Moorselaar et al. (1991) erwies sich Interferon-β als besonders wirksam auf die hormonresistenten Tumorzellinien PC-3 und Du 145. Auf die hormonabhängige Zellinie LNCaP war lediglich der Tumor-Nekrose-Faktor (TNF) schwach wirksam. Die beiden

Tabelle 4. Zytokine → Prostatakarzinomzellinien (hormonresistent: PC-3, Du 145; hormonabhängig: LNCaP). (Moorselaar et al. 1991 u. a.)

	PC-3 in		Du 145 in		LNCaP in	
	vitro	vivo[a]	vitro	vivo	vitro	vivo
IFNα	+	++	+	(+)	–	
IFNβ	++		++			
IFNγ		++		+		
TNF	+/–	++	+	++	+	
IFNα + γ		++		(+)		
IFNα + TNF		++		++		
IFNγ + TNF[b]		++		++		

a Peritumorale Injektion (nicht systemisch!)
b Keine synergistischen Effekte, aber weniger toxische Dosen

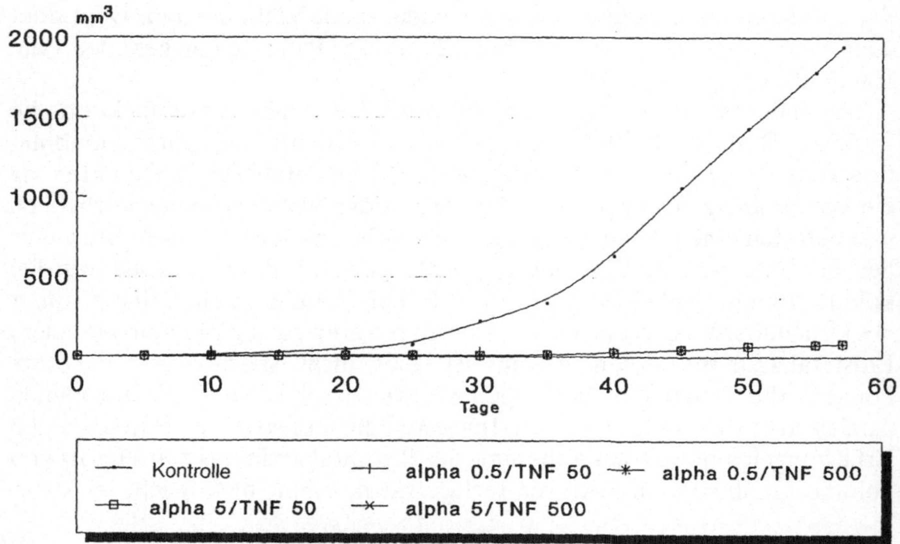

Abb. 3. Wirkung von INF-α plus TNF auf xenotransplantierte PC-3-Zellinien (Morselaar et al. 1991)

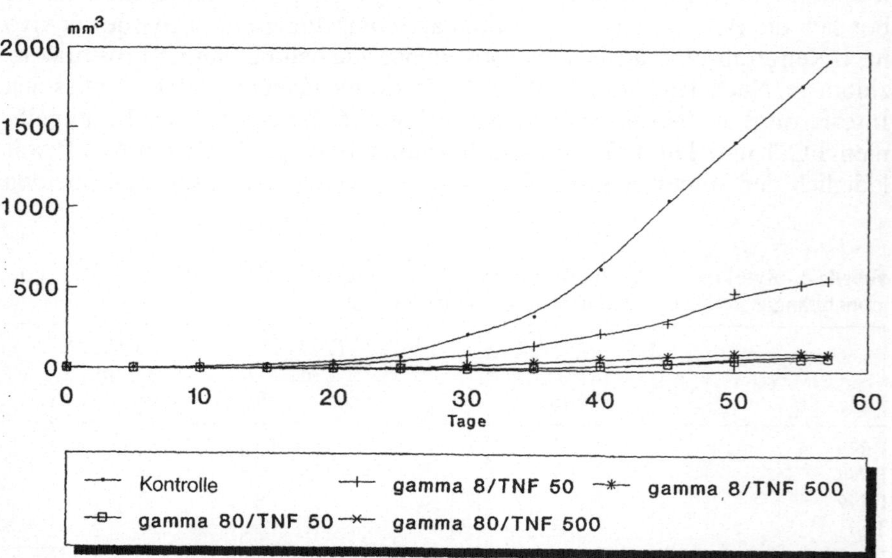

Abb. 4. Wirkung von INF-γ plus TNF auf xenotransplantierte PC-3-Zellinien (Morselaar et al. 1991)

ersten Zellinien wurden auch nach Xenotransplantation durch peritumorale Injektion von Interferon allein oder in Kombination mit TNF behandelt. Hier zeigte sich die Kombination von Interferon-α oder TNF und von Interferon-γ und TNF wirksam. Synergistische Effekte waren zwar nicht beobachtet worden, aber eine Dosisreduktion war möglich (Tabelle 4). Es zeigte sich, daß bereits in der niedrigsten Konzentration die Kombination von Interferon-α mit TNF eine vollständige Suppression der xenotransplantierten PC-3-Zellinie bewirkte (Abb. 3). Dies war bei der Kombination von Interferon-γ mit TNF nicht so ausgeprägt (Abb. 4). Tjota et al. (1991) fanden im Dunning-Prostatakarzinommodell, daß die Kombination von Lymphokin-aktivierten Killerzellen (LAK-Zellen) mit Interleukin 2 zur Aktivierung des schwach immunogenen Dunning-Tumors das Wachstum des Primärtumors verlangsamten, die Regression von spontanen Lungenmetastasen

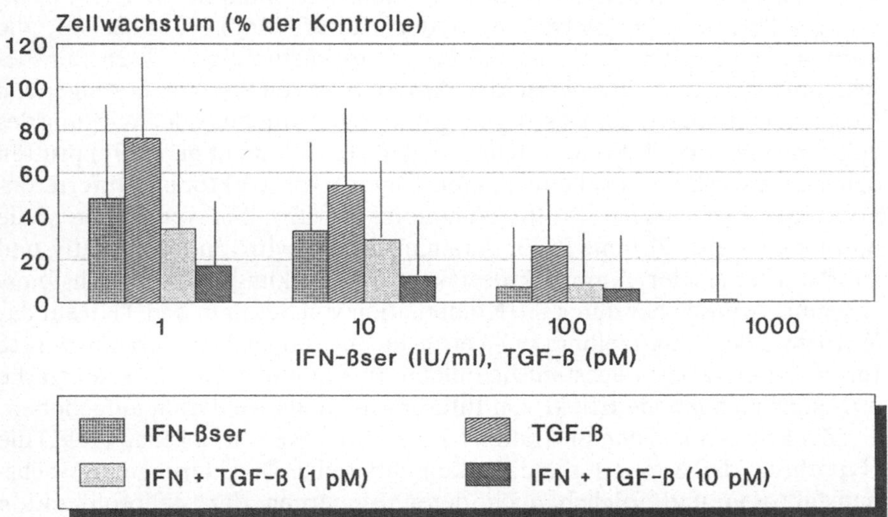

Abb. 5. Wirkung von INF-β und TGF-β auf die hormonunabhängige Zellinie PC-3 (Goldstein et al. 1991)

Tabelle 5. Wechselwirkung mitogener Wachstumsfaktoren (GF) und Interferone (IFN) (vgl. Goldstein et al.]

IFN-α	∓	PDGF-stimuliertes Wachstum
	∓	EGF-stimuliertes Wachstum
	∓	Insulin- + Transferrin-stimuliertes Wachstum
IFN-ß	∓	Androgen-unabhängige PC-Zellinien (PC-3 und Du 145), diese ∓ wird durch die Kombination mitogener Wachstumsfaktoren aufgehoben

IFN beeinflußt die GF-Wirkung auf das Prostatakarzinomwachstum

bewirkten und schließlich die Entstehung von Lungenmetastasen verhinderten.

Nachdem Interferone auch die Wachstumsfaktoren beeinflussen (Tabelle 2), wurde auch diese Wechselwirkung verschiedentlich untersucht. Die Hypothese einer autokrinen Regulation des Wachstums von Tumorzellen hat neue Wege geöffnet, um den Wirkmechanismus der Androgene auf das Prostatakarzinom abzuklären. Diese Hypothese sagt aus, daß Prostatakarzinomzellen Wachstumsfaktoren sezernieren und daß ihr Wachstum durch die exogene Zufuhr solcher Wachstumsfaktoren stimuliert werden kann. Darüber hinaus wurde eine vermehrte Expression der autokrinen Wachstumskontroll-Wechselbeziehungen mit dem Entstehen eines malignen Phänotyps korreliert (Knabbe et al. 1991) Goldstein et al. (1991) wiesen nach, daß Interferon-β und der Transforming Growth Factor β (TGFβ) additiv auf die hormonunabhängige Zellinie PC-3 wirken (Abb. 5; Tabelle 5). Interessant sind in diesem Zusammenhang Experimente mit Inhibitoren der Wachstumsfaktoren beispielsweise Polyanione wie Suramin und Dextransulfat. Es läßt sich beispielsweise in der Kultur von LNCaP-Zellen, die hormonabhängig sind, zeigen, daß die androgenstimulierte Wachstumsbeschleunigung durch die gleichzeitige Anwendung von Suramin in steigenden Dosen aufgehoben wird. Das gleiche gilt für die Aufhebung der Wirkung des epidermalen Growth Factors (Knabbe et al. 1991). Liu et al. (1991) prüften den Effekt von Suramin allein oder mit Tumornekrosefaktor und Interferon-γ auf das menschliche Prostatakarzinom in vitro. Sie verwendeten die hormonresistente Zellinie PC-3. Suramin wirkte in vitro antiproliferativ, und zwar stärker als der Tumornekrosefaktor. Die wirkungsvollste Wachstumshemmung wurde aber durch die Kombination von Suramin und TNF auf das Wachstum der Tumorzellinie PC-3 erreicht. Im Vergleich zu Suramin wirkte Interferon-γ stärker wachstumshemmend. In Kombination wurde der starke wachstumshemmende Effekt von Interferon-γ dann wiederum aufgehoben.

Zunächst einmal demonstrieren die Experimente von Liu et al. (1991) die Hypothese, daß Suramin seine Wirkung über eine Blockierung der Wachstumsfaktoren und folglich auch deren Steuerung der Zellproliferation ausübt. Interessant ist die Wachstumsverstärkung, wenn Suramin mit dem Zytokinin TNF eingesetzt wurde. Für evtl. klinische Einsätze ist die mögliche Dosisreduktion des TNF von Interesse. Demgegenüber scheint Suramin den Rezeptor für Interferon-γ an der Zelle zu blockieren.

Kombination von Zytokinen und Zytostatika

Durch die Gabe von Interferonen alleine bzw. in Kombination sollten zytotoxisch wirksame T-Zellen aktiviert werden, die gegen den Tumor gerichtet sind. Die zusätzliche Gabe eines Zytostatikums soll eine Veränderung der Oberflächenstruktur der Tumorzelle oder eine Modulation des MHC-Komplexes bewirken. Frühauf et al. (1990) untersuchten die Wirkung von Zytokinen auf verschiedene Prostatakarzinomzellinien allein oder in Kombination.

TNFα wirkt alleine auf die hormonunempfindliche Zellinie PC-3 nicht und auf die hormonempfindliche Zellinie LNCaP nur schwach. In Kombination mit Doxorubizin oder Suramin wirkt TNF-α jedoch auf die Zellinie PC-3 ausgeprägt und auf die hormonempfindliche Prostatakarzinomzellinie

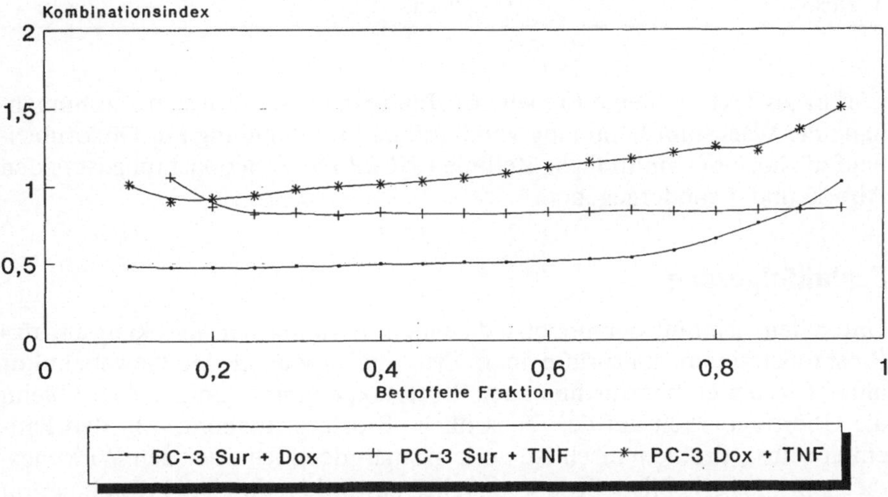

Abb. 6. Wirkung von Suramin, TNF-α und Doxorubicin auf die PC-3-Zellinie (hormonresistent) in vitro (Fruehauf et al. 1990)

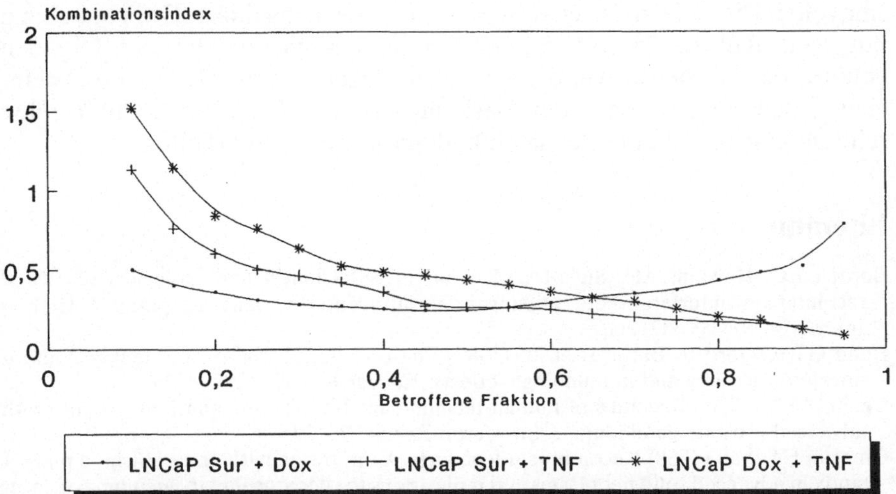

Abb. 7. Wirkung von Suramin, TNF-α und Doxorubicin auf die LNCaP-Zellinie (hormonsensibel) in vitro (Fruehauf et al. 1990)

Tabelle 6. Wirkung von Zytokinen auf Prostatakarzinomzellinien: Effekt einer Kombination (Fruehauf et al. 1990)

	PC-3	LNCaP
TNF-α	–	(+)
+ Doxorubicin	+ +	+
+ Suramin	+ +	+
Suramin	+	(+)
+ Doxorubicin	+ + (3fach)	+ + (7fach)

stärker als TNF-α alleine (Tabelle 6). Interessant ist in diesem Zusammenhang die Wachstumshemmung von Suramin in Verbindung mit Doxorubizinauf die hormonempfindliche Zellinie LNCaP. Diese Beobachtung ist in den Abb. 6 und 7 wiedergegeben.

Schlußfolgerung

Unter dem Einfluß der unbefriedigenden Wirkung der Zytokine auf das Prostatakarzinom überprüfte man Zytokine erneut in der Gewebekultur unter Einsatz etablierter humaner Prostatakarzinomzellinien. Selbst wenn die Übertragbarkeit auf das menschliche Prostatakarzinom, d.h. den Patienten selbst, problematisch ist, so lernt man dennoch über den Wirkungsmechanismus erheblich. So ist es möglich geworden, durch die Kombination verschiedener Zytokine die Dosis zu senken, ebenso die Wirkung zu verstärken, wenn Zytokine mit Zytostatika oder Wachstumsfaktorinhibitoren kombiniert werden. Inwieweit sich heute bereits in einer randomisierten Studie die Kombination von Antiandrogenen mit einem Interferon als sinnvoller Therapieansatz erweist, ist bisher noch ungeklärt. Die Vorstellung hingegen, daß die Prostata zu den immunologisch privilegierten Organen gehöre, da ihr ebenso wie der vorderen Augenkammer des Meerschweinchens, dem Gehirn oder der Backentasche des Hamsters Lymphgefäße fehlten, erscheint heute nur noch bedingt aufrecht zu erhalten.

Literatur

Borden EC, Hawkins MJ, Sielaff KM et al. (1988) Clinical and biological effects of recombinant interferon-beta administered intravenously daily in phase I trial. J Interferon Res 8: 357–366
Budd GT, Osgord B, Barna B et al. (1989) Phase I clinical trial of interleukin 2 and α interferon toxicity and immunologic effects. Cancer Res 49: 6432–6436
Chang AYC (1986) Toxicities of human recombinant Interferon alpha 2 in patients with advanced prostate carcinoma. J Interferon Res 6: 713–715
Creagan ET et al. (1988) Recombinant leucocyte A interferon with doxorubicin; a phase I study in advanced solid neoplasms and inplications for hepatocellular carcinoma. Cancer 61: 19
Deshpande N et al. (1989) Divergent effects of interferons on benign prostatic hyperplasia cells (BPH) in primary culture. J Urol 141: 157

Frühauf JP, Myers CE, Sinha BK (1990) Synergistic activity of suramin with tumor necrosis factor α and doxorubicin on human prostate cancer cell lines. J Natl Cancer Inst 82: 1206–1209

Goldstein D, O'Leary M, Mitchen J et al. (1991) Effects of interferon β ser and transforming growth factor on prostatic cell lines. J Urol 146: 1173–1177

Haelst-Piesani C van, Richardson RL, Thormean TM et al. (1990) Phase II study of recombinant leukocyte a human interferon roferon-A (IFL-RA) in patients with advanced hormone-resistant prostate cancer. ASCO, May 20–22, Washington

Hayward S, Cox S, Mitchell I (1987) The effects of interferons on the activity of alpha-glycerolphosphate dehydrogenase in benign prostatic hyperplasia cells in primary culture. J Urol 138: 648–653

Horoszewicz JS, Murph GP (1989) An assessmemt of the current use of human interferons in the therapy of urological cancers. Urol 142: 1173–1179

Janssen J et al. (1988) Phase I study of recombinant human interferon alpha 2c in patients with chemotherapy refractory malignancies. Oncology 47 [suppl 1]: 3

Knabbe C, Kellner, U, Voigt KD (1991) Growth factors in human prostate cancer cells: Implications for an improved treatment of prostate cancer. J Steroid Biochem Molec Biol 40: 185–192

Kotake T, Miki T, Akaza H et al. (1991) Effect of recombinant granulocyte colony-stimulating factor (RG-CSF) on chemotherapy-induced neutropenia in patients with urogenital cancer. Cancer Chemother Pharmacol 27: 253–257

Liu S, Ewing MW, Anglard P et al. (1991) The effect of suramin, tumor necrosis factor and interferon γ on human prostate cancer. J Urol 145: 3–39

Madajewicz S et al. (1982) A phase I study of rising doses of recombinant DNA alpha 2 interferon (IFN) from E. coli. 3rd Ann Int Congr Interferon Res, Miami

Medenica RD, Slack N (1985) Immunmodulatory activity of human leucocyte interferon in cancer patients: results obtained during pulse therapy schedule. Cancer Drug Deliv 2: 91–118

Moorselaar RJ van, Stratum P van, Borm G et al. (1991) Differential antiproliferative activities of α- and γ interferon and tumor necrosis factor alone or in combination against 2 prostate cancer xenocrafts transplanted in nude mice. Prostate 18: 331–344

Niijima T, Ro 22–8181 Oncology Study Group (1985) Clinical efficacy of recombinant human leucocyte. A interferon (r IFN-α A) on malignant tumors of the urogenital tract. Jpn J Cancer Chemother 12: 921–927

Orava M, Carntell K, Vihko R (1986) Treatment with preparations of human leucocyte interferon decreases serum testosteron concentrations in men. Int J Cancer 38: 295–296

Rothauge CF, Kraushaar J, Gutschank S et al. (1981) Das Verhalten der Phosphatasen und des karzinoembryonalen Antigens im Serum nach spezifischer Immuntherapie des entgleisten metastasierten Prostatakarzinoms. Helv Clin Acta 48: 453–457

Rothauge CF, Kraushaar J, Prinz J (1988) Immuntherapie beim Prostatakarzinom. Therapiewoche 38:2727–2730

Schulze-Seemann W (1990) Kombinationstherapie Interferon und komplette Androgen-Deprivation beim metastasierten Prostatakarzinom. Akt Onkol 57: 83–88

Sica G, Fabbronni L, Dell'Aqua G (1989) Antiproliferative effect of interferons on human prostate carcinoma cell lines. Urol Res 17: 111

Takadu F (1987) Effect of treatment of malignant tumors with recombinant interferon γ. Jpn J Cancer Chemother 14: 645–652

Tjota A, Zhang JQ, Piedmonte MR, Lee CL (1991) Adoptive immunotherapy using lymphokine-activated killer cells and recombinant interleukin-2 in preventing and treating spontaneous pulmonary metastases in syngerneic Dunning rat prostate tumor. J Urol 146: 177–183

Yoshimoto J, Tsushima T, Matsumura Y et al. (1985) Phase II study of recombinant human leucocyte A interferon on urogenital cancer patients. Jpn J Cancer Chemother 12: 465–470

V. Immuntherapie des Blasenkarzinoms

Die Immuntherapie des fortgeschrittenen Harnblasenkarzinom

T. Otto und H. Rübben

8 % der Harnblasenkarzinome sind zum Zeitpunkt der Erstdiagnose lokal weit fortgeschritten und weisen eine Lymphknoten- oder Fernmetastasierung auf (pT3-4/N1-4/M1). Die Prognose dieser Patienten ist bei einer Langzeit-überlebensrate von weniger als 10 % ungünstig. Lokale Therapiemaßnahmen haben auf die Überlebensrate von Patienten mit lymphogen-metastasierten Harnblasenkarzinomen keinen Einfluß. Smith u. Whitmore (1981) ermittelten eine 5-Jahres-Überlebensrate nach radikaler Zystektomie und Lymphadenektomie bei Patienten mit ausgedehnter lymphogener Metastasierung (N2-N4) von 0–5 % (Tabelle 1).

Auch Patienten mit nur einer Metastase in einem solitären Lymphknoten in einer Größe von < 2 cm (N1) weisen nach operativer Therapie eine 5-Jahres-Überlebensrate von nur 12–17 % auf (Tabelle 2). Das zeigt an, daß in der Regel auch eine geringe Lymphknotenmetastasierung (N1) ein Zeichen einer systemischen Erkrankung ist.

Diese Beobachtung macht die Notwendigkeit einer systemischen Behandlung deutlich. So wurde der Einsatz der induktiven Chemotherapie auf die Überlebensrate von Patienten mit metastasierten Harnblasenkarzinomen untersucht.

Tabelle 1. 5-Jahres-Überlebensrate (5JÜR) beim metastasierten Harnblasenkarzinom N1-N4/M1 nach radikaler Zystektomie Lymphadenektomie. (Smith u. Whitmore 1981)

Stadium	n	5JÜR [%]
N1	30	17
N2	41	5
N3	38	5
M1	25	0

Tabelle 2. 5-Jahres-Überlebensrate von Patienten mit gering lymphogen metastasiertem Harnblasenkarzinom (N1) nach radikaler Zystektomie und Lymphadenektomie

n	5JÜR [%]	Autor
32	12	Laplante u. Brice (1973)
35	17	Dretler et al. (1973)
30	17	Smith u. Whitmore (1981)

Die mittlere Überlebenszeit nach induktiver Chemotherapie mittels cisplatin- und methotrexathaltiger Schemata beträgt 11–15 Monate (Tabelle 3).

Die Ergebnisse bezüglich der Langzeitüberlebensrate sind ungünstig. Die 3-Jahres-Überlebensrate beträgt 20 % (Sternberg et al. 1988), die 5-Jahres-Überlebensrate 10 % (Khandekar et al. 1985). Untersucht man eine selektionierte Patientengruppe, die nach induktiver Chemotherapie eine komplette Remission entwickelt, so findet sich hier eine 2-Jahres-Überlebensrate von 43–71 % und eine 3-Jahres-Überlebensrate von 55 % (Tabelle 4).

Bezüglich der Überlebensrate profitieren Patienten, die eine komplette Remission nach induktiver Chemotherapie erreichen. Dies entspricht einem Anteil von 4–32 % der Patienten mit metastasiertem Harnblasenkarzinom (De Mulder et al. 1990; Logothetis et al. 1988). 68–96 % der Patienten profitieren hinsichtlich der Überlebensrate *nicht* von einer systemischen Chemotherapie.

Das Versagen lokaler und systemischer Therapiemaßnahmen bei einer Mehrzahl der Patienten mit fortgeschrittenem Urothelkarzinom hat zur Suche nach neuen Therapiemodalitäten geführt. Mittels experimenteller Untersuchungen konnte nachgewiesen werden, daß zelluläre, nicht-antikörpervermittelte Immunreaktionen Tumorzellen erkennen und eliminieren können.

Mit Einführung des Tuberkuloseimpfstoffes (BCG) und einer neuen Generation artspezifischer Substanzen (Zytokine) gelang es, durch eine aktive, unspezifische Immuntherapie das Blasentumorwachstum zu beeinflussen. Klinische und experimentelle Befunde machen wahrscheinlich, daß

Tabelle 3. Mittlere Überlebenszeit nach induktiver Chemotherapie metastasierter Harnblasenkarzinome

Schema	n	Mittlere Überlebenszeit [Monate]	Autor
DDP, MTX	43	12	Stoter (1985)
MVAC	83	11	Sternberg et al. (1986)
MVAC	43	15	Logothetis et al. (1990)

Tabelle 4. 2- bzw. 3-Jahres-Überlebensrate von Patienten mit metastasiertem Harnblasenkarzinom, die nach induktiver Chemotherapie eine komplette Tumorremission entwickeln

Schema	2 JÜR [%]	3 JÜR [%]	Autor
MVAC	71	55	Sternberg et al. (1988)
MVAC	43	–	Igawa et al. (1990)
CisCA	51	–	Logothetis et al. (1989)

Tabelle 5. Kolorektales Karzinom M1 5-FU, IFNα2 a (Wadler et al. 1989)

Toxizität	Grad 2	Grad 3	Grad 4
Myelotoxizität	46 %	7 %	7 %
Fieber	13 %	17 %	–
Neurotoxizität	13 %	3 %	3 %
Mukositis	–	10 %	–
Hepatotoxizität	3 %	–	–

die topische Immuntherapie über eine lokale Behandlung des oberflächlichen Tumors hinausgeht und eine komplexe Immunantwort auslöst.

Wadler et al. (1989) führten eine kombinierte Immun-/Chemotherapie mit 5-Fluorouracil und Interferon-α-2 a bei Patienten mit metastasiertem kolorektalem Karzinom durch. 6 % der Patienten zeigten eine klinisch nachgewiesene komplette Remission, 70 % eine partielle Remission.

Es bestand eine mäßiggradige Toxizität. Bei 7 % der so behandelten Patienten trat eine Myelotoxizität WHO-Grad 4, bei weiteren 3 % eine Neurotoxizität WHO-Grad 4 auf (Tabelle 5).

Basierend auf den Ergebnissen einer Immuntherapie beim oberflächlichen Harnblasenkarzinom und einer kombinierten Immun-/Chemotherapie beim metastasierten Kolonkarzinom liegen zum jetzigen Zeitpunkt erste Phase-I- und nicht-randomisierte Phase-II-Studien zur aktiven, unspezifischen Immuntherapie des lokal fortgeschrittenen oder metastasierten Harnblasenkarzinoms vor.

In einer Studie an insgesamt 12 Patienten, die eine Blasenperfusion mit natürlichem Interleukin-2 nach TUR erhielten, wiesen 3 von 12 Patienten eine komplette Tumorrückbildung auf (Huland et al. 1991).

Die Ergebnisse zur topischen Immuntherapie mit Interleukin-2 beim lokal fortgeschrittenen Harnblasenkarzinom zeigen die prinzipielle Wirksamkeit dieser Behandlungsmaßnahme.

Logothetis et al. (1991) führte bei Patienten mit Chemotherapie-refraktärem Harnblasenkarzinom (N2-N3/M1) eine kombinierte Immun-/Chemotherapie mit 5-Fluorouracil und Interferon-α-2 a in Anlehnung an das Behandlungsschema von Wadler et al. (1989) durch (Tabelle 6).

Im Rahmen dieser nicht-randomisierten Phase-II-Studie wurden 30 Patienten diesem Therapieschema unterzogen. Komplette Remissionen

Tabelle 6. Harnblasenkarzinom N2-3/M1, chemotherapierefraktär. (Logothetis et al. 1991)

Schema	5-FU, IFNα2 a
n	30
CR	0 %
PR	30 %
Dauer	5.2 Monate

ließen sich nicht nachweisen; 30 % der Patienten zeigten eine partielle Remission (Tabelle 6).

In einer weiteren nicht-randomisierten Phase-II-Studie an 17 Patienten mit Chemotherapie-refraktärem, metastasiertem Harnblasenkarzinom wurde eine kombinierte Immun-/Chemotherapie mit 5-Fluorouracil und Interferon-α-2 b in Kombination mit 13-cis-Retinolsäure durchgeführt. Durch die kombinierte Anwendung mit einem Retinoid wird beabsichtigt, den Tumor zu „Redifferenzieren", die Ansprechrate zu verbessern und die Komplikationsrate zu senken.

35 % der insgesamt 17 Patienten zeigten unter dieser Therapie eine partielle Tumorremission. Komplette Remissionen wurden nicht beobachtet (Logothetis et al. 1991) (Tabelle 7).

Die kombinierte Anwendung mit einem Retinoid hat somit zu keiner verbesserten Ansprechrate geführt. Die Rate unerwünschter Nebenwirkungen ist vergleichbar mit der 5-FU- und Interferon-α-2 a-Therapie (Tabelle 8).

Partielle Remissionen von 30–35 % bei einer negativen Selektion von Patienten mit Chemotherapie-refraktären, metastasierten Harnblasenkarzinomen lassen einen neuen Therapieansatz in der Behandlung fortgeschrittener Harnblasenkarzinome vermuten.

Die Immunmodulation zytotoxischer Substanzen hat sich in der Behandlung des metastasierten Kolonkarzinoms als vorteilhaft erwiesen. Nicht-randomisierte klinische Phase-II-Studien beim fortgeschrittenen Harnblasenkarzinom lassen jedoch eine Beurteilung der Wirksamkeit dieser interessanten Therapiemodalität bislang nicht zu.

Eine Indikation zur adjuvanten Immuntherapie läßt sich zum jetzigen Kenntnisstand nicht ableiten. So wurde bei insgesamt 10 Patienten, die eine komplette Remission nach systemischer Chemotherapie (MVEC-Schema) aufwiesen, eine adjuvante Immuntherapie mit Interferon-α durchgeführt.

Tabelle 7. Harnblasenkarzinom N2-3/M1, chemotherapierefraktär. (Logothetis et al. 1991)

Schema	5-FU, IFNα2 b, 13-CRS
n	17
CR	0 %
PR	35 %

Tabelle 8. Toxizitätsrate einer Therapie mit Interferon-α-2 a und 5-Fluorouracil bei Patienten mit chemotherapierefraktärem, metastasierten Harnblasenkarzinom

Toxizität	Grad II	Grad III	Grad IV
Myelosuppression			17 %
Psychosyndrom		17 %	
Diarrhö		17 %	
Mukositis		– 63 % –	

8 der 10 Patienten wiesen 10 Monate nach Chemotherapie eine Fortdauer der kompletten Remission auf (Rüther et al. 1991). Die Angaben basierend auf dem kurzen Beobachtungszeitraum lassen jedoch keine Schlußfolgerungen zur Wirksamkeit der adjuvanten Immuntherapie zu, da die 3-Jahres-Überlebensrate von Patienten mit metastasiertem Harnblasenkarzinom, die nach induktiver Chemotherapie eine komplette Tumorremission entwickeln, 55 % beträgt (Sternberg et al. 1988). Grundlagenorientierte experimentelle Untersuchungen sind ebenso wie kontrollierte Phase-II-/-III-Studien zur unspezifischen, adjuvanten Immuntherapie notwendig.

Adoptive Verfahren der Immuntherapie werden bislang in der Therapie des Harnblasenkarzinoms nicht geprüft. Eine aktive, spezifische Immuntherapie ist aufgrund fehlender geeigneter Tumorvakzine z. Z. nicht möglich; ebenso wie eine passive Immuntherapie, da hochselektive tumorspezifische Antikörper nicht zur Verfügung stehen. Die Möglichkeit neuer Therapiemodalitäten durch die gentechnische Herstellung immunkompetenter Substanzen bedarf der kontrollierten Prüfung und nicht dem kritiklosen klinischen Einsatz.

Literatur

Dretler SP, Ragsdale BD, Leadbetter WF (1973) The value of pelvic lymphadenectomy in the surgical treatment of bladder cancer. J Urol 109: 414

Huland E, Huland H, Meier TH (1990) Topische Behandlung des fortgeschrittenen Harnblasenkarzinoms mit hochdosierten rekombinanten und natürlichen Interleukin-2 (IL-2)-Präparationen. Urologe [A] 29 (Suppl): A23

Igawa M, Okkuchi T, Ueki T, Okada K, Usui T (1990) Usefullness and limitations of methotrexate, vinblastine, doxorubicin and cisplatin for the treatment of advanced urothelial cancer. J Urol 144: 662–665

Khandekar JD, Elson PJ, De Wys WD, Slayton RE, Harris DT (1985) Comparative activity and toxicity of cis-diamminedichloroplatinum (DDP) and a combination of doxorubicin, cyclophosphamide, and DDP in disseminated transitional cell carcinoma of the urinary tract. J Clin Oncol 3: 539

Laplante M, Brice MH (1973) The upper limits of hopeful application of radical cystectomy for vesical carcinoma: does nodal metastasis always indicate incurability? J Urol 109: 261

Logothetis CHJ, Johnson DE, Cong C et al. (1988) Adjuvant cyclosphosphamide, doxorubicin, and cisplatin chemotherapy for bladder cancer: an update. J Clin Oncol 6: 1590

Logothetis CHJ, Dexeus FH, Chong C, Sella A, Ayala AG, Ro JY, Pilat S (1989) Cisplatin, cyclophosphamid and doxorubicin chemotherapy for unresectable urothelial tumors: The M. D. Anderson experience. J Urol 141: 33

Logothetis CJ, Dexeus FH, Fin L, Sella A, Amato RJ, Ayala AG, Kilbourn RG (1990) A prospective randomized trial comparing MVAC and CISCA chemotherapy for patients with metastatic urothelial tumors. J Clin Oncol 8/6: 1050

Logothetis CJ, Hossan E, Sella A, Dexeus FH, Amato RJ (1991) Fluorouracil and recombinant human interferon alpha-2 a in the treatment of metastatic chemotherapy-refractory urothelial tumors. J Natl Cancer Inst 83/4: 285

De Mulder PH, Debruyne FM, Keizer HJ, Ten Bokkel Huinick W, De Pauw M, Sylvester R (1990) Randomized phase II study of methotrexate (M), cisplatin (C) and methotrexate, cisplatin and vinblastine (V) in patients with advanced transitional carcinoma of the bladder (meeting abstract) Eur Urol 18 (Suppl 1): 5

Recondo E, Logothetis CJ, Hossan G, Sella A, Amato RJ, Dexeus FH, Kilbourn R (1991) Results of the phase I trial combining 13-CIS retinoic acid (13-CRA) with 5-fluoracil (5-FU), alpha-interferon 2B (alpha-IFN) (Intron) in patients (PIS) with chemotherapy refractory transitional cell carcinoma (TCC) of the bladder. Proc Am Soc Clin Oncol (ASCO), 27th Ann Mtg, May 19–21, Houston, Texas, vol 10 p 174
Rüther U, Rupp W, Schmidt A et al. (1991) Clinical experience with recombinant alpha-2-interferon treatment in patients with advanced urothelial tumors after M-VEC polychemotherapy. Ann Hematol (Suppl) A121: 131
Smith JA Jr, Whitmore WF Jr (1981) Regional lymph node metastasis from bladder cancer. J Urol 126: 591
Sternberg CN, Yagoda A, Scher HI et al. (1986) Surgical staging and long term survival in patients with advanced transitional cell carcinoma (TCC) of the urothelium treated with M-VAC. Proc ASCO 5: 390
Sternberg CN, Yagoda A, Scher HI et al. (1988) M-VAC (methotrexate, vinblastine, doxorubicin and cisplatin) for advanced transitional cell carcinoma of the urothelium. J Urol 139: 461
Stoter G (1985) Chemotherapy for metastatic bladder carcinoma. World J Urol 3: 110
Wadler S, Schwartz EL, Goldman M (1989) Fluorouracil and recombinant alpha-2 a-interferon: An active regime against advanced colorectal carcinoma. J Clin Oncol 7: 1769

Ist die Behandlung mit BCG eine Immuntherapie?*

S. Prescott, S. J. Hawkyard, A. M. Jackson,
K. James und G. D. Chisholm

Einleitung

Die Verabreichung des Impfstoffs Bacille-Calmette-Guérin (BCG) führt zu
einer Stimulation des Immunsystems (Davies 1982); doch stellt sich die
Frage, ob die vorteilhafte antitumorale Wirkung der intravesikalen BCG-
Behandlung immunologischer Art ist und welche Immunmechanismen an
dieser Reaktion beteiligt sind. Dies kann zur Lösung praktischer Probleme
wie der Wahl des optimalen Behandlungsverlaufs und Indikation zur
Fortführung der Therapie beitragen.

Anhaltspunkte für und gegen einen Immunmechanismus

Bereits in den 50er und 60er Jahren wurden umfangreiche Arbeiten zum
antitumoralen Wirkmechanismus des BCG anhand von Nagetiertumormo-
dellen und später anhand klinischer Behandlungsversuche von menschlichen
soliden Tumoren und leukämischen Erkrankungen durchgeführt. Diese
Studien waren die Basis für eine erfolgreiche BCG-Behandlung (Bast et al.
1974). Ein wesentliches Ergebnis sowohl der Tierexperimente als auch
klinischer Studien war, daß die antitumoralen Wirkungen sich im wesentlichen auf den Verabreichungsort beschränkten, d.h. der Impfstoff muß mit
den Tumorzellen in Kontakt kommen, während die Entstehung der Immunität gegen Tuberkulose infolge Bestrahlung systemisch war. Jedoch welche
Erklärung gäbe es für diese Beobachtung, falls bei der antitumoralen
Wirkung des BCG ein Immunmechanismus vorhanden wäre?

Dies führte zu der Hypothese, daß der Effekt einer intravesikalen
Verabreichung auf der Erzeugung einer lokalen Entzündungsreaktion mit
anschließender Gewebenekrose beruht (Conolly 1983). Andererseits weisen
Agenzien wie Terpentin und Oxalazon, die schwerwiegende lokale Entzündungen hervorrufen, im Tierexperiment keine antitumoralen Eigenschaften
auf (Hanna et al. 1972).

Wesentliche Fakten sprechen für einen Immunmechanismus (Bast et al.
1974):

---

* Übersetzung aus dem Engl. von Belinde Junkers.

- BCG ist für Tumorzellen nicht direkt toxisch.
- Die Beeinträchtigung des Immunsystems von Versuchstieren reduziert die durch BCG induzierte antitumorale Aktivität.
- Nacktmäuse, bei denen ein Mangel an T-Zellen vorliegt, sind unfähig, auf die Verabreichung von BCG anzusprechen, jedoch durch Injektion von T-Zellen wird die antitumorale Aktivität wiederhergestellt (Ratliff et al. 1987).
- Die Antitumoraktivität ist immer an die Entstehung der antituberkulösen Immunität gekoppelt, während eine spezifische Tumorimmunität meist nicht auftritt.

Somit scheinen immunologische Mechanismen für die Antitumoraktivität des BCG verantwortlich zu sein. Die Schwierigkeit besteht jedoch darin, zu klären, welche Mechanismen dies sind.

Immunantwort auf intravesikales BCG beim Menschen

Aus Gründen der Praktikabilität wurde die lokale Immunreaktion, die infolge der Verabreichung von BCG auftritt, meist an der Haut untersucht (Spector 1982). Doch da die zelluläre Immunantwort in der Blase ähnlich ist wie in der Haut (Coe u. Feldman 1966), scheinen Rückschlüsse auf die bei der intravesikalen Instillation stattfindenden Reaktionen möglich. Bei intravesikaler Verabreichung des BCG werden Tuberkulosebakterien z. T. in die Blasenwand aufgenommen, was zur Entwicklung einer granulomatösen Zystitis führen kann (Kelley et al. 1985). Dies ist das Ergebnis einer verzögerten Hypersensitivitätsreaktion auf das persistente unlösliche Antigen. Tuberkulosebakterien werden von Makrophagen und polymorphonukleären Zellen phagozytiert. Aufgrund der zähen wachsartigen äußeren Schicht, die die Bazillen umgibt, können sie nicht abgetötet werden. BCG-Organismen bleiben somit innerhalb der Phagosomen intakt, bis der Makrophage, durch T-Zellen unterstützt, diese abtötet (Leake et al. 1977).
    Die bei der verzögerten Hypersensitivitätsreaktion stattfindenden Zellereignisse sind in Abb. 1 dargestellt. BCG-Organismen enthaltende Makrophagen stellen ein BCG-Antigen dar und präsentieren dieses zusammen mit den HLA-DR-Antigenen der Klasse II des Histokompatibilitätskomplexes (MHC) an ihrer Zelloberfläche, wo diese Antigene den Rezeptor für das von Helfer-T-Zellen getragene CD4-Antigen darstellen. Darüber hinaus setzen Makrophagen Interleukin-1 frei, durch welches die Zellen in das betreffende Gebiet angelockt werden, und das dazu beiträgt, diese so zu aktivieren, daß sie mit CD4 exprimierenden Helfer-T-Zellen interagieren können. Diese Interaktion setzt eine Kette von Ereignissen in Gang, die mit der Expression von IL-2-Rezeptoren an der Oberfläche der T-Zellen und der Produktion von Interleukin-2 (IL-2) durch die Rezeptoren beginnt. Die so entstandene positive Rückkoppelungsschlaufe führt zu einem Prozeß der Autostimulation und klonalen Expansion der T-Zellen, die noch mehr IL-2 und ein

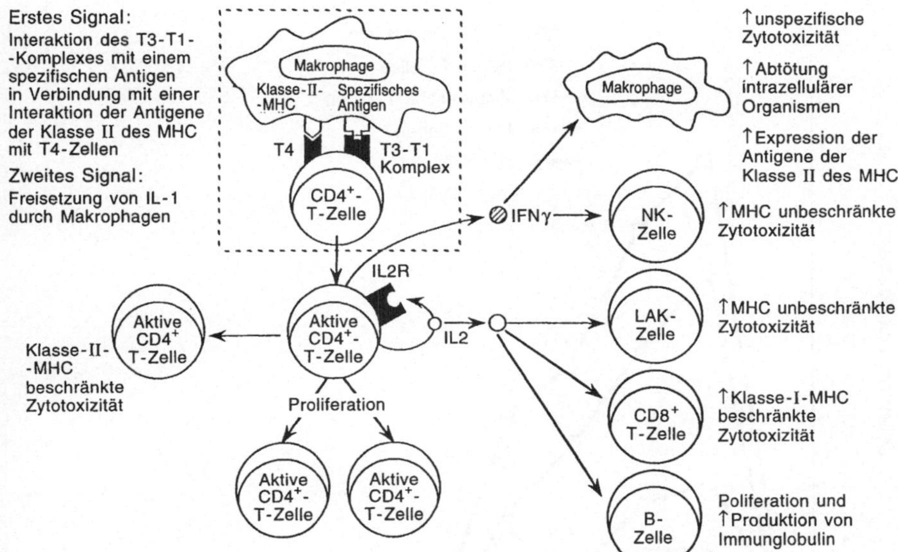

Abb. 1. Zelluläre Interaktionen bei der verzögerten Hypersensitivitätsreaktion, die zur lokalen Immunantwort auf Mykobakterien gehört

weiteres Zytokin, das sog. Interferon-γ produzieren. Dieses Zytokin aktiviert die Makrophagen, welche die BCG-Organismen enthalten, mit dem Ergebnis, daß die BCG-Organismen getötet werden (Rooke et al. 1986). Im Verlauf dieser Immunreaktion findet eine Stimulation vieler anderer Immunprozesse mit theoretischer Antitumoraktivität statt (Abb. 1). Gegenwärtig ist nicht bekannt, welche im Hinblick auf die BCG-induzierte antitumorale Immunität wichtig sind.

Untersuchungen der lokalen Immunantwort auf intravesikal verabreichtes BCG

Wir haben anhand von Reihenbiopsien bei 16 Patienten mit Carcinoma in situ (CIS), die eine intravesikale Behandlung mit dem BCG-Evans-Stamm erhielten, quantitative immunhistochemische Untersuchungen des Immunzellinfiltrats in der Blasenwand durchgeführt (Prescott et al. 1992). Es fand ein signifikanter Anstieg des T-Zelleninfiltrats während der Behandlung und im Verlauf von einigen Monaten nach der Behandlung statt (Abb. 2). Die Analyse der T-Zellsubpopulationen zeigte, daß die Mehrheit CD4+- und Helferzellen waren statt zytotoxische CD8+-Zellen. Die Infiltration mit T-Zellen war insgesamt sowie in den beiden T-Zellsubpopulationen bei 8 kompletten Remissionen statistisch höher als bei 7 partiellen Remissionen oder im Falle einer fehlenden Remission (Abb. 3).

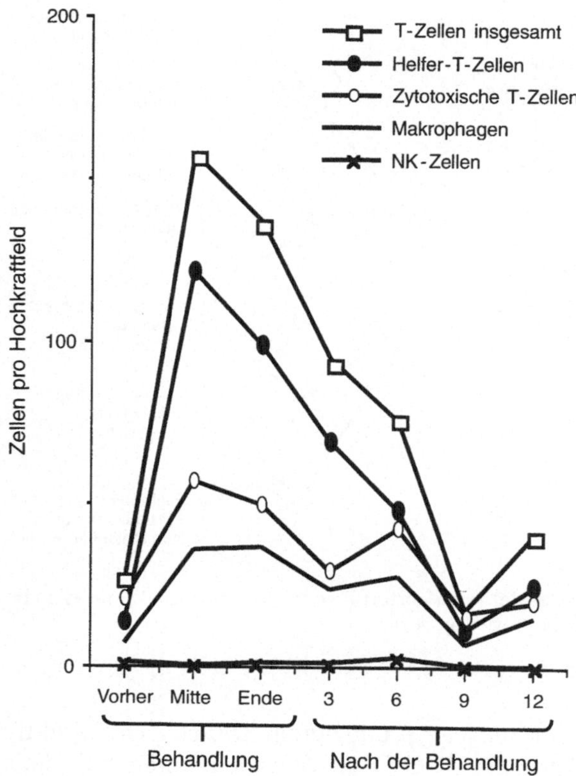

Abb. 2. Dichteänderungen der mononukleären Zellinfiltrate in der Blasenwand während und nach intravesikaler BCG-Therapie. Mittelwerte von 17 Patienten mit extensiver CIS-Vorbehandlung. (Nach Prescott et al. 1992)

Die MHC-Antigene der Klasse I, die auch HLA-ABC-Antigene genannt werden, werden durch fast alle Zellen im Körper einschließlich des normalen Urothels exprimiert, wohingegen die MHC-Antigene der Klasse II oder HLA-DR-Antigene nur von einigen Zellarten exprimiert werden, die überwiegend diejenigen mit einer antigenpräsentierenden Funktion sind (Daar et al. 1984 a, b). Im Fall der Behandlung mit BCG war das Urothel normalerweise vor der Behandlung MHC-Klasse-I-positiv und Klasse-II-negativ, wurde jedoch nach der Behandlung in allen untersuchten Fällen MHC-Klasse-II-positiv und Klasse-I-negativ (Prescott et al. 1989). Diese Neuexpression der MHC-Antigene der Klasse II durch Urothelzellen dauerte normalerweise 3–6 Monate an.

Die Bedeutung der MHC-Antigene im Hinblick auf die Transplantation ist gut bekannt. Die Expression durch eine Zelle ist für die Interaktion mit T-Zellen notwendig, und deshalb steigern hohe Expressionswerte die Aufnahmebereitschaft einer Zelle für T-Zellen (Zinkernagel u. Docherty 1979). Umgekehrt ist bekannt, daß niedrigere Werte die Empfänglichkeit für T-Zellen verringern, jedoch die Aufnahmebereitschaft für NK-Zellen und Makrophagen erhöhen (Welsh et al. 1981, Sarzotti et al. 1986).

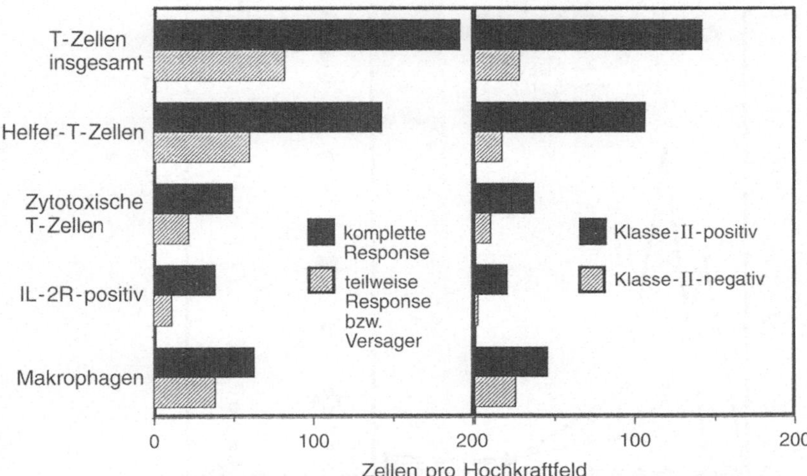

Abb. 3. Vergleich der mittleren mononukleären Zelldichte in der Blasenwand bei Patienten mit kompletter und teilweiser Response bzw. Therapieversagern (*links*) sowie in Biopsien mit HLA-DR-positivem Urothel im Vergleich zu HLA-DR-negativem Urothel (*rechts*)

Solche Veränderungen bei der Expression der MHC-Antigene haben zumindest ein theoretisches Potential zur Veränderung der Interaktionen von Tumorzellen mit den Immunzellen in der Blasenwand und insbesondere zur Steigerung der Interaktionen mit den Teilkollektiven der CD4$^+$-Helfer-T-Zellen, die in großer Anzahl vorhanden sind.

Interferon-γ, ein Zytokin, das von aktivierten Helfer-T-Zellen produziert wird, ist der stärkste bekannte Auslöser für die Expression von Antigenen der Klasse II des MHC bei einer ganzen Reihe von normalen und neoplastischen Zellen (Schwartz et al. 1985). Es wurde deshalb postuliert, daß Interferon-γ für die Induktion der Expression dieses Antigens durch Urothelzellen das verantwortliche Agens sein könnte. Mit einem Radioimmunoassay von mit BCG behandelten Patienten stammenden Reihenurinproben zeigten wir, daß Interferon-γ innerhalb weniger Stunden im Urin nach BCG-Instillationen ab der 3. Instillation nachweisbar war, vermutlich nachdem eine ausreichende lokale Anhäufung von BCG-exprimierten T-Zellen durch die klonale Expansion produziert worden war (Abb. 4) (Prescott et al. 1990). Die Höchstwerte des Interferon-γ waren bei BCG-behandelten Patienten erheblich höher als bei mit Mitomycin C und Epirubicin behandelten Blasentumorpatienten. Im Urin von BCG-behandelten Patienten sind noch weitere Zytokine enthalten. Es handelt sich dabei um IL-1, IL-2, IL-6 und Tumornekrosefaktor-α (Böhle et al. 1990; Schamhart u. Kurth 1990), welche auf die Aktivierung der T-Zellen, Makrophagen und Granulozyten hindeuten, und einen weiteren Anhaltspunkt dafür liefern, daß bei den antitumoralen Wirkungen des BCG Immunmechanismen

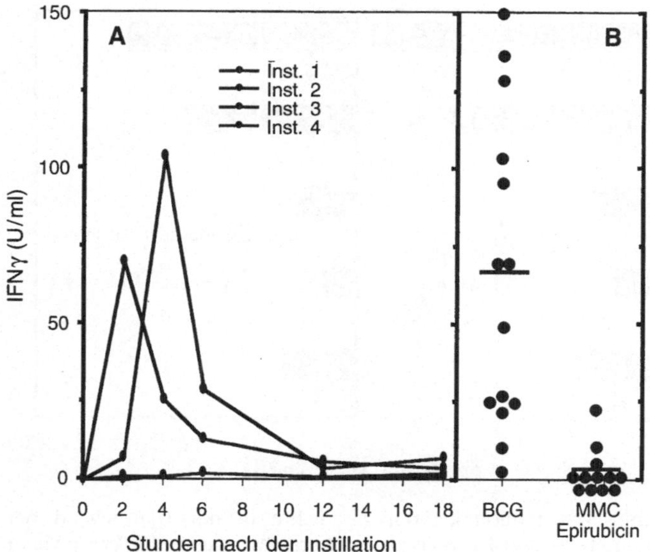

Abb. 4. Interferon-γ-Urinspiegel als Reaktion auf intravesikales BCG bei *einem* Patienten (*links*) und der Vergleich von Interferon-γ-Spitzenwerten zwischen mit BCG und Mitomycin C oder Epirubicin behandelten Blasenkrebspatienten (*rechts*). (Nach Prescott et al. 1990)

beteiligt sind. Die weitere Untersuchung der In-vivo-Immunantwort ist beim Menschen schwierig, weshalb die Beurteilung der Wirkungen der Zytokine auf Blasentumorzellen anhand eines TCC-Zellinienmodells vorgenommen wurde.

In-vitro-Wirkungen der Zytokine auf Blasenkrebszellinien

Interferon-γ hat mehrere Eigenschaften, die es zu einem bei der BCG-stimulierten Antitumorreaktion potentiell wichtigen Molekül machen (Trinchieri u. Perussia 1985). Erstens weist es gegenüber einigen Tumorzellen direkt-zytotoxische Eigenschaften auf, zweitens kann es die Antitumoraktivität unspezifischer Effektorzellen wie NK-Zellen und Makrophagen stimulieren, und drittens könnte durch Steigerung der Expression des MHC-Antigens die Empfänglichkeit für Tumor-T-Zellen erhöht werden.

Wir untersuchten die Wirkungen des Interferon-γ und anderer Zytokine im Urin von BCG-behandelten Patienten im Hinblick auf die Expression des HLA-DR-Antigens durch Tumorzellen und die Proliferation von Tumorzellen, indem wir bestimmte humane TCC-Zellinien in vitro verwendeten (Tabelle 1) (Hawkyard et al. 1991, 1992). Hauptsächlich stimuliert Interferon-γ, jedoch in geringerem Ausmaß auch TNF-α die HLA-DR-Expression durch TCC-Zellinien. Dieser Effekt ist dosis- und inkubationszeitabhängig.

Tabelle 1. Wirkungen von In-vito-Kulturen mit Zytokinen auf TCC-Zellinien

Wachstum		IFN-γ	TNFα	IL-1	IL-2	GM-CSF	
RT4	G1	---	---		0	++	++
RT112	G2	--	-		0	0	0
MGHU1	G3	-	-?		-?	0	0
HLA-DR EXPRESSION							
RT4	G1	+++	++	-	-	-	
RT112	G2	++	-	-	-	-	
MGHU1	G3	+	-	-	-	-	

+ Stimulation   - Inhibition   0 keine Wirkung

Von den untersuchten Zytokinen war Interferon-γ das einzige, bei dem wir signifikante antiproliferative Wirkungen über den H3-Thymidineinbau feststellten. Auch hier lag eine dosisabhängige Wirkung vor; Interferon-γ führte bei Zellinien mit niedrigem und mittlerem Differenzierungsgrad (G1, G2) zu einer zytotoxischen Reaktion. Bei schlecht differenzierten Zellinien (G3) war jedoch bei niedriger Interferondosis ein paradox-stimulatorischer Effekt vorhanden; bei hohen Konzentrationen wurde eine zytostatische Wirkung nachgewiesen. IL-1 und TNF-α zeigten keinen signifikanten Effekt, doch IL-2 und GM-CSF stimulierten das Tumorwachstum. Interferon-γ weist in vitro einen zytostatischen Effekt auf TCC-Zellinien auf. Die Tatsache, daß Zellinien mit hohem Malignitätspotential (G3) nicht gut ansprachen, entspricht offensichtlich nicht der Erfahrung aus klinischen Studien. Falls die Wirkungen des Interferon-γ für den Behandlungserfolg wichtig sind, so repräsentieren sie nur einen Teil des komplexen Gesamtablaufes.

Eine weitere wichtige Frage ist, ob die Expression des HLA-DR-Antigens durch Tumorzellen diese für T-Zellen besser erkennbar macht. Welches ist dann das fremde Antigen auf den Tumorzellen, auf das die T-Zellen ansprechen? Das tumorspezifische Antigen stellt eine Möglichkeit dar, doch der Beweis für das Vorhandensein solcher Antigene ist unzureichend. Eine weitere Möglichkeit besteht darin, daß BCG-Antigen von den Tumorzellen exprimiert wird, die getötet werden, weil sie von ortsständigen anti-BCG-stimulierten T-Zellen als BCG-infizierte Zellen angesehen werden. Die wahrscheinlichste Methode, durch die Tumorzellen auf ihrer Zelloberfläche BCG-Antigen exprimieren könnten, bestünde darin, daß sie während des Instillationsprozesses BCG-Organismen aufnehmen und das Antigen repräsentieren würden. Der Gedanke, daß Tumorzellen als Phagozyten agieren könnten, ist nicht neu. Tatsächlich ist seit vielen Jahren bekannt, daß He-La-Zellen BCG-Organismen und TCC phagozytieren können, und insbesondere bei Mammakarzinomen liegen im Zytoplasma prominente Vakuolen vor, die auf eine sehr aktive Zellmembran hindeuten (Alroy et al. 1979). Becich et al. (1991) wiesen in einer elektronenmikroskopischen Studie nach, daß BCG-Organismen auf energieabhängige und deshalb aktive Weise in TCC-Zellen in vitro aufgenommen werden. Es gibt einige Anhaltspunkte dafür, daß ein Zerfallsprozeß stattfindet, der zu prozessiertem Antigen führen könnte, das auf der Zelloberfläche exprimiert wird. Wir haben eine ähnliche bisher unveröffentlichte Studie durchgeführt und dabei festgestellt, daß Zellen aus 2 oder 3 Zellinien nach gemeinsamer Kultur intakte BCG-Organismen enthalten. Bisher wurde noch nicht nach zerfallenen mykobakteriellen Komponenten gesucht.

Schlußfolgerungen

Die durch BCG-Instillation hervorgerufene lokale Immunantwort stellt ein Gemisch aus vielen immunologisch aktiven Komponenten dar. Einige davon, wie aktivierte T-Zellen, Tumorzellen, die hinaufreguliertes MHC-Antigen exprimieren, und eine Mischung aus verschiedenen Zytokinen, sind uns bekannt. Doch in diesem Gemisch sind noch viele unbekannte Komponenten vorhanden, so daß wir trotz verschiedener Möglichkeiten noch nicht die Gewißheit haben, welche dieser Komponenten den therapeutisch wirksamen Effekt hervorruft.

Es kann sein, daß BCG einfach bei einer Abtötung Hilfe leistet, bei der Tumorzellen von unspezifischen Effektorzellen wie NK-Zellen und Makrophagen oder Zytokinen wie Interferon-γ oder Tumornekrosefaktor-α getötet werden. Die Hinaufregulation der MHC-Antigen-Expression kann zur Stimulation der tumorspezifischen Abtötung durch T-Zellen führen, obwohl dies infolge der Tumor-Antigen-Heterogenität wahrscheinlich keinen sehr wirkungsvollen Mechanismus darstellen. Zur spezifischen Abtötung könnte es auch kommen, weil die Tumorzellen mit BCG infiziert sind oder eine Kreuzreaktion zwischen den Antigenen der BCG-Organismen und der Tumorzellen stattfindet.

Die Immunantwort auf BCG ist sehr vielschichtig, doch bei der Aufklärung der wichtigen durch die Verabreichung des BCG stimulierten Antitumormechanismen werden langsam Fortschritte gemacht. Das weitergehende Verständnis ist nicht nur von akademischem Interesse, denn die Patientenauswahl, Art des Behandlungsverlaufs sowie die Aufrechterhaltung der Behandlung sollten von der Kenntnis der beteiligten immunologischen Antitumormechanismen abhängig gemacht werden.

Literatur

Alroy J, Pauli BU, Hayden JE, Gould VE (1979) Cytoplasmic lumina in bladder carcinomas. Hum Pathol 10: 549–555
Bast RC, Zbar B, Borsos T, Rapp HJ (1974) BCG and cancer (2 parts). N Engl J Med 290: 1413–1420, 290: 1458–1469
Becich MJ, Carroll S, Ratliff TL (1991) Internalization of bacille Calmette Guerin by bladder tumour cells. J Urol 145: 1316–1324
Böhle A, Nowc Ch, Ulmer AJ, Musehold J, Gerdes J, Hofstetter AG, Flad H-D (1990) Elevations of cytokines interleukin-1, interleukin-2 and tumour necrosis factor in the

urine of patients after intravesical bacillus Calmette Guerin immunotherapy. J Urol 144: 59–64

Coe JE, Feldman JD (1966) Extracutaneous delayed hypersensitivity, particularly in the guinea-pig bladder. Immunology 10 (2): 127–36

Connolly JG (1983) Letter to Editor re Immunotherapy of superficial bladder cancer. J Urol 130: 368

Daar AS, Fuggle SV, Fabre JW, Ting A, Morris PJ (1984 a) The detailed distribution of HLA-ABC antigens in normal human organs Transplantation 38: 287–292 and The detailed distribution of MHC Class II antigens in normal human organs. Transplantation 38: 293–297

Daar AS, Fuggle SV, Fabre JW, Ting A, Morris PJ (1984 b) The detailed distribution of MHC Class II antigens in normal human organs. Transplantation 38: 293–297

Davies M (1982) Bacillus Calmette Guerin as an anti tumour agent: the interaction with cells of the mammalian immune system. Biochim Biophys Acta 651: 143–174

Hanna MG, Zbar B, Rapp HJ (1972) Histopathology of tumour regression after intralesional injection of Mycobacterium bovis ii, Comparative effects of Vaccinia virus, Oxalozone and Turpentine. J Natl Cancer Inst 48: 1697–1703

Hawkyard SJ, James K, Prescott S, Jackson AM, Ritchie AWS, Chisholm GD (1991) The effects of recombinant interferon-gamma on a panel of human bladder cancer cell lines. J Urol 145: 1078–1081

Hawkyard SJ, James K, Prescott S, Jackson AM, Ritchie AWS, Chisholm GD (1992) The growth inhibitory effects of interferon gamma on bladder cancer cells. J Urol 147: 1399–1403

Kelley DR, Haaff EO, Becich M, Lage J, Bauer WC, Dresner SM, Catalona WJ, Ratliff TL (1985) Prognostic value of purified protein derivative skin test and granuloma formation in patients treated with intravesical Bacillus Calmette-Guérin. J Urol 135: 268–271

Leake ES, Ockers JR, Myrvik QN (1976) In vitro interactions of the BCG and Ravenol strains of Mycobacterium bovis with rabbit macrophages: adherence of the phagosomal membrane to the bacterial cell wall and the problem of the peribacillary space. J Reticuloendothelial Soc 22: 129–147

Prescott S, James K, Hargreave TB, Busutti A, Chisholm GD, Smyth JF (1989) HLA-DR expression by high grade superficial bladder cancer treated with BCG. Br J Urol 63: 264–269

Prescott S, James K, Hargreave TB, Chisholm GD, Smyth JF (1990) Radio-immunoassay detection of interferon-gamma in urine after intravesical Evans BCG therapy. J Urol 144: 1248–1251

Prescott S, James K, Hargreave TB, Chisholm GD, Smyth JF (1992) Intravesical Evans strain BCG therapy: quantitative immunohistochemical analysis of the immune response within the bladder wall. J Urol 147, 1636–1642

Ratliff TL, Gillen D, Catalona WJ (1987) Requirement of a thymus dependent immune response for BCG mediated antitumour activity. J Urol 137: 155–158

Rooke GAW, Steele J, Fraher L, Barker S, Karmali R, O'Riordan J, Stanford J (1986) Vitamin D3, gamma interferon and control of proliferation of Mycobacterium tuberculosis by human monocytes Immunology 57: 159

Sarzotti M, Baron S, Tyring SK, Klimpel GR (1986) Interferon mediated protection of B16melanoma cells from cytotoxicity by activated macrophages. Cell Immunol 100: 280–287

Schamhart DHJ, Kurth K (1990) Detection of urinary IL-6 during intravesical BCG therapy. J Urol 143: 321A (Abstr 531)

Schwartz R, Momburg F, Moldenhauer G, Dörken B, Schirrmacher V (1985) Induction of HLA Class II antigen expression on human carcinoma cell lines by interferon-gamma. Int J Cancer 35: 245–250

Spector WG, Marianayagam Y, Ridley MJ (1982) The role of antibody in primary and reinfection BCG granulomas of rat skin. Journal of Pathology 136 (1): 41–57

Trinchieri G, Perussia B (1985) Immune interferon: a pleiotropic lymphokine with multiple effects. Immunol Today 6: 131–136

Welsh RM, Karre K, Hanson M, Kunkel LA, Kiessling RW (1981) Interferon mediated protection of normal and tumour target cells aginst lysis by mouse natural killer cells. J Immunol 126: 219–225
Zinkernagel RM, Docherty PC (1979) MHC cytotoxic T-cells: studies on the biological role of polymorphic major transplantation antigens determining T-cell restriction-specificity, function and responsiveness. Adv Immunol 27: 51–177

Aspekte der Reaktion von Harnblasenkarzinomzellen und der Harnblase von Patienten mit oberflächlichem Harnblasenkarzinom auf BCG*

D.H.J. Schamhart und K.-H. Kurth

Einleitung

Die intravesikale Behandlung des oberflächlichen Harnblasenkarzinoms mit BCG (Bacille Calmette-Guérin) wurde bereits als eine wirksame antitumorale Modalität anerkannt. Im allgemeinen wird angenommen, daß die lokale Immunstimulation der Blasenwand den Modus der Antitumorwirkung darstellt (Ratcliff 1989). Doch um objektive Richtlinien für die Dosierung und das Behandlungsschema festzulegen, muß erst noch ein großer Teil der im Hinblick auf den Wirkungsmechanismus wichtigen Zusammenhänge auf der Ebene der Grundlagenforschung aufgeklärt werden. Darüber hinaus waren wegen der beträchtlichen mit der Behandlung einhergehenden Nebenwirkungen und der relativ hohen Rezidivrate des Harnblasenkarzinoms der Stadien Ta/T1 ausführliche Überwachungsprotokolle erforderlich. Zunächst muß der praktische Arzt durch vorklinische Grundlagenforschungen mit genauen und zuverlässigen Informationen über die prognostischen Parameter sowie die möglichen Ansprechraten der Patienten auf BCG-Instillationen versehen werden. Zweitens sollte die Grundlagenforschung die betreffenden primären Therapiemechanismen wie die Verbesserung der Behandlung, die Verringerung der Nebenwirkungen und die potentielle Induktion BCG-induzierter Wachstumsmechanismen berücksichtigen. Einige der genannten Aspekte werden gegenwärtig in unserem Labor untersucht und stellen im vorliegenden Beitrag den Diskussionsgegenstand dar.

Prognostische Faktoren

In jüngeren Studien wird auf den prognostischen Wert einiger Zytokine hingewiesen, die infolge BCG-Instillation im Urin sezerniert werden (Haaff et al. 1986; Böhle et al. 1990; Schamhart et al. 1992). Vor der Bestimmung der 24-h-Kinetik werden die vortherapeutischen Konzentrationen von Interleukin (IL)-1β, IL-2, IL-6, Tumornekrosefaktor-α (TNF-α), Interferon (INF)-y, IFNβ und des Granulozyten/Makrophagenkoloniestimulierenden Faktors (GM-CSF) mit den Konzentrationen bei Patienten ohne Harnblasenkrebs verglichen. Die vortherapeutischen Konzentrationen von IL-2, IL-6 und

---

* Übersetzung aus dem Engl. von Belinde Junkers.

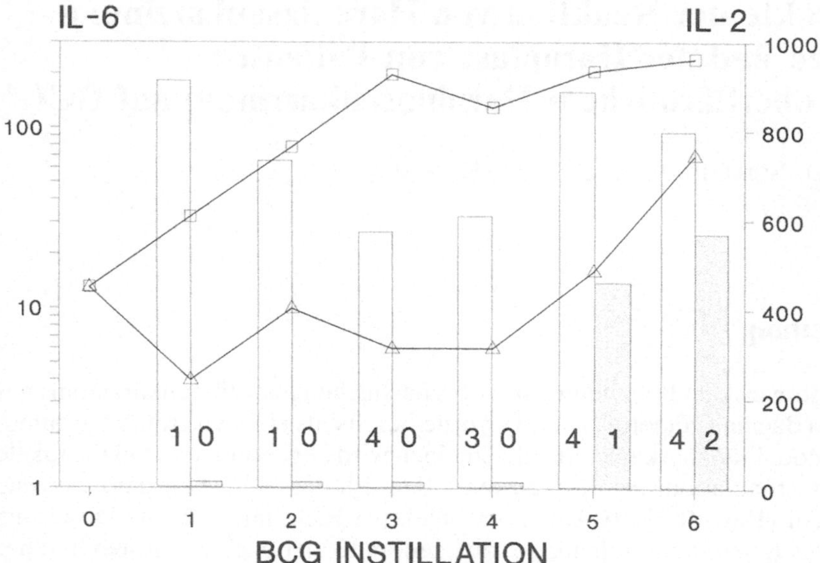

Abb. 1. Durchschnitt des maximalen Anstiegs des IL-6 im Urin infolge der dargestellten BCG-Instillationen bei „früh" (n=7) (□–□) und „spät" (n=7) (△–△) ansprechenden Patienten. Die *Säulen* stellen den entsprechenden Durchschnitt der maximalen IL-2-Konzentrationen dar, die bei diesen Patienten anhand einer IL-2-Konzentration (angezeigt durch Ziffern) berechnet sind, wodurch der vortherapeutische Durchschnitt sich um +1SD erhöht. Die Konzentrationen der Zytokine sind in pg/μmol Kreatinin wiedergegeben

	IL-2/TNF		
	+/+	+/− −/+	−/−
R	3	0	1	4
NR	0	4	6	10
	3	4	7	

Abb. 2. Anzahl der klinisch ansprechenden (*R*) und nichtansprechenden (*NR*) Patienten mit erhöhtem IL-2 und TNF-α (+/+), entweder Erhöhung des IL-2 oder TNF-α (+/−, −/+) oder keine Erhöhung (−/−). Die Zuteilungskriterien waren tumorfrei für länger (*R*) oder weniger (*NR*) als 12 Monate und (+), wenn die maximale Konzentration der Zytokine nach Instillation 4–6 den vortherapeutischen Durchschnitt um +1SD (IL-2) oder um +2SD (*TNF*-α) erhöhte

TNF-α, die mit dem Radioimmuntest (IL-2; Amersham) oder ELISA (Encyme-Linked Immunosorbent Assay, Verfahren zur Bestimmung von Immunogenen und Antikörpern) (IL-6, TNF-α; Medgenix) bestimmt werden, betrugen 248 ± 193, 1,9 ± 3,3 bzw. 13 ± 16 pg/μmol Kreatinin (n=13). Diese Werte unterschieden sich nicht signifikant von den bei tumorfreien Individuen oder 3 h nach einer Zytoskopie vorgefundenen Werten. Wie heute bekannt ist, besitzt das Immunsystem ein integriertes Merkmalrepertoire, nämlich Netzwerkeigenschaften, die sich über einfache Zell- und Molekül-interaktionen hinaus erstrecken. Dieses komplexe Ineinandergreifen der Interaktionen zwingt zur Erforschung der BCG-induzierten Reaktion der Zytokine, um eine Vereinfachung zu ermöglichen. Der in unserem Laboratorium gewählte Ansatz umfaßte die Erkennung von 2 wichtigen Prozessen: eine wiederholte Entzündungsreaktion (IR) gefolgt von einer Reaktion des verzögerten Überempfindlichkeitstyps (DTH-R) (in einem späteren Stadium während des Behandlungsverlaufs) oder einer DTH-ähnlichen Reaktion. Die gegenwärtige Forschung konzentriert sich auf diese 2 Prozesse, wobei IL-6 und IL-2 als Marker für die Entzündungs- bzw. DTH-Reaktion verwendet werden. Die Ergebnisse, die durch die Überwachung der 24-h-Kinetik im Urin nach jeder der 6 Instillationen erzielt wurden, zeigten ein BCG-induziertes, vorübergehendes Ansprechen des IL-2 und IL-6 mit einem maximalen Anstieg nach ungefähr 2–6 und 4–8 h nach der Instillation

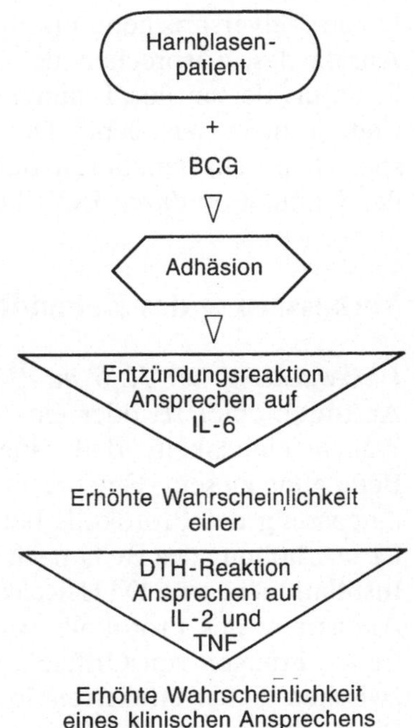

Abb. 3. Hypothetische Darstellung des BCG-Wirkungsmechanismus, einschließlich der vermutlich klinisch relevanten Zytokine

(Ergebnisse sind nicht dargestellt). Die Analyse der maximalen Titer des IL-6 nach jeder Instillation bei 14 Risikopatienten ergab, daß die BCG-Behandlung entweder zu einer erheblich „verfrühten" oder „verzögerten" Entzündungsreaktion (IR) führt (Abb. 1). Beim Vergleich dieser Daten mit dem klinischen Ansprechen (zur Definition s. Abb. 2) wurde kein Beweis gefunden, der den prognostischen Wert des IL-6 bestätigt hätte: Sowohl in der Gruppe mit „verfrühter" als auch in der Gruppe mit „verzögerter" IR sprachen 2/7 Patienten an. Die nachfolgende Analyse der IR-Untergruppen zeigte, daß die Gruppe mit verfrühter IR eine größere Patientenanzahl mit einem größeren maximalen Ansprechen des IL-2 entsprechend bestimmter Kriterien aufwies (s. Abb. 2). Die Überwachung des Ansprechens auf IL-2 erschien jedoch von begrenztem prognostischem Wert. Infolgedessen wurde ein weiteres Zytokin, nämlich TNF-α, einbezogen. Die in Abb. 2 dargestellten Ergebnisse zeigen, daß trotz der Tatsache, daß nicht bei allen klinisch ansprechenden Patienten (3/4) ein gleichzeitiges Ansprechen auf IL-2 und TNF vorlag, keiner der nichtansprechenden Patienten (n=10) einen BCG-induzierten Anstieg des IL-2 *und* TNF-α aufwies. Diese Beobachtungen deuten darauf hin, daß die BCG-assoziierte Antitumoraktivität mit zumindest 2 Prozessen zusammenhängt, einer Entzündungsreaktion (IR), durch welche die Wahrscheinlichkeit einer nachfolgenden DTH-Reaktion erhöht wird, was zur Erhöhung der Wahrscheinlichkeit eines klinischen Ansprechens führt (Abb. 3). Die gleichzeitige Überwachung des IL-2 und TNF-α scheint darüber hinaus von prognostischem Wert zu sein. Obwohl diese Daten vielversprechend erschienen, sollte betont werden, daß bei diesem Ansatz das Ansprechen der *ganzen* Blase gemessen wird, während die Kenntnis der an der Tumorstelle stattfindenden spezifischen Prozesse bei weitem nicht ausreicht. Die zukünftige Forschung sollte sich auf die speziellen Zellarten, die Zytokine produzieren, sowie ihre Lokalisation nach der Stimulation durch BCG konzentrieren.

Verbesserung des Behandlungsprotokolls

Überwachung des IL-6 im Urin.   Wie oben gezeigt wurde, scheint das Auftreten einer IR oder ein Ansprechen auf IL-6 eine zur Erhöhung der Wahrscheinlichkeit, daß eine DTH-Reaktion stattfindet, erforderliche Bedingung zu sein. Entsprechend dieser Hypothese ist vorstellbar, daß eine Anpassung des Protokolls bei Patienten mit verzögerter IR, sei es durch Dosiserhöhung des BCG nach Instillation 3 oder Erhöhung der Anzahl der Instillationen, eine DTH-Reaktion hervorrufen kann. Die zuletzt genannte Anpassung des Protokolls wäre in Übereinstimmung mit den klinischen Beobachtungen von Orihuela et al. (1989) bezüglich des Zusammenhangs zwischen einer effektiven lokalen Reaktion (Zystitis, Entzündung der Blasenschleimhaut und Blasengranulome) und einem kompletten dauerhaften Ansprechen, das durch zusätzliche Behandlungen erzielt wurde. Schlußfolgernd läßt sich sagen, daß die Überwachung des IL-6 im Urin während des

Behandlungsverlaufs ein sinnvolles Vorgehen darstellen kann, um den Wert eines flexiblen BCG-Dosierungsschemas zu erforschen.

Modulation der BCG-Adhäsion an der Blasenwand. Es wurde vorgeschlagen, daß die Adhäsion des BCG an Blasenschleimhautkomponenten wie dem Fibronektin beim Beginn der BCG-assoziierten Immunstimulation eine entscheidende Rolle spielt (Abb. 3) (Ratcliff 1991). Doch fehlt hierzu noch ein entsprechender Beweis. Die Beteiligung der BCG-Adhäsion könnte experimentell entweder durch Verhinderung oder Verstärkung der Adhäsion des BCG an der Harnblasenschleimhaut erforscht werden. Anfänglich in der Absicht, die Nebenwirkungen zu verringern, wurde eine Tierstudie begonnen, bei der die BCG-Adhäsion durch Vorbehandlung mit Pentosan-Polysulphat (PPS) moduliert wurde (Schamhart et al. 1992). PPS ist ein polysulphatiertes Polysaccharid, das ähnliche Eigenschaften wie natürlich vorkommendes Glykosaminoglykan (GAG) aufweist, und bei dem über eine Antiadhäsionswirkung im Hinblick auf die Bakterien der Harnblasen-schleimhaut berichtet wurde. PPS wird darüber hinaus als Medikament zur Heilung der chronischen und strahleninduzierten Zystitis verwendet (Parsons et al. 1990). Es wurde angenommen, daß durch Anwendung von PPS vor der Behandlung mit BCG die Zystitis, eine häufige Nebenwirkung, verhindert werden kann. Über eine potentielle Interaktion zwischen PPS und der Wirksamkeit der BCG-Behandlung ist jedoch nichts bekannt. Anfänglich wurde die Bindung des PPS an die Blasenwand und BCG-Stämme photo-spektroskopisch mit DMB (Dimethylenblau) gemessen. Nach Verabreichung von 40 µg, 80 µg und 10 mg in den jeweils angemessenen Mengen bei Ratten, Meerschweinchen und in die menschliche Harnblase wurde jeweils ein Maximum von 0,9 ± 0,3, 4,3 ± 1,1 ug und 5,7 ± 1,8 mg PPS (n>5)

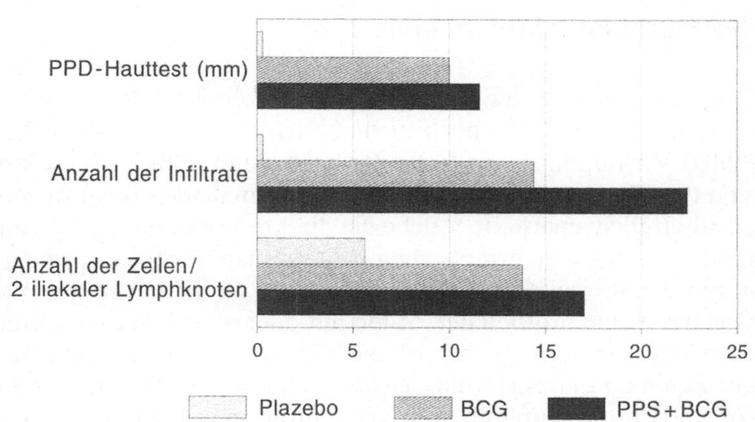

Abb. 4. Wirkung der Vorbehandlung mit PPS anhand verschiedener Parameter in Verbindung mit der BCG-assoziierten Immunantwort beim Meerschweinchen. Die angewandten Methoden wurden zu einem früheren Zeitpunkt beschrieben. (Van der Meijden et al. 1989)

wiedergewonnen, was auf eine starke Adhäsion hindeutet. Darüber hinaus wurde im Gegensatz zu den gewöhnlich im Urin festgestellten, zu Zystitis führenden Bakterien eine signifikante Adhäsion des PPS an Mykobakterien beobachtet: jeweils 1,8 µg/mg, 3,6 µg/mg und 3,1 µg/mg Trockengewicht des BCG-Connaught, RIVM und Pasteur verglichen mit jeweils 0,2 µg/mg, 0,3 µg/mg, 0,7 µg/mg und 0,0 µg/mg Trockengewicht des E. coli, Streptococcus faecalis, Klebsiella pneumoniae und Proteus. Nachfolgend wurden Meerschweinchen 6mal (einmal wöchentlich) mit oder ohne Vorbehandlung mit 10 mg PPS in 1 ml während einer halben Stunde, intravesikal mit BCG-RIVM (1×10^7 CFU) behandelt. Die erzielten Ergebnisse deuteten auf eine Stimulation der PPD-Hautreaktion, Entzündungsreaktion und Leukozytenanzahl der ilialen Lymphknoten in der Harnblase nach Instillation 6 im Vergleich zu nicht vorbehandelten Tieren hin (Abb. 4). Obwohl diese anfänglichen Daten nur Hinweise darstellen, können sie a) die Entzündungsreaktion im Zusammenhang mit der BCG-Behandlung durch Bindung des BCG an die GAG-Schicht der Harnblase sowie b) das stärkere Ansprechen von Meerschweinchen auf BCG infolge der Verstärkung dieser Bindung durch die Vorbehandlung mit PPS erklären. Ein widerspruchsfreier statistischer Beweis dieser Fakten kann durch stufenweise Herabsetzung der in die Harnblase von Meerschweinchen instillierten BCG-Dosis auf suboptimale Werte zwecks Erhöhung der Sensitivität des Systems im Hinblick auf zusätzliche (PPS-Vorbehandlungs-)Manipulationen erbracht werden. Es besteht dennoch die Versuchung, über die Möglichkeit zur Erhöhung der Wirksamkeit der BCG-Behandlung durch (nicht-toxisches) PPS nachzudenken.

Wirkungen des BCG auf die Genexpression der Harnblasenkrebszellinie T 24

Über einen Beweis der direkten Zytotoxizität des BCG gegenüber Harnblasentumorzellen wurde noch nicht berichtet. Jedoch haben Prescott et al. (1989) Vermutungen zur Rolle der beobachteten BCG-assoziierten Expression des MHC-Antigens der Klasse II auf malignen (ebenso wie normalen) Urothelzellen angestellt, welche die direkte Präsentation des Tumorantigens für T-Lymphozyten ermöglichen. Mit Ausnahme dieses speziellen Antigens liegen keine weiteren Daten dazu vor, ob BCG in der Lage ist, die Genexpression urothelialer Zellen mit oder ohne Internalisierung zu verändern. Vor kurzem verglichen wir die Wirkung des BCG auf die Genexpression der Zellinie T24 des Harnblasenkarzinoms mit der Wirkung von Escherichia coli und Proteus mirabilis. Die Konzentrationen von IL-6, IL-1β und TNF-α, die im Wachstumsmedium von T24-Zellen sezerniert werden, wurden als Parameter einer veränderten Genexpression verwendet. Die Kokultur der subkonfluenten T24-Zellen für die Dauer von 24 h mit verschiedenen Konzentrationen des BCG führte im T24-Medium zu einem maximalen

Tabelle 1. Wirkung der in vitro 24-h-Kokultur verschiedener Bakterien mit T24-Zellen auf die Induktion des IL-6 durch T24-Zellen

Organismus	Konzentration[a]	IL-6 (pg/ml Medium)
BCG Connaught	Kontrolle[b]	1008
	5×10^4	2704
	5×10^5	38900
	5×10^6	22930
E. coli	Kontrolle[b]	5691
	2.5×10^4	446
	2.5×10^6	2024
	2.5×10^8	5092
P. mirabilis	Kontrolle[b]	545
	2.5×10^4	486
	2.5×10^6	457
	2.5×10^8	1474

a) Bakterienkonzentrationen sind als koloniebildende Einheiten /cm^2 T24 in der Petri-Schale wiedergegeben.
b) Die Kontrolle erfolgt durch verdünntes BCG, wie es vom Hersteller geliefert wird, oder durch mikrobakterielles Wachstumsmedium infolge Bakterienwachstum.

Anstieg der IL-6-Konzentration auf ungefähr 40ng/ml im Vergleich zur im konditionierten Medium mit T24-Zellen allein festgestellten Konzentration von 420 pg/ml (Tabelle 1). Dies scheint ein spezifischer Effekt der BCG-Zellen zu sein, da verdünntes BCG, das vom Hersteller verwendet wird, kaum irgendeine Wirkung zeigte. Hinsichtlich TNF-α wurden vergleichbare Ergebnisse erzielt, während kein IL-1β unter den gegebenen experimentellen Bedingungen festgestellt wurde. Darüber hinaus wurde eine Artenspezifität beobachtet, da sowohl die Kokultur mit E. coli als auch P. mirabilis zu einer beträchtlich geringeren Produktion des IL-6 führten. Die beobachtete IL-6-Induktion durch das Wachstumsmedium der E. coli deutet darauf hin, daß Endotoxine, die im Gegensatz zu BCG durch E. coli produziert werden, für die Induktion von IL-6 durch dieses Bakterium verantwortlich sind.

Diese Daten lassen die Schlußfolgerung zu, daß durch BCG eine signifikante Veränderung der Genexpression der T24-Zellen, sei es durch oberflächliche Zell-zu-Zell-Interaktionen oder BCG-Internalisierung, induziert wird. Man ist versucht, darüber nachzudenken, ob eine Veränderung der Genexpression der Tumorzellen durch BCG im Hinblick auf das klinische Ansprechen, entweder durch Stimulation des Immunsystems des Wirtes oder durch Erhöhung der Empfindlichkeit der Tumorzellen gegenüber dem Immunsystem, von zusätzlicher Bedeutung sein könnte.

Zusammenfassung

Die wichtigsten Themen, die noch einer Erklärung oder Erweiterung durch fortgesetzte Forschungsbemühungen bedürfen, wurden vor nicht langer Zeit von Morales u. Nickel (1989) zusammengefaßt. Ein weiteres noch zu klärendes Thema besteht in dem Hinweis auf eine im Zusammenhang mit oberflächlichem Harnblasenkarzinom erhöhte Inzidenz nachfolgender Tumoren. Soloway et al. (1989) nannten 3 prinzipielle Gründe, die ein Rezidiv der Erkrankung begünstigen: Wiederauftreten der Erkrankung in Zusammenhang mit dem kontinuierlichen Kontakt des empfänglichen Urothels mit Karzinogenen; Mißlingen der vollständigen Resektion des ganzen Tumors (echte Rezidive bzw. Residuen) und die Implantation von Tumorzellen infolge endoskopischer Resektion (Tumorimplantation). Darüber hinaus kann die mögliche Begünstigung der Proliferation ruhender Harnblasentumorzellen durch Faktoren wie BCG-induzierte Entzündungen oder ständiges Vorhandensein tumorfördernder Substanzen ein wichtiges Thema darstellen (Hanna et al. 1972). Ein diese Möglichkeiten aufgreifender Ansatz kann in der Unterscheidung zwischen Tumorimplantation und echtem Rezidiv (Typ I) einerseits sowie dem erneuten Auftreten und Förderung des Tumorwachstums (Typ II) andererseits bestehen (Abb. 5). In weiblichen Zellen ist nur eines der beiden X-Chromosomen aktiv. Weibliches Gewebe ist daher ein aus 2 verschiedenen Zellarten bestehendes Mosaik, da das inaktive Chromosom von einer Zelle zur anderen variiert. Wenn man den monoklonalen Ursprung von Tumoren beim weiblichen Geschlecht akzeptiert, bestehen alle Tumorzellen eines einzigen Tumors aus Zellen, in denen nur eines der X-Chromosomen, nämlich X_1 oder X_2, aktiv ist. Mit den Methoden des Restriktionsfragmentlängenpolymorphismus (RFLP) oder des Isozymmusters von Glukose-6-phosphat-dehydrogenase (G6PD) kann das in einem individuellen Tumor aktive X_A-Chromosom beim weiblichen Geschlecht für X-gebundene Gene (wie G6PD) als heterozygot (z.B. das Chromosom X in Abb. 5) „definiert" werden (Vogelstein et al. 1985). Das in rezidivierenden Tumoren nichtansprechender heterozygoter weiblicher Pati-

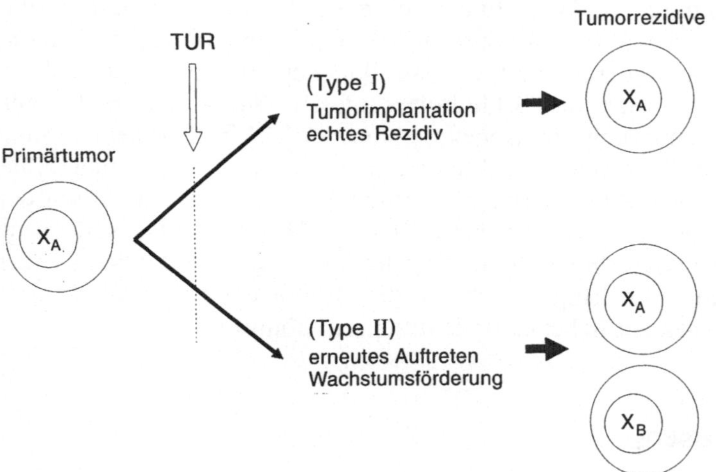

Abb. 5. Verwendung X-gebundener Gene zur Erforschung des Ursprungs sekundärer Tumoren (Erklärung s. Text)

enten aktive X-Chromosom kann im Prinzip auf dieselbe Weise definiert werden. Obwohl das Vorhandensein des X_A-Chromosoms auf das Vorliegen von Rezidiven sowohl des Typs I als auch des Typs II hindeuten kann, stellen X-exprimierende Tumoren den Beweis für das Vorliegen von Tumoren des Typs II dar (Abb. 5). Eine angemessene statistische Analyse sollte beweisen, ob bei zuvor an oberflächlichem Blasenkrebs erkrankten Patienten, ein erhöhtes Risiko der Entstehung von Tumoren des Typs II besteht: erneutes Auftreten und/oder BCG-assoziierte Tumorwachstumsförderung.

Literatur

Böhle A, Nowc CH, Ulmer AJ, Musehold J, Gerdes J, Hofstetter AG, Flad HD (1990) Elevations of cytokines interleukin-1, interleukin-2 and tumor necrosis factor in the urine of patients after intravesical Bacillus Calmette-Guerin immunotherapy. J Urol 144: 59–64

Haaff EO, Catalona WJ, Ratliff TL (1986) Detection of interleukin 2 in the urine of patients with superficial bladder tumors after treatment with intravesical BCG. J Urol 136: 970–974

Hanna MG, Zbar B, Rapp HJ (1972) Histopathology of tumor regression after intralesional injection of Mycobacterium bovis. II. Comparative effects of vaccinia virus, oxazolone, and turpentine. J Natl Cancer Inst 48: 1697–1707

Morales A, Nickel JC (1989) Future clinical research on the use of BCG for bladder cancer. Prog Clin Biol Res 310: 361–369

Orihuela E, Rosen N, Smith AD (1989) Reduced toxicity and optimal tumor response with intravesical Bacillus Calmette-Guerin (BCG) regimen adjusted to local biological effect. J Urol 141: 333A

Parsons CL, Boychuk D, Jones S, Hurst R, Callahan H (1990) Bladder surface glycosaminoglycan: an epithelial permeability barier. J Urol 143: 139–142

Prescott S, James K, Hargreave TB, Chisholm GD, Smyth JF (1989) Immunopathological effects of intravesical BCG therapy. Prog Clin Biol Res 310: 93–105

Ratliff TL (1989) Mechanisms of action of intravesical BCG for bladder cancer. Prog Clin Biol Res 310: 107–122

Ratliff TL (1991) Bacillus Calmette-Guérin (BCG): Mechanism of action in superficial bladder cancer. Urology XXXVI-I: 8–11

Schamhart DHJ, Kurth KH, de Reijke ThM, Vleeming R (1992 a) BCG treatment and the importance of an inflammatory response. Urol Res 20: (in press)

Schamhart DHJ, de Boer LC, Bevers RFM, Kurth KH, Steerenberg PA (1992 b) Mycobacterial adherence and BCG treatment of superficial bladder cancer. Prog Clin Biol Res (in press)

Soloway MS, Jordan AM, Murphy WM (1989) Rationale for intravesical chemotherapy in the treatment and prophylaxis of superficial transitional cell carcinoma. Prog Clin Biol Res 310: 215–236

Van der Meijden APM, De Jong WH, De Boer EC, Steerenberg PA (1989) Immunological aspects of intravesical administration of Bacillus Calmette-Guérin (BCG) in the guinea pig. Urol Res 17: 47–559

Vogelstein B, Fearon ER, Hamilton SR, Feinberg AP (1985) Use of restriction fragment length polymorphisms to determine the clonal origin of human tumors. Science 227: 642–645

Prophylaxe des oberflächlichen Harnblasenkarzinoms mit BCG*

D.L. Lamm

Einleitung

In den USA ist die Inzidenz und Mortalität von Krebserkrankungen trotz deutlicher Verbesserung der chirurgischen und medizinischen Versorgung, erheblichen Forschungsaufwendungen und einem beträchtlichen Anstieg der Kosten für die medizinische Versorgung zwischen 1973 und 1988 stark angestiegen (Broder, pers. Mitteilung 1991, NCI). Innerhalb dieser Entwicklung stellen der Hodenkrebs mit einer Verringerung der Mortalität um 60 % trotz einer um über 30 % erhöhten Inzidenz sowie das Harnblasenkarzinom mit einer um mehr als 25 % verringerten Mortalität trotz Erhöhung der Inzidenz um 15 % 2 nennenswerte Ausnahmen dar. Der Mortalitätsrückgang bei Patienten mit metastasiertem Hodenkrebs ist eindeutig auf die Entdeckung der Cisplatin-gestützten Kombinationschemotherapie zurückzuführen. Trotz der Fortschritte mit der kombinierten Chemotherapie beim metastasierten Harnblasenkarzinom ist ein Langzeitüberleben selten, und wahrscheinlich kann die Überlebensverbesserung durch den Fortschritt bei der Polychemotherapie nicht vollständig erklärt werden. Die Überlebensverbesserung von Patienten mit Harnblasenkrebs sowie die vermehrte Anwendung der BCG-Immuntherapie sind koinzident. Dieser Beitrag wird den Erfolg der BCG-Immuntherapie im Hinblick auf die Prophylaxe des oberflächlichen Harnblasenkarzinoms überprüfen, einen Vergleich zwischen Immuntherapie und Chemotherapie vornehmen sowie die Lebensqualität und Überlebensvorteile infolge dieser Behandlung abwägen.

Prophylaxe des Urothelkarzinoms Ta und Ti

Zur Beurteilung der Wirkung einer intravesikalen Therapie ist die Betrachtung des natürlichen Krankheitsverlaufs beim oberflächlichen Blasenkarzinom hilfreich. Bei Patienten mit oberflächlichem Harnblasenkrebs wird oft eine Rezidivrate von 70 % zitiert, die Zahl der Rezidive erhöht sich jedoch mit der Dauer der Nachsorge. In der Tat wiesen bei unserer Überprüfung von 1087 Patienten, diejenigen die 15 Jahre überlebten, eine Rezidivrate von 88 % auf (Lamm u. Griffith 1992). Die intravesikale Chemotherapie wurde in

---

* Übersetzung aus dem Engl. von Belinde Junkers.

großem Ausmaß zur Prophylaxe bei rezidivierendem oberflächlichen Blasenkrebs angewandt. Die meisten Erfahrungen sind im Hinblick auf Thiotepa verfügbar, dem ersten in großem Ausmaß intravesikal angewandten Chemotherapeutikum. Da die Dauer der Verlaufsuntersuchung bei kontrollierten Studien erheblich schwankt, ist es wichtig, die Behandlungs- und Kontrollergebnisse zu vergleichen, um den relativen Behandlungswert einzuschätzen. In 10 kontrollierten Studien an 1009 Patienten (s. Tabelle 1) beträgt die Inzidenz des Tumorrezidivs bei den Kontrollpatienten 32–97 %. Bei der Chemoprophylaxe mit Thiotepa schwankt die Tumorrezidivrate von 23–65 %. 6 von 10 Studien sind auf dem Niveau p=0,05 oder niedriger statistisch signifikant. Der umfassende relative Vorteil der Behandlung mit Thiotepa besteht in einer durchschnittlichen Verringerung der Tumorrezidive um 17 %: nämlich von 62 % bei den Kontrollpatienten auf 45 % bei den mit Thiotepa behandelten Patienten (Lamm 1992).

Die Behandlung mit Doxorubicin ist die am zweithäufigsten angewandte intravesikale Chemotherapie. Es stehen kontrollierte Studien mit 722 auf 5 Studien verteilten Patienten zur Verfügung, in denen Adriamycin zur Prophylaxe angewandt wurde. In diesen Studien schwankt die Inzidenz der Rezidive bei den Kontrollpatienten von 45–71 %. Bei der Behandlung mit Doxorubicin beträgt die Tumorrezidivrate 30–56 %. 2 der 4 prospektiv randomisierten Kontrollreihen zeigen einen statistisch signifikanten Vorteil der Prophylaxe mit Doxorubicin. Insgesamt beträgt die durchschnittliche Verringerung der Tumorrezidive 18 %: nämlich von 56 % bei den Kontrollpatienten auf 38 % bei den mit Doxorubicin behandelten Patienten (Lamm 1992).

Die jüngste intravesikale Therapie, die in großem Ausmaß zur Prophylaxe des rezidivierenden Harnblasenkarzinoms angewandt wird, ist Mitomycin C. Mitomycin C hat den Vorteil, daß es nur geringe Nebenwirkungen verursacht; in den USA ist Mitomycin jedoch sehr teuer. In 5 kontrollierten Studien mit 859 Patienten wurde die adjuvante Mitomycin-C-Therapie mit der alleinigen transurethralen Resektion verglichen. Bei den Kontrollpatien-

Tabelle 1. Zusammenfassung der Ergebnisse von Kontrollstudien zu den intravesikalen Agentien

Agens	Anzahl der Patienten	Anzahl der Versuche	Kontroll-gruppe	Rx	Versuche/W P<0.05	Vorteil
Thiotepa	1009	10	62 %	45 %	6/10	17 %
Doxorubicin	722	4	56 %	38 %	2/4	18 %
Mitomycin	859	5	52 %	37 %	2/5	15 %
BCG	367	5	74 %	29 %	4/5	45 %
Insgesamt	2957	24	61 %	38 %	14/24	24 %

ten liegen die Rezidive zwischen 40 und 68 %. Bei der Behandlung mit Mitomycin schwankt die Rezidivrate zwischen 7 und 67 %. Im Durchschnitt verringerte Mitomycin die Rezidivhäufigkeit um 15 %, nämlich von 52 % bei den Kontrollpatienten auf 37 % bei adjuvanter Behandlung mit Mitomycin. 2 von 5 Kontrollstudien erreichten statistische Signifikanz (Lamm 1992).

Die Immuntherapie mit BCG stellt eine relativ neue und weitgehend akzeptierte Prophylaxe gegen oberflächlichen Harnblasenkrebs dar. Anders als die zytotoxische Chemotherapie erzeugt BCG keine direkte antitumorale Wirkung, sondern regt das Immunsystem des Patienten an. Frühere Studien vergleichen die BCG-Prophylaxe mit bloßer transurethraler Resektion oder Fulgeration. Bei insgesamt 367 randomisierten Patienten hat die Immuntherapie mit BCG die Rezidivrate von 74 % bei den Kontrollpatienten auf 29 % bei den mit BCG behandelten Gruppen verringert (Lamm 1992). Der relative Vorteil der BCG-Immuntherapie beträgt 45 %, und alle 5 Kontrollstudien außer einer sind auf dem Niveau $P<0,001$ statistisch signifikant. Der mehr als doppelt so große relative Vorteil der BCG-Immuntherapie im Vergleich zur Chemotherapie mit Thiotepa, Doxorubicin oder Mitomycin deutet darauf hin, daß die Immuntherapie mit BCG bei der Prophylaxe von Rezidiven der Chemotherapie überlegen sein kann. Ebenso deutet der fast doppelt so hohe Prozentanteil der Studien, die einen statistisch signifikanten Vorteil der Immuntherapie mit BCG (4 von 5 Studien, 80 %) statt der Chemotherapie (10 von 20 Studien, 50 %) feststellen, gleichermaßen darauf hin, daß BCG effektiver sein kann.

Schutzdauer

Die intravesikale Chemotherapie verlängert die Zeit bis zum Tumorrezidiv und hat auf die Senkung der Tumorrekurrensrate sogar einen noch größeren Einfluß. Unglücklicherweise geht jedoch aus Langzeitstudien hervor, daß der Anteil der Patienten, die ein Tumorrezidiv erleiden, nach 5 Jahren bei den chemotherapiebehandelten und Kontrollpatienten gleich ist (Prout et al. 1983; Asahi et al. 1980). Wie in Abb. 1 a dargestellt ist, hält der Vorteil der Chemotherapie gegenüber der bloßen Operation ungefähr 30 Monate lang an, nach diesem Zeitraum weisen jedoch chemotherapiebehandelte Patienten eine erhöhte Inzidenz neuer Tumorrezidive im Verhältnis zu Kontrollpatienten auf. Dies ist keine völlig unerwartete Beobachtung, da die zytotoxische Chemotherapie nur bei der Behandlung vorhandener maligner Zellen effektiv ist, zur Verbesserung der Wirtantwort auf neu entstandene Tumoren oder zur Hemmung der Tumorneubildung dagegen nichts beiträgt. Die Ansätze zur Verbesserung der Patientenversorgung mittels intravesikaler Chemotherapie umfaßten in hohem Maße die Anwendung der kontinuierlichen Erhaltungstherapie. Unglücklicherweise bestätigen die vor kurzem von Flamm (1990) und Huland et al. (1991) durchgeführten Studien, daß die Erhaltungschemotherapie die Inzidenz von Tumorrezidiven bei mit Doxorubicin oder Mitomycin behandelten Patienten nicht verringert.

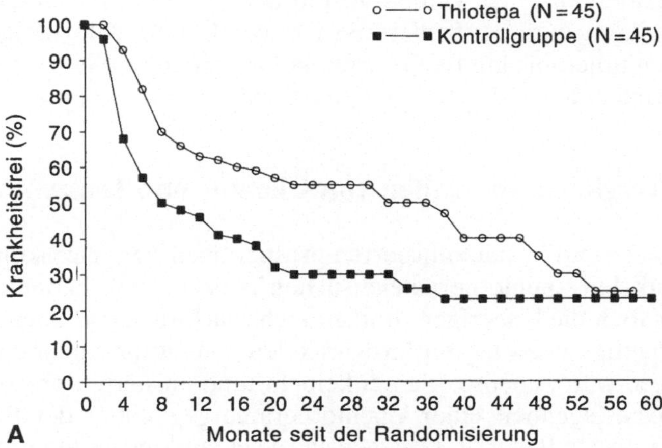

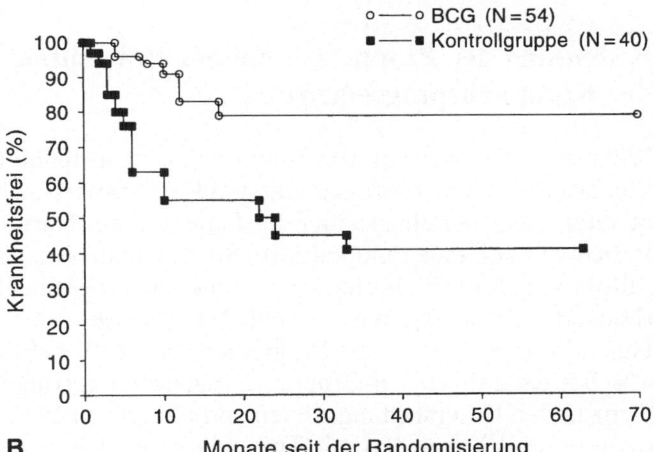

Abb. 1 A, B. Darstellung des rezidivfreien Intervalls beim oberflächlichen Harnblasenkarzinom. **A** TUR und Thiotepa versus TUR allein, **B** TUR und BCG versus TUR allein

Im Gegensatz zur Chemotherapie deutet die Langzeitkontrolle von mit BCG behandelten Patienten auf ein längeres Andauern des durch einen einzigen Induktionsverlauf mit der BCG-Immuntherapie erzielten Vorteils hin. In den Langzeituntersuchungen von Herr (1991) und Lamm (1992) blieb der Vorteil von 40 % der BCG-Behandlung gegenüber der bloßen Operation länger als 5 Jahre erhalten (s. Abb. 1b).

Anders als bei der Chemotherapie gibt es seit kurzem Anhaltspunkte dafür, daß die Erhaltungsimmuntherapie mit BCG vorteilhaft ist. Während 2

Studien (Badalament et al. 1987; Hudson et al. 1987) mit geringen Patientenzahlen keinen Vorteil der Erhaltungsbehandlung mit BCG nachwiesen, wird der frühere Bericht von Lamm, demzufolge die Erhaltungsimmuntherapie mit BCG vorteilhaft ist, durch Studien der Southwest Oncology Group mit hoher statistischer Signifikanz bestätigt (Lamm 1982).

Vergleichskontrollen von Chemo- und Immuntherapie

Während in randomisierten prospektiven Vergleichskontrollen von intravesikalen Chemotherapieversuchen Tausende von Patienten registriert waren, haben die bisherigen Studien nicht nachweisen können, daß irgendeine der häufig angewandten intravesikalen Chemotherapien einer anderen überlegen wäre, ebenso wie bei keinem randomisierten prospektiven Versuch die Überlegenheit einer Chemotherapie gegenüber der BCG-Immuntherapie festgestellt wurde. Dagegen wurde in randomisierten prospektiven Kontrollversuchen festgestellt, daß die Immuntherapie mit BCG der Chemotherapie mit Thiotepa, Adriamycin und Mitomycin überlegen ist (Lamm 1992).

Bedeutung der Prophylaxe bei der Prävention der Krankheitsprogredienz

Während die Prävention von Tumorrezidiven vorteilhaft ist, hat die Prävention des Krankheitsprozesses eine größere Auswirkung auf die Überlebensqualität und Überlebensdauer der Patienten mit Harnblasenkrebs. Frühere Berichte über kleine randomisierte Studien deuteten darauf hin, daß sowohl Mitomycin als auch Thiotepa die Krankheitsprogredienz verringern können (Huland u. Otto 1983; Green et al. 1984). In den Untersuchungsreihen von Huland verringerte sich die Progredienz von 20 % bei Kontrollpatienten auf 4 % bei der Mitomycin-Gruppe. Desgleichen verringerte sich die Progredienz in den Untersuchungsreihen von Green von 19 % bei den Kontrollpatienten auf 4 % bei den mit Thiotepa behandelten Patienten. Jedoch bei keiner dieser Studien war der Unterschied hinsichtlich der Krankheitsprogredienz statistisch signifikant. In nachfolgenden Studien mit 1423 Patienten in 7 randomisierten prospektiven Vergleichskontrollen von Thiotepa, Doxorubicin und Mitomycin erreichte keine Studie eine statistisch signifikante Verringerung der Krankheitsprogredienz, und die Gesamtinzidenz der Progredienz war bei den Behandlungs- und Kontrollgruppen gleich (7 %) (Lamm u. Griffith 1992).

Dagegen wurde die Wirkung der BCG-Immuntherapie auf die Krankheitsprogression in 3 randomisierten prospektiven Kontrollstudien beurteilt. Bei jeder Studie war die Verringerung der Krankheitsprogression statistisch signifikant, und insgesamt wiesen 28 % der Patienten in den Kontrollgruppen eine Tumorprogredienz auf im Vergleich zu nur 14 % in den mit BCG behandelten Gruppen (Lamm u. Griffith 1992). Am wichtigsten erscheint, daß die Kontrollstudie von Herr eine signifikante Verringerung der Mortalität von 37 % auf 12 % (p<0,01) (Herr 1991) durch BCG nachwies.

Carcinoma in situ

Während der Hauptakzent dieser Diskussion auf der Prophylaxe des rezidivierenden Urothelkarzinoms liegt, gibt es Anhaltspunkte dafür, daß eine in der Nähe des papillären Urothelkarzinoms vorliegende Dysplasie oder ein Carcinoma in situ zu Tumorrezidiven führt. Trotz der über 30-jährigen Erfahrung mit der intravesikalen Chemotherapie sind die Erfahrungsberichte hinsichtlich des Carcinoma in situ relativ begrenzt. Es stehen 4 Untersuchungsreihen zur Verfügung, in denen über die Raten des kompletten Ansprechens des mit intravesikal verabreichtem Thiotepa behandelten Carcinoma in situ berichtet wird. Von den 89 Patienten, über die berichtet wurde, fand bei 34 (38 %) ein komplettes Ansprechen statt. Bei der Verlaufskontrolle nach 5 Jahren oder später sind weniger als 20 % krankheitsfrei. Prout beobachtete, daß bei 53 % der Patienten eine Muskelinvasion, Metastasierung oder Ausdehnung in die Prostata innerhalb von durchschnittlich 27 Monaten stattfand. Lamm (1992) stellte fest, daß keine Behandlungsdosis und kein Dosierungsschema sich gegenüber anderen als signifikant überlegen erwies.

Hinsichtlich der Behandlung mit Doxorubicin standen 161 Patienten für die Untersuchung zur Verfügung, wobei bei 41 % ein komplettes Ansprechen vorlag. Es erwies sich wiederum keine Behandlungsdosis und kein Dosierungsschema als überlegen. Bezüglich Mitomycin C wurde über 59 Patienten in 4 Untersuchungsreihen berichtet. Die Gesamtansprechrate schwankte von 0–79 % und betrug im Durchschnitt 46 % (27 Patienten) (Lamm 1992).

Trotz der später eingeführten Immuntherapie mit BCG liegen beträchtlich mehr Erfahrungsberichte vor. In der Literatur wird über insgesamt 663 Patienten mit Carcinoma in situ berichtet, die mit BCG behandelt wurden und die in 74 % ein komplettes Ansprechen aufwiesen. Die Ansprechraten unterscheiden sich bei verschiedenen BCG-Präparaten wie Armand-Frappier, Connaught, Evans, Pasteur, RIVM und Tice nicht signifikant. Jedoch anders als bei der Chemotherapie wurde über statistisch signifikante Unterschiede hinsichtlich der Ergebnisse verschiedener Behandlungsschemata mit BCG berichtet. In einem randomisierten prospektiven Vergleich zwischen einem einzigen 6wöchigen BCG-Behandlungsverlauf und einer zusätzlichen Dosierung 3mal wöchentlich im 3-Monatszeitraum beobachtete die Southwest-Oncology-Gruppe bei 150 Patienten einen Anstieg des kompletten Ansprechens von 70 auf 82 % (p<.04, Fisher's Exact) (Lamm 1990).

Tabelle 2. Darstellung des jeweiligen Behandlungsschemas der mit Doxorubicin und BCG behandelten Gruppe. Die Schemata wurden so festgelegt, daß sie entsprechend der 1982 verfügbaren Informationen bei jeder Behandlung optimal waren

Operationstag	Doxorubicin 50mg/50cc	Connaught BCG 120 mg/50cc
1.–3. Tag	50 mg, 30 min	0
2. Woche	50 mg, 2 h	120 mg, 2 h
3. Woche	50 mg, 2 h	120 mg, 2 h
4. Woche	50 mg, 2 h	120 mg, 2 h
5. Woche	50 mg, 2 h	120 mg, 2 h
6. Woche	0	120 mg, 2 h
7. Woche	0	120 mg, 2 h
2. Monat	50 mg, 2 h	0
3. Monat	50 mg, 2 h	120 mg, 2 h
4. Monat	50 mg, 2 h	0
5. Monat	50 mg, 2 h	0
6. Monat	50 mg, 2 h	120 mg, 2 h
7. Monat	50 mg, 2 h	0
8. Monat	50 mg, 2 h	0
9. Monat	50 mg, 2 h	0
10. Monat	50 mg, 2 h	0
11. Monat	50 mg, 2 h	0
12. Monat	50 mg, 2 h	120 mg, 2 h
18. Monat	0	120 mg, 2 h
24. Monat	0	120 mg, 2 h
Insgesamt	16 Behandlungen 800 mg	11 Behandlungen 1,320 mg

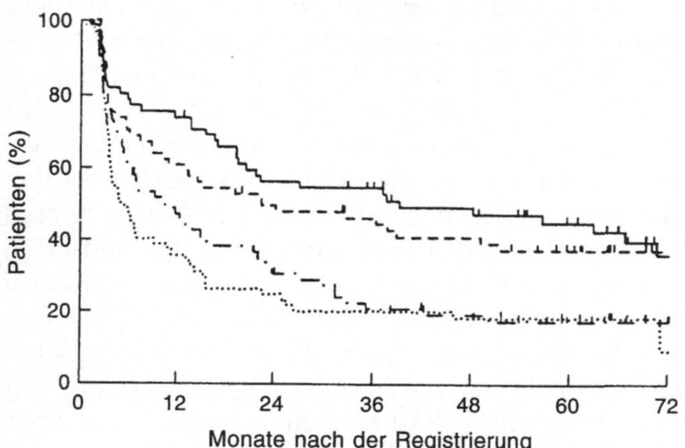

Abb. 2. Kurvendarstellung des Verhältnisses von Zeit und Behandlungsmißerfolg bei Patienten mit und ohne CIS. Bei der Prävention von papillären Tumorrezidiven schnitt BCG erheblich besser ab (p<0,015) als Doxorubicin und war bei Patienten mit CIS in hohem Maße überlegen (p<0,001)

Langzeitvergleiche bei der Behandlung des oberflächlichen Harnblasenkrebses

Die ideale Studie zur Bestimmung der optimalen Prophylaxe des oberflächlichen Harnblasenkarzinoms wäre ein randomisierter prospektiver multizentrischer Versuch mit zentraler Pathologieüberprüfung, zentraler Randomisation und Stratifikation sowie einer zentralen Datenanalyse. Ein derartiger Vergleich wurde von der Southwest-Oncology-Gruppe mit Doxorubicin und BCG-Connaught durchgeführt (Lamm et al. 1991). An dieser Studie nahmen insgesamt 285 Patienten teil, die je nachdem, ob zuvor eine Chemotherapie stattgefunden hat oder nicht und ob Carcinoma in situ vorlag oder nicht, stratifiziert und randomisiert wurden, um entweder BCG oder Doxorubicin zu erhalten (entsprechend dem in Tabelle 2 dargestellten Dosierungsschema). 262 Patienten mit einem durchschnittlichen Follow-up von 65 Monaten waren auswertbar. In Abb. 2 sind die Zeit-Rezidiv-Kurven dargestellt. Bei Patienten mit Urothelkarzinom im Stadium Ta oder T1 betrug der geschätzte Prozentanteil der krankheitsfreien Patienten im 5-Jahreszeitraum 37 % bei BCG und 17 % bei Doxorubicin. Die durchschnittliche Zeit bis zum Rezidivieren des Tumors verlängerte sich von 10,4 Monaten in der Doxorubicin-Gruppe auf 22,5 Monate in der BCG-Gruppe. Der Unterschied hinsichtlich der Zeit bis zum Rezidiv, der durch den 2-t-log-Ranktest ermittelt wird, ist bei einem p-Wert von <0,015 signifikant.

Bei den Patienten mit Carcinoma in situ war der Unterschied zwischen den Gruppen sogar noch ausgeprägter. Zum kompletten Ansprechen kam es bei 70 % der mit BCG behandelten Patienten, verglichen mit 37 % bei den mit Doxorubicin behandelten Patienten. Diese Ergebnisse ähneln auffallend den historisch berichteten Raten des kompletten Ansprechens von 74 bzw. 41 %. Von den Patienten, bei denen ein komplettes Ansprechen vorlag, blieben in der BCG-Gruppe 64 % schätzungsweise 5 Jahre lang tumorfrei im Vergleich zu 53 % in der Doxorubicin-Gruppe. Die geschätzte Zeit bis zum Rezidiv oder zur Progredienz des Tumors betrug in der BCG-Gruppe 39 Monate und in der Doxorubicin-Gruppe 5,1 Monate (p<0,0001); die Schätzungen im Hinblick auf ein krankheitsfreies Intervall für die Dauer von 5 Jahren beliefen sich auf 45 bzw. 18 %.

Die Sterblichkeit ist in dieser Studie gegenwärtig nicht ausreichend, um statistische Unterschiede zwischen den Gruppen festzustellen. Jedoch trotz des Überwechselns von Patienten zur BCG-Gruppe, bei denen die Doxorubicin-Behandlung versagte, und zahlreichen interkurrenten Behandlungen einschließlich 17 % Zystektomien in der Doxorubicin-Gruppe im Vergleich zu 6 % in der BCG-Gruppe (p<0,05), begünstigt das Zufallsverhältnis der Sterblichkeit die BCG-Behandlung.

Förderung von Primär- und Sekundärtumoren

Die vielen Studien, die den Vorteil der BCG-Immunbehandlung im Vergleich zur bloßen transurethralen Resektion und zur intravesikalen Chemotherapie dokumentieren (wobei letztere zeigt, daß bis heute nur die BCG-Immuntherapie mit einem längeren Rezidivschutz einhergeht), daß BCG eher vor Tumorrezidiven schützt, als daß es diese induziert. Während die BCG-Immuntherapie, wie alle bisher untersuchten Therapien mit den sog. Biologic Response Modifiers, eine glockenförmige Dosisansprechkurve aufweist, erreichten die gegenwärtigen Standardprotokolle den Punkt der abnehmenden Antitumorreaktion nicht.

Wie zu einem früheren Zeitpunkt von Whitmore dokumentiert wurde, wird 1/3 der Patienten mit Harnblasenkarzinom bereits einen zweiten Primärtumor gehabt haben, oder es wird sich ein solcher entwickeln. Daher ist es nicht unerwartet, daß bei einigen mit BCG behandelten Patienten andere Tumoren diagnostiziert wurden. Die Auswertung unserer Vergleichskontrolle von BCG und Doxorubicin ergab jedoch keinen Anhaltspunkt für eine erhöhte Inzidenz von sekundären Primärtumoren in der BCG-Gruppe (Lamm 1992). Ohne einen gesicherten Anhaltspunkt für eine Erhöhung der Inzidenz von sekundären Primärtumoren ist die Theorie unhaltbar, daß die Stimulation des Immunsystems durch BCG das Malignitätsrisiko eher erhöht als verringert. Das Anfangskonzept zur Anwendung des BCG in der Krebsbehandlung stammt tatsächlich aus der epidemiologisch beobachteten Verringerung der Krebsinzidenz bei Tuberkulosepatienten und bei mit BCG geimpften Neugeborenen.

Im Gegensatz dazu ist die Induktion weiterer Primärtumoren durch eine Chemotherapie gut dokumentiert (Urba u. Longo 1992). Die zytotoxische Chemotherapie ist immunsuppressiv, mutagen und in allen geprüften Beispielen karzinogen. Zwar ist es unwahrscheinlich, daß weitere Primärtumoren bei Patienten nach intravesikaler Chemotherapie entstanden sind, doch gibt es stichhaltige experimentelle Anhaltspunkte dafür, daß eine Förderung des Urothelkarzinoms tatsächlich stattfinden könnte. In zahlreichen Studien wurde nachgewiesen, daß die intravesikale Chemotherapie bei wiederholter Verabreichung an Nagetieren zu Hyperplasie, Dysplasie, Carcinoma in situ und im Falle des Mitomycins C sogar zu invasivem Transitionalzellkarzinom der Harnblase führt (Friedman et al. 1991; Soloway et al. 1983). Diese Eigenschaft der Chemotherapie könnte das bei der intravesikalen Chemotherapie beobachtbare Progredienzparadoxon erklären, d. h. die Verringerung von Tumorrezidiven ohne jegliche Verringerung der Muskelinvasion und Metastasierung. Es ist daher möglich, daß der bei manchen Patienten bewirkte Vorteil zum Preis eines erhöhten Invasionsrisikos bei anderen erreicht wird. Die bekannte Karzinogenität der zytotoxischen Chemotherapie und der Beweis, daß die Erhaltungschemotherapie bei der Verringerung von Tumorrezidiven versagt, sollte uns hinsichtlich der kontinuierlichen Anwendung der Erhaltungschemotherapie bei Patienten mit oberflächlichem Harnblasenkrebs zur Vorsicht veranlassen.

Schlußfolgerungen

Im Vergleich zur intravesikalen Chemotherapie, welche die Tumorrekurrens um 15–18 % verringert, führt die BCG-Immuntherapie zu einer Verringerung der Tumorrekurrens um durchschnittlich 45 %. 10 von 20 kontrollierten Studien, welche die intravesikale Chemotherapie mit der alleinigen TUR (transurethralen Resektion) verglichen, zeigten eine signifikante Verringerung der Inzidenz von Tumorrezidiven durch die Chemotherapie im Vergleich zu 4 von 5 BCG-Studien. Die Dauer des durch die BCG-Immuntherapie erzielten Vorteils beträgt im Unterschied zur Chemotherapie mindestens 5 Jahre. Trotz der mäßigen Verringerung der Tumorrezidive durch die intravesikale Chemotherapie gibt es keinen Beweis dafür, daß die Chemotherapie die Progredienz der Erkrankung verringert. Dagegen wurde in 3 randomisierten Studien eine signifikante Verringerung der Krankheitsprogredienz bei Immunbehandlung mit BCG festgestellt, und eine Studie zeigte eine statistisch signifikante Verlängerung des Überlebens. Während kein randomisierter Vergleich jemals die Überlegenheit einer intravesikalen Chemotherapie gegenüber einer anderen nachwies, wurde in Kontrollstudien die Überlegenheit des BCG gegenüber Thiotepa, Doxorubicin und Mitomycin C berichtet. Meiner Meinung nach bieten Urologen, die es versäumt haben, eine sichere und effektive Anwendung des BCG zu erlernen, ihren Patienten eine suboptimale Behandlung bei oberflächlichem Harnblasenkrebs.

Literatur

Asahi T, Matsumura Y, Tanahashi T, Yoshimoto J, Kaneshige T, Fujita Y, Ohmori H (1980) The effects of intravesical instillation of thiotepa on the recurrence rate of bladder tumors. Acta Med Okayama 34: 43–49

Badalament RA, Herr HW, Wong GY et al. (1987) A prospective randomized trial of maintenance versus nonmaintenance bacillus Calmette-Guérin therapy of superficial bladder cancer. J Clin Oncol 5: 441–449

Flamm J (1990) Long term versus short term doxorubicin hydrochloride instillation after transurethral resection of superficial bladder cancer. Eur Urol 17: 119–124

Friedman D, Mooppan UM, Rosen Y, Kim H (1991) The effect of intravesical instillation of thiotepa, mitomycin C and Adriamycin on normal urothelium: An experiemental study in rats. J Urol 145: 1060–1063

Green DF, Robinson MRG, Glashan R (1984) Does intravesical chemotherapy prevent invasive bladder cancer? J Urol 131: 33–35

Herr HW (1991 a) Transurethral resection and intravesical therapy of superficial bladder tumors. Hem Oncol Clin N Am 18: 525–528

Herr HW (1991 b) Intravesical therapy. Urol Clin N Am (1992), 6: 117–127

Hudson MA, Ratliff TL, Gillen DP, Haaff EO, Dressner SM, Catalona WJ (1987) Single course versus maintenance bacillus Calmette-Guérin therapy for superficial bladder tumors: A prospective randomized trial. J Urol 138: 295–298

Huland H, Otto U (1983) Mitomycin instillation to prevent recurrence of superficial bladder carcinoma. Eur Urol 9: 84–86

Huland H, Kloppel G, Fedderson F et al. (1990) Comparison of different schedules of cystostatic intravesical instillations in patients with superficial bladder carcinoma: Final evaluation of prospective multi-center study with 419 patients. J Urol 144: 68–71

Lamm DL (1992) Long term results of intravesical therapy for superficial bladder cancer. Urol Clin N Am (in press)

Lamm DL, Griffith JG (1992) Intravesical therapy: Does it affect the natural history of superficial bladder cancer? Semin Urol X 1: 39–44

Lamm DL et al. (1991) Southwest Oncology Group. A randomized trial of intravesical doxorubicin and immunotherapy with bacillus Calmette-Guérin for transitional cell carcinoma of the bladder. New Engl J Med 325: 1205–1209

Lamm DL, van der Meijiden Ad et al. (1992) Incidence and treatment of complications of bacillus Calmette-Guérin intravesical therapy in superficial bladder cancer. J Urol 147: 596–600

Prout GR, Koontz WW, Coombs LJ, Hawkins FR, Friedell GH (1983) Long-term fate of 90 patients with superficial bladder cancer randomly assigned to receive or not to receive Thiotepa. J Urol 130: 677–680

Soloway MS, Matheny RB and Murphy WM (1983) Is mitomycin C (MMC) a urothelial carcinogen? Abstract 352, AUA Annual Meeting

Urba WJ, Longo DL (1992) Hodgkin's disease. N Engl J Med 326: 678–687

Konzeption der kombinierten Chemoimmuntherapie beim oberflächlichen Harnblasenkarzinom

U. Engelmann und H.-J. Knopf

Interferon wurde als antivirale Substanz 1957 beschrieben. Kurz danach wurde seine Wirksamkeit gegen Krebszellen entdeckt. Diese Eigenschaft konnte aber zunächst nicht weiter geprüft werden, weil Interferon nur in extrem geringen Mengen zur Verfügung stand. Erst die Gentechnologie machte es möglich, größere Mengen humanen Interferons zu produzieren und klinischen Studien zur Verfügung zu stellen. Inzwischen besteht eine Reihe von anerkannten Indikationen für eine Therapie mit Interferon.

Die Wirkung der Interferone wird wahrscheinlich durch die Bindung an spezifische Rezeptoren der Zelloberfläche vermittelt. Dabei scheinen diese Bindungsstellen speziesspezifisch zu sein, indem sie selektiv mit menschlichem Interferon reagieren. Waren zu Beginn die Interferone entdeckt worden, weil sie mit der Bildung von Viren interferierten, so ist heute eine Reihe von unterschiedlichen biologischen Wirkungen bekannt, die alle zur neoplastischen Aktivität beitragen können. Im folgenden soll lediglich auf Untersuchungen beim Blasenkarzinom, speziell beim oberflächlichen Harnblasenkarzinom, eingegangen werden. Dabei sind praktisch alle Arbeiten erst in den letzten 10 Jahren möglich gewesen. Derzeit laufende Therapiestudien werden in nächster Zukunft noch eine Fülle von Daten erbringen.

Experimentelle Untersuchungen

Brouty-Boyce et al. konnten 1985 eine antiproliferative Aktivität von Interferon gegen humane Blasenkarzinomzellinien nachweisen. Diese Befunde wurden durch Grups et al. (1988) bestätigt, die ebenfalls eine Reihe von Blasentumorzellinien als sensitiv gegen Interferon beschrieben. Dabei schien die Kombination von α-, β- und γ-Interferonen wirksamer als α-Interferon allein zu sein. Die kurzzeitige Behandlung mit γ-Interferon erhöhte die Empfindlichkeit von Blasentumorzellen gegenüber Tumor-Nekrose-Faktor (Bahnson u. Ratliff 1990). Borden et al. (1990) konnten eine protektive Wirkung von Interferon bzw. von Bropirimine, einem Interferon-Inducer bei der FANFT-induzierten Blasentumorkarzinogenese sichern. Der antiproliferative Effekt von γ-Interferon, den auch Jakse et al. (1988) sichern konnten, scheint nicht von der Zahl der Interferonrezeptoren auf der Zelloberfläche abzuhängen. Die antineoplastische Aktivität von α-Interferon scheint sich nicht auf Urothelkarzinome zu beschränken; so konnten

Khaled et al. (1990) zeigen, daß Bilharzia-Blasenkarzinomzellen ebenfalls sensitiv sind.

Die immunmodulatorischen und antiproliferativen Eigenschaften von Interferon unterliegen wohl komplizierten Regulationsmechanismen; so konnten Hubell et al. (1985) zeigen, daß die Wirksamkeit von β-Interferon von der Tumormasse abhängt und daß in einer Kombinationstherapie überraschend auftretende antagonistische Effekte durch Planung der Therapiezeiten umgekehrt werden können. Um die Tumorzellresistenz gegenüber Interferon-α zu überwinden, beschritten Frangos et al. (1990) einen interessanten Weg: Sie verglichen freies und in Liposomen gebundenes Interferon in der Wirkung gegen humane Blasentumorzellinien. Verkapseltes Interferon war wirksamer, stabil gegen Urin und zeigte keine systemische Absorption.

Frühe klinische Studien

1978 behandelten Christopherson et al. 10 Patienten mit papillomatösen Harnblasenkarzinomen durch intramuskuläre Injektion von Interferon und konnten zumindest partielle Remissionen feststellen. 1981 konnten Ikic et al. durch intraläsionale Applikation von humanem Leukozyteninterferon über Erfolge beim Harnblasenkarzinom berichten. Von 8 Patienten mit rezidivierendem, durch transurethrale Resektion nicht kurablem Harnblasenkarzinom waren nach 3-monatiger Behandlung 4 in einer kompletten Remission, bei 2 weiteren war der Tumor so verkleinert worden, daß er nunmehr transurethral entfernt werden konnte. Die Remissionsdauer betrug bis zu 2 Jahren. 1982 behandelten Scorticatti et al. 8 Patienten mit multilokulärem Harnblasenkarzinom durch systemische Gabe von Interferon über 6 Monate. Alle Patienten erlebten eine partielle Remission. Kemeny et al. beschritten 1981 einen anderen Weg: Statt Interferone direkt zu verabreichen, gaben sie ihren Patienten nach transurethraler Resektion Poly I-Poly C intravenös. Poly I-Poly C induziert die Bildung von körpereigenem Interferon auf das 2- bis 8fache sonstiger Titer. Die mediane Überlebenszeit von Poly I-Poly C-Patienten war deutlich länger. Eine besonders gute Wirksamkeit war beim Carcinoma in situ zu verzeichnen.

Den Einfluß von systemisch verabreichtem Interferon auf die Immunreaktivität nach transurethraler Resektion von oberflächlichen Blasenkarzinomen untersuchten Grups et al. (1985) bei 6 Patienten. Sie konnten eine Aktivitätszunahme der natürlichen Killerzellen (NK-Zellen) feststellen, die allerdings nicht mit dem Interferon-Serum-Titer korrelierte. Frühe intravesikale Anwendung von Interferon durch die Arbeitsgruppen um Morita (1984), Shortliffe (1984), Ackermann (1986), Oliver (1986) und Schmitz-Draeger (1986) ließen eine Wirksamkeit besonders beim Carcinoma in situ erwarten.

Instillationstherapie mit Interferonen

Donovan et al. (1987) verglichen prospektiv randomisiert BCG mit Interferon α 2 b als Rezidivprophylaxe beim Carcinoma in situ, Ta- und T1-Tumoren nach transurethraler Resektion. Bis Juni 1987 waren 67 Patienten in die Studie aufgenommen. Bei einer Nachbeobachtungszeit bis zu 24 Monaten betrug die Rezidivrate in der Kontrollgruppe 23.3, in der BCG-Gruppe 13 und in der Interferon-Gruppe 18.4. Die Autoren folgerten vorsichtig, daß es einigen Grund zum Optimismus hinsichtlich der Rolle der Immuntherapie beim oberflächlichen Blasenkarzinom gebe. Torti et al. (1988) bezeichneten intravesikal verabreichtes α-2-Interferon als effektive neue Behandlung für einige Patienten mit oberflächlichem Blasenkarzinom. Von 19 Patienten mit einem Carcinoma in situ bzw. schwerer Dysplasie (2/19) erlebten 6 (32 %) einen kompletten Response. Auch oberflächliche Tumoren, die teils intensiv vorbehandelt waren, sprachen auf die Behandlung an. Eine hohe Dosierung von 100 Mio E, Interferon scheint nach Williams (1988) wesentlich effektiver zu sein als die vergleichsweise niedrige Gabe von 10 Mio E./Instillation.

Niijima (1989) behandelte 51 Patienten mit manifestem oberflächlichem Blasenkarzinom durch Interferoninstillationen in verschiedener Dosierung. Aus den Resultaten der unterschiedlichen Regime schloß er, daß die Ansprechraten (bis 67 %!) mit häufigerer und längerer Interferonexposition zunehmen und daß im Hinblick auf geringe oder fehlende Nebenwirkungen r-Interferon-β ein neues Medikament in der Instillationsbehandlung des oberflächlichen Blasenkarzinoms sein könnte.

Höltl et al. (1990) verglichen Interferon-α-2 b in einer niedrigen und hohen Dosierung mit Epodyl in der Rezidivprophylaxe. Interferon war auch bei hoher Dosierung wesentlich besser verträglich als Epodyl, die Rezidivraten zeigten bei einem Stichprobenumfang von 14–16 Patienten/Gruppe keine statistisch-signifikanten Unterschiede, bei größerer Zahl ist aber eine bessere Wirksamkeit bei hoher Dosis (100 Mio E.) Interferon zu erwarten.

Glashan (1990) behandelte 87 Patienten mit Carcinoma in situ der Blase prospektiv-randomisiert entweder mit einer niedrigen (10 Mio) oder einer hohen Dosis (100 Mio) α-Interferonen für maximal 1 Jahr. 43 % der Patienten mit hoher Dosis und 5 % derjenigen mit niedriger Dosis erzielten einen kompletten Response. Bemerkenswert waren darunter 6 von 9 Patienten, die auf eine vorangegangene BCG-Behandlung nicht angesprochen hatten. Sicherheit und Toleranz der Behandlung waren ausgezeichnet, ohne Anzeichen lokaler Toxizität.

Kostakopoulos et al. (1990) instillierten 30 Patienten mit rezidivprophylaktischer Zielsetzung wöchentlich mit 10 Mio E. Interferon-α-2 b. 63 % seiner Patienten waren am Ende der Beobachtungsperiode rezidivfrei. Nebenwirkungen wurden nicht beobachtet.

Kombination von Interferon mit Zytostatika

Schon seit 1982 gibt es Hinweise dafür, daß die Kombination des Immun-modulators Interferon mit anderen zytotoxischen Substanzen vorteilhaft sein könnte. Die Wirksamkeit von Cyclophosphamid gegen das Transitionalzell-karzinom der Maus konnte durch Kombination mit [poly(I) -poly(C)], einem Interferoninduktor, additiv gesteigert werden (Borden et al. 1985). Synergi-stische Effekte sind auch für Kombinationen mit Adriamycin, Vinblastin, Cis-Platin und 5-Fluorouracil beschrieben (Bonnem 1987).

Grups et al. wiesen 1988 darauf hin, daß die Wirksamkeit von Doxoru-bicin gegen menschliche Blasentumorzellinien durch Kombination mit Interferon gesteigert werden kann. Hirabayashi et al. fanden beim Einsatz von Mitomycin C und α-Interferon gegen eine Reihe von Tumoren synergi-stische Effekte. Erst kürzlich beschrieben Logothetis et al. (1991) bei metastasierenden Chemotherapie-refraktären Uroteltumoren synergisti-sche Effekte für 5-FU und α-Interferon. Die additive bzw. synergistische Wirkung von Interferon scheint sich nicht auf Zytostatika zu beschränken: Sarosdy u. Kierum (1989) fanden bei der Behandlung des Mäuseblasentu-mors MBT2 Hinweise dafür, daß der Interferoninduktor ABPP die zytoto-xische Aktivität von BCG steigern kann.

Eine prospektive dreiarmige Studie (Projektgruppe Interferon beim Blasenkarzinom, Bochum) soll klären, ob synergistische oder mindestens additive Wirkungen in Kombination mit Mitomycin C bei der Instillations-prophylaxe des Harnblasenkarzinoms vorliegen. α-Interferon in einer Dosis von 10 Mio E./Instillation wird gegen MMC (20 mg/Instillation) und gegen die Kombination MMC 20 mg + 10 Mio E. α-Interferon geprüft. Bisher sind 75 Patienten in die Studie aufgenommen. Definitive Daten zu den Rezidiv-raten liegen noch nicht vor, die präliminären Ergebnisse lassen eine gute Verträglichkeit und eine bessere Wirksamkeit der Kombination erwarten. Eine Übersicht über Untersuchungen zur Chemoimmunkombination mit Interferonen gibt Tabelle 1.

Tabelle 1. Kombinationstherapie mit Interferon beim Harnblasenkarzinom

Autoren	Jahr	Kombination
Borden et al.	1985	IFN-Induktor + Cyclophosphamid
Bonnem	1987	IFN, + ADM, + VBL, + DDP, + 5-FU
Grups et al.	1988	IFN + ADM
Hirabayashi et al.	1989	IFN + MMC
Sarosdy u. Kierum	1989	IFN-Induktor + BCG
Logothetis et al.	1991	IFN + 5 FU
Projektgruppe Interferon beim Blasenkarzinom Bochum	1991	IFN + MMC

Relevanz für die Praxis

Anders als bei der Chemotherapie des invasiven Harnblasenkarzinoms oder bei der Chemoimmunprophylaxe des superfiziellen Blasentumors kann der Stellenwert der Interferone heute noch nicht annähernd komplett erfaßt werden. Der Schwerpunkt liegt derzeit auf Untersuchungen zur Wirksamkeit in der Instillationstherapie und -prophylaxe. Besonders beim Carcinoma in situ sind die bisher mitgeteilten Erfolgsraten erfreulich. Die Dosisfindungsstudien lassen eine höhere Wirksamkeit höherer Interferondosen (100 Mio E.) annehmen. Die Kombination mit zytotoxisch wirksamen Substanzen wie Adriamycin oder Mitomycin C ist begründet, die bessere Wirksamkeit wegen noch nicht vorliegender definitiver Daten bisher nicht gesichert. Die systemische wie die regionale Kombinationstherapie bedarf noch weiterer klinischer Studien, bevor sie allgemein in die Praxis eingeführt werden kann.

Literatur

Ackermann D, Biedermann C, Bailly G, Studer UE (1986) Behandlung oberflächlicher Blasentumoren mit rIFN-alpha A Instillationen (Referon A): Eine Phase I/II Studie. Verhandlungsbericht der Deutschen Gesellschaft für Urologie, 37. Tagung. Thieme, Stuttgart, S 211–213

Bahnson RB, Ratcliff TL (1990) In vitro und in vivo anti-tumor activity of recombinant mouse tumor necrosis factor (TNF) in a mouse bladder tumor (MBT-2) J Urol 144: 172–175

Bonnem EM (1987) Alpha interferon: a look into the future. Invest New Drugs 5: 65–75

Borden EC, Sidkey YA, Erturk E (1990) Protection from carcinogen-induced murine bladder carcinoma by interferons and an oral interferon-inducing pyrimidinone, bropirimine. Cancer Res 50: 1071–1074

Borden EC, Sidkey YA, Groveman DS, Bryan GT (1985) Antitumor effects of polyribonucleotides for mouse transitional cell carcinoma enhanced by cyclophsophamide. Cancer Res 45: 45–50

Brouty-Boyce D, Mogensen KE, Gresser I (1985) Effects of long-term treatment of human carcinoma cells with interferon alpha. Eur J Cancer Clin Oncol 21: 507–514

Christopherson IS, Jordal R, Osther K, Lindenberg J, Pederson PH, Berg K (1978) Interferon therapy in neoplastic disease. A prelaminary report. Acta Med Scand 204: 471–476

Donovan MG, Grainger R, Hegarty JH, Butler MR, Fitzpatrick JM (1987) A prospective, randomized study of intravesical BCG and interferon in superficial bladder cancer. Presented as a poster at the 4th European Conference on Clinical Oncology and Cancer Nursing, Madrid (1987)

Frangos DN, Killion JJ, Fan D, Fishbeck R, Eschenbach AC von, Fidler IJ (1990) The development of liposomes containing interferon alpha for the intravesical therapy of human bladder cancer. J Urol 143: 1252–1256

Glashan RW (1990) A randomized controlled study of intravesical alpha-2 b interferon in carcinoma in situ of the bladder. J Urol 144: 658–661

Grups JW, Frohmüller HGW (1988) Antiproliferative effects of interferons against human bladder carcinoma cell lines in vitro. Urol Int 43: 265–268

Grups JW, Frohmüller HGW, Ackerman R (1985) Immunological findings in patients with superficial bladder cancer during human alpha-2 interferon treatment. Urol Int 40: 301–306

Höltl W, Hasun R, Albrecht W, Marberger M (1987) Topical interferon alpha-2 b low dose vs high dose ethoglucid for preventing recurrent superficial bladder cancer. Presented as a poster at the 4th European Conference on Clinical Oncology and Cancer Nursing, Madrid (1987)

Hubell HR, Kvalnes-Krick K, Carter WA, Strayer DR (1985) Antiproliferative and immunomodulatory actions of beta-Interferon and double-stranded RNA, individually and in combination of human bladder tumor xenografts in nude mice. Cancer Res 45: 2481–2486

Ikic D, Maricic Z, Oresic V et al. (1981) Application of human leukocyte interferon in patients with urinary bladder papillomatosis, breast cancer and melanoma. Lancet I: 1022–1024

Jakse G, Marth C, Zechner J, Daxenbichler G (1988) Antiproliferative effect of Hu-interferon-gamma in 674V and J82 bladder carcinoma cell lines. Urol Res 16: 403–405

Khaled HM, Attia MM, Nanawai AR (1990) Evaluation of in vitro effects of recombinant human alpha 2 interferon on bilharzial urinary bladder cancer cells. Tumori 76: 582–584

Kemeny N, Yagoda A, Wang Y, Field K, Wroblewski H, Whitmore W (1981) Randomized trial of standard therapy with or without poly I:C in patients with superficial bladder. Cancer 48: 2154–2157

Kostakopoulos A, Deliveliotis C, Mavromanolakis E, Aravantinos G, Dimopoulos MA (1990) Intravesical interferon alpha-2 b administration in the treatment of superficial bladder tumors. Eur Urol 18: 201–203

Logothetis CJ, Hossan E, Sella A, Dexeus FH, Amato RJ (1991) Fluoruracil and recombination human interferon alpha-2 a in the treatment of metastatic chemotherapy-refractory urothelial tumors. J Natl Cancer Inst 83: 285–288

Morita T (1984) Treatment of bladder cancer by topical injection HLB1. Jpn J Clin Urol 38: 875–878

Nijima T (1989) Intravesival treatment of bladder cancer with recombinant human interferon-beta. Intravesical GKT-Beta Research Group. Cancer Immunol Immunother 30: 81–85

Oliver RTD, Waxman JH, Kwok H (1986) Alpha lymphoblastoid interferon for non-invasive bladder cancer. Br J Cancer 53: 432

Sarosdy MF, Kierum CA (1989) Combination immunotherapy of murine transitional cell cancer using BCG and an interferon binding pyrimidinone. J Urol 142: 1376–1379

Schmitz-Dräger BJ, Ebert T, Ackermann R (1986) Intravesical treatment of superficial bladder carcinoma with interferons. World J Urol 3: 218–223

Scorticatti CH, de la Pena NC, Bellora OG, Mariotto RA, Casabe AR, Comolli R (1982) Systemic IFN-alpha treatment of multiple papilloma grade I or II patients: pilot study. J Interferon Res 2: 339–343

Shortliffe LC, Freiha FS, Hannigan JF et al. (1984) Intravesical interferon therapy for carcinoma - in situ and transitional cell carcinoma of the bladder. J Urol 133: 171A–271

Torti FM, Shortliffe LD, Williams RD et al. (1988) Alpha-interferon in superficial bladder cancer: A Northern California Oncology Group Study. J Clin Oncol 6: 476–483

Williams RD (1988) Intravesical interferon alpha in the treatment of superficial bladder cancer. Semin Oncol 15 [Suppl. 5]: 10–13

Zytokintherapie oberflächlicher Harnblasenkarzinome – Wirkmechanismen und Therapieresultate

T. Otto, S. Möllhoff und M. Goepel

Funktion des Immunsystems

Aufgabe des Immunsystems ist die Abwehr von Bakterien, Viren, Pilzen und Parasiten; darüber hinaus hat das Immunsystem eine Kontrollfunktion für das körpereigene Zellwachstum sowie die Zellproliferation. Humorale und zelluläre Komponenten des Immunsystems führen diese Funktion aus.

Wesentlicher Bestandteil des Immunsystems sind die Lymphozyten. Die Gesamtzahl der Lymphozyten im menschlichen Körper beträgt 2mal 10^{12} Zellen. Die Stammzellen der Lymphozyten befinden sich im Knochenmark und gelangen von dort in die Blutbahn, die Lymphbahnen, Lymphknoten und lymphoiden Gewebe. Ein zentrales Reifungsorgan für die Lymphozyten ist der Thymus; hier reifen Lymphozyten zu Thymozyten heran und differenzieren zu T-Zellen. Milz, Appendix vermiformis und die Peyerschen Plaques des Dünndarms sind weitere lymphoide Organe. Ein dem Thymus vergleichbares zentrales Reifungs- und Differenzierungsorgan existiert für die B-Lymphozyten beim Menschen nicht.

Humorale Immunreaktion

Nach Antigenkontakt bilden sich B-Lymphozyten zu antikörperproduzierenden Plasmazellen um. Aufgrund der notwendigen enormen Proteinsynthese zur Antikörperbildung sind diese wesentlich größer als die B-Lymphozyten; das Zytoplasma dieser Zellen ist angefüllt mit rauhem endoplasmatischem Recticulum. Die gebildeten Immunglobuline werden 5 Immunglobulinklassen zugeordnet: IgM, IgD, IgG, IgA, IgE. Das Immunsystem verfügt über eine sehr große Zahl unterschiedlicher B-Zellklone. Alle Lymphozyten eines bestimmten Klons haben den gleichen Oberflächenrezeptor. Nach Antigenkontakt können nur solche Lymphozyten reagieren, die den komplementären Rezeptor aufwiesen (Theorie der klonalen Selektion).

Nach Antigenkontakt bilden sich im Immunsystem Gedächtniszellen aus, die bei erneutem Kontakt mit dem gleichen Antigen eine verstärkte Immunantwort mit starker Stimulation des spezifischen B-Zellklons verursachen (Theorie der klonalen Expansion).

Ergänzt wird die Wirkung der Antikörper durch das Komplementsystem. Das Komplementsystem besteht aus ca. 20 verschiedenen Komponenten, die in Wechselbeziehung zueinander stehen und sowohl im Blut als auch in der extrazellulären Flüssigkeit zu finden sind. Bei Antigenkontakt werden sie aktiviert und lösen eine proteolytische Komplementkaskade aus. Resultat dieses Vorganges ist die Ausbildung eines großen lytischen Komplexes, der das Antigen z. B. ein Bakterium oder eine virentragende Zelle zerstören soll. So ist die humorale Antwort des Immunsystems eine Interaktion zwischen Immunglobulinen und Komplementsystem. Daneben besteht eine Wechselbeziehung mit dem zellulären Immunsystem.

Zelluläre Immunantwort

Die unspezifische zelluläre Immunantwort beruht auf Mechanismen der Phagozytose und Chemotaxis durch Granulozyten und mononukleäre Zellen (Makrophagen, Monozyten, Histiozyten). Die geschilderten Zelltypen können in den Organismus eindringende Fremdstoffe abtöten und über den Vorgang der Phagozytose sowohl feste als auch gelöste Bestandteile aufnehmen.

Bestandteil der spezifischen zellulären Immunantwort sind die T-Lymphozyten. Das Netzwerk der an der spezifischen Immunität beteiligten T-Zellen berücksichtigt vor allem ruhende und aktivierte T-Zellen, Killer-T-Zellen, natürliche Killerzellen, Helfer-T-Zellen, Suppressor-T-Zellen und Gedächtnis-T-Zellen.

Nach T-Zellaktivierung entstehen verschiedene zelluläre Subtypen. Natürliche Killerzellen und Killer-T-Zellen können eine Lyse, d. h. Zerstörung der angegriffenen Zelle bewirken. Helfer- und Suppressorzellen stellen regulatorische T-Zell-Subpopulationen dar und dienen der Begrenzung des eingeleiteten Immunvorganges, so daß dieser nicht in unbegrenzter und „selbstzerstörender Weise" expandiert.

Wesentliche Bedeutung in der T-Zell-vermittelten Immunantwort haben zellmembrangebundene Histokompatibilitätskomplexe, da die meisten T-Zellen mit zellgebundenen Antigenen reagieren. So konnte der Nachweis geführt werden, daß bestimmte T-Zellen mit spezifischen Histokompatibilitätskomplexen der Klasse I oder II (MHC-Klasse I oder II) reagieren. Die Genprodukte der MHC-Klasse I mit den Loci HLA-A, -B, -C und MHC-Klasse II mit den Loci HLA-D auf dem kurzen Arm des Chromosoms 6 sind membrangebundene oder soluble Glykoproteine. MHC-Klasse I Produkte finden sich auf Oberflächen fast aller kernhaltigen Körperzellen. Von MHC-Klasse II kodierte Antigene werden hingegen nur auf B-Lymphozyten, Makrophagen, dendritischen Zellen, Epithelzellen des Thymus und Endothelzellen gefunden.

Die MHC-Komplexe haben vermutlich eine Wegweiserfunktion für aktivierte T-Zellen. Die Vielzahl immunkompetenter Zellen und ihr abgestimmtes Zusammenspiel setzt ein Informationssystem zwischen den Zellen

Tabelle 1. Übersicht über Zytokine (Mod. nach Höffken)

Zytokin/Abkürzung	Herkunft	Hauptwirkungen	Nebenwirkungen
Interferone			
Interferon-α IFN-α	mononukleäre Leukozyten	zytotoxisch, immun- modulierend, myelo- suppressiv, antiproli- ferativ	akut: allg. NW wie Fieber, Schüttelfrost, grippeähnliche Be- schwerden, Myalgien,
Interferon-β IFN-β	Fibroblasten, T-Lymphozyten	s. u. IFN-α	Kopfschmerz; chronisch: Anorexie,
Interferon-γ IFN-γ	T-Lymphozyten	s. u. IFN-α	Abgeschlagenheit
Interleukine			
Interleukin 1 IL1 (α und β)	Makrophagen	immunmodulierend; Induktion einer Zyto- kinsekretion [IL2, IL6, IFN, TNF]	Fieber, Schüttelfrost, grippeähnliche Be- schwerden, Kapillaren- Leck-Syndrom, Organ-
Interleukin 2 IL2	aktivierte T-Zellen	Aktivierung und Pro- liferation von T-Zel- len, NK-Zellen und LAK-Zellen	funktionsstörungen, Abgeschlagenheit, Ar- thralgien, lokale Reak- tionen, gastrointestina-
Interleukin 3 IL3	T-Zellen	Stimulation der Gra- nulo-, Thrombo- (und Erythro-)poese	le Symptome, Kopf- schmerzen
Interleukin 4 IL4	T-Zellen	Stimulation von B-Lymphozyten u. Mastzellen	Fieber, Kopfschmerz, Erhöhung der alkal. Phosphatase u. Trans-
Interleukin 5 IL5	T-Zellen	Stimulation von B-Lymphozyten und eosinophilen Granu- lozyten	aminase bislang nicht geprüft
Interleukin 6 IL6	Monozyten, T-Zellen	Stimulation von B-Zellen, Granulozy- ten und Monozyten	bislang nicht geprüft
Interleukin 7 IL7	Thymozyten	Stimulation früher B- und T-Zellen	bislang nicht geprüft
Interleukin 8 IL8	Monozyten	nicht bekannt	bislang nicht geprüft
Interleukin 10 IL10	T-Helfer-Zellen	Stimulation von Mastzellen, B-Zellen und Monozyten	bislang nicht geprüft
Koloniestimulierende Faktoren (CSFs)			
Granulozyten-Ma- krophagen-CSF GM-CSF	T-Zellen, Stroma- zellen, Fibroblasten	Proliferation und Dif- ferenzierung von Granulozyten und Monozyten	Fieber, Schüttelfrost, grippeähnliche Be- schwerden, Kapillaren- Leck-Syndrom,
Granulozyten-CSF G-CSF	T-Zellen, Stroma- zellen, Fibroblasten	Proliferation und Dif- ferenzierung von Granulozyten	Organfunktionsstörun- gen, Abgeschlagen- heit, Athralgien, loka-
Makrophagen-CSF M-CSF	T-Zellen, Stroma- zellen, Fibroblasten	Proliferation und Dif- ferenzierung von Monozyten	le Reaktionen, gastro- intestinale Symptome, Kopfschmerzen, Kno- chenschmerzen

Tabelle 1. (Fortsetzung)

Zytokin/Abkürzung	Herkunft	Hauptwirkungen	Nebenwirkungen
Tumornekrosefaktoren			
Tumornekrosefak-tor-α/TNF-α	Makrophagen	hämorrhagische Tu-mornekrose, Syner-gismus mit IFNs, Sti-mulation von Zytoki-nen, Prostaglandinen, Hormonen	Fieber, Schüttelfrost, grippeähnliche Be-schwerden, Schock, gastrointestinale Symptome. Hepatopa-thie
Tumornekrosefak-tor-β/TNF-β	T- und B-Zellen	s. unter TNF-α	

voraus. Bestandteil dieses Systems sind die Zytokine. Zytokine sind Glyko-proteine mit hormonähnlichem Charakter, die ein breites biologisches Wirkspektrum aufweisen und immunologische und hämatologische Steuer-funktionen übernehmen. Sie lassen 4 Hauptgruppen erkennen (Tabelle 1).

Mit Ausnahme des Interferon-α, TNF-α, Interleukin-1 und Interleukin-8 werden die Zytokine überwiegend von aktivierten T-Zellen produziert.

Prinzipien der Immuntherapie

Die Theorie der Immunüberwachung – Immune Surveillance – basiert auf der Hypothese, daß durch zelluläre, nicht antikörpervermittelte Mechanismen Tumorzellen erkannt und eliminiert werden. Ein Defekt in der Immunüber-wachung kann somit die Tumorentwicklung begünstigen. Beispiele für eine Tumorentstehung bei Immundefekten sind das Burkitt-Lymphom, das Nasopharynxkarzinom und das Karposisarkom. Basierend auf dieser Theo-rie sollen im Rahmen der Immuntherapie Faktoren beseitigt werden, die das Immunsystem supprimieren und eine Unterstützung der spezifischen und unspezifischen Tumorabwehr erzielt werden.

Nach Art der Einwirkung auf das Immunsystem können vier Therapie-modalitäten unterschieden werden:

- Passive Immuntherapie,
- adoptive Immuntherapie,
- aktive Immuntherapie,
- unkonventionelle Immuntherapie.

Passive Immuntherapie

Die Therapie mit monoklonalen Antikörpern gegen tumorassoziierte Anti-gene soll zu einer selektiven Zerstörung der Tumorzellen führen. Ein möglicher Ansatz ist die Kopplung der Antikörper an zytotoxisch wirksame

Substanzen. Probleme bei diesem Therapiemodell sind einerseits das Fehlen hochselektiver tumorspezifischer Antikörper, andererseits kommt es in vivo häufig zu einer Spaltung der Konjugate (monoklonaler Antikörper/toxische Substanz), so daß fehlende Spezifität und die Pharmakokinetik einer weiten Verbreitung dieser attraktiven Behandlungsmethode noch entgegenstehen.

Adoptive Immuntherapie

Bei der adoptiven Immuntherapie erfolgt die Übertragung einer Immunität oder Tumorresistenz durch In-vitro-Behandlung körpereigener Zellen mit Zytokinen oder Antikörpern.

Bei der Immunmodulation autologer Lymphozyten (LAK-Zellen) oder tumorinfiltrierender Lymphozyten (TIL-Zellen) durch Zytokine werden Lymphozyten außerhalb des menschlichen Körpers z. B. durch Inkubation mit Interleukin-2 zur Zytokinproduktion angeregt und dem Patienten reinfundiert. Ein weiterer Therapieansatz besteht in der Inkubation von Lymphozyten mit monoklonalen Antikörpern und anschließender Reinfusion der Zellen. Durch diese Maßnahme konnte eine selektive Stimulation von T-Zell-Subpopulationen, z. B. Gedächtniszellen, erzielt werden.

Aktive Immuntherapie

Bei der aktiven spezifischen Immuntherapie wird mittels einer Impfung versucht, die Immunabwehr über spezifische und unspezifische Mechanismen zu aktivieren. Die aktive spezifische Immuntherapie durch Tumorvakzine wird zur Zeit geprüft (Schirrmacher 1992, persönl. Mitteilung). Mit Einführung der gentechnischen Herstellung von Zytokinen stehen diese Mediatorsubstanzen des interzellulären Informationsaustausches immunkompetenter Zellen in ausreichender Menge zur unspezifischen aktiven Immuntherapie zur Verfügung. Die Therapie erfolgt durch

– Gabe von Zytokinen, allein oder in Kombination,
– Immunmodulation durch kombinierte Gabe von zytotoxischen Substanzen und Zytokinen.

Die kombinierte Immun-/Chemotherapie soll zu einer Veränderung der Oberflächenstruktur der Tumorzellen führen und eine Modulation des MHC-Komplexes bewirken. Für die Kombination Interferon-α und 5-Fluorouracil konnte gezeigt werden, daß der intrazelluläre Metabolismus des 5-FU durch Interferon beeinflußt wird (Logothetis et al. 1991).

Ergebnisse einer Zytokintherapie oberflächlicher Harnblasenkarzinome mit Interferon

Im Rahmen klinischer Phase-I- und II-Studien ist die intravesikale Anwendung von Interferon-α 2a oder Interferon-α 2b in der Behandlung des Carcinoma in situ geprüft worden. In Abhängigkeit von der gewählten Dosierung ließ sich eine komplette Remissionsrate von bis zu 55 % (Torti u. Lum 1987) erzielen (Tabelle 2).

Nebenwirkungen nach topischer Anwendung von Interferon-α (WHO-Grad >3) wurden nicht beobachtet. Im Rahmen der genannten Studien wurden in der Regel 8 topische Interferon-α-Behandlungen durchgeführt. Unterschiede bestanden in der Dosierung (50–1000 × 10^6 IU; Tabelle 3).

Beim oberflächlichen, exophytischen Harnblasenkarzinom (Ta, T1) wurde der ablative Effekt einer Interferontherapie geprüft. Unter Belassung einer Markerläsion konnte eine komplette Remission in bis zu 50 % der Tumoren erzielt werden (Torti u. Lum 1987). In Abhängigkeit vom gewählten Dosierungsschema konnte für Interferon-α eine komplette Remissionsrate von 0–50 % und für Interferon-γ von 5–8 % nachgewiesen werden.

Tabelle 2. Intravesikale Therapie des Carcinoma in situ mit Interferon-α im Rahmen von klinischen Phase-I/II-Studien

Substanz	n	CR	(%)	Autor
IFN-α 2a	8	0	(0)	Oliver et al. (1986)
IFN-α 2a	7	2	(28)	Ackermann et al. (1988)
IFN-α 2b	9	5	(55)	Torti u. Lum (1987)
IFN-α 2b	17	6	(35)	Torti et al. (1988)
IFN-α 2b	19	6	(32)	Williams (1988)
IFN-α 2b				
hoch dosiert	47	20	(40)	Glashan (1990)
niedrig dosiert	38	2	(5)	Glashan (1990)

Tabelle 3. Im Rahmen von Phase-I-Studien geprüfte Interferon-α-Dosierungen in der Behandlung des Carcinoma in situ

Interferon	Dosierung	Autor
α 2a	$8×50×10^6$ IU	Oliver et al. (1986)*
α 2a	$8×54×10^6$ IU	Ackermann et al. (1988)
α 2b	1×/Woche 50, 100, $200×6×10^6$ IU	Torti u. Lum (1987)
α 2b	1×/Woche 50, 100, 200, 300, 400, 600, $1000×2×10^6$ IU	Torti et al. (1988)
α 2b	$12×5×10^7 = > 9 ×$ monatlich $12×4×10^8 = > 9 ×$ monatlich	Glashan (1990)

* Eine Wirksamkeit konnte nicht nachgewiesen werden.

Ein Effekt einer Interferon-β-Therapie konnte durch Hara et al. (1989) nicht gezeigt werden (Tabelle 4).

Die im Rahmen der Tabelle 4 verwandten Dosierungsschemata wurden unterschiedlich gewählt. Die höchste Effizienz konnte Torti mit 21 Zyklen einer Interferon-α-2b-Therapie erzielen. Im Rahmen einer niedrig dosierten, 8maligen Interferontherapie konnte keine komplette Remission beobachtet werden (Tabelle 5).

Phase-I- und II-Studien zur Interferontherapie in der Rezidivprophylaxe oberflächlicher Harnblasenkarzinome zeigten eine hohe Rezidivrate (62–87 %, Tabelle 6).

Nach topischer Therapie zeigte sich eine nur geringe Nebenwirkungsrate; nach systemischer Anwendung wiesen Grups et al. (1986) eine hohe Rate

Tabelle 4. Klinische Phase-I/II-Prüfungen zum ablativen Effekt einer Interferontherapie in der Behandlung oberflächlicher Harnblasenkarzinome (Ta/T1)

Interferon	n	CR	(%)	PR	(%)	PROG	(%)	Autor
α 2 a	6	0	(0)	2	(33)	2	(23)	Ackermann et al. (1988)
α 2 b	8	4	(50)	2	(25)	0	(0)	Torti u. Lum (1987)
α 2 b	7	0	(0)	0	(0)	–	(–)	Torti u. Lum (1987)
α 2 b	16	4	(25)	0	(0)	0	(0)	Torti et al. (1988)
β	27	0	(0)	0	(0)	0	(0)	Hara et al. (1989)
γ	21	1	(5)	0	(0)	–	(–)	Hara et al. (1989)
γ	13	1	(8)	–	(–)	–	(–)	Geboers et al. (1987)

Tabelle 5. Applikations- und Dosierungsschemata in der Interferontherapie oberflächlicher Harnblasenkarzinome

Interferon	Dosierung	Autor
α 2 a	$8\times54\times10^6$ IU	Ackermann et al. (1988)*
α 2 b	$21\times2\times10^6$ IU	Torti u. Lum (1987)
α 2 b	1×/Woche 50, 100, $6\times200\times10^6$ IU	
α 2 b	1×/Woche 50, 100, 200, 300, 400, 600, 1000, 1000×10^6 IU	Torti et al. (1988)
γ	2×/Woche/×8×1 mg	Geboers et al. (1987)

* Ein Therapieeffekt wurde unter der genannten Dosierung nicht nachgewiesen.

Tabelle 6. Klinische Phase-I/II-Prüfungen zur Rezidivprophylaxe oberflächlicher Harnblasenkarzinome mit Interferon-α 2 a

n	Rez	(%)	Interferon-α 2 a Nachsorge [Monate]	Autor
8	7	(87)	6	Grups et al. (1986)
10	8	680)	3	Schmitz-Dräger (1986)
8	5	(62)	3	Oliver et al. (1986)

zytokinbedingter Nebenwirkungen bei fehlender Therapieeffizienz nach (Tabelle 7).

Im Rahmen von prospektiv randomisierten Studien wurde die Interferon-α-2 b-Therapie geprüft. Grainger et al. (1988) konnten eine größere Effizienz der Interferontherapie im Vergleich zur adjuvanten BCG-Therapie und alleinigen transurethralen Tumorresektion feststellen. Boccardo et al. (1992) wiesen jedoch an einem großen Patientenkollektiv (n = 287) eine geringere Rezidivrate nach adjuvanter Chemotherapie mit Mitomycin C im Vergleich zur Immuntherapie mit Interferon-α 2 b nach (Tabelle 8).

Tabelle 7. Applikations- und Dosierungsschemata in der Interferontherapie oberflächlicher Harnblasenkarzinome zur Rezidivprophylaxe

Interferon-α 2 a	Autor
7 ×/Woche/× 5 2×10^7 IU i.m.	Grups et al. (1986)
2 ×/Woche/× 6 5×10^7 IU intravesikal	Schmitz-Dräger (1986)
$8 \times 5 \times 10^7$ IU intravesikal	Oliver et al. (1986)

Tabelle 8. Randomisierte Studien zur Zytokintherapie mit Interferon-α 2 b zur Rezidivprophylaxe oberflächlicher Harnblasenkarzinome Ta/T1

Schema		n	Rez	(%)	PROG	(%)	Autor
TUR	allein	23	12	(52)	1	(4)	
BCG	6×120 mg	23	11	(47)	1	(4)	Grainger et al. (1988)
IFN alpha 2 b 5×10^7 IU		27	7	(26)	2	(7)	
MMC	8×40 mg	141	38	(27)	2	(1)	Boccardo et al. (1992)
IFN alpha 2 b $8 \times 5 \times 10^7$ IU		146	51	(35)	3	(2)	

Tabelle 9. Sequentielle Immun-/Chemotherapie mit Interferon-α 2 b zur Epirubicin in der Rezidivprophylaxe oberflächlicher Harnblasenkarzinome (Ta/T1)

Kombination	n	Rez	(%)	PROG	(%)	Autor
Epirubicin, IFN-α 2 b	62	37	(60)	–	(–)	Serretta et al. (1992)
Epirubicin, IFN-α 2 b	88	5	(6)	1	(1)	Abolito et al. (1992)
IFN-α 2 b, Epirubicin	85	16	(19)	1	(1)	

Tabelle 10. Dosierungsschema von Epirubicin und Interferon-α 2 b in der Therapie oberflächlicher Harnblasenkarzinome

Substanz	Dosierung	Autor
Epirubicin	50 mg	Abolito et al. (1992)
IFN-α 2 b	24 h später, 6×10^7 IU	

Die Arbeitsgruppen von Abolito et al. (1992) sowie Serretta et al. (1992) untersuchten den Effekten einer sequentiellen Immun-/Chemotherapie mit Interferon-α 2 b und Epirubicin in der Rezidivprophylaxe oberflächlicher Harnblasenkarzinome (Tabelle 9).

Im Rahmen der randomisierten Studie von Abolito et al. (1992) konnte ein Vorteil für die mit Epirubicin eingeleitete sequentielle Chemo-/Immuntherapie festgestellt werden. Das im Rahmen dieses Studienkonzeptes verwandte Dosierungsschema sieht die topische Anwendung von Interferon-α 2 b 24 h nach vorangegangener Epirubicingabe vor (Tabelle 10).

Fazit

Dank gentechnischer Verfahren ist heute die Prüfung von Zytokinen und Immunmodulatoren in größerem Umfang möglich. Lokal findet die Immuntherapie Einsatz in der Rezidivprophylaxe des oberflächlichen Urothelkarzinoms. Hier wird derzeit geprüft, bei welchen Tumorformen die Anwendung von Interferon und Interleukin-2 der transurethralen Resektion allein, bzw. der adjuvanten lokalen Chemotherapie überlegen ist. Zwar konnte eine prinzipielle Wirksamkeit für die lokale unspezifische Immuntherapie mit Interferon-α in der Behandlung des oberflächlichen Harnblasenkarzinoms nachgewiesen werden; die Vielzahl attraktiver neuer Therapiemodalitäten darf jedoch nicht zu einem ungeprüften klinischen Einsatz führen, sondern soll bislang ausschließlich der Prüfung im Rahmen kontrollierter klinischer Studien vorbehalten bleiben.

Literatur

Abolito A,Vermiglio M et al. (1992) Epirubicin plus Interferon versus Interferon Interferon plus Epirubicin in superficial bladder cancer. Eur Urol (Abstr) 253: P173

Ackermann R (1986) Interferon in the treatment of superficial bladder carcinoma. Eur Urol 12 (5): 373

Ackermann D, Biedermann C, Bailly G, Studer UE (1988) Treatment of superficial bladder tumors with intravesical recombinant Interferon alpha-2 A. Urol Int 43: 85–88

Boccardo F, Giuliani L et al. (1992) Prophylaxis of superficial bladder carcinoma with MMC or rh-Interferon alpha 2 b. Preliminary results of a multicentic Italienstudy. Eur Urol (Abstr) 282: 162

Glashan (1990)

Geboers ADH, Van Bergen TNLM, Oosterlinck W (1987) Gamma-Interferon in the therapeutic and prophylactic management of superficial bladder cancer. J Urol 137: 276 A

Grainger R, Donovan MG, Obrien A, Hegarty JH, Butler MR, Fitzpatrick JM (1988) Results of a prospective randomized study of the treatment of superficial bladder cancer using intravesical BCG and alpha 2 B Interferon. J Urol 139: 319

Grups JW, Schmitz-Drager BJ, Ebert T, Ackermann R (1986) Biological potentials of Interferons Relevance in the systemic treatment of superficial bladder carcinoma.World J Urol 3: 224–229

Hara et al. (1989) Fundamental studies on intravesical instillation of interferons for treatment of bladder cancer. Jap J Urol 80: 158 (1989)

Logothetis et al. (1991)

Oliver RTD,Waxman JH, Kwok H, Fowler CG, Mathewman P, Blandy JP (1986) Alpha lymphoblastoid Interferon for non-invasiv bladder cancer. Br J Cancer 53: 432

Schmitz-Dräger (1986)

Serretta V, Pavone-Macaluso M et al. (1992) Correlation between clinical response and urinary Interleukin levels using different doses and intravesical administration schedules of Interferon alpha 26 combined with Epirubicin. A pilot study. Eur Urol (Abstr) 249: P164

Torti FM, Lum BL (1987) Superficial bladder cancer – risk of recurrence and potential role for Interferon therapy. Cancer 59: 613–616

Torti FM, Shortliffe LD,Williams RD (1988) Alpha-Interferon in superficial bladder cancer: A northern California oncology group study. J Clin Oncol 6: 476–483

Williams R (1988) Randomized trial of high vs low dose intravesical Interferon Alpha 2 B treatment of bladder carcinoma-in-situ. Proc. ASCO 7: 121

VI. Immuntherapie urologischer Tumoren

Unkonventionelle Krebstherapieverfahren unter besonderer Berücksichtigung urologischer Malignome

G. Kaiser, H. Kappauf, J. Birkmann, M. Weiger
und W.M. Gallmeier*

Die Betrachtung der vielseitigen Aspekte unkonventioneller Krebstherapieverfahren kann dazu beitragen, nicht nur den Kranken und seine Beweggründe, sondern auch die ärztlichen Motive näher kennzulernen und zu einem verbesserten Arzt-Patienten-Verhältnis und damit zu einer intensiveren therapeutischen Beziehung zu gelangen.

Darüber hinaus kommt es zu einem tieferen Einblick in die Medizin als Ganzes, ihre Stellung in der Gesellschaft und in die herrschenden Krankheitsparadigmen.

Ziel dieses Beitrags ist es: 1. einen Überblick über die vielfältigen Aspekte unkonventioneller Therapieverfahren zu geben, 2. spezielle Gesichtspunkte der unkonventionellen Immuntherapie unter besonderer Berücksichtigung der Uroonkologie darzustellen, 3. und daraus schließlich Schlußfolgerungen für den Umgang mit unkonventionellen Behandlungen und Konsequenzen für die konventionelle Therapie und Betreuung zu ziehen.

Überblick über unkonventionelle Therapieverfahren

Definition

Unkonventionelle Therapieverfahren sind dadurch gekennzeichnet, daß ihre behauptete therapeutische Effizienz derzeit fraglich ist (inhaltliche Definition) und häufig die Abgrenzung zu konventionellen Verfahren angestrebt wird (Beziehungsdefinition, s. Kappauf u. Gallmeier 1989). Die Grenzen zu konventionellen ebenso wie zu experimentellen Therapieformen sind nicht selten fließend. Zusätzlich ist die Bewertung auch einem historischen Wandel unterworfen. Des weiteren hängt es nicht nur von der Art der Behandlung, sondern auch von der Dosis, der Indikation, dem Zeitpunkt und schließlich dem Therapeuten ab, ob eine Behandlung als unkonventionell zu betrachten ist oder nicht.

---

* Arbeitsgruppe „Biologische Krebstherapie", gefördert von der deutschen Krebshilfe, Bonn.

Patienten

$^1/_3 - {}^2/_3$ aller Krebspatienten nehmen im Verlauf ihrer Erkrankung eines oder mehrere dieser unkonventionellen Therapieverfahren in Anspruch (Fereberger et al. 1983; Hauser 1981; Obrist et al. 1986; Berger et al. 1989; Cassileth et al. 1984; Meiss 1988; Morant et al. 1991).

Angst vor dem Krebs, dem Rezidiv oder dem Tod, das Gefühl der Hilflosigkeit und Hoffnungslosigkeit, das Bedürfnis, selbst etwas gegen das Kranksein tun zu können, individuell verschiedene Krankheitsparadigmen und der Einfluß des sozialen Umfelds zählen zu den treibenden Kräften (Henney 1986; Holland 1982, 1989; Brunner 1989; Verres 1986; Morant et al. 1991; Berger et al. 1989, Nagel 1991; Kappauf u. Gallmeier 1989; Bruntsch 1987; Kaiser et al. 1992).

Anbieter

Ähnlich hoch wie der Anteil der Patienten ist derjenige zumindest an Hausärzten, die solche Verfahren einsetzen, häufig ohne ausreichende onkologische Kompetenz. Gefördert wird die Inanspruchnahme unkonventioneller Therapieverfahren jedoch nicht nur durch unmittelbar betreuende Ärzte, sondern auch durch Ärzte ohne Erfahrung in der Behandlung von Patienten, Heilpraktiker, medizinische Laien, Krankenkassen, pharmazeutische Firmen und gelegentlich die Rechtssituation der jeweiligen Länder ebenso wie durch politische Entscheidungen. Dabei spielt auch der finanzielle Aspekt nicht selten eine entscheidende Rolle (Bruntsch 1987; Gallmeier 1989; Kappauf 1991; Murray u. Rubel 1992; Barsky 1988; Doinet 1991; Hiller 1991).

Beurteilungskriterien

In der modernen Onkologie sind sowohl der therapeutische Einsatz als auch die Beurteilungskriterien aller Behandlungsverfahren durch zunehmende Differenzierung und Komplexität gekennzeichnet. Dabei wird eine möglichst gezielte Behandlung jedes einzelnen Patienten angestrebt. Demgegenüber werden unkonventionelle Therapieverfahren in der Regel mehr nach allgemein formulierten Prinzipien mit der Tendenz zur Vereinfachung angewandt, die eine Bewertung ihrer Effizienz erheblich erschweren. Häufig wird nicht ausreichend zwischen Wirkung, Wirksamkeit und Relevanz dieser Wirksamkeit, der Effizienz unterschieden. Die zahlreichen Fehlermöglichkeiten bei der Anwendung von Remissionskriterien, dem Vergleich von Überlebensraten oder der Beurteilung von mehrdimensionalen Faktoren zur Einschätzung der Lebensqualität werden oft übersehen (Hartenstein 1985; Kaiser u. Gallmeier 1989; U.S. Congress 1990; Ellison et al. 1978; Peto et al. 1976; O'Regan 1990; Everson u. Cole 1966; Monkie et al. 1977;

Aaronson und Beckmann 1987; Tchekmedyian u. Calla 1990; Pater u. Willan 1984).

Behandlungsarten

Unter von mehreren Untersuchern als unkonventionell bezeichneten Behandlungsarten finden sich zahlreiche diätetische Empfehlungen (Herbert 1986; Jungi 1988; Hauser 1989; Jenny 1990), psychologisch-verhaltenstherapeutische Ansätze (Holland 1989; Schützenberger 1989; Simonton 1989), medizinische Gesamtkonzepte (Hackethal 1978; Hartenstein 1985; Obrecht 1986) und andere schwer einzuordnende Verfahren. Sie beziehen sich meist weniger auf organbezogene Tumorentitäten, sondern mehr auf „die Krebserkrankung" oder „den Krebs" schlechthin.

Ihr Einfluß auf immunologische Parameter und deren Bedeutung für die betroffenen Patienten läßt sich daher besonders schwer nachvollziehen. Unabhängig davon könnten einige dieser Ansätze in der Betreuung von Patienten durchaus ihren Wert haben, wenn sie nicht durch unbelegte Behauptungen von Tumorremissionen oder gar Heilungen falsche, übertriebene Hoffnungen bei Patienten hervorrufen würden.

Auch viele unkonventionelle medikamentöse Therapieverfahren werden ganz allgemein für Krebserkrankungen schlechthin propagiert, allerdings wird bei einigen Medikamenten auch auf bestimmte z.B. urologische Tumorarten Bezug genommen. Von mehreren Untersuchern wurde gezeigt, daß die Angaben über die Wirksamkeit dieser Medikamente bisher einer genaueren Analyse nicht standhalten. Zwar konnte für manche unkonventionelle Therapieverfahren eine Veränderung immunologischer Einzelparameter sowohl in vitro als auch in vivo beim Menschen gezeigt werden. Daß dies einen Einfluß auf den Krankheitsverlauf hat, konnte jedoch bisher nicht nachgewiesen werden. Auch eine Auswirkung auf das vielschichtige Phänomen der Lebensqualität ist bisher nicht ausreichend belegt. Darüber hinaus gibt es mehrere Beispiele, die die postulierte Nebenwirkungsfreiheit einiger unkonventioneller Therapieformen widerlegen.

Immuntherapeutische Aspekte
unkonventioneller Therapieverfahren

Neben einer direkten antitumorösen Wirksamkeit werden bei unkonventionellen Therapieverfahren häufig eine Verbesserung der Abwehrkräfte gegen den Tumor, Nebenwirkungsfreiheit, eine Verminderung der Nebenwirkungen konventioneller Therapieformen – insbesondere auf das Immunsystem, sowie eine Verbesserung der Lebensqualität propagiert. Auf diese Postulate soll im folgenden näher eingegangen werden:

Verbesserung der Abwehrkräfte gegen den Tumor

Bei dem Wunsch, die Abwehrkräfte gegen den Tumor zu verbessern, gilt es, folgende Schwierigkeiten zu berücksichtigen:

1. Bisher wurden nur bei wenigen Tumoren tumorassoziierte Antigene nachgewiesen, in erster Linie bei denjenigen, die als virusinduziert angesehen werden.
2. Den meisten Tumoren stehen zahlreiche sog. Escape-Mechanismen zur Verfügung, mit denen sie sich immunologischen Kontrollmechanismen entziehen.
3. Nachgewiesene Immunmangelzustände gehen am ehesten mit einer erhöhten Inzidenz von Malignomen des Immunsystems selbst, wie z.B. Lymphomen bei AIDS, einher. Für solide Tumoren z.B. des Urogenitalsystems ist eine immunologische Ursache bisher nicht ausreichend belegt.
4. Eine Schwächung der körpereigenen Abwehr durch den Tumor findet sich in erster Linie als partieller Immundefekt bei malignen Erkrankungen des Immunsystems selbst wie Lymphomen oder Leukämien. Bei soliden Tumoren läßt sich meist erst im Endstadium als Folge einer Kachexie eine Beeinträchtigung immunologischer Einzelfunktionen nachweisen.
5. Der Stellenwert einer Verlaufskontrolle immunologischer Parameter, wie z.B. der NK-Zellen, T4- und T8-Lymphozytensubpopulationen und Interleukinserumspiegel, bei der Behandlung von Patienten mit soliden Tumoren ist noch nicht ausreichend bestimmt. Die Veränderung einzelner Immunparameter, z.B. ein Anstieg der NK-Zellen, beweist noch keine Stärkung der körpereigenen Abwehr an sich. Der NK-Zellanstieg kann ein durch Zytokine induziertes Epiphänomen sein (z.B. durch IFN-γ), welches keine funktionelle Bedeutung im Hinblick auf den Tumor hat. Erst recht nicht kann man aus Parametern, die eine Steigerung der „Abwehrlage" suggerieren, den Schluß ziehen, die Immunabwehr gegen den Tumor sei gesteigert.
6. Die konventionellen immuntherapeutischen Verfahren, deren antitumoröse Wirksamkeit bei einzelnen Tumoren gezeigt werden konnte, wie z.B. BCG, Interferon und Interleukine, können zahlreiche und nicht selten erhebliche Nebenwirkungen hervorrufen. Da sie zum Teil eine deutliche Dosis-Wirkungs-Relation aufweisen, wird in Frage gestellt, ob der antitumoröse Effekt überhaupt Folge der Veränderung immunologischer Mechanismen ist.
7. Von der modernen psychoneuroimmunologischen Forschung wurde gezeigt, wie vielfältig immunologische Parameter mit psychosozialen, neurologischen und endokrinologischen Faktoren verknüpft sind. Bei Untersuchungen, die u. a. auch eine Beurteilung immunologischer Veränderungen unter einer bestimmten Behandlung zum Ziel haben, ist dies entsprechend zu berücksichtigen, z.B. durch Auswahl geeigneter Kontrollgruppen.

Die genannten Schwierigkeiten sind u.a. auch die Ursache dafür, warum mit modernen gezielten immuntherapeutischen Verfahren, wie z.B. Interferonen oder Interleukinen, noch keine besseren Erfolge erzielt werden konnten. Der Wert einer immunologischen antitumorösen Behandlung muß daher in gleicher Weise wie bei einer Chemotherapie an relevanten Tumorparametern oder anderen Zielkriterien wie Überlebenszeit, Rezidivrate u.a. gemessen werden.

Eine gesonderte Erwähnung urologischer Malignome findet sich u.a. bei folgenden unkonventionellen medikamentösen Behandlungen, deren Untersuchung den Hauptwirkungsmechanismus in einer Stärkung der körpereigenen Abwehr gegen den Tumor sucht. Die Wirksamkeit konnte laut mehreren Untersuchergruppen bisher nicht ausreichend belegt werden. (Zusammengestellt nach den Originalarbeiten, versehen mit den Kommentaren von anderen Nachuntersuchern):

– Thymusextrakte
1. Vollthymusextrakte vom Kalb (chemisch nicht exakt definiert, Immunstimulation durch xenogene Peptide)
   a) Thymus-Gesamtextrakt beim Nierenzellkarzinom, Einzelfallbeobachtung ohne Beweiskraft
      (Leineweber 1980, Nagel und Schmähl 1984);
   b) THX-Extrakt nach Sandberg beim Prostatakarzinom. Unter anderen 59 Patienten mit Prostatakarzinom als Kasuistiken, kaum beurteilbar (Pesic 1981; Nagel u. Schmähl 1984).
2. Teil-Thymusextrakte (biochemisch teilcharakterisiert, makromolekulare Komponenten wegen unerwünschter immunologischer Nebenwirkungen zum großen Teil entfernt),
   a) Thymosinfraktion 5 (TF5) beim Nierenzellkarzinom
      – bei 21 Patienten mit metastasierendem bzw. lokal rezidivierendem Nierenzellkarzinom 3 Partialremissionen (nach vorausgegangener Nephrektomie), keine Korrelation zwischen Tumorregression und Lymphozytensubpopulationen (Schulhof et al. 1984);
      – bei 19 Patienten mit Nierenzellkarzinom keine Remissionen (Dimitrov et al. 1985);
   b) Thymus Humoral Faktor (THF, Kalbsthymusgewebsextrakt). Bei 34 Patienten mit Harnblasenkarzinom „Besserung" der unspezifischen Immunität, keine Angabe zu Remissionen (Horii 1987).

– Zytoplasmatische Therapie nach Theurer mit NeyTumorin (Organlysat aus Leber, Milz, Thymus) beim Nierenzellkarzinom
1. Bei 13 Patienten mit metastasierendem Nierenzellkarzinom 2 Voll- und 3 Teilremissionen mit mangelhafter Dokumentation, Bestätigung durch weitere Studien steht aus (Douwes u. Migeod 1985; Nagel u. Schmähl 1984; Jungi u. Senn 1986);
2. 10 Patienten mit Hypernephrom, davon 7 nach 7 bzw. 9 Jahren noch am Leben; keine Kontrollgruppe (Reuter 1975, 1983).

242   G. Kaiser et al.

- Mistelpräparate
1. Durch Viscotoxine In-vitro-Zytotoxizität
2. Durch Lektine In-vitro- und In-vivo-Stimulation der NK- und LGL-
   Zellen, der Phagozytose, Erhöhung des CD4/CD8-Quotienten und der
   Produktion von Interleukinen (IL-1, IL-6, TNF-α) durch Makrophagen
   und andere Zellen sowie Antikörper-vermittelte T-Zell-spezifische Reaktion auf Lektine und Polysaccharide, dosisabhängig (Gabius et al. 1991;
   Hajto et al. 1989, 1990, 1991; Hajto u. Hostanska 1989; Hamprecht et al.
   1987; Stettin et al. 1990; Schultze et al. 1991; Hauser 1989).

- Iscador
1. Iscador bei 14 Patienten mit metastasierendem Nierenzellkarzinom, keine
   Remissionen (Kjaer 1988).
2. Iscador beim Harnblasenkarzinom
   a) 62 Patienten mit Blasenkarzinom, retrospektive Analyse und Ver-
      gleich mit der Weltliteratur, keine schlüssige Aussage (Leroi 1980;
      Hauser 1990);
   b) Einzelfallberichte ohne Beweiskraft (Mitteilungen aus der Behand-
      lung maligner Tumoren mit Viscum album 2/1978; Nagel u. Schmähl
      1984);
   c) Adjuvante Therapie beim Blasenkarzinom nach Resektion, zum
      Zeitpunkt der Veröffentlichung erst 11 Fälle, noch nicht beurteilbar
      (Babits 1987; Nagel et al. 1989).
3. Iscador beim Prostatakarzinom, Einzelfallberichte ohne Beweiskraft
   (Mitteilungen aus der Behandlung maligner Tumoren mit Viscum album
   1/1978, Nagel und Schmähl 1984).
4. Iscador beim Hodenkarzinom, Einzelfallberichte ohne Beweiskraft (Mitteilungen aus der Behandlung maligner Tumoren mit Viscum album 1977;
   Nagel u. Schmähl 1984).

- Helixor

1. Helixor bei 12 Patienten mit Prostakarzinom als Einzelbeobachtungen,
   Schmerzlinderung (fehlende Kontrollgruppe, keine definierten Remissionen (Arbeitsbericht 1977).
2. Helixor beim Harnblasenkarzinom, Einzelbeobachtungen (Arbeitsbericht 1977).

- Carnivora (Extrakt aus der Venusfliegenfalle). In-vitro-Stimulation der
Granulozyten- und Makrophagen-Phagozytose und Zytotoxizität (Keller
1985). Einzelbeobachtungen beim Hodenkarzinom, Prostatakarzinom,
Hypernephrom, fragliche Bewertung als Remissionen. Vorläufige Zulassung
vom BGA zurückgenommen nach mehrfachem Auftreten eines anaphylaktischen Schocks; Nachweis von Endotoxinen im Präparat (Keller 1985,
Kaiser u. Gallmeier 1989; Becke et al. 1988).

– Gernasept und Gerner Mixtura AD beim Prostatakarzinom, Einzelbeobachtungen fragliche Verbesserung der zellvermittelten Abwehr, unzulässige Kontrollgruppe (Barsom u. Bettermann 1989; Nagel et al. 1989).
– Immunaugmentative Therapie beim Prostatakarzinom, Hodenkarzinom. Soll Tumorantikörper aktivieren durch α2-Makroglobulin, Immunglobuline, Complement und andere Bestandteile aus menschlichem Blut und nekrotischen Tumoren (von Nachuntersuchern nicht nachvollziehbar). Einzelbeobachtungen;verunreinigt mit Nocardia, Hepatitis B Antigen, HTLV-III-Antikörper (Curt et al. 1986: US Congress 1990).

– Chaparral beim Hodenkarzinom, Nierenzellkarzinom, Einzelbeobachtungen (Smart et al. 1970; US Congress 1990).

– Antineoplastone beim Prostatakarzinom (Firby 1982; Burzynski u. Kubove 1987; US Congress 1990).

II. Nebenwirkungsfreiheit

Auch die postulierte Nebenwirkungsfreiheit ist keineswegs immer gegeben. So sind insbesondere allergische Reaktionen auf Organextrakte oder Endotoxine sowie die Kontamination mit infektiösen Partikeln relevant. Dies hat z.B. in Norwegen zum generellen Verbot von Organextrakten jedweder menschlicher und tierischer Herkunft geführt (WHO 1991), auf den Bahamas zur Schließung einer Klinik für Immunaugmentative Therapie (Curt et al. 1986) und in Deutschland zur Rücknahme der Zulassung für bestimmte Zellpäparate (Cell therapy suspended 1987) und Carnivora (Kaiser u. Gallmeier 1989; Becker et al. 1988).

III. Verminderung der Nebenwirkungen konventioneller Therapieverfahren

Jede Chemotherapie oder Strahlentherapie wirkt ähnlich wie eine Corticoidtherapie immunsuppressiv. Das Ausmaß dieser Nebenwirkung ist jedoch abhängig von der Dosis und Dauer der Therapie und hat für das Ansprechen der Tumoren auf die Therapie bisher keine erkennbare Bedeutung. Die heutigen Möglichkeiten des Einsatzes von Wachstumsfaktoren, wie z.B. G-CSF oder GM-CSF, zeigen, wie schwierig es ist, damit gezielt die Nebenwirkungen z.B. auf die Granulozyten und das Auftreten von Infektionen zu vermindern oder gar zu verhindern. In vielen Studien wird es schon als Erfolg gewertet, wenn eine Einsparung von Antibiotika und eine Verkürzung des Krankenhausaufenthaltes erreicht werden kann. Auch sind die Hinweise noch sehr begrenzt, durch den Einsatz dieser Substanzen über eine bessere Beherrschung der Nebenwirkungen eine höhere Dosis und dadurch vielleicht eine höhere Heilungsrate erzielen zu können.

Auch für die Verminderung von Übelkeit und Erbrechen bei der Behandlung urologischer Tumoren gibt es bewährte konventionelle Therapieverfahren. Hier hat die moderne Forschung mit der Entwicklung neuer Antiemetika z.B. vom Typ der Serotoninantagonisten gerade in den letzten Jahren erhebliche Fortschritte gemacht. Die Erfolge, die bezüglich der Verminderung von therapiebedingter Myelotoxizität, Übelkeit und Erbrechen unkonventionellen Verfahren zugeschrieben werden, sind im Vergleich zu obengenannten „konventionellen" Möglichkeiten bisher nicht sehr überzeugend:

– Faktor AF2 (Xenogene Peptide)
1. Faktor AF2 beim Prostatakarzinom: Bei 30 Patienten mit hormonrefraktärem progredientem Prostatakarzinom unter Chemotherapie Verminderung der Myeolotoxizität, des Erbrechens, von Behandlungsverzögerungen; keine Doppelblindstudie, fragliche Bewertung der einzelnen Parameter (Papadopoulos u. Wand 1989).
2. Faktor AF2 beim Prostatakarzinom und Harnblasenkarzinom ohne nähere Beschreibung (Lange 1990).

IV. Lebensqualität

Für die Beurteilung der Effizienz einer Behandlung ist die Lebensqualität ebenso wichtig wie die zeitliche Lebensquantität. Dies gilt sowohl bei kurativer als auch bei palliativer Zielsetzung. Es gibt jedoch bisher keine einheitliche national oder international standardisierte Methode, die eine Gesamtbeurteilung der Lebensqualität in ähnlicher Weise wie bei Remissionsverhalten und Überlebenszeiten ermöglichen würde. Mehr als 30 Methoden wurden bereits beschrieben, die alle auch subjektive Faktoren und solche des sozialen Umfeldes mit enthalten (Aaronson u. Beckmann 1987; Tchekmedyian u. Cella 1990; U.S. Congress 1990). Sie sind durchweg gekennzeichnet durch ihren mehrdimensionalen Ansatz, bei dem eine Wertung der einzelnen Ebenen untereinander nicht möglich ist. Auch tumorspezifische Kriterien und zeitliche Veränderungen einzelner, z.B. soziokultureller Aspekte sind zu berücksichtigen. Die Herkunft der einzelnen Meßmethoden aus unterschiedlichen Forschungszweigen, wie z.B. der Medizin, Psychologie und Soziologie, ebenso wie die Einbeziehung verschiedener Kulturkreise erschwert nicht selten die Verständigung untereinander. Eine Beschreibung der Behandlungseffekte auf die Lebensqualität ist daher nur sinnvoll, wenn die Methode einschließlich der angewandten Kriterien benannt wird.

Kriterien der Lebensqualität werden zunehmend auch von Anbietern unkonventioneller Behandlungsarten benutzt. Es besteht jedoch keine Veranlassung, dabei andere Methoden anzuwenden als für die Beurteilung konventioneller Therapieverfahren, insbesondere in Anbetracht der besonderen Schwierigkeiten, die auch die Beurteilung von Einzelkriterien der Lebensqualität bietet, wie z.B. bei Antiemetika (Pater u. Willan 1984).

Ein Beispiel einer unkonventionellen Behandlung zur Verbesserung der Lebensqualität in der Uroonkologie:

– Polyerga (Glykopeptid aus retikuloendothelialen Organen): Von 40 mit Polyerga behandelten Patienten wurde bei 4 mit Prostatakarzinom Schmerzminderung, Besserung des Allgemeinbefindens, Gewichtszunahme von 1–4% beschrieben; es fehlt die Kontrollgruppe (Holzgartner 1987).

Beispiele für unkonventionelle medikamentöse Therapieverfahren urologischer Malignome anhand von Einzelfallbeobachtungen:
– Regenaplex bei Carcinoma in situ der Harnblase, Fallbericht, nicht überzeugend (Rosenbaum 1986; Nagel u. Schmähl 1984).
– Anticancerlin bei Harnblasentumoren, Einzelbeobachtungen, Wirksamkeit fraglich (Nagel u. Schmähl 1984).

Schlußfolgerungen

Unkonventionelle Krebstherapieverfahren wird es zumindest so lange geben, wie nicht jeder krebskranke Patient zuverlässig geheilt werden kann, Patienten alle Möglichkeiten zur Krankheitsbewältigung zu nutzen suchen, Ärzte nicht nur Helfer, sondern auch Heiler sein wollen und die Gesellschaft die Beseitigung der Krebserkrankung von der modernen Medizin erwartet. Die Inanspruchnahme solcher Behandlungsverfahren wird um so geringer sein, je konsequenter die Weiterentwicklung und kompetente Anwendung moderner konventioneller Behandlungsverfahren erfolgt, und je mehr die Langzeitbetreuung Krebskranker unter Berücksichtigung aller für die Lebensqualität wichtigen Dimensionen verbessert wird. Auswahl, Durchführung und Verlaufskontrolle der Behandlung sollten im Rahmen einer realistischen Medizin nach Maß erfolgen, um eine bestmögliche antitumoröse Wirksamkeit bei gleichzeitig geringstmöglichen Nebenwirkungen, also eine maximale Effizienz zu erreichen. Stehen keine Maßnahmen mit nachgewiesener ausreichender tumorspezifischer Wirksamkeit zur Verfügung, kann heute den meisten Patienten die Teilnahme an Untersuchungen über neue, wissenschaftlich begründete Therapieverfahren angeboten werden, deren Wirksamkeit unter kontrollierten Bedingungen geprüft wird. Ein unkonventionelles Behandlungsverfahren, das in dieser Situation im Rahmen einer methodisch adäquaten Studie eingesetzt wird, hat die beste Chance, später als wirksam erkannt und anerkannt zu werden oder bei Unwirksamkeit aufgegeben zu werden.

Ein intensiver individueller Dialog mit jedem Patienten über seine eigenen Möglichkeiten, seine Lebensqualität zu verbessern, kann dazu beitragen, einen unberechtigten polypragmatischen Einsatz vor allem medikamentöser unkonventioneller Krebstherapieverfahren zu vermindern. Insbesondere eine fundierte Beratung über Möglichkeiten der Ernährung und Bewegung sowie psychotherapeutische Ansätze als Hilfen zur Krankheitsbewältigung sollten mit einbezogen werden, dies jedoch im Rahmen einer psychoonkologisch fundierten Betreuung durch ein geschultes Behandlungsteam. Als Leitsätze können hierbei dienen, daß eine „Hilfe zur Selbsthilfe" gegeben wird, und „wer eine Aufgabe hat, sich nicht aufgibt". Ernährungs-, Bewegungs- und psychosoziale Faktoren haben ebenso wie viele Medikamente eine Wirkung auf zahlreiche Immunparameter (Uhlenbruck 1987; Schauder 1991; Kiecolt-Glaser und Glaser 1991; Schulz 1991; Simon 1991;) und sind darüber hinaus per se unvermeidlich, – ganz im Gegensatz zur Behandlung mit Medikamenten. Es sollte daher versucht werden, diese nichtmedikamentösen Einflüsse soweit als möglich in positiver Richtung zu gestalten. Dadurch wird auch das Anliegen vieler Patienten unterstützt, selbst aktiv etwas zur Krankheitsverarbeitung beitragen zu können. Ferner wäre es wünschenswert, die Bedeutung psychoneuroimmunologischer Parameter für den Krankheitsverlauf von Krebskranken und ihre gezielte Beeinflußbarkeit auch durch nichtmedikamentöse Maßnahmen in prospektiven Studien zu untersuchen. Subjektive Erlebniswelt und soziales Umfeld des Patienten sind hierbei von allen an der Betreuung Beteiligten zu berücksichtigen.

Im Rahmen einer intensiven Patientenbetreuung spielt die Vermittlung möglichst solider Kenntnisse eine wichtige Rolle. Das betreuende Behandlungsteam muß dem Patienten so zutreffende, konsistente und überzeugende Informationen geben, daß dieser aufgrund seines Vertrauens in dieses erworbene Wissen die Flut an oberflächlichen Behauptungen und Versprechungen seiner Umgebung und der Medien bewerten kann und damit ein Stück Selbständigkeit zurückgewinnt. Auch ist es wichtig, daß die Aufklärung über die Art und Ziele einer Behandlung nicht aus vermeintlich rechtlichen Gründen gegenüber der Beschreibung der möglichen Nebenwirkungen in den Hintergrund tritt. Ebenso bleiben regelmäßige fundierte Darstellungen in der Öffentlichkeit und in den Medien über die realistischen Möglichkeiten der modernen Onkologie erforderlich. Dadurch kann ein Gegengewicht geschaffen werden zu nicht zutreffenden Äußerungen von Anbietern unkonventioneller Therapieverfahren, aber auch zu vorzeitigen Ankündigungen wissenschaftlich begründeter neuer Therapieansätze, deren Wirksamkeit noch gar nicht bewiesen ist.

Literatur

Aaronson NK, Beckmann J (1987) The quality of life of cancer patients. Monograph Series of the European Organization for Research on Treatment of Cancer (EORTC), vol 17. Raven, New York

Arbeitsbericht Nr. 13 (1977) Die zusätzliche Helixor-Therapie beim Prostatakarzinom des Stadiums D. Verein für Leukämie und Krebstherapie sowie Österreichischer gemeinnütziger Verein für die Mistel-Therapie des Krebses. Februar

Babits R (1987) Prospektive Iscador-Studie beim resezierten Blasenkarzinom. Dtsch Z Onkol 3: 64–66

Barsky AJ (1988) The paradox of health. N Engl J Med 318: 414–418

Barsom F, Bettermann A (1987) Möglichkeiten biologischer Arzneimittel gegen Abwehrschwächen. Ärztl Prax 9: 174–176

Becker KP, Ditter B, Nimsky Chr et al. (1988) Untersuchungen zum Endotoxingehalt von Phytopharmaka. DMW 113: 83–87

Berger DP, Obrist R, Obrecht JP (1989) Versuch einer Charakterisierung von Anwendern unkonventioneller Therapieverfahren in der Onkologie. Dtsch Med Wochenschr 114: 323–333

Brunner KW (1989) Krebstherapie und Alternativmedizin. Urologe 29: 222–226

Bruntsch, U (1987) Paramedizinische Tumortherapie – eine Herausforderung. Münch Med Wochenschr 17: 297–299

Burzynski SR, Kubove E (1987) Initial clinical study with antineoplaston A2 injections in cancer patients with five years follow-up. Drugs Exp Clin Res (Suppl 1) XIII: 1–12

Cassileth BR, Lusk EJ, Strouse TB, Bodenheimer BJ (1984) Contemporary unorthodox treatments in cancer medicine. A study of patients, treatments and practioners. Ann Intern Med 101: 105–112

Cell therapy suspended (1987). Lancet ii 8557:503

Curt GA, Katterhagen G., Mahaney FX (1986) Immuno-augmentative therapy: A primer on the perils of unproved treatments. JAMA 255, 4: 505–507

Dimitrov NV et al. (1985) Phase II study of thymosin fraction 5 in the treatment of metastatic renal cell carcinoma. Cancer Treat Rep 69/1: 137–138

Doinet R (1991) Der Tod und die Kasse. Stern 8: 210–211 (14.2.1991)

Douwes F, Migeod F (1985) Klinische Erfahrungen mit NeyTumorin-Sol bei Hypernephrom und metatasierendem kolorektalen Karzinom. Therapiewoche 35, 26A: 121–126

Ellison NM, Byar DP, Newell GR (1978) Special report on laetrile: The NCI laetrile review. New Engl J Med 299: 549–552

Everson TC, Cole WH (1966) Spontaneous regression of cancer. Saunders, Philadelphia

Fereberger W, Samonigg H, Pfeifer KP et al. (1983) Naturheilmittel und Paramedizin in der Onkologie- Ergebnisse einer Umfrage. Wien Med Wochenschr 133: 443

Firby D (1982) A renegade doctor with a cancer cure. Macleans, Unterhouse, p 52

Gabius S, Kayser K, Gabius HJ (1991) Analytische, immunologische und tierexperimentelle Voraussetzungen für die klinische Prüfung der auf Lektingehalt standardisierten Misteltherapie. Dtsch Z Onkol 23/5: 113–119

Gallmeier WM (1989) Braucht die Medizin eine Erweiterung oder Ergänzung? Münch Med Wochenschr 131: 499–502

Hackethal J (1978) Keine Angst vor Krebs. Molden, Wien

Hajto T, Hostanska K (1989) Immunmodulierende Effekte der Misteltherapie. Therapeutikon 6: 361–368

Hajto T, Hostanska K, Gabius HJ (1989) Modulary potency of the beta-Galactoside-specific Lectin from mistletoe extract (Iscador) on the host defense system in vivo in rabbits and patients. Cancer Res 49: 4803–4808

Hajto T, Hostanska K, Frei K et al. (1990) Increased secretion of tumor necrosis factor alpha, Interleukin 1, and Interleukin 6 by human mononuclear cells exposed to beta-Galactoside-specific Lectin from clinically applied mistletoe extract. Cancer Res 50: 3322–3326

Hajto T, Hostanska K, Fornalski M, Kirsch A (1991) Antitumorale Aktivität des imunomodulatorisch wirkenden Beta-galaktosidspezifischen Mistellektins bei der klinischen Anwendung von Mistelextrakten (Iscador). Dtsch Z Onkol 23/1: 1–6

Hamprecht K et al. (1987) Mediation of human NK-activity by components in extracts of viscum album. J Immunopharmacol 9: 199–209

Hartenstein J (1985) Anthroposophische Krebstherapie: Klinische Forschung. In: Jungi WF, Senn HJ (Hrsg) Krebs und Alternativmedizin. Zuckschwerdt, München Bern Wien San Francisco

248   G. Kaiser et al.

Hauser SP (1981) Krebspatient und Paramedizin. Kontakte, Theorien, Behandlungsweisen. Med Dissertation, Zürich
Hauser SP (1989a) Rote Beete, Oxidationsferment-Substitution als alternative Krebstherapie?. Münch Med Wochenschr 131: 905–906
Hauser SP (1989b) Mistel-Therapie bei Krebserkrankungen. Münch Med Wochenschr 35: 609–13
Hauser SP (1990) Iscador für die Krebsbehandlung: Analyse klinischer Untersuchungsergebnisse. In: Jungi WF, Senn HJ (Hrsg) Krebs und Alternativmedizin, II. Springer, Berlin Heidelberg New York, S 80–96
Henney JE (1986) Unproven methods of cancer treatment. In: De Vita V T(ed) Principles and practice of oncology, 2nd edn. Lippincott, Philadelphia, pp 2333–2344
Herbert V (1986) Unproven (questionable) dietary and nutritional methods in cancer prevention and treatment. Cancer 58: 1930–1941
Hiller B (1991) Das Geschäft mit der Angst Krebskranker. Münch Med Wochenschr 133: 26–27
Holland JC (1982) Why patients seek unproven cancer remedies: A psychological perspective. Cancer 32/1: 3–7
Holland JC (1989) Fears and abnormal reactions to cancer in physically healthy individuals. In: Holland JC, Rowland JH (eds) Handbook of psychooncology. Oxford University Press, New York Oxford pp 13–21
Holland JC, Geary N, Furmann A (1989) Alternative Cancer therapies. In: Holland JC, Rowland JH (eds) Handbook of psychooncology. Oxford University Press, New York Oxford, pp 508–515
Holzgartner H (1987) Polyerga in der onkologischen Praxis. Bayer Internist 5:86
Horii (1987) Influence of a bovine calf thymi humoral factor on the non specific cellular immune response of bladder carcinoma patients. Hinyokika Kiyo 33/3: 364–374
Jenny S (1990) Gesunde und ungesunde „Krebsdiäten". In: Jungi WF, Senn HJ (Hrsg) Krebs und Alternativmedizin II. Springer, Berlin Heidelberg New York Tokyo, S 283–289
Jonasch K (1983) Der Krebskranke und sein Arzt im Spannungsfeld medizinischer und paramedizinischer Behandlungsmethoden aus der Sicht des Arztes und Psychoanalytikers. Kassenarzt 10:53
Jungi WF, Senn HJ (1986) Krebs und Alternativmedizin. Zuckschwerdt, München Bern Wien San Francisco (Aktuelle Onkologie 32)
Jungi WF (1988) Diätetik bei Krebserkrankungen. Internist 29: 492–498
Jungi WF, Senn HJ (1990) Krebs und Alternativmedizin II. Springer, Berlin Heidelberg New York Tokyo
Kaiser G, Gallmeier WM (1989) Probleme der Beurteilung einer neuen Krebsmedizin; Beispiel: Carnivora. Münch Med Wochenschr 131: 614–617
Kaiser G, Weiger M, Gallmeier WM (1992) Unkonventionelle Methoden in der Onkologie. Hilfe oder Risiko für Krebskranke? Münch Med Wochenschr 134: 774–778
Kappauf HW, Gallmeier WM (1989) Onkologische „Alternativmedizin": Psychodynamische Aspekte bei der Inanspruchnahme. Münch Med Wochenschr 131: 618–622
Kappauf HW (1991) Angst, Hilflosigkeit und Polarisierung: die gemeine Nützlichkeit eines Feindbildes. Münch Med Wochenschr 133: 28–29
Keller H (1985) Venusfliegenfallen-Extrakt hilft bei Krebs. Ärztl Praxis (4.5.1985) 1626–1628
Kiecolt-Glaser JK, Glaser R (1991) Sress and immune function in humans. In: Ader R et al. (eds) Psychoneuroimmunologie. Academic Press, San Diego New York Boston, 849–867
Kjaer M (1988) Misteltenbehandling af metstaserende nyrecancer. En fase II undersogelse. Ugeskr Laeger 150: 1923–1928
Lange OF (1990) Xenogene Peptide als Supportivmaßnahme in der Tumortherapie. In: Jungi WF, Senn HJ (Hrsg) Krebs und Alternativmedizin II. Springer, Berlin Heidelberg New York Tokyo S 175–184
Leineweber HG (1980) Beeinflussung von Bronchialkarzinomen und anderen Malignomen durch Thymus-Gesamtextrakt-Injektionen. Erfahrungsheilkunde 29/4: 322–323

Leroi R (1980) Klinische Erfahrungen mit dem Mistelpräparat Iscador. In: Wolff O(Hrsg) Die Mistel in der Krebsbehandlung. Klostermann, Frankfurt, S 58–100

Maeckel JA (1989) Neue Aspekte der Krebstherapie im Spannungsfeld zwischen konventioneller und unkonventioneller Medizin. Eine kritische Literaturstudie. Med Dissertation, Marburg

Meiss M von (1988) Die Verwendung von Therapien mit unbewiesener Wirksamkeit durch Patienten der Basler Onkologischen Poliklinik. Eine Erhebung bei 101 konsekutiven Tumorpatienten. Med Dissertation, Basel

Mitteilungen aus der Behandlung maligner Tumoren mit Viscum album (1977) Hodenmalignome. Verein für Krebsforschung, Arlesheim und Stuttgart 9. Jahrgang Januar 1977

Monkie JE, Stewart BH, Straffon RA et al. (1977) The role of adjunctive nephrectomy in patients with metastatic renal cell carcinoma. J Urol 117: 272–275

Morant R, Jungi WF, Koehli C, Senn HJ (1991) Warum benützen Tumorpatienten Alternativmedizin? Schweiz Med Wochenschr 121: 1029–1034

Murray RH, Rubel AJ (1992) Physicians and healers – Unwitting partners in health care. N Engl J Med 326/1:61–64

Nagel GA (1991) Arzt und Patient zwischen Naturwissenschaft und Naturheilkunde aus der Sicht des Onkologen. Schweiz Rundschau Med (Praxis) 80: 269–274

Nagel GA, Schmähl D (1984) Krebsmedikamente mit fraglicher Wirksamkeit. Zuckschwerdt, München Bern Wien

Nagel GA, Schmähl D, Hossfeld DK (1989) Krebsmedikamente mit fraglicher Wirksamkeit. Zuckschwerdt, München Bern Wien San Francisco

Obrecht JP (1986) Anthroposophisches Umfeld aus onkologischer Sicht. In: Jungi WF, Senn HJ (Hrsg) Krebs und Alternativmedizin. Zuckerschwerdt, München S 223–231

Obrist R, von Meiss M, Obrecht JP (1986) Verwendung paramedizinischer Behandlungsmethoden durch Tumorpatienten. Dtsch Med Wochenschr 111: 283

O'Regan, B, Hirshberg C (1990) Spontaneous remission. The Institute of Noetic Sciences, Sausalito, CA

Pater JL, Willan AR (1984) Methodologic issues in trials of antiemetics. J Clin Onol 2/5: 484–487

Papadopoulos I, Wand H (1989) Reduzierung der Nebenwirkungen aggressiver Chemotherapie (Cisplatin und Epirubicin) mit xenogenen Peptiden (Factor AF2) bei Patienten mit hormonrefraktärem progredienten Prostatakarzinom. Onkologie, Beilage Immunomodulation 12/3:26–31

Pesic MC (1981) Immuntherapie mit Thymusextrakt. Haug, Heidelberg

Peto R, Pike MC, Armitage P et al. (1976, 1977) Design and analysis of randomized clinical trials requiring prolonged observation of each patient. Br J Cancer 34: 585–612, 35: 1–39

Reuter HJ (1975) Die multifaktorielle Krebstherapie als Ergänzung konventioneller Therapiemethoden in der Urologie. Erfahrungsheilkunde 4 Reuter HJ (1983) Überlebensrate bei Urogenitaltumoren verbessert. In: Workshop Onkologie – Praktische Konsequenzen für die Therapie (Stiefel TH). Therapiewoche 33: 92–101

Rosenbaum FJ (1986) Blasen-Ca-Behandlung. Regena-Nachrichten 3: 9–11

Rübben H (1990) Unkonventionelle medikamentöse Behandlungskonzepte. In: Ackermann R et al (Hrsg) Therapie urologischer Tumoren. Karger, Basel München S 170–174

Schauder P (1991) Ernährung und Tumorerkrankungen. Karger, Basel

Schützenberger AA (1989) Den Lebenswillen stärken, den Krebs besiegen. Kösel, München

Schulhof RS et al. (1984) Phase II trial of thymosin fraction 5 in advanced renal cancer. J Biol Response Mod 3(2): 151–159

Schultze JL, Stettin A, Berg PA (1991) Demonstration of specifically sensitized lymphocytes in patients treated with an aqueous mistletoe extract (Viscum Album L.). Klin Wochenschr 69:397–403

Schulz K H (1991) Stresseffekte auf das Immunsystem. Onkologie 14(Suppl 1): 19–29

Simon HB (1991) Exercise and human immune function. In: Ader R, Felten DL, Cohen N (eds) Psychoneuroimmunology. Academic Press, Harcourt Brace Jovanovich San Diego New York Boston, pp 869–895

Simonton EC (1989) Prinzip Mut. Die Aktivierung der Selbstheilungskräfte bei Krebs. Heyne, München
Smart CR, Hogle HH, Vogel H et al. (1970) Clinical experience with Nordihydroguaiaretic Acid. Rocky Mountain Med J 11:39–43
Stettin A, Schultze JL, Stechemesser E, Berg PA (1990) Anti-mistletoe lectin antibodies are produced in patients during therapy with an aqueous mistletoe extract derived from Viscum Album L. and neutralize Lectin-induced cytotoxicity in vitro. Klin Wochenschr 68: 896–900
Tchekmedyian NS, Cella DF (1990) Quality of life in current oncology practice and research. Oncology 4: 21–208
US Congress, Office of Technology Assessment, Unconventional Cancer Treatments, OTA-H-405 (Washington, DC: US Government Printing Office, September 1990)
Uhlenbruck G, Order U (1987) Perspektiven, Probleme und Prioritäten: Sportimmunologie – die nächsten 75 Jahre? Dtsch Z Sportmed 38: 40–47
Verres R (1986) Krebs und Angst. Springer, Berlin Heidelberg New York
WHO (1991) WHO Drug Information 5 (1991) 8.

Grundlagen der immunologischen und biochemischen Modulation von Zytostatika

E.D. Kreuser[1], S. Wadler[2] und E. Thiel[1]

Einleitung

Die Kombination von Zytokinen und Zytostatika stellt einen neuen Ansatz in der Behandlung maligner Erkrankungen mit dem Ziel dar, den therapeutischen Index zu erhöhen. Gesicherte Konzepte für eine optimale Kombination dieser Substanzgruppen existieren bislang nicht. Deshalb sollten die molekularen Interaktionsmechanismen zwischen Zytokinen und Zytostatika bekannt sein, damit klinische Studien rational konzipiert werden können. Da die Wirkung von Zytostatika durch verschiedene Zytokine verstärkt werden kann, scheinen die Interaktionen auf verschiedenen Ebenen zu erfolgen: Änderung der Zytostatikaaufnahme in die Zelle, Änderung der Aktivität von Targetenzymen des Zytostatikametabolismus und Beeinflussung der Pharmakokinetik von Zytostatika durch Zytokine. Die Analyse der Interaktionen zwischen Zytokinen und Zytostatika wird darüber hinaus durch die immunmodulatorischen und proliferationsmodulierenden Effekte von Zytokinen erschwert. Ein Mechanismus der synergistischen Interaktion zwischen Interferon (IFN) und 5-Fluorouracil (5-FU) scheint auf einer Erhöhung aktiver Metabolite von 5-FU zu beruhen. Darüber hinaus kann IFN die Entwicklung einer Resistenz gegen 5-FU dadurch verhindern, daß eine Überexpression der Thymidylat-Synthetase blockiert wird. Das Fehlen zytokinetischer Effekte von IFN und 5-FU spricht gegen ein Recruitment von Zellen aus der Go-Phase in den Zellzyklus. Die Topoisomerase ist ein wichtiges, intrazelluläres Targetenzym für interkalative Zytostatika. Der Synergismus zwischen Tumor-Nekrose-Faktor (TNF) und interkalativen Zytostatika wie Adriamycin, Amsacrin und Mitoxantron, aber auch nicht-interkalativen Zytostatika wie Etoposid und Teniposid beruht auf einer Steigerung der spezifischen Aktivität von Topoisomerase I und II mit einer Vermehrung von DNA-Strangbrüchen und „cleavage complexes". Darüber hinaus kann die Sensitivität gegenüber Topoisomerase-II gerichteten Zytostatika durch G-CSF über eine Erhöhung der Topoisomerase II verstärkt werden. Synergistische Effekte zwischen Zytokinen und Zytostatika schei-

---

1 Abteilung Innere Medizin mit Schwerpunkt Hämatologie und Onkologie, Universitätsklinikum Steglitz, Freie Universität Berlin
2 Department of Qncology, Albert Einstein College of Medicine, Montefiore Medical Center, Bronx, New York

nen in vivo von der Sequenz abhängig zu sein. Es wurde kürzlich gezeigt, daß eine synergistische Interaktion zwischen Metallkomplexen und IFN nur nach Präinkubation mit Zytokinen nachweisbar war. In Phase-II-Studien bei hämatologischen, lymphoproliferativen und epithelialen Neoplasien, in denen Kombinationen von Zytokinen und Zytostatika geprüft wurden, konnten vielversprechende Remissionsraten bei vertretbarer Toxizität nachgewiesen werden. Randomisierte Phase III-Studien müssen die Überlegenheit von Kombinationstherapien aus Zytokinen und Zytostatika in der Behandlung maligner Erkrankungen belegen.

Immuntherapeutische Konzepte

Um den therapeutischen Index von Zytostatika bei Tumorerkrankungen zu verbessern, wurden Analoga eingeführt, neue Applikationsregime geprüft und Hochdosistherapien durchgeführt. Immuntherapie und Biotherapie sind, ebenso wie biochemische und biologische Modulation, weitere Konzepte zur Steigerung der Effektivität.

Die Immuntherapie kann in 2 Kategorien unterteilt werden, die aktive und die passive Immuntherapie. Das Ziel der aktiven Immuntherapie ist eine Stimulation der eigenen, gegen den Tumor gerichteten Immunreaktion, entweder auf zellulärer oder auf humoraler Ebene. Dies kann spezifisch durch Tumorvakzine erreicht werden (Foon 1989). Das Konzept der aktivspezifischen Immuntherapie (ASI) unter Verwendung tumorassoziierter Antigene als Ziel der Immunreaktion stammt aus den 60er Jahren. Tiermodelle zeigten, daß eine spezifische Immunstimulation mit inaktivierten Tumorzellen zu einer Verzögerung des Wachstums isogener Tumoren führte. Die Rationale dieses Therapiekonzeptes besteht in der Annahme, daß eine Immunisierung mit tumorspezifischen Antigenen eine Immunantwort des Organismus hervorrufen kann, die spezifisch gegen die Tumorzellen, nicht jedoch gegen normales Gewebe gerichtet ist (Hanna et al. 1991). Die passive Immuntherapie beruht auf der Gabe biologisch aktiver Substanzen mit eigener antitumoraler Aktivität, wie monoklonale Antikörper und ihren Konjugaten (Foon 1989). Die unspezifische antitumorale Immunität kann durch Immunmodulatoren wie BCG, Thymosin, Levamisol mit oder ohne eine gleichzeitige Chemotherapie verstärkt werden (Tabelle 1).

Die Einführung der Gentechnologie hat das Interesse an der Immuntherapie in den vergangenen Jahren stimuliert. Damit wurden Substanzen wie Interferone, Interleukine, TNF und nicht-hämatopoietische und hämatopoietische Wachstumsfaktoren mit hohem Reinheitsgrad und großer Menge verfügbar. Die „Biotherapie" umfaßt den therapeutischen Einsatz biologischer Substanzen, wobei im engeren Sinne hierunter Produkte des Säugergenoms verstanden werden. Durch Techniken des „genetic engineering" entstand aus dem Säugergenom eine neue Klasse pharmazeutischer Produkte klonierter und damit ausgezeichnet charakterisierter Zytokine (Oldham 1991).

Tabelle 1. Immuntherapeutische Konzepte bei malignen Tumoren

Aktiv-spezifische Immuntherapie (ASI)
Autologe Vakzine
Allogene Vakzine
ASI and Zytostatika

Passive Immuntherapie
Monoklonale Antikörper
Antikörperhybride
Antikörperfragmente
Anti-idiotypische Antikörper
Antikörperkonjugate
– Immunotoxine
– Radiopharmazeutika
– Zytostatika

Zytokine
Interferone
Interleukine
Wachstumsfaktoren
Tumor-Nekrose-Faktor

Adoptive Immuntherapie
LAK-Zell-Therapie

Biologische Modulation (Chemoimmuntherapie)
Zytostatika und Interferone
Zytostatika und Interleukine
Zytostatika und Levamisol
Zytostatika und Tumor-Nekrose-Faktor
Zytostatika und Wachstumsfaktoren

Den antitumoralen Effekten von Zytokinen können verschiedene Mechanismen zugrunde liegen. Sie können die Abwehr des Wirtes durch immunkompetente Zellen oder Zytokine verstärken und damit als direkte Effektoren wirken (Hanna et al. 1991), die gegen den Tumor gerichtete Immunreaktion über eine Verstärkung der Effektmechanismen steigern (Oldham 1991), die Immunreaktion durch Vakzine oder modifizierte Tumorzellen steigern (van Haelst-Pisani et al. 1989), die Transformation von Tumorzellen vermindern (Martin et al. 1985), wachstumsstimulierende Faktoren neutralisieren (Chu et al. 1990), das metastatische Potential von Tumorzellen vermindern (Wadler u. Schwartz 1990), die Toleranz der Patienten gegenüber den toxischen Effekten einer Chemotherapie verbessern (Elias u. Crissman 1988) und intrazelluläre Targetenzyme von Zytostatika modulieren, um so die Effekte von Zytostatika zu verstärken. (Wadler und Schwartz 1990).

Unter den Zytokinen hat Interleukin-2 (IL-2) die einzigartige Fähigkeit, eine Subpopulation zytotoxischer Lymphozyten, die Lymphokin-aktivierten Killerzellen (LAK), zu generieren. Das Interesse an einer potentiellen Bedeutung von LAK-Zellen in der Behandlung menschlicher Tumoren wurde durch die Beobachtung geweckt, daß IL-2 und LAK-Zellen objektive Remissionen und gelegentlich vollständige Remissionen fortgeschrittener

Tumoren induzieren können (van Haelst-Pisani et al. 1989). Obwohl bis heute der klinische Stellenwert der adoptiven Immuntherapie noch nicht definiert ist, hat das IL-2/LAK-Konzept zweifellos Grundlagenforschung, klinische und interdisziplinäre Forschung stimuliert. Es gibt Grund zu der Annahme, daß es künftig möglich sein wird, eine effektive Immuntherapie von Tumoren zu entwickeln, deren Kennzeichen eine spezifische Erhöhung der Immunantwort des Patienten ist (van Haelst-Pisani et al. 1989).

Konzepte zur Kombination von Immuntherapie und Chemotherapie

Da sowohl die Chemotherapie als auch die Immuntherapie im Hinblick auf Remissions- und Überlebensraten bei vielen bösartigen Tumoren eine Plateau erreicht haben, wurden Konzepte der biochemischen und biologischen Modulation entwickelt, um den therapeutischen Index von Zytostatika zu erhöhen. Während die intrazellulären Interaktionsmechanismen der biochemischen Modulatoren wie Folinsäure, Allopurinol, L-Aspartat oder Thymidin (Tabelle 2) mit Zytostatika wie 5-Fluorouracil (5-FU) in vitro gut untersucht sind, liegen über die biologischen Modulatoren wie IFN, TNF, Interleukine und Wachstumsfaktoren (Tabelle 2) bislang nur wenige Erkenntnisse vor.

Unter der biochemischen Modulation wird die intrazelluläre Beeinflussung des Zytostatikastoffwechsels durch eine nicht-toxische Substanz verstanden, wodurch die antiproliferative Wirkung des Zytostatikums zunimmt (Martin et al. 1985). Eine biochemische Modulation kann auf einer Änderung der zellulären Aufnahme, Änderung des Metabolismus des Zytostatikums oder einer verbesserten Bioverfügbarkeit des Zytostatikums beruhen (Tabelle 3).

Der Begriff der biologischen Modulation umfaßt Veränderungen des Wirtsorganismus wie Modulation der Immunantwort, der Gefäßversorgung, der Perfusion und genetische Alterationen (Tabelle 3). Das Konzept der Kombination von Zytokinen und zytotoxischen Substanzen mit dem Ziel, die antiproliferative Aktivität zu verstärken, ist komplex (Abb. 1, Tabelle 3). Es

Tabelle 2. Modulatorische Strategien bei der Behandlung von Neoplasien

Biochemische Modulatoren	Biologische Modulatoren
Folinsäure	Interferon
Hydroxyurea	Tumor-Nekrose-Faktor
Dipyridamol	Interleukin
Allopurinol	Wachstumsfaktoren
N-(Phosphoacetyl)-L-Aspartat	Levamisol
Methotrexat	Cyclosporin
Thymidin	
Uridin	

Tabelle 3. Interaktionsebenen zwischen Zytostatika und Zytokinen

Tumorzellebene	Wirtsebene
Targetenzyme – Topoisomerase – Thymidylatsynthetase – Thymidinkinase – Pyrimidinphosphorylase	*Immunsystem* – Natürliche Killerzellen – Monozyten – Makrophagen – Zytotoxische T-Zellen
DNA – Genexpression	*Pharmakokinetik* – Leber, Niere
Rezeptoren – Adhäsionsmoleküle – Wachstumsfaktorrezeptoren – Zytokinrezeptoren	
Zellzyklus – G_0/G_1-Arretierung – G_0/G_1-Recruitment	

liegen Beweise für Interaktionen zwischen Zytokinen und Zytostatika auf Tumorzellebene vor wie eine Modulation von Schlüsselenzymen des Metabolismus von Zytostatika, Veränderung von Rezeptoren, Beeinflussung von Zellzyklusphasen und Alterationen der Genexpression, wodurch eine Erhöhung der Empfindlichkeit der Tumorzelle gegenüber zytostatischen Substanzen erreicht werden kann (Tabelle 3). Andererseits konnte in präklinischen und klinischen Studien gezeigt werden, daß Interaktionen zwischen Zytokinen und Zytostatika auch auf einer Modulation des Immunsystems und der Pharmakokinetik beruhen (Abb. 1).

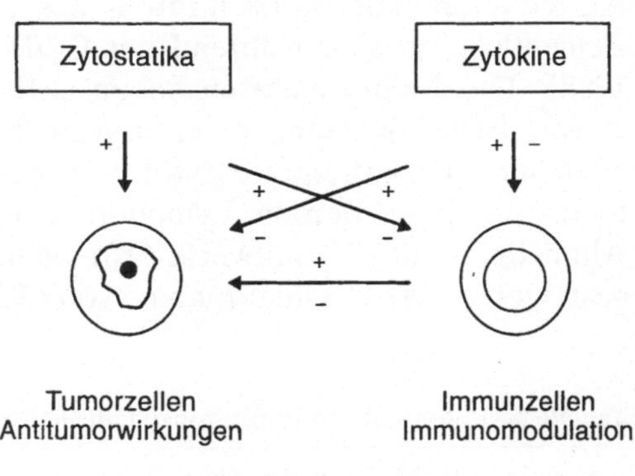

Abb. 1. Interaktion zwischen Zytokinen und Zytostatika

Interaktionsmechanismen zwischen IFN und Zytostatika

Interferone (IFN) sind in der Lage, die Resistenz von Zellen gegenüber Fluoropyrimidinen zu überwinden (Chu et al. 1990; Wadler 1990; Elias u. Crissman 1988). In präklinischen Untersuchungen konnte ein Synergismus für 5-FU und IFN nachgewiesen werden (Chu et al. 1990). Mehrere Autoren haben eine Induktion der Thymidylat-Synthetase im Tumorgewebe innerhalb 24 h nach Exposition mit 5-FU nachgewiesen (Chu et al. 1990; Wadler u. Schwartz 1990). Chu et al. (1990) haben gezeigt, daß IFN-γ diese durch 5-FU induzierte Hochregulation der Thymidylat-Synthetase verhindern kann und damit Tumorzellinien gegenüber 5-FU sensitiver sind. Jüngste Untersuchungen weisen darauf hin, daß IFN-α über die Inhibition der Thymidylat-Synthetase die Spiegel des aktiven Metaboliten von 5-FU, des Fluordesoxyuridylats, um das 10fache anheben kann (Elias u. Crissman 1988). IFN führt darüber hinaus zu einer Inhibition der Thymidinaufnahme und der Thymidinkinaseaktivität und blockiert so den Nebenstoffwechselweg der DNA-Synthese (Pfeffer u. Tamm 1984). Außerdem wurde kürzlich nachgewiesen, daß IFN die Pharmakokinetik von 5-FU beeinflußt. Die Gabe von IFN-α 2a war mit einer dosisabhängigen Verminderung der 5-FU-Ausscheidung korreliert. Der dadurch erzielte Anstieg der Fläche unter der 5-FU-Konzentrations-Zeitkurve (AUC) war 1,3 bis 1,5fach erhöht (Grem et al. 1991).

Interaktionsmechanismen zwischen TNF und Zytostatika

Die Topoisomerasen I und II sind Enzyme, die die dreidimensionale Konfiguration der DNA regulieren (Wang 1987). Die Topoisomerase-II ist ein ATP-abhängiges Enzym, das Strangbrüche und Wiedervereinigung der Doppelstrang-DNA katalysiert und auf diese Weise die Induktion neuer DNA-Segmente an der Bruchstelle ermöglicht. Dadurch verändert sich die Bindung kovalent geschlossener, zirkulärer DNA (Liu et al. 1980). Die Aktivität und die Konzentration des Enzyms ändern sich während des Zellzyklus. Sie sind während der G2/M-Phase am höchsten (Heck et al. 1988). Die Topoisomerasen haben sich als ein Hauptangriffsziel (Target) zytostatischer Substanzen herausgestellt. Eifel et al. (1975) berichteten als erste über eine gesteigerte Zytotoxizität, wenn Actinomycin-D und Lymphotoxin kombiniert werden. Lymphotoxin ist ein zytolytisches Lymphokin, das Ähnlichkeit mit TNF aufweist. Ostrove u. Gifford (1979) beobachteten eine gesteigerte (^{3}H)-Uridinaufnahme von L929-Zellen nach der Behandlung mit

Tabelle 4. Potentielle Interaktiosmechanismen zwischen Interferon und 5-Fluoruracil

- Verminderte Aktivität der Thymidylat-Synthetase
- Vermehrte Produktion von FdUMP
- Verminderte Aufnahme von Thymidin zur Blockade des Nebenstoffwechselweges
- Vergrößerung der Fläche unter der 5-FU-Konzentrations-Zeitkurve (AUC)

TNF und folgerten, daß der synergistische zytotoxische Effekt der Kombination von TNF und Actinomycin-D durch eine Inhibition der RNA-Synthese bedingt ist.

Interkalierenden Zytostatika wie Adriamycin, Amsacrin und Mitoxantron und nicht-interkalierenden Zytostatika wie Etoposid und Teniposid beeinflussen die Aktivität der Topoisomerase II (Tewey et al. 1984).Während der Bildung von Strangbrüchen und der Wiedervereinigung von DNA bildet die Topoisomerase II einen reversiblen Komplex mit der DNA. Die genannten Zytostatika scheinen diesen Komplex zu stabilisieren (De Jong et al. 1990). Ihre Zytotoxizität ist damit eher durch die Bildung dieses Komplexes als durch eine direkte Inhibition der Topoisomeraseaktivität bedingt (Chen et al. 1984). Auch die verminderte Akkumulation von Adriamycin, die zumindest zum Teil die Resistenz von Bronchialkarzinomen gegenüber Adriamycin erklärt, beruht auf der veränderten Interaktion zwischen Adriamycin, DNA und Topoisomerase II (De Jong et al. 1990).

Es konnte kürzlich gezeigt werden, daß TNF in vitro signifikant die Zytotoxizität von Adriamycin, Actinomycin, Amsacrin, Teniposid und Etoposid steigert. Im Gegensatz dazu bewirkt TNF nur eine geringgradige Steigerung der antiproliferativen Aktivität von Bleomycin, Hydroxyharnstoff, Ara-C und keine Verstärkung der Aktivität von Cisplatin, Mitomycin, Vincristin und Vinblastin (Alexander et al. 1987). Eine Verstärkung der antiproliferativen Wirkung durch TNF liegt demnach nur bei Zytostatika vor, deren Zielstruktur die Topoisomerase II ist.

Die Sequenz der Applikation von Zytokinen und Zytostatika scheint eine zentrale Rolle für den Synergismus dieser Substanzgruppen zu spielen (Kreuser et al. 1991).Während eineVorbehandlung der Tumorzellen mit TNF ohne Einfluß auf die Wirkung von Zytostatika bleibt, verstärkt eine gleichzeitige oder anschließende Behandlung der Zellen mit TNF den zytotoxischen Effekt (Alexander et al. 1987). Diese Interaktionsmechanismen zwischen Zytokinen und Zytostatika können für künftige tierexperimentelle und klinische Studien, in denen TNF und gegen Topoisomerase gerichtete Zytostatika eingesetzt werden, von Bedeutung sein.

Tabelle 5. Potentielle Interaktionsmechanismen zwischen Tumor-Nekrose-Faktor und interkalierenden oder nicht-interkalierenden Zytostatika

- Topoisomerase I und II regulieren die Konfiguration der DNA.
- Topoisomerase II ist ein ATP-abhängiges Enzym, das Strangbrüche und Wiedervereinigung von Doppelstrang-DNA katalysiert.
- Topoisomerase II ist Zielenzym einer Reihe interkalierender (Adriamycin, m-AMSA, Mitoxantron) und nicht-interkalierender (VP-16, VM-26) Zytostatika.
- Diese Zytostatika stabilisieren den reversiblen Komplex und blockieren damit die DNA-Synthese.
- Tumor-Nekrose-Faktor verstärkt die antiproliferative Wirkung von interkalierenden Zytostatika durch eine Erhöhung der Topoisomerase II.
- Die Resistenz gegenüber Adriamycin korreliert mit einer niedrigen Topoisomerase-II-Expression oder Punktmutationen der Topoisomerase II.

Interaktionsmechanismen zwischen hämatopoietischen Wachstumsfaktoren und Zytostatika

Towatari et al. (1990) berichteten kürzlich über den Einfluß von rekombinantem, humanem (rh) G-CSF auf die Expression der DNA-Topoisomerase II in Leukämiezellinien, die G-CSF-Rezeptoren exprimieren und nach exogener Stimulation G-CSF-abhängig proliferieren. Diese G-CSF-stimulierten Zellen zeigten eine signifikant verstärkte Sensitivität gegenüber Topoisomerase II gerichteten, interkalierenden und nicht-interkalierenden Zytostatika, während die Zytotoxizität alkylierender Zytostatika nicht erhöht wurde. Diese Beobachtung läßt sich nicht durch die vermehrte Aufnahme der Zytostatika in die Zelle erklären. Eine Verminderung der Topoisomerase-II-Aktivität in Tumorzellen scheint mit einer Zytostatikaresistenz einherzugehen. Aus diesem Grunde verstärken Substanzen, die die Aktivität der Topoisomerase II in Tumorzellen erhöhen, die antiproliferative Wirkung der entsprechenden Zytostatika. Dies konnte insbesonders für die Zytostatika Daunorubicin und Etoposid gezeigt werden, deren Zytotoxizität gegenüber G-CSF – vorbehandelten myeloischen Leukämiezellen parallel mit der Zunahme der Topoisomerase-II-Aktivität verstärkt wurde (Towatari et al. 1990). Diese Ergebnisse könnten richtungweisend für künftige klinische Studien sein, in denen Kombinationen von G-CSF und Topoisomerase-II-Inhibitoren geprüft werden.

Akute Leukämien sind Tumorerkrankungen, die durch unbegrenztes Wachstum und Reifungsstörungen lymphatischer und myeloischer Zellen charakterisiert sind. Während die Proliferation normaler hämatopoietischer Zellen durch Wachstumsfaktoren kontrolliert wird, gibt es Hinweise, daß Leukämien durch eine Dysregulation hämatopoietischer Wachstumsfaktoren entstehen. IL-1 und GM-CSF beeinflussen die Proliferation von Leukämie-Zellen (Cohen et al. 1991). IFN und TNF können das Wachstum leukämischer Zellen inhibieren. Für GM-CSF wurde bei myeloischen Blasten ein wachstumsfördernder Effekt nachgewiesen (Griffin et al. 1989).

Cytarabin (Ara-C) ist Bestandteil der meisten Chemotherapieregime bei der Behandlung der akuten myeloischen Leukämie (AML). In Abhängigkeit

Tabelle 6. Potentielle Interaktionsmechanismen zwischen hämatopoietischen Wachstumsfaktoren und Zytostatika

– Recruitment von nicht proliferierende AML-Blasten durch G-CSF und IL-3 in den Zellzyklus, wodurch diese gegenüber Zytostatika empfindlicher werden können.

– GM-CSF und IL-3 beschleunigen den intrazellulären Metabolismus von Ara-C und seinen Einbau in die DNA leukämischer Blasten und können die Zytotoxizität von Ara-C erhöhen.

– Hämatopoietischen Wachstumsfaktoren wirken synergistisch mit DNA-Synthese-Inhibitoren, indem sie in geringer Dosis eine Differenzierung leukämischer Blasten bewirken und in hoher Dosis die Effektivität verstärken.

von Wachstumsfaktoren konnten in vitro hoch signifikante Unterschiede in der Sensitivität der Zellen gegenüber Ara-C beobachtet werden (Miyauchi et al. 1988). Weitere in-vitro-Studien haben kürzlich gezeigt, daß rhGM-CSF den Eintritt von AML-Blasten in die G_1- und S-Phase bewirkt, und auf diese Weise die Sensitivität der Tumorzellen gegenüber Zellzyklus-spezifischen Zytostatika verstärkt (Bhalla et al. 1988, Cannistra et al. 1989). Basierend auf diesen präklinischen Ergebnissen wurden Phase-I/II-Studien mit rhGM-CSF bei Patienten mit AML durchgeführt. Auch in vivo konnte die Überführung von Blasten aus der G_0 in die Chemotherapie-sensitive G_1- und S-Phase nachgewiesen werden (Bettelheim et al. 1991).

Es konnte auch gezeigt werden, daß GM-CSF und IL-3 eine signifikante Anreicherung von Leukämiezellen in der S-Phase bewirken und auf diese Weise den zytotoxischen Effekt von Ara-C verstärken können. Im Gegensatz dazu vermindert G-CSF zwar ebenfalls die in der G_0- Phase befindliche Zellfraktion, ohne jedoch den Anteil an S-Phase-Zellen zu erhöhen (Brach et al. 1990, 1991).

Eine Vorbehandlung mit GM-CSF und IL-3 verstärkte etwa 10fach den zytotoxischen Effekt von Ara-C (Hiddemann et al. 1991). Dementsprechend wurde eine Vermehrung von Zellen in der S-Phase 48 h nach Vorbehandlung mit GM-CSF und IL-3 sowie eine verstärkte Inkorporation von ^{3}H-Ara-C in die DNA von leukämischen Blasten nachgewiesen. Es war bemerkenswert, daß die intrazelluläre Ara-C-5'Triphosphat-(Ara-C-TP-)Bildung nicht adäquat erhöht war, was sich in einer Erhöhung des Verhältnisses von Ara-C zu Ara-C-TP im Vergleich zu Kontrollen ausdrückte. Daraus ergibt sich, daß GM-CSF und IL-3 den intrazellulären Ara-C-Metabolismus und die Phosphorylierung nicht nur verstärken, sondern auch beschleunigen (Hiddemann et al. 1991).

Einige molekulare Mechanismen, die dem synergistischen Effekt hämatopoietischer Wachstumsfaktoren und Ara-C zugrunde liegen, scheinen aufgeklärt zu sein. Basierend auf den genannten in-vitro Ergebnissen wurden inzwischen klinische Studien begonnen, in denen G(M)-CSF mit einer Standardchemotherapie kombiniert wurde. Die ersten Ergebnisse dieser Studien werden bald vorliegen.

Interaktionsmechanismen zwischen Interleukin und Zytostatika

Interleukin-1 ist ein Zytokin mit einem breiten Spektrum biologischer Eigenschaften. Antitumorale Effekte konnten in verschiedenen Systemen nachgewiesen werden (Nakamura et al. 1991). Die Effekte einer Kombination von rhIL-1 α und verschiedenen zytostatischen Substanzen sind u.a. im Mausmodell mit syngenen Tumoren untersucht worden. Es konnte gezeigt werden, daß eine Behandlung mit Cisplatin oder Carboplatin und rhIL-1 α bei einer größeren Anzahl von Tieren zu Heilungen führte, die mit einer

Chemotherapie alleine nicht induziert werden konnten (Nakamura et al. 1991). Zytostatika wirken im wesentlichen über einen direkten zytotoxischen Effekt auf die Tumorzelle. Im Gegensatz dazu besitzt IL-1 eine Reihe indirekter antitumoraler Wirkmechanismen wie die Verstärkung der zytotoxischen Aktivität von Monozyten, natürlichen Killerzellen und zytotoxischen T-Zellen, sowie über die Produktion anderer Lymphokine wie IL-2 und IFN-γ (Überblick in: Nakamura et al. 1991). Eine Kombinationsbehandlung mit IL-1 und Zytostatika erscheint sowohl bezüglich der Effektivität als auch den Nebenwirkungen sinnvoll zu sein und könnte zu einer Erhöhung des therapeutischen Index bei malignen Tumoren führen.

Es gibt Hinweise, daß Zytostatika-resistente Tumorzellen gegenüber der Zytolyse durch LAK-Zellen sensitiver sind. So konnte kürzlich gezeigt werden, daß ein Doxorubicin-resistenter Klon einer Kolonkarzinomzellinie sensitiver gegenüber LAK-Zellen reagierte als der Doxorubicin-sensitive (Rivoltini et al. 1990). Das MDR (multiple drug resistance)-Gen scheint in diesem Zusammenhang keine Rolle zu spielen, da eine Expression des durch dieses Gen kodierten Glykoproteins gp170 nicht mit der Empfindlichkeit von Kolonkarzinomzellinien gegenüber einer Zytolyse durch LAK-Zellen korrelierte. Weiterhin zeigte sich, daß die Empfindlichkeit humaner Kolonkarzinomzellinien gegenüber LAK-Zellen mit der Expression von Adhäsionsmolekülen und ihrer Differenzierung korrelierte (Rivoltini et al. 1990). Auch wurde nachgewiesen, daß die Sensitivität leukämischer Blasten gegenüber der Zytolyse durch LAK-Zellen durch Zytostatika deutlich verstärkt werden konnte (Teichmann et al. 1991). Diese Ergebnisse unterstützen das Konzept, daß eine Kombination von Zytostatika und Interleukinen möglicherweise die Ergebnisse der Behandlung auch von Patienten mit Zytostatika-resistenten malignen Erkrankungen verbessern kann.

Zusammenfassung

Die dargelegten Interaktionsmechanismen zwischen Zytokinen und Zytostatika in vitro und in vivo unterstützen das Konzept einer Kombination von antiproliferativen und immunmodulierenden Substanzen mit dem Ziel der synergistischen Verstärkung der antitumoralen Effekte. Basierend auf diesen Erkenntnissen wurden klinische Studien begonnen, um zu prüfen, ob sich die vielversprechenden Ergebnisse aus der Grundlagenforschung in die Behandlung von Patienten mit Tumorerkrankungen übertragen lassen.

Literatur

Alexander RB, Nelson WG, Coffey DS (1987) Synergistic enhancement by tumor necrosis factor of in vitro cytotoxicity from chemotherapeutic drugs targeted at DNA topoisomerase II. Cancer Res 47: 2403–2406

Bettelheim P, Valent P, Andreeff M et al. (1991) Recombinant human granulocyte-macrophage colony-stimulating factor in combination with standard induction chemotherapy in de novo acute myeloid leukemia. Blood 77: 700–711

Bhalla K, Birkhofer M, Arlin Z et al. (1988) Effect of recombinant GM-CSF on the metabolism of cytosine-arabinoside in normal and leukemic human bone marrow cells. Leukemia 2810–2814

Brach MA, Riedel D, Mertelsmann RH et al. (1990) Synergistic effect of recombinant human leukemia inhibitory factor (LIF) and 1-β-D arabinofuranosylcytosine (Ara-C) on proto-oncogene expression and induction of differentiation in human U 937 cells. Leukemia: 4: 646–649

Brach MA, Mertelsmann RH, Herrmann F (1991) Hematopoietins in combination with 1-β-D arabinofuranosylcytosine: a possible strategy for improved treatment of myeloid disorders. Semin Oncol 18 (Suppl J) : 16–20

Cannistra SA, Groshek P, Griffin JD (1989) Granulocyte-macrophage colony stimulating factor enhances the cytotoxic effects of cytosine arabinoside in acute myeloblastic leukemia and in the myeloid blast crisis phase of chronic myeloid leukemia. Leukemia 3:328–334

Chen GL, Yang L, Rowe TC et al. (1984) Nonintercalative antitumor drugs interfere with the breakage-reunion reaction of mammalian DNA topoisomerase II. J Biol Chem 259: 13560–13566

Chu E, Zinn S, Boarman D et al. (1990) The interactions of gamma interferon and 5-fluorouracil in the H630 human colon carcinoma cell line. Cancer Res 50: 5834–5840

Cohen A, Grunberger T, Vanek W et al. (1991) Constitutive expression and role in growth regulation of interleukin-1 and multiple cytokine receptors in a biophenotypic leukemic cell line. Blood 78: 94–102

De Jong S, Zijlstra JG, de Vries EGE et al. (1990) Reduced DNA topoisomerase II activity and drug-induced DNA cleavage activity in an adriamycin resistant human small cell lung carcinoma cell line. Cancer Res 50: 304–309

Eifel PJ, Walker SM, Lucas ZJ (1975) Standardization of a sensitive and rapid assay for lymphotoxin. Cell Immunol: 15: 208–221

Elias L, Crissman HA (1988) Interferon effects upon the adenocarcinoma 38 and HL-60 cell lines: antiproliferative responses and synergistic interactions with halogenated pyrimidine antimetabolites. Cancer Res 48: 4868–4873

Foon KA (1989) Biological response modifiers: the new immunotherapy. Cancer Res 49: 1621–1639

Grem JL, McAtee NM, Murphy RF et al. (1991) A pilot study of interferon α-2a in combination with fluorouracil plus high-dose leucovorin in metastatic gastrointestinal carcinoma. J Clin Oncol 9: 1811–1820

Griffin JD, Herrmann YF, Wiper D et al. (1989) Effects of recombinant human GM-CSF on proliferation of clonogenic cells in acute myeloblastic leukemia. Blood 67: 1448–1453

Hanna MG, Peters C, Haspel MV et al. (1991) Fundamental and applied aspects of successful active specific immunotherapy of cancer. In: Oldham RG (ed) Principles of cancer biotherapy. Dekker, New York, p 253

Heck MMS, Hittelman WN, Earnshaw WC (1988) Differential expression of DNA topoisomerase I and II during the eukaryotic cell cycle. Proc Natl Acad Sci USA 85:1086–1090

Hiddemann W, Kiehl M, Zuhlsdorf M et al. (1991) Granulocyte-Macrophage colony-stimulating factor and interleukin-3 enhance the incorporation of cytosine arabinoside into the DNA of leukemic blasts and the cytotoxic effect on clonogenic cells from patients with acute myeloid leukemia. Semin Oncol 19 [Suppl 4]: 31–37

Kreuser ED, Keppler BK, Berdel WE et al. (1991) Synergistic antitumor interactions between newly synthesized ruthenium complexes and cytokines in human colon carcinoma cell lines. Semin Oncol 19 [Suppl 3]: 73–81

Liu LF, Liu CC, Alberts BM (1980) Type IT DNA topoisomerases: enzymes that can unknot a topologically knotted DNA molecule via a reversible doublestrand break. Cell 19: 697–707

Martin DS, Stolfi RL, Sawyer RC et al. (1985) Application of biochemical modulation with a therapeutically inactive modulating agent in clinical trials of cancer chemotherapy. Cancer Treat Rep 69: 421–423

Miyauchi J, Wang C, Kelleher CA et al. (1988) The effects of recombinant CSF-1 on the blast cells of acute myeloblastic leukemia in supension culture. J Cell Physiol 135:55–62

Miyauchi J, Kelleher CA, Wang C et al. (1989) Growth factors influence the sensitivity of leukemic stem cells to cytosine arabinoside in culture. Blood 73: 1272–1278

Nakamura S, Kashimoto S, Kajikawa F et al. (1991) Combination effect of recombinant human interleukin 1 α with antitumor drugs on syngeneic tumors in mice. Cancer Res 51: 215–221

Oldham RK (1991) Cancer biotherapy: general principles. In: Qldham RG (ed) Principles of cancer biotherapy. Dekker, New York, pp 1–21

Ostrove JM, Gifford GE (1979) Stimulation of RNA synthesis in L929 cells by rabbit tumor necrosis factor. Proc Soc Exp Biol Med 160: 354–358

Pfeffer M, Tamm I (1984) Interferon inhibition of thymidine incorporation into DNA through effects on thymidine transport and uptake. J Cell Physiol 121: 431–436

Rivoltini L, Colombo M, Supino R et al. (1990) Modulation of multidrug resistance by verapamil of mdr1 anti-sense oligodeoxynucleotide does not change the high suscepti-bility to lymphokine-activated killers in mdr-resistant human carcinoma (LoVo) line. Int J Cancer 46: 727–732

Teichmann JV, Ludwig WD, Thiel E (1991) Augmentation of susceptibility of human leukemia to lymphokine-activated killer (LAK) cells by exposure of the leukemic target cells to cytotoxic drugs in vitro und in vivo. Leukemia Lymphoma 5: 263–271

Tewey KM, Chen GL, Nelson EM et al. (1984) Intercalative antitumor drugs interfere with the breakage-reunion reaction of mammalian DNA topoisomerase II. J Biol Chem 259: 9182–9187

Towatari M, Ito Y, Morishita Y et al. (1990) Enhanced expression of DNA topoisomerase II by recombinant human granulocyte colony-stimulating factor in human leukemia cells. Cancer Res 50: 7198- 2702

Van Haelst-Pisani CM, Pisani RJ, Kovach JS (1989) Cancer immunotherapy: current status of treatment with interleukin 2 and lymphokine-activated killer cells. Mayo Clin Proc 64: 451–465

Wadler S (1991) The role of immunotherapy in colorectal cancer. Semin Oncol 18 (Suppl J):27–38

Wadler S, Schwartz EL (1990) Antineoplastic activity of the combination of interferon and cytotoxic agents against experimental and human malignancies: a review. Cancer Res 50: 3473- 3486

Wang JC (1987) Recent studies of DNA topoisomerases. Biochem Biophys Acta
909:1–9

Therapie von Nebenwirkungen und Komplikationen bei immunologischen Therapieverfahren urologischer Tumoren

K. Höffken

Einleitung

Immuntherapeutische Verfahren werden seit langem versucht, als Behandlungsmodalität bei urologischen Neoplasien, insbesondere bei Nierenzellkarzinomen und Blasenkarzinomen, zu etablieren.

Die aktiven immuntherapeutischen Verfahren (Tabelle 1) beinhalten die spezifische Vakzination mit devitalisierten Tumorzellen oder autologen Tumorextrakten sowie die unspezifische Stimulation des Immunsystems durch Substanzen wie BCG, Corynebacterium parvum, Interleukin-2 oder Interferone. Unter den passiven immunologischen Therapieverfahren sind heute insbesondere die Gabe von Interleukin-2-expandierten und -stimulierten Lymphozyten des peripheren Blutes (LAK-Zellen) oder aus der Tumorumgebung (TIL-Zellen), die Therapie mit monoklonalen Antikörpern sowie die Interferontherapie zu nennen. Interleukin-2 kann sowohl spezifische zytotoxische als auch unspezifische Lymphozytenpopulationen expandieren und stimulieren. Der Effekt der Therapie mit Tumornekrosefaktor ist vermutlich überwiegend nicht immunologisch vermittelt.

Tabelle 1. Arten der Immuntherapie

	Spezifisch	Unspezifisch
Passiv	Antiserum	Serumfaktoren (z. B. Properdin)
Adoptiv	Lypmphozyten oder -extrakte	Nicht sensibilisierte Lymphozyten
Aktiv	~ Tumorzellen, Tumorextrakte, Antigene, Antigenextrakte	Unspezifische Stimulation des Immunsystems (z. B. BCG, C.parrum, IL-2, IFN etc.)

Allgemeine Nebenwirkungen

Unter klinischen Gesichtspunkten sind die Nebenwirkungen in allgemeine, allen immunologischen Verfahren anhaftende Begleiterscheinungen, und für die jeweilige Therapiemodalität spezifische Nebenwirkungen zu unterteilen. Darüber hinaus lassen sich diese Begleiterscheinungen anhand ihres Eintritts und ihrer Dauer in akute und chronische Formen unterteilen.

Zu den allgemeinen Nebenwirkungen gehören das grippeähnliche („flu-like") Syndrom und gastrointestinale Symptome. Das „flu-like"-Syndrom setzt sich aus Fieber, Schüttelfrost, Myalgie, Arthralgie, Kopfschmerzen und Abgeschlagenheit zusammen und wird als Ausdruck der sekundären Zytokininduktion durch die jeweils verwandten Therapieverfahren angesehen. In Tabelle 2 sind verschiedene Sekundärantworten auf die Therapie mit einer Reihe von Zytokinen wiedergegeben. Insbesondere Interleukin-1 und Tumornekrosefaktor führen zu den beschriebenen Allgemeinsymptomen. Die gastrointestinale Toxizität äußert sich vor allem in Übelkeit und Erbrechen sowie Diarrhöen und Anorexie, ohne daß hierfür regelmäßig Mukositiden angeschuldigt werden können.

Die Therapie allgemeiner Nebenwirkungen der immuntherapeutischen Behandlungsverfahren wird vorwiegend symptomorientiert zu gestalten sein. Gegen die grippeähnlichen Beschwerden sind erfolgreiche Paracetamol oder bei Schüttelfrost Pethidin einzusetzen. Übelkeit und Erbrechen werden mit den konventionellen Antiemetika gut beherrscht, neuerdings besteht die Möglichkeit, schwerste Emesis durch Serotoninrezeptorantagonisten zu behandeln. Dexamethason sollte nur in Ausnahmefällen gegeben werden, wenn als sicher gelten kann, daß hierdurch keine Abschwächung der antineoplastischen Wirkung zu befürchten ist. Die Diarrhöe wird gelegentlich bei Versagen konventioneller Antidiarrhoika den Einsatz von Atropin oder Opium erforderlich machen. In neuerer Zeit mehren sich postitive Erfahrungen mit der Gabe von Somatostatinanalogen.

Tabelle 2. Induktion von sekundären Zytokinantworten

Primärzytokin	Sekundärzytokin
IFN-α	IL-1
IFN-β	IL-1
IFN-γ	IFN-α, TNF, IL-1, IL-3, GM-CSF
TNF	IFN-β, IL-1, IL-6, GM-CSF, M-CSF, G-CSF
IL-2	IFN-γ, TNF, IL-2

Spezifische Nebenwirkungen

Erst die genaue Kenntnis der unter einer Immun- oder Zytokintherapie zu erwartenden unerwünschten Begleiterscheinungen läßt eine frühzeitige, gelegentlich prophylaktische Maßnahme zu. Hierdurch kann ein Beitrag zur Reduktion der therapiebedingten Morbidität und damit unmittelbar zur Verbesserung der Therapiewirksamkeit geleistet werden, da durch die Beherrschung von Nebenwirkungen Dosisoptimierungen oder gar Dosissteigerungen möglich werden.

Die Nebenwirkungen unter Therapie mit Tumorvakzine oder Antitumorantikörpern

Je nach Bestandteilen der Vakzine kann es zu Reaktionen auf Lösungsvermittler oder wirkungspotenzierende Substanzen (z. B. BCG) kommen. Im allgemeinen sind die Nebenwirkungen dieser Behandlungsverfahren jedoch gering. Gelegentlich kommt es 3–4 h nach Therapieende im Sinne eines Schwarzmann-Phänomens zu einer Hypersensitivitätsreaktion bis hin zum anaphylaktischen Schock. Wochen später kann es zur Ausbildung einer Serumkrankheit kommen.

Die akuten Reaktionen erfordern die Gabe von Steroiden in hohen Dosen und gelegentlich Allgemeinmaßnahmen zur Bekämpfung des Schockzustandes. Bei der Serumkrankheit werden Steroide, Antihistaminika und Antirheumatika Einsatz finden müssen.

BCG intraläsional und intravesikal

Bei der intraläsionalen BCG-Injektion sind immer wieder Hypersensitivitätsreaktionen bis hin zum anaphylaktischen Schock beschrieben worden. Darüber hinaus finden sich fast regelmäßig lokale Ulzerationen. Beeinträchtigungen der Leberfunktion sind nicht selten Ausdruck von BCG-Granulomen in diesem Organ. Diese sog. „BCG-osis" wird als granulomatöse, pseudotuberkulöse Erkrankung auch in Lungen und Knochenmark entsprechend behandelter Patienten gefunden. Letztlich sind nach intraläsionaler Therapie Autoimmunreaktionen in Form von Uveitis und Vitiligo beschrieben worden.

Die üblicherweise nebenwirkungslos zu verabreichende intravesikale BCG-Therapie führt gelegentlich ebenfalls zu systemischen oder auch lokal entzündlichen Komplikationen (Tabelle 3).

Zur Behandlung der spezifischen Nebenwirkungen einer BCG-Therapie kommen Steroide und allgemeine Schocktherapie bei Überempfindlichkeitsreaktionen, lokale Antiseptika bei Ulzerationen, Antituberkulotika gegen

Tabelle 3. Spezifische Nebenwirkungen der intravesikalen BCG-Applikation

Symptom	%
Fieber	2,9
Pneumonitis/Hepatitis	0,7
Arthralgie	0,5
Exanthem	0,3
Epididymitis	0,4
Blasenkontraktur	0,2
Spesis	0,4

die BCG-osis und Steroide gegen die Autoimmunerkrankung zum Einsatz.

Interferone

Besondere bei der Interferontherapie lassen sich akute von chronischen Nebenwirkungen abtrennen. Zielorgane der Toxizität von Interferonen sind die Hämatopoese, das Herz-Kreislauf-System, Niere, Leber und zentrales Nervensystem (Abb. 1). Die Frühtoxizität manifestiert sich vorwiegend in den allgemeinen Nebenwirkungen einer Zytokintherapie (s. oben), während sich die Spättoxizität besonders als zentralnervöse Störungen und die den Patienten beeinträchtigende allgemeine Abgeschlagenheit manifestiert.

Therapeutisch ist bei akuten hypotonen Kreislaufreaktionen eine entsprechende allgemein-internistische Therapie mit β-adrenergen Substanzen, Plasmaexpandern bzw. Flüssigkeit einzusetzen. Bei den Psychosyndromen müssen zum Teil hochdosiert Psychopharmaka benutzt werden, gegen die sog. „Malaise" (allgemeine Abgeschlagenheit) helfen allgemeine Roborierungsmaßnahmen nur ungenügend, so daß besonders hier, aber auch beim Auftreten eines Psychosyndroms, eine Therapieunterbrechung oder -beendigung erforderlich werden wird.

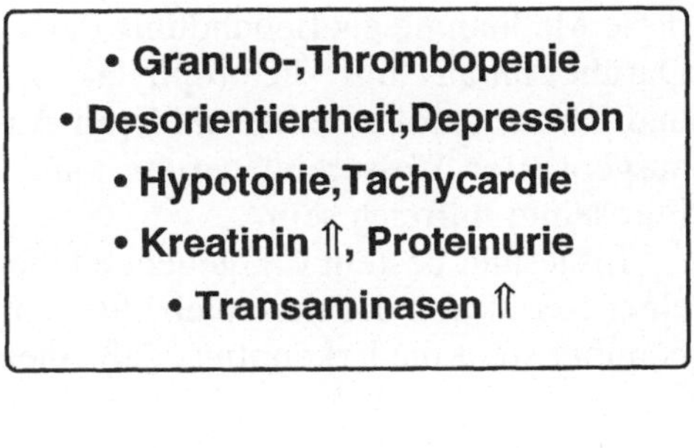

Abb. 1. Spezifische Nebenwirkungen von Interferonen

Tumornekrosefaktoren

Im Gegensatz zu ihrer geringen Wirksamkeit als antineoplastische Substanzen haben Tumornekrosefaktoren bei systemischer Gabe eine ausgeprägte Toxizität in Form von Leberfunktionsstörungen, Verbrauchskoagulopathien, hypotonen Reaktionen, Blutbildveränderungen und lokalen Reizungen am Injektionsort zur Folge.

Die Therapie dieser unerwünschten Begleitwirkungen besteht häufig im Abbruch der Behandlung. Darüber hinaus werden kreislaufstabilisierende Maßnahmen und bei der Verbrauchskoagulopathie Heparin zum Einsatz kommen müssen.

Interleukin-2 +/− LAK/TIL

Spezifische Nebenwirkungen von Interleukin-2 ± Aktivierte Killerzellen (LAK) bzw. tumorinfiltrierenden Lymphozyten (TIL)

- Vaskuläres Lecksyndrom (VLS)
- Kardiovaskulär
- Renal
- Pulmonal
- Neurologisch
- Hämatologisch
- Haut/Schleimhaut
- **Letalität 2–4%**

Ganz im Vordergrund steht die Symptomatik von seiten des vaskulären Lecksyndroms, als dessen unmittelbare Folge auch kardiovaskuläre hypotone Kreislaufreaktionen, Niereninsuffizienzen und Lungenödeme auftreten können. Eine Suppression der Hämatopoese wird ebenfalls häufig verzeichnet, ferner sind gelegentlich ausgedehnte Mukositiden zu beobachten. Die zentralnervösen Nebenwirkungen bis hin zum Koma sind gefürchtete Begleiterscheinungen, insbesondere bei Kombinationstherapien von Interleukin-2 und Interferon. Insgesamt muß mit einer therapiebedingten Letalität zwischen 2 und 4% gerechnet werden.

Bemerkenswerterweise bilden sich die Symptome des vaskulären Lecksyndroms bei Absetzen der Therapie innerhalb weniger Tage zurück, so daß diese Maßnahme als Behandlung der ersten Wahl angesehen werden kann. Darüber hinaus führt die prophylaktische Gabe von Dopamin, Elektrolyten und Paracetamol zu einer milderen Ausprägung der Nebenwirkungen. Bei ausgeprägter Wassereinlagerung kann die Gabe von Humanalbumin und Furosemid hilfreich sein.

Insgesamt besteht weitgehende Übereinstimmung in der Forderung nach einer Reduktion der therapiebedingten Toxizität von Interleukin-2. Demgegenüber steht die Erkenntnis, daß eine offenbar strenge Dosiswirkungsrelation bei dieser Behandlung zu erkennen ist. Deshalb wird eine Dosisreduktion auch zur Reduktion der Effektivität führen, so daß Wege wie Dauerinfusion oder die Gabe von Anti-TNF-Antikörpern erfolgversprechendere Perspektiven sind. Bei der zu erwartenden Wirkungswahrscheinlichkeit von 20–30% unter einer hochdosierten Interleukin-2-Therapie sind die folgenden Krankheitsbilder, die eine intensivmedizinische Behandlung erforderlich machen, kaum vertretbar:

- Lungenödem (ARDS)
- Anurie
- Hypotone Krise
- Herzinfarkt
- Maligne Rhythmusstörung
- Anaphylaxie
- Akute Psychose
- Sepsis
- Verbrauchskoagulopathie

Insbesondere zur Verhinderung dieser Krankheitsbilder besteht die Notwendigkeit zu einer sorgfältigen Patientenauswahl und einer frühzeitigen Intervention evtl. sich abzeichnender Toxizitäten, die nicht selten im rechtzeitigen Therapieabbruch besteht.

Zusammenfassung und Ausblick

Die Nebenwirkungen der aus autologem Tumor hergestellten Vakzinen sind gering. Die Interferontherapie ist, wie die meisten Zytokintherapien, mit Allgemeinsymptomen, aber auch mit spezifischen hämatologischen, neurologischen und kardiopulmonalen Nebenwirkungen vergesellschaftet. Als Komplikationen im intensivmedizinischen Sinne sind kardiovaskuläre Syndrome bis hin zu Infarkt und Hypotonien sowie neurologische Symptome bis hin zu Stupor und Psychosen zu verzeichnen. Unter der Interleukin-2-Therapie kommt es dosisabhängig ebenfalls zu allgemeinen akuten Nebenwirkungen einer Zytokintherapie. Daneben lassen sich charakteristische Exantheme und Enantheme beobachten. Einen spezifischen Symptomkomplex stellt das kapilläre Lecksyndrom dar, bei dem es durch Extravasation von Flüssigkeit zu schweren, teilweise nicht unerheblichen intensivmedizinpflichtigen Hypotonien, Niereninsuffizienzen und Lungenödemen kommen kann. Bei der systemischen Gabe von TNF können neben den akuten Zytokinnebenwirkungen hepatische Funktionsstörungen bis hin zu Verbrauchskoagulopathien auftreten.

Die Therapie der Nebenwirkungen und Komplikationen folgt den allgemeinen internistischen und intensivmedizinischen Regeln. Hierbei kommen neben Antipyretika und nicht-steroidalen Antirheumatika die Gabe von antiallergischen Medikamenten, diuretische und antiödematöse Maßnahmen sowie Pharmaka zur Stützung der kardiovaskulären Funktion zum Einsatz. Akute Psychosen machen den Einsatz von Psychopharmaka notwendig.

Diese allgemein bekannten Therapievorstellungen sind weniger zu betonen als die subtile Kenntnis der unter einer Zytokin- oder Immuntherapie zu erwartenden Nebenwirkungsprofile. Nur so kann rechtzeitig (oder besser: frühzeitig) durch die Einleitung erforderlicher Therapiemaßnahmen die Toxizität gemildert oder verhindert und in einer Reihe von Fällen einer intensivmedizinpflichtigen Komplikation vorgebeugt werden.

Literatur

Balkwill FR (1989) Cytokines in cancer therapy. Oxford University Press, Oxford New York Tokyo
De Vita VTJ, Hellmann S, Rosenberg SA (eds) (1991) Biologic therapy of cancer. Lippincott, Philadelphia New York London Hagerstown
Freund M, Link H, Welte K (eds) (1990) Cytokines in hemopoiesis, oncology, and AIDS. Springer, Berlin Heidelberg New York
Hellmann K (1989) Proceedings of the first Interleukin-2 international symposium. Cancer Treat Rew 16 (Suppl A): 1–176
Yasko JM, Dudjak LA, Herberman RB (eds) (1990) Biological response modifier therapy. Symptom management. Cetus & Park Row

VII. Immuntherapie des Nierenzellkarzinoms

Therapie mit Zytokinen beim fortgeschrittenen Nierenzellkarzinom*

P.H.M. DE MULDER, C.J.A. PUNT, W.P.J. WITJES
und F.M.J. DEBRUYNE

Einleitung

Gegenwärtig haben Patienten mit Nierenzellkarzinom (NZK) nur wenige therapeutische Optionen, wenn die Krankheit erst einmal metastatisch geworden ist. Bei fast 25% der Patienten liegt zum Zeitpunkt ihres ersten Arztbesuches (Ritchie u. Chishom 1983) eine metastatische Erkrankung mit einer mittleren Überlebenszeit von 6–12 Monaten vor (De Forges et al. 1988). Die spontane Metastasenrückbildung nach der Tumornephrektomie beträgt weniger als 1% (Montie et al. 1977), und die Hormonbehandlung führt nur bei einem kleinen Anteil (0%–10%) zu objektiven Remissionen, die oft unvollständig und von zu kurzer Dauer sind (Harris 1983). Die Chemotherapie mit nur einem Wirkstoff trägt wenig zur Tumorreaktion bei, während die Kombinationschemotherapie zu einer etws höheren Ansprechrate führt, jedoch keine eindeutig definierbare Überlebensverbesserung bewirkt (Harris 1983; Yagoda u. Bander 1989). Angesichts des ungewöhnlichen natürlichen Verlaufs des Tumors wie den zuvor genannten spontanen Rückbildungen und des ruhenden Zustands insbesondere von Lungenmetastasen wurde eine Ineraktion zwischen Wirt und Tumor postuliert. Aus diesem Grund wurden mehrere Immuntherapieformen angewandt, was in einigen Fällen zu dauerhaften Remissionen bei einer begrenzten Anzahl führte (McCune 1983). Am stärksten wurden die Formen der Immuntherapie angewendet, die zu einer Stimulation der Immuneffektorsysteme des Wirtes führen. Zytokine sind eine Gruppe von natürlich vorkommenden Proteinen mit immunomodulatorischen Eigenschaften, die mittels der rekombinanten DNA-Technologie in großen Mengen hergestellt und gegenwärtig bei der Behandlung des fortgeschrittenen Nierenzellkarzinoms erforscht werden. Interferone (IFN) stellen die beim metastatischem NZK am ausführlichsten getesteten Zytokine dar, und in diesem Beitrag werden die Erfolge mit IFN-α, β und -γ in Mono- und Kombinationstherapie diskutiert. Die Rolle der Interleukine und des Tumornekrosefaktors wird an anderer Stelle in diesem Band diskutiert.

---

* Übersetzung aus dem Engl. von Belinde Junkers.

Interferone

Interferone sind eine Gruppe natürlich vorkommender Proteine mit antiviralen, antiproliferativen und immunmodulatorischen Eigenschaften wie die Aktivierung natürlicher Killerzellen und Makrophagen, erhöhte Expression tumor-assoziierter Antigene und Modulation der MHC-Antigene der Klasse I und II. Sie werden aufgrund ihrer spezifischen Antigene in 3 Hauptgruppen unterteilt. α-Interferone sind eine von Makrophagen und Lymphozyten als Reaktion auf Viruspartikel gebildete Gruppe eng verwandter Proteine mit ungefähr 75%iger Homologie in ihren Aminosäuresequenzen, und sie konkurrieren mit IFN-β um denselben Rezeptor. IFN-β wird von Fibroblasten produziert, IFN-γ ist das Produkt eines einzigen Gens und wird von aktivierten T-Lymphozyten und natürlichen Killerzellen gebildet (Wagstaff u. Melief 1987). Bei der Behandlung des fortgeschrittenen NZK wird IFN-α, sowohl in der natürlichen als auch rekombinanten (r) Form, am häufigsten verwendet.

*Interferon-*α

Seit dem ersten Bericht, daß ein teilweise gereinigtes Humaninterferon-α-Präparat die Rückbildung metastatischer Nierenzellkarzinome induzieren könne (Quesada et al. 1986), wurden zur Beurteilung der Wirksamkeit verschiedener IFN-α-Präparate zahlreiche Behandlungsversuche durchgeführt. Die am häufigsten verwendeten Interferone sind: humanes Leukozyten-IFN, lymphoblastoides IFN (αN1), rIFN-α2a, rIFN-α2b und rIFN-α2c. Die meisten Studien lieferten Beweise für eine zwar mäßige, jedoch reproduzierbare Antitumoraktivität beim fortgeschrittenen NZK. Aufgrund von einigen vor kurzem veröffentlichten Übersichtsarbeiten ist es möglich, den Stellenwert des IFN-α bei der Behandlung des metastatischen Nierenzellkarzinoms zu bestimmen (Goldstein u. Laslo 1986; Krown 1987; Sarna et al. 1987; Muss 1988; Buzaid u. Todd 1989; Horoszewicz u. Murphy 1989).

Obwohl nie eine randomisierte Vergleichsstudie hinsichtlich der verschiedenen Dosisstufen mit ausreichenden Patientenanzahlen durchgeführt wurde, scheint die Behandlung mit einer mittleren Dosis IFN-α ($3-10\times10^6$ U/Tag/Woche) wirksamer zu sein als eine Behandlung mit einer niedrigen ($<3\times10^6$ U/Tag/Woche) oder hohen Dosis ($>10\times10^6$ U/Tag/Woche). Unsere eigenen Beobachtungen mit einer stufenweise erhöhten Dosis des rIFN-α2c in Kombination mit einer gleichbleibenden rIFN-γ-Dosis, 2mal wöchentlich subkutan, deuten ebenfalls auf einen Zusammenhang zwischen Dosis und Ansprechen hin (Geboers et al. 1988). Bei 4 von 7 Patienten mit stabiler Krankheit (SD) und 1 von 5 Patienten mit progredienter Krankheit (PD) wurde während der Behandlung mit einer niedrigen Dosis rIFN-α (2×10^6 IU/m^2) subkutan 2mal pro Woche nach stufenweiser Erhöhung der Dosis ein Ansprechen festgestellt. Bisher wurde weder eine eindeutig überlegene Dosierungsweise (zyklisch, kontinuierlich, 5- oder 3mal wöchentlich) noch ein Unterschied bei der Verabreichungsart, subkutan oder intramuskulär, festgestellt. Die intravenöse Verabreichung ist schwieriger und könnte weniger effektiv sein (Horoszewicz u. Murphy 1989). Die Reinheit der verschiedenen IFN-α-Präparate wird im Hinblick auf die in starkem Maße vergleichbaren Reaktionen, die sowohl beim natürlichen Leukozyten-IFN als auch bei den 3 am häufigsten angewandten rekombinanten Formen des IFN festgestellt wurden, nicht als kritisch angesehen. Die Ansprechraten, die sich aus angemessenen Versuchen (i. e. mehr als 20 auswählbare Patienten und eine IFN-α-Dosis von mehr als 3×10^6 U/Tag/Woche, n=431) ergeben, schwanken zwischen 5% und 26% (Durchschnitt 17%; 2% CR und 15% PR). Dabei spricht der Primärtumor sowie Knochen- und ZNS-Metastasen selten auf diese Behandlungsform an. Darüber hinaus ist es weniger wahrscheinlich, daß große Tumormassen sich zurückbilden als eine begrenzte Erkrankung (Quesada et al. 1986). Lungenmetastasen sind für eine Interferonbehandlung besonders empfänglich (Quesada et al. 1986; Krown 1987; Sarna et al. 1987; Muss 1988; Buzaid u. Todd 1989; Horoszewicz u. Murphy 1989; Marumo et al. 1984; Vugrin et al. 1985). Die durchschnittliche Überlebensdauer von ansprechenden und nichtansprechenden Patienten beträgt zusammen oft weniger als 1 Jahr.

Patienten mit hohem Leistungsstatus, lediglich in der Lunge vorhandenen Metastasen sowie einer krankheitsfreien Zeit von mehr als 1 Jahr nach der Tumornephrektomie weisen eine längere durchschnittliche Überlebensdauer auf (155 Wochen versus 49 Wochen bezogen auf alle Studienteilnehmer; Sarna et al. 1987). IFN-α kann bei Patienten mit Nierenzellkarzinom wahrscheinlich keine Heilung, jedoch bei einer Untergruppe von Patienten eine signifikante Remission bewirken. Die Behandlungsdauer ist unbestimmt. Bei einer Analyse von 288 Patienten wurde innerhalb eines 3monatigen Behandlungszeitraums bei 76% der Patienten ein Ansprechen festgestellt, in dem Zeitintervall von 3–6 Monaten betrug die Ansprechrate 12% und nach 6monatiger Behandlungsdauer ebenfalls 12% (Levens et al. 1989). Selten werden Patienten länger als 1 Jahr behandelt. Die Nebenwirkungen von Interferon sind allgemein bekannt und werden hier nicht im Detail diskutiert. Sie stellen jedoch einen wichtigen Grund für den Behandlungsabbruch dar. Die von Fossa gemachte Beobachtung zeigte, daß IFN-α ohne Beeinträchtigung der Wirkung mit Kortikosteroiden kombiniert werden kann (Fossa et al 1990). 10–20 mg Prednision pro Tag verhinderte bei 21 von 23 Patienten eine Dosisverringerung. Dies traf auch auf nicht-steroidale entzündungshemmende Medikamente zu.

Interferon-β

Die Erfahrung mit Interferon-β ist noch sehr begrenzt. Es wurde vermutet, daß Serin-IFN-β, ein muteines rekombinantes IFN, das in einer 5- bis 10fach höheren Dosis als IFN-α toleriert wird, eine höhere Ansprechrate zur Folge haben könnte. In einer vor kurzem veröffentlichten Phase-II-Studie betrug die Ansprechrate jedoch 4/25 Patienten (1 CR) (Kinney et al. 1990) und ist somit identisch mit der Ansprechrate, die bei IFN-α erwartet werden kann.

Interferon-γ

Auch die Erfahrung mit rIFN-γ ist im Hinblick auf das Nierenzellkarzinom noch begrenzt (Tabelle 1). In einer Studie der Phase I und II mit Dosiseskalation das jede 2. Woche an 7 Tagen intravenös verabreichten rIFN-γ (Biogen) wurde die dosisbegrenzende Toxizität im Bereich zwischen 1000 und 3000 µg/m^2 beobachtet. Tumorreaktionen wurden bereits bei einer Dosishöhe von 300 µg/m^2 festgestellt. Von 41 Patienten waren auch 41 im Hinblick auf die Ansprechrate auswertbar, wobei 1 CR und 3 PR (10%) vorkamen (Garnick et al. 1988). Bei 6 anderen Patienten waren spezifische Reaktionen an einer Stelle, z. B. der Lunge, Lymphknoten, Pleura und Leber erkennbar. Es wurde keine Regression des Primärtumors in diesen Reihen festgestellt, was mit den bei IFN-α gemachten Beobachtungen vergleichbar ist. Bei 13 Patienten, die in einer Studie der Phase I und II behandelt wurden, wurde bei Verabreichung desselben Interferons nach einem unterschiedlichen Schema (2/Woche, 4h i.v.) kein Ansprechen festgestellt. Die von Quesada et al. (1987) durchgeführten Studien der Phase II mit teilweise gerinigtem IFN-γ waren ebenfalls negativ. Eine bemerkenswerte Entdeckung bestand in der Ansprechrate von 31% (5/16) bei IFN-γ (Biogen), das jede 2. Woche 3mal wöchentlich (100–500 µg/m^2) als 4-h-Infusion verabreicht wurde (Otto et al. 1988). In einer Studie, in der dasselbe Dosierungsschema bei IFN-γ (Genentech) angewendet wurde,

Tabelle 1. rIFN-γ bei fortgeschrittenem Nierenzellkarzinom (*cd* täglich, *B* Biogen, *G* Genentech)

Bezugs-zahl	Dosierungs-schema	Verabrei-chungsart	Dosis mg/m^2		CR	PR	Ansprech-rate %
22	7d/14 d[a]	i. v.	0,3–3	(B)	1/41	3/41	10
23	2/Woche	i. v.	30–75[c]	(B)	0/13	0/13	0
24	täglich[a]	i. v.	,01–,05	(G)	0/18	1/18	6
24	täglich[a]	i. m.	,25–1	(G)	0/15	1/15	7
25	3/Woche[b]	i. v.	,1	(B)	1/16	4/16	31
26	3/Woche	i. v.	,1	(G)	0/32	1/32	3
28	1/Woche	s. c.	,1–,5	(G)	2/16	4/16	30

[a] Erhöhte Dosis.
[b] Wenn nach 12 Wochen kein Ansprechen erfolgte, wurde die Dosis auf 0,5 mg/m^2, 5mal wöchentlich erhöht.
[c] ×10^6 U/m^2.

wurde nur bei 1 von 32 auswertbaren Patienten eine PR festgestellt (Bruntsch et al. 1990). Nur wenige Informationen sind im Hinblick auf die optimale Dosis, das Dosierungsschema und die Verabreichungsart des IFN-γ verfügbar. Die Veränderung der Wirtreaktion ist häufig auf eine enge Dosierungsspanne begrenzt, und in einer neueren Studie wurde die optimale Modulation infolge rIFN-γ bei einer niedrigen Dosierungsspanne ($100\ \mu g/m^2$) festgestellt (Maluish et al. 1988). Vor diesem Hintergrund sind die Entdeckungen von Aulitzky et al. (1989) interessant; sie beobachteten eine Ansprechrate von 30% (2 CR, 4 PR) bei 16 Patienten, welche 1mal wöchentlich mit $100\ \mu g$ IFN-γ (Genentech) subkutan behandelt wurden. Bei dieser Dosis wurde eine fast maximale Ansprechrate des Serummikroglobulins-$\beta 2$ (nichtpolymorphe Kette der Klasse I des MHC) und Neopterins festgestellt; diese Ansprechrate stellt eine funktionelle Aktivierung des Monozyten-Makrophagen-Systems dar und deutet auf eine angemessene Immunmodulation hin. Patienten mit refraktärer Erkrankung zeigten infolge IFN-γ einen signifikant geringeren Anstieg des Serummikroglobulins-β, als jene, bei denen eine klinische Remission oder stabile Krankheit erreicht wurde. Ein ähnliches Muster war bei Neopterin erkennbar, jedoch waren die Unterschiede nicht statistisch signifikant.

Kombination von Interferon-α und -γ

Es wurden Kombinationsstudien auf der Basis von In-vitro-Beobachtungen begonnen, welche einen Synergismus zwischen rIFN-γ und rIFN-α erkennen ließen (Zarniecki et al. 1984; Hubbell et al. 1987). Die in einer Studie der Phase I für jede Interferonart empfohlene Dosis für Studien der Phase II betrug $0,5 \times 10^6$ U/m^2/Tag intramuskulär mit der Möglichkeit zur Dosiseskalation bei akzeptabler Verträglichkeit (Kurzrock et al. 1986). Die bisher veröffentlichten Ergebnisse sind enttäuschend. In 3 Studien der Phase II (Quesada et al. 1988) wurden 53 Patienten mit einer Kombination von rIFN-α2a und rIFN-γ (Genentech) behandelt. 13 Patienten wurden gleichzeitig mit täglichen intramuskulären Inketionen von 2×10^6 U/m^2 rIFN-α2a und rIFN-γ (rIFN-α:γ=1:10 Proteingewicht) behandelt. Bei 10 auswertbaren Patienten war kein Ansprechen erkennbar. In der 2. Studie wurde rIFN-α2a und rIFN-γ ebenfalls täglich auf einer Proteinbasis von 1:1 intramuskulär verabreicht, wobei die Möglichkeit zur Dosiserhöhung bestand. Bei 4 von 25 Patienten war eine PR erkennbar; das Dosierungsschema war gut verträglich, wodurch bei 75% der Patienten eine Dosiserhöhung um 25%–50% möglich war. In der 3. Studie wurde ein alternierendes Dosierungsschema verwendet: 7 Tage lang 5×10^6 U/m^2 rIFN-γ (intramuskulär) mit anschließender Gabe von 10×10^6 U/m^2 rIFN-α2a. Bei einem von 15 auswertbaren Patienten wurde eine PR beobachtet. In einem prospektiven randomisierten Versuch wurde die Wirkung (1) des rIFN-α2b mit einer 3mal wöchentlich intramuskulär verabreichten Dosis von 2×10^6 U/m^2, (2) des rIFN-γ, 1×10^6 U/m^2 3mal wöchentlich und (3) der Dosiskombination beider Interferone getestet (Foon et al. 1988). Die Ansprechraten (1/21, 1/21 bzw. 2/47) unterschieden sich nicht. In einem vor kurzem durchgeführten Versuch der Phase IA, in dem rIFN-γ und -α bei 36 Patienten der Reihe nach verabreicht wurde, wurden 2 CR und 6 PR beobachtet. Die Dosierungsspanne des IFN-α betrug an 70 Tagen täglich 2 1/2, 5, 10 und 20×10^6 U/m^2 subkutan, und rIFN-γ wurde bei jeder Dosishöhe des IFN-α jede 3. woche, an 5 Tagen in einer Dosis von 30, 300 und 1000 µg/m^2 vor der IFN-α-Injektion intravenös verabreicht. Die 2 kompletten Remissionen wurden bei $2,5 \times 10^6$ U/m^2 IFN-α sowie 300 µg/m^2 und 1000 µg/m^2 IFN-γ beobachtet (Ernstoff et al. 1990).

Angesichts der hier diskutierten Daten untersuchten wir die Kombinationswirkung einer stufenweise erhöhten rIFN-α-Dosis ($6µg/m^2=2\times10^6$ U/m^2 Anfangsdosis) und einer festgesetzten niedrigen rIFN-γ-Dosis (100 µg/m$^2=2\times10^6$/m^2), welche beide 2mal wöchentlich subkutan bei Patienten mit progredientem Nierenzellkarzinom in fortgeschrittenem Stadium verabreicht wurden (Geboers et al. 1988; De Mulder et al. 1990). Nach 8 Behandlungswochen wurde die rIFN-α-Dosis stufenweise um 6 µg/m^2 erhöht, bis die maximaltolerierte Dosis (MTD) erreicht war. 32 Patienten waren in diese Studie eingeschlossen. Der durchschnittliche Leistungsstatus nach Karnowsky betrug 90% (70–100), und es lagen überwiegend viszerale Filiae vor. Im Hinblick auf das Ansprechen waren 31 Patienten auswertbar; 1 Patient wurde, nachdem er eine CR erreicht hatte, ausgeschlossen, weil die ersten Anzeichen der Tumorrückbildung retrospektiv bereits vor Behandlungsbeginn erkennbar waren, trotz der gut dokumentierten früheren Progredienz 2 Monate nach der Nephrektomie. Die Gesamtansprechrate betrug 26% (2 CR, 6 PR). 5 Patienten erreichten eine Krankheitsstabilisierung, doch bei 16 Patienten wurde eine progrediente Erkrankung festgestellt. In einer nachfolgenden Studie wurden 25 Patienten mit einer Anfangsdosis von 24 µg/m^2 rIFN-α behandelt, wobei nach Möglichkeit eine Dosiseskalation um 6 µg/m^2 erlaubt war, die rIFN-γ-Dosis dagegen wurde festgesetzt. Die Gesamtansprechrate dieser 2. Gruppe betrug 22% (4 CR, 1 PR, 4 SD, 12 PD). Die durchschnittliche Zeit bis zum Ansprechen betrug in dieser Gruppe 12 Wochen (Spanne von 4–12), in der 1. Gruppe 24 Wochen

Tabelle 2. rIFN-α und rIFN-γ: Dosis und Ansprechen

rIFN-α MU/m^2 /Woche	rIFN-γ MU/m^2 /Woche	CR	PR	%	Bezugs- zahl
14	14	0/10	0/10	0	32
14	1,4	0/25	4/25	16	32
70[a]	35[a]	0/13	1/13	8	32
6	3	0/47	2/47	4	33
4	4	0/14	0/14	0	15
20	4	2/31	6/31	26	35

[a] wöchentlich alternierend.

(Spanne von 12–24). Die höhere Anfangsdosis des rIFN-α scheint daher ein schnelleres Ansprechen zu bewirken. Die Rate der kompletten Remission (CR) von 11% in beiden Studien stellt ein bemerkenswertes Ergebnis dar und könnte auf einen positiven Effekt des rIFN-γ im Falle der Kombination mit einer optimalen rIFN-α-Dosis hindeuten (De Mulder et al. 1990). In einer randomisierten EORTC-Studie wurde auf die Frage, welche Bedeutung das hinzugefügte IFN-γ wirklich hat, eingegangen. Dabei wurde eine Zufallszuteilung von 102 Patienten zur oben genannten Kombinations- oder Monotherapie mit IFN-α in derselben Dosis wie in der Kombination vorgenommen. Im Kombinationsarm wurden keine objektiven Reaktionen im Gegensatz zu 7/52 im Monotherapie-Arm beobachtet. Patienten mit primärem Carcinoma in situ konnten in diese Studie eingeschlossen werden, doch wurde bei dieser Untergruppe kein Ansprechen beobachtet. Die Dosisintensität des IFN-α war bei beiden Armen ähnlich. Angesichts dieser Ergebnisse kann ein schädlicher Effekt des IFN-γ nicht ausgeschlossen werden, wenn nicht eine Unausgewogenheit hinsichtlich der noch unbekannten prognostischen Faktoren vorliegt (De Mulder et al. 1991). Das negative Ergebnis der meisten anderen hier diskutierten Studien läßt sich teilweise durch die dabei angewandte relativ niedrige Dosis des IFN-α erklären (Tabelle 2).

Interferone in anderen Kombinationen

In-vivo-Tierstudien zeigten einen Synergismus zwischen Interferon-α und Interleukin-2 (Cameron et al. 1988). Die mit der intravenösen Anwendung dieser Kombination erzielten Ergebnisse werden an anderer Stelle diskutiert. Daß diese Kombination subkutan verabreicht werden und zu vielversprechenden Ansprechraten führen kann, wurde zuerst von Atzpodien et al. (1990) gezeigt. Derselbe Ansatz wurde in einer großen offen deklarierten Studie der Phase II bei 61 Patienten angewendet, wobei eine Ansprechrate von 23% beobachtet wurde (Palmer et al. 1991). Die akute Toxizität war viel geringer, und die Behandlung konnte auf ambulanter Basis fortgesetzt werden. Es gibt keine Daten, die den Vorteil der Kombination im Vergleich zur IL-2-Monotherapie beweisen, weshalb dieses Thema als noch untersuchungsbedürftig betrachtet werden sollte.

Schlußfolgerung

IFN-α ist das im Falle des Nierenzellkarzinoms (NZK) am ausführlichsten getestete Interferon, und die objektive Ansprechrate (WHO-Kriterium) schwankt von 1%–26%. Die Gesamtheit dieser Daten ergibt eine Ansprechrate von ungefähr 17%. Eine mittlere Dosis wird als optimal erachtet. Bei Patienten mit ausgedehnter Erkrankung, niedrigem Leistungsstatus, Knochenmetastasen und Filiae im zentralen Nervensystem ist ein Ansprechen auf eine Interferonbehandlung unwahrscheinlich. Daürber hinaus kommt es selten zu Rückbildung des Primärtumors, der oft eine große Tumormasse darstellt. Die in den meisten Studien mit IFN-γ erzielten Ergebnisse sind enttäuschend (0%–10%). Nur eine begrenzte Anzahl von Studien ist mit einer optimalen rIFN-γ-Dosis durchgeführt worden. Die positiven Ergebnisse Aulitzkys bei einer kleinen Patientengruppe sollten weiter geprüft werden. Die Ergebnisse der Kombinationstherapie mit IFN-α und -γ scheinen den Ergebnissen der IFN-α-Monotherapie nicht überlegen zu sein. In einer randomisierten Studie konnte eine schädliche Wirkung der Kombination des IFN-α und -γ nicht ausgeschlossen werden. Interferone in Kombination mit anderen Zytokinen wie Interleukin-2 stellen mit und ohne aktivierte Killerzellen interessante neue Optionen dar, die gegenwärtig geprüft werden.

Literatur

Atzpodien J, Korfer A, Franks CR et al. (1990) Therapay with recombinant interleukin-2 and interferon-alpha2b in advanced human malignancies. Lancet 335: 1509–1512

Aulitzky W, Gastl WE, Aulitzky WE et al. (1989) Succesful treatment of metastatic renal cell carcinoma with a biologically active dose of recombinant interferon-gamma. J Clin Oncol 7: 1815–1884

Bruntsch U, De Mulder PHM, ten Bokkel Huinink WW et al. (1990) Phase II study of recombinant human interferon-gamma in metastatic renal cell carcinoma. J Biol Response Mod 9: 335–338

Buzaid AC, Todd MB (1989) Therapeutic options in renal cell carcinoma. Semin Oncol 16: 12–19

Cameron RB, McIntosh JK, Rosenberg SA (1988) Synergistic antitumor effects of combination immunotherapy with recombinant interleukin-2 and recombinant hybrid alpha-interferon in the treatment of established murine hepatic metastases. Cancer Res 48: 5810–5817

Creagan ET, Buckner JC, Hahn RG et al. (1988) An evaluation of recombinant leukocyte A interferon with asperin in patients with metastatic renal cell cancer. Cancer 61: 1787–1791

Czarniecki CW, Fennie CW, Powers DB et al (1984) Synergistic antiviral and antiproliferative activities of E. coli derived human alpha, beta, and gamma interferon. J Virol 49: 490–496

De Forges A, Rey A, Klink M et al (1988) Prognostic factors in adult metastatic renal carcinoma: A multivariate analysis. Semin Surg Oncol 4: 149–154

De Mulder PHM, Debruyne FMJ, Franssen MPH et al (1990) Phase I/II study of recombinant alpha andgammainadva progressive renal cell carcinoma. Cancer Immunol Immunother 31: 321–324

De Mulder PHM, Debruyne FMJ, van Oosterom A et al. (1991) EORTC randomized phase II study of recombinant interferon alpha and recombinant interferon alpha and gamma in advanced renal cell carcinoma. Proc ASCO 10: 166

Ernstoff MS, Nair S, Bahnson RR et al. (1990) A phase Ia trial of sequential administration recombinant DNA-produced interferons: Combination recombinant interferon-gamma and recombinant interferon alfa in patients with metastatic renal cell carcinoma. J. Clin Oncol 8: 1637–1649

Foon F, Doroshow J, Bonnem E et al. (1988) A prospective randomized trial of α2b-Interferon/g-interferon or the combination in advanced metastatic renal cell carcinoma. J Biol Response Mod 7: 540–545

Fossa SD, Gunderson R, Moe B (1900) Recombinant interferon-alpha combined with prednisone in metastatic renal cell acrcinoma. Reduced toxicity without reduction of the response rate – a phase II study. Cancer 65: 2451–2454

Garnick MB, Reich SD, Maxwell B et al. (1988) Phase I/II study of recombinant interferon gamma in advanced renal cell carcinoma. J Urol 139: 251–255

Geboers ADH, De Mulder PHM, Debruyne FMJ et al. (1988) Alpha and gamma interferon in the treatment of advanced renal cell carcinoma. Semin Surg Oncol 4: 191–194

Goldstein D, Laslo J (1986) Interferon therapy in cancer: From imaginon to interferon. Cancer Res 46: 4315–4329

Harris DT (1983) Hormonal therapy and chemotherapy of renal cell carcinoma. Semin Oncol 10: 422–430

Horoszewicz JS, Murphy GP (1989) An assessment of the current use of human interferons in therapy of urological cancers. J Urol 142: 1173–1180

Hubbell HR, Craft JA, Leibowitz et al. (1987) Synergistic antiproliferative effect of recombinant alpha-interferons with recombinant gamma-interferons. J Biol Resp Mod 6: 141–153

Kinney P, Triozzi P, Young D et al. (1990) Phase II trial of interferon-beta-serine in metastatic renal cell carcinoma. J Clin Oncol 8: 881–885

Krown SE (1987) Interferon treatment of renal cell carcinoma. Current status and future prospects. Cancer 59: 647–651

Kurzrock R, Rosenblum MG, Quesada JR et al. (1986) Phase I study of a recombinant interferon-alpha and recombinant-gamma in cancer patients. J Clin Oncol 4: 1677–1683

Levens W, Rubben H, Ingenhag W (1989) Long-term interferon treatment in metastatic renal cell carcinoma. Eur Urol 16: 378–381

Maluish AE, Urba WJ, Longo DL et al. (1988) The determination of an immunologically active dose of interferon gamma in patients with melanoma. J Clin Oncol 6: 434–445

Marumo K, Murai M, Hayakawa M et al. (1984) Human lymphoblastoid interferon for advanced renal cell carcinoma. Urology 6: 567–571

McCune CS (1983) Immunologic therapies in kidney carcinoma. Semin Oncol 10: 431–436

Montie JE, Stewart BH, Straffon RA et al. (1977) The role of adjunctive nephrectomy in patients with metastatic renal cell carcinoma. J Urol 117: 272–275

Muss HB (1988) Interferon therapy of metastatic renal cell cancer. Semin Surg Oncol 4: 199–203

Otto U, Conrad S, Schneider AW, Klosterhalfen H (1988) Recombinant interferon gamma in the treatment of metastatic renal cell carcinoma. Arzneimittelforsch Drug Res 38: 1658

Palmer P, Kirchner H, Franks CR et al. (1991) A comparison of two modes of administration of recombinant interleukin-2 (rIL-2, proleukin): Continuous i. v. infusion versus bolus subcutaneous administration. Eur J Cancer (Suppl 2) Proc. ECCO S100

Quesada JR, Swanson DA, Trindae A et al. (1986) Renal cell carcinoma: Antitumor effects of leucocyte interferon. Cancer Res 46: 940–943

Quesasa JR, Kurzrock R, Sherwin Sa et al. (1987) Phase II studies of recombinant human interferon gamma in metastatic renal cell carcinoma. J Biol Response Mod 6: 20–27

Quesada JR, Evans L, Saks SR et al. (1988) Recombinant interferon alpha and gamma in combination as treatment for metastatic renal cell carcinoma. J Biol Resp Mod 7: 234–239

Rinehart JJ, Malspeis L, Young D et al. (1986) Phase I/II trial of human recombinant interferon gamma in renal cell carcinoma. J Biol Response Mod 5: 300–308

Ritchie AWS, Chisholm GD (1983) The natural history of renal cell carcinoma. Semin Oncol 10: 390–400

Sarna G, Figlin R, deKernion J (1987) Interferon in renal cell carcinoma. The UCLA experience. Cancer 59: 610–612

Vugrin D, Hood L, Taylor W et al. (1985) Phase II study of human lymphoblastoid interferon in patients with advanced renal carcinoma. Cancer Treat Rep 69: 817–820

Wagstaff J, Melief KJ (1987) Lymphokines and cytokines. In: Pinedo HM, Longo DL, Chabner BA (eds) Cancer chemotherapy and biological response modifiers, Annual 9. Elsevier Science Publishers, Amsterdam p 432
Yagoda A, Bander NH (1989) Failure of cytotoxic chemotherapy, 1983–1988, and the emerging role of monoclonal antibodies for renal cancer. Urol Int 44: 338–345

Kombinationstherapie mit Tumor-Nekrose-Faktor-α und α-Interferon beim Nierenkarzinom: Von der präklinischen Evaluierung zum therapeutischen Einsatz

S. Conrad*, U. Otto*, A. W. Schneider* und H. Baisch**

Einleitung

Die Prognose von Patienten mit einem Nierenkarzinom ist nach wie vor infaust. Erfolgversprechende Behandlungsstrategien existierten bislang weder für das vermeintlich kurativ operable noch für das bereits metastasierte Nierenkarzinom. Während 40 % aller Patienten bereits bei Diagnosestellung Metastasen aufweisen und im statistischen Mittel 7–11 Monate überleben (STEVEN et al. 1977), versterben von den restlichen 60 % der Patienten mit einem klinisch lokalisierten Nierenkarzinom trotz radikaler Tumornephrektomie bis zu 50 % innerhalb von 5 Jahren an Metastasen des Primärtumors (ROBSON et al. 1968). Im eigenen Patientengut fanden wir eine Metastasierung innerhalb von 5 Jahren nach radikaler Nephrektomie bei Patienten mit einem Nierenkarzinom im Stadium I-III sogar in 80 %, so daß die radikale Tumornephrektomie für den Großteil der Patienten auch mit lokalisierter Erkrankung nur ein palliativer Eingriff ist (OTTO et al. 1986). In Anbetracht dieser schlechten Prognose ist es verständlich, daß man nicht nur durch die Verbesserung der operativen Techniken, sondern auch durch systemische Therapieformen versucht hat, den natürlichen Krankheitsverlauf des Nierenkarzinoms positiv zu beeinflussen. In einer Vielzahl von klinischen Studien erwies sich das Nierenkarzinom jedoch als nahezu resistent gegenüber allen bekannten zytostatischen Therapieschemata (DE KERNION 1983). Positive Behandlungsergebnisse bei Patienten mit metastasiertem Nierenkarzinom wurden erstmals von QUESEDA et al. und DE KERNION et al. (1983) unter Therapie mit natürlichem α-Interferon erzielt. Diese positiven Erfahrungen konnten zwischenzeitlich von einer Vielzahl von Autoren für die Therapie des metastasierten Nierenkarzinoms auch mit rekombinantem α-2- und γ-Interferon (IFN-α, IFN-γ) bestätigt werden (BUZAID et al. 1987; CREGAN et al. 1988; DE MULDER et al. 1989; FOSSA et al. 1986; FUJITA et al. 1988; GARNICK et al. 1988; HUBER et al. 1989; KIRKWOOD et al. 1985; KROWN et al. 1983; MUSS et al, 1987; NEIDHARDT et al. 1984; OTTO et al. 1985, 1988; RIZZO et al. 1989; SCHORNAGEL et al. 1989; TAKAKU et al. 1987; VUGRIN et al. 1985).

* Urologische Universitätsklinik Hamburg-Eppendorf
** Institut für Biophysik und Strahlenbiologie der Universität Hamburg

Das statistische Mittel aller publizierten objektiven Remissionsraten für die Therapie des metastasierten Nierenkarzinoms mit α-2-Interferon liegt trotz dieser positiven Ergebnisse jedoch bei lediglich 20 %. Durch Optimierung von Applikationsfrequenz und Applikationsart und Kombination mit Zytostatika konnte allerdings in einzelnen Fällen eine objektive Remissionsrate von über 30 % erreicht werden. Die Beobachtung, daß einerseits die Interferonbehandlung bisher die einzige sinnvolle und ausreichend gesicherte Behandlungsform des metastasierten Nierenkarzinoms darstellt, andererseits die erzielten objektiven Remissionsraten aber noch gering sind, läßt die Vermutung zu, daß die Kombination von Interferon mit anderen immunmodulierenden Substanzen zu erhöhten Ansprechraten führen könnte.

Zur Überprüfung dieser Hypothese ist die Kombination von IFN-α mit einer Vielzahl weiterer, heute zur Verfügung stehender Zytokine notwendig. Aufgrund der oft noch unbekannten Interaktionen zwischen diesen Substanzen ist der Vergleich mehrerer verschiedener Kombinationen mit unterschiedlichen Dosierungen und Fraktionierungen erforderlich. Folgt man dem heute noch in der Onkologie weit verbreiteten Prinzip, neue Therapieformen weitgehend empirisch im Rahmen klinischer Studien ohne präklinische Effektivitätsanalysen zu entwickeln, wäre zur Evaluierung der optimalen Zytokinkombinationen eine Vielzahl klinischer Phasen-I/II-Studien notwendig, deren überwiegender Teil den beteiligten Patienten bei nicht unerheblicher Toxizität wahrscheinlich keinen therapeutischen Nutzen brächte.

Die Evaluierung von Kombinationsschemata mit IFN-α in einem reproduzierbaren, übertragbaren präklinischen Modell würde somit nicht nur die Entwicklung klinisch erfolgversprechender Therapieregime beschleunigen, sondern darüber hinaus die Zahl unnötiger klinischer Phase-I/II-Studien auf dem Weg dorthin erheblich reduzieren.

In früheren Untersuchungen haben wir zeigen können, daß die Transplantation von menschlichem Nierenkarzinomgewebe auf die Nacktmaus für das Nierenkarzinom ein verläßliches präklinisches Tumormodell darstellt, dessen experimentelle Behandlungsergebnisse in die Klinik übertragbar sind (OTTO et al. 1984 a,b).

Ziel unserer Arbeitsgruppe war es deshalb zunächst, mit Hilfe des Nacktmausmodells zu untersuchen, ob die Kombination von IFN-α mit weiteren Biological Response Modifiers (BRM) zu einem im Vergleich zur Monotherapie addierenden oder potenzierenden antitumoralen Effekt auf das Nierenkarzinomgewebe führt.

Nach Abschluß unserer präklinischen Studien untersuchten wir dann die erfolgversprechendste Zytokinkombination nämlich die Kombination aus IFN-α und Tumor-Nekrose-Faktor-α (TNF-α) auf ihre Einsetzbarkeit und Toxizität in der klinischen Therapie im Rahmen einer Phase-I/II-Studie. Nach erneuter Optimierung erfolgte dann die Prüfung der Aktivität dieses Kombinationstherapieregimes in einer Phase-II-Studie.

Präklinische Untersuchungen

Material und Methoden

Versuchstiere: Als Versuchstiere wurden weibliche 6-12 Wochen alte NMRI-nu/nu-Mäuse verwandt. Humanes Nierenkarzinomgewebe wurde subkutan auf die Nacktmäuse, wie zuvor von uns beschrieben, transplantiert (OTTO et al. 1984a). Insgesamt wurden 20 Tumorzellinien ausgewählt, die bezüglich ihrer Histologie, ihres Tumorgrades, ihrer Tumorverdopplungszeit, der Mitoserate und des DNA-Indexes und des G_1-, S- und G_2/M-Phasenanteils definiert und stabil waren. Das verwandte IFN-α-2a (rekombinant human) (Hoffmann-La Roche, Grenzach-Wyhlen, BRD) hatte einen Reinheitsgrad von über 95 % und eine spezifische antivirale Aktivität von $1,3–3,9 \times 10^8$ Einheiten/mg Protein. Das verwandte rekombinante humane γ-Interferon (IFN-γ) (Biogen Research Corporation, Massachusetts, USA) hatte eine antivirale Aktivität von $1,2–2,4 \times 10^7$ U/mg und einen Reinheitsgrad von >95 %. Es handelte sich um ein nicht glykonisiertes Protein mit einem Molekulargewicht von 17.000–18.000 Dalton. Rekombinanter Tumor-Nekrose-Faktor α wurde von der Knoll AG, Ludwigshafen, BRD, zur Verfügung gestellt. Die biologische Aktivität betrug $2,9 \times 10^{\,7}$E/mg Protein. Der geschätzte Endotoxingehalt lag unter 0,3 ng/mg Protein. Das lyophilisierte Interleukin-2 (IL-2) hatte einen Reinheitsgrad von über 98 % und eine spezifische Aktivität von $1,9 \times 10^3$ µg/mg nach Auflösung und Verdünnung. Es wurde vom DRK-Blutspendedienst, Springe, BRD, zur Verfügung gestellt.

Untersuchungen zur antitumoralen Aktivität: Zur Evaluierung der antitumoralen Wirkmechanismen verglichen wir die Proliferationskinetik der Xenotransplantate unter den einzelnen Therapieformen und der Kontrollgruppe. Hierzu wurden die Tumoren zu definierten Zeitpunkten unter Therapie entnommen und histologisch, durch Flußzytometrie, Bromdesoxyuridin-(BrdU)-Färbung und Markierung mit dem monoklonalen Proliferationsantikörper Ki-67 untersucht. Aus den Ergebnissen der BrdU-Markierung wurde die S-Phase-Dauer (BEGG et al. 1985) und der BrdU-Markierungs-Index als Maß des antiproliferativen Effektes sowie der Zellverlustfaktor (STEEL 1977) als Parameter der direkten zytotoxischen Wirkung der Therapie berechnet.

Versuchsanordnung: An mehr als 1.000 Nacktmäusen mit transplantierten humanen Nierenkarzinomen von 20 verschiedenen Primärtumoren wurden pro einzelner Therapiegruppe mindestens 8 Tumortransplantate getestet. Die Zytokine wurden intravenös, intrakardial, intraperitoneal oder intratumoral gegeben. Es wurde die LD_{10}-Dosis bestimmt sowie das Dosisoptimum bei den jeweiligen untersuchten Applikationsarten. Die verwendeten Dosierungsbereiche betrugen für

a) Tumor-Nekrose-Faktor 0,1–1,5 mg/kg 1–5×/Woche
b) Interferon α-2a 10^2–10^6 U 1–5×/Woche
c) γ-Interferon 10^{-10^6} U 1–5×/Woche
d) Interleukin 2 10^4–10^6 U 1–5×/Woche

Die Volumina der behandelten Tumoren wurden planmäßig gemessen. Es wurden Wachstumskurven erstellt und die Tumorverdopplungszeit bestimmt.

Ergebnisse

1. Die untersuchten Zytokine zeigten alle in der Monotherapie einen mehr oder weniger ausgeprägten hemmenden Einfluß auf das Tumorwachstum. Während TNF-α und Interleukin-2 einen eindeutig dosisabhängigen therapeutischen Effekt zeigten, lag das Dosisoptimum für das IFN-α bei 2×10^5 Einheiten (Abb. 1). Für das IFN-γ konnte keine Dosisabhängigkeit nachgewiesen werden bei einem Dosisoptimum von 10^3 Einheiten. Die Kombination von TNF-α und IFN-α war jedoch allen anderen Mono- und Kombinationstherapien bei 80 % der getesteten Tumoren deutlich überlegen. Unter den Respondern zeigten wiederum 60 % eine vollständige Remission der transplantierten Tumoren (Abb. 2).
2. Die intravenöse Applikation von Interleukin-2, TNF-α sowie IFN-α zeigte den besten therapeutischen Effekt. Für IFN-α war die intramuskuläre Gabe gleich wirksam. Dabei war die fraktionierte Gabe jeder Bolustherapie bei gleicher applizierter Gesamtdosis pro Woche überlegen.

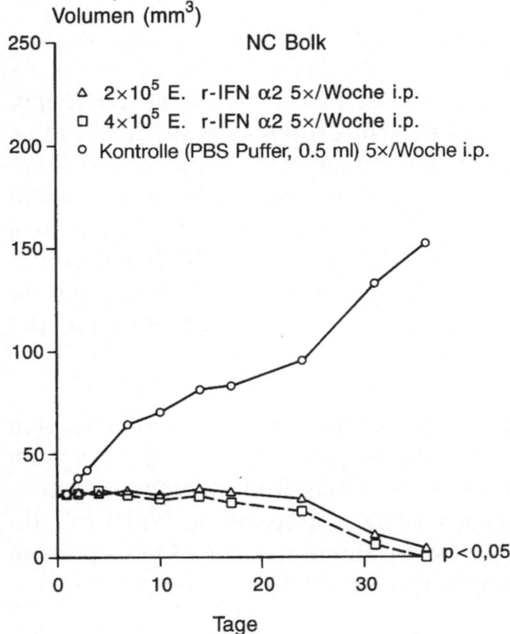

Abb. 1. Wachstumsverhalten des xenotransplantierten Nierenkarzinoms BOLK mit IFN-α in einer Dosierung von 2×10^5 U 5×/Woche i.p versus 4×10^5/Woche und Kontrolle

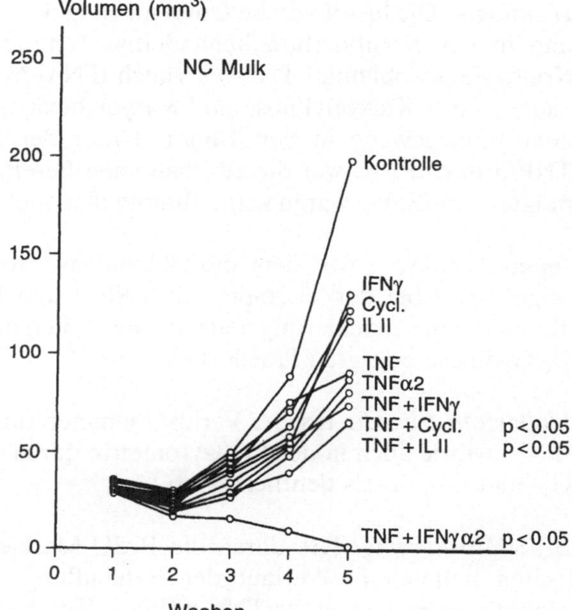

Abb. 2. Wachstumsverhalten des xenotransplantierten Nierenkarzinoms MULK unter der Therapie mit unterschiedlichen Lymphokinen in Kombination mit TNF-α

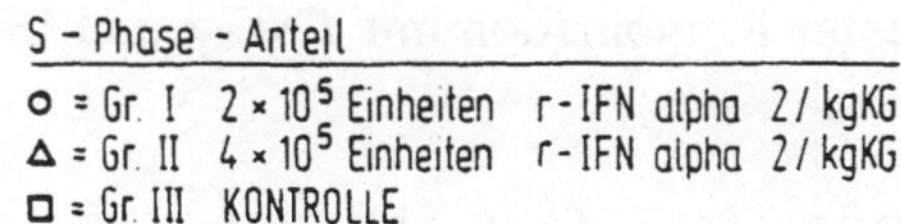

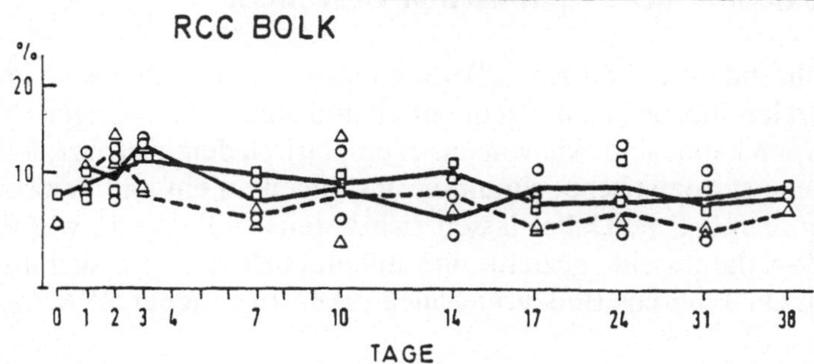

Abb. 3. Stabilität des S-Phasen-Anteils des xenotransplantierten Nierenkarzinoms BOLK unter IFN-α-Therapie. *Gruppe I:* 2 × 10⁵ U IFN-α 5×/Woche jede Woche. *Gruppe II:* 4 × 10⁵ U IFN-α 5×/Woche jede Woche. *Gruppe III:* Kontrolle

3. Die zellkinetischen Untersuchungen ergaben, daß die Wirkung von Interleukin-2, IFN-α und IFN-γ überwiegend zytotoxisch zu sein scheinen, während TNF-α antiproliferativ und zytotoxisch wirkt (BAISCH u. OTTO 1988) (Abb. 3).

Histologie: Die histologische Untersuchung der mit TNF-α und IFN-α allein und in der Kombination behandelten Tumoren ergab im Vergleich zur Kontrolle sowohl unter TNF-α als auch IFN-α-Monotherapie am Tag 28 eine zunehmende Karyopyknose und Karyorrhexis mit Einsprossung von murinem Bindegewebe in den Tumor. Unter der Kombinationstherapie mit TNF-α und IFN-α war dieses Phänomen bereits am Tag 5 deutlich ausgeprägter, am 28. Tag waren keine Tumorzellen mehr im Bindegewebe sichtbar.

Immunhistologie: Mit dem monoklonalen Antikörper Ki-67 konnten wir zeigen, daß bei der Therapie mit TNF-α und IFN-α und ansprechenden Tumoren eine Blockierung nahezu aller Zellen innerhalb von 5 Tagen in der G_0/G_1-Phase erfolgte (Tabelle 1).

Flußzytometrie: Ein rascher Verlust humaner Tumorzellen unter TNF-α und IFN-α wurde auch in der Flußzytometrie durch einen Verlust des humanen G_1- und G_2-Gipfels deutlich (Abb. 4).

BrdU-Markierung: Die durch die BrdU-Markierung ermittelten S-Phase-Zeiten nahmen im Verlauf der Behandlung, insbesondere unter TNF-Monotherapie und unter TNF-α/IFN-α-Kombinationstherapie zu. Gleichzeitig fanden sich weniger Zellen in der S-Phase. Der Zellverlustfaktor war dagegen im Vergleich zur Kontrolle unter Behandlung mit IFN-α allein und unter Kombination mit TNF-α und IFN-α erhöht.

Diskussion der Präklinischen Ergebnisse

Während unter klinischen Bedingungen das therapeutische Potential antitumoraler Substanzen nur sequentiell und mehr oder weniger zufällig evaluiert werden kann, sind, wie von uns exemplarisch demonstriert, auf präklinischer Ebene systematische, simultane Testungen an ein und demselben humanen Tumor möglich. Dabei lassen sich bereits präklinisch, wie für TNF-α und IFN-α dargestellt, gezielte und unentbehrliche Untersuchungen durchführen. Die klinische Bedeutung auch zukünftiger neuer BRM läßt sich dadurch

Tabelle 1. Ergebnisse der immunhistologischen Untersuchung von xenotransplantiertem Tumorgewebe mit dem monoklonalen Antikörper Ki-67 unter IFN-α, TNF-α und TNF-α/IFN-α-Kombinationstherapie (Anteil der Ki-67 positiven Tumorzellen in %)

Tage nach Behandlungsbeginn	Kontrolle	TNF	IFN-α2a	TNF + IFN-α2a
1	25	28	28	32
2	22	24	15	8
5	30	18	29	2
14	30	12	12	0
28	25	2	10	0

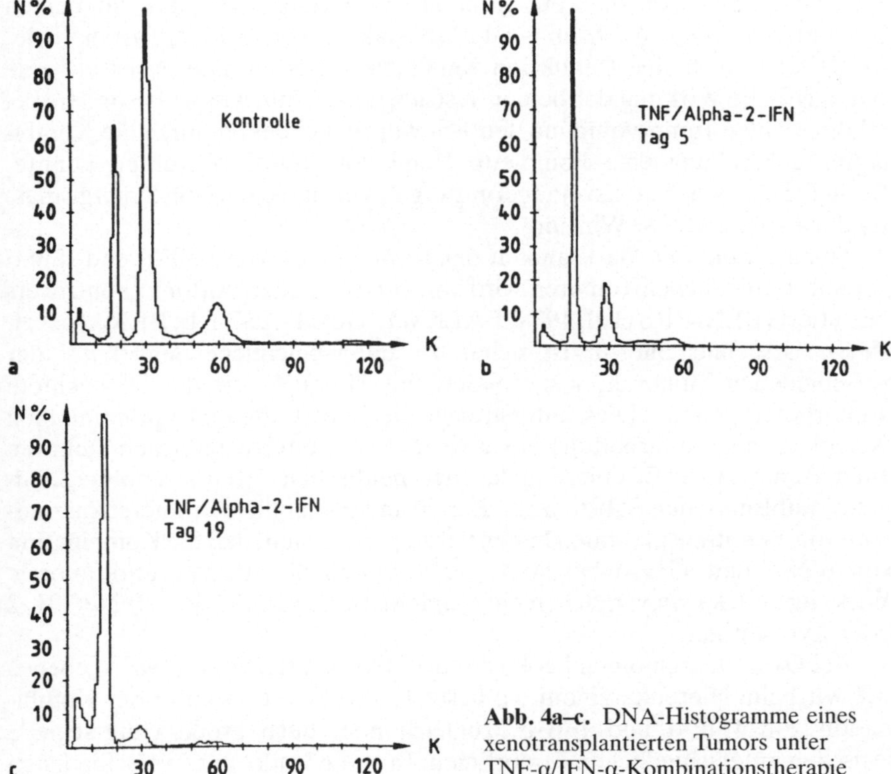

Abb. 4a–c. DNA-Histogramme eines xenotransplantierten Tumors unter TNF-α/IFN-α-Kombinationstherapie

in der Mono- oder Kombinationstherapie vorhersagen, sodaß Substanzen mit einem gesicherten therapeutischen Potential gezielt für die klinische Anwendung als Alternative zu bislang etablierten Therapieverfahren erfolgreich zum Einsatz gelangen können.

Durch die systematische Aufarbeitung von 20 unterschiedlichen humanen Nierenkarzinomen konnten wir zeigen, daß die Kombination von IFN-α und TNF-α allen anderen experimentell überprüften Behandlungsformen im Nacktmausmodell deutlich überlegen war. Es zeigte sich weiter, daß bei geringen Tumorvolumina durch eine synergistische Wirkung der beiden Zytokine komplette Tumorreduktionen zu induzieren sind.

Schließlich haben wir zeigen können, daß sich die zellkinetischen Effekte von TNF-α und IFN-α gegenseitig sinnvoll ergänzen, wodurch die synergistischen antitumoralen Effekte besser verständlich werden.

Die wachstumshemmende Wirkung der Kombination von IFN-α und TNF-α ist in der vorliegenden Untersuchung eindeutig stärker ausgeprägt als die Wirkung von IFN-α oder TNF-α allein. Der Wachstumsreduktionsfaktor, d.h. der Quotient aus den Volumina der behandelten Tumoren und der Kontrollen am 28. Tag, betrug für IFN-α alleine 0,25, für TNF-α 0,47.

Während somit für die theoretische additive Wirkung das Produkt aus beiden Ergebnissen einen Wachstumsreduktionsfaktor von 0,12 erwarten ließe, wurde tatsächlich eine Reduktion von 0,056 gemessen. Dies weist auf eine synergistische Wirkung der beiden Testsubstanzen hin, wie sie besonders bei relativ kleinen Tumorvolumina deutlich wurde, bei denen durch die Kombinationsbehandlung eine komplette Remission induziert werden konnte. Bezüglich der Wachstumsverzögerung ergab sich hingegen kein Synergismus, sondern eine additive Wirkung.

Die antitumorale Wirksamkeit der Kombination von TNF-α und IFN-α bei unterschiedlichen Tumoren wird von verschiedenen Autoren kontrovers diskutiert (BENIERS et al. 1988; BALKWILL et al. 1987 a, b; BERAN et al. 1988). Ursächlich hierfür ist sicher die unterschiedliche Sensitivität der verschiedenen Tumoren, insbesondere im Hinblick auf die beobachtete Tumorheterogenität. Dies unterstreicht die Bedeutung einer präklinischen systematischen Aufarbeitung einer Anzahl von unterschiedlichen Tumoren einer Tumorart zur Evaluierung des therapeutischen Potentials unterschiedlicher antitumoraler Substanzen. Bei 20 unterschiedlichen Nierenkarzinomen von Xenotransplantaten haben wir zeigen können, daß die Kombination von IFN-α und TNF-α bei 80 % der Tumoren die stärkste antitumorale Wirkung entwickelt, verglichen mit Kombinationen von TNF-α, IFN-γ , IL-2 oder Zytostatika.

Bei Ovarialkarzinomen beobachteten BALKWIIL et al. (1987a) ebenso wie wir beim Nierenkarzinom die beste Tumorreduktion unter der Kombination von TNF-α und IFN-α, zugleich aber auch große Unterschiede zwischen unterschiedlichen Tumorlinien. In einer Studie mit 4 verschiedenen Ovarialtumoren war nur bei einem Tumor die Kombinationsbehandlung im Nacktmausmodell effektiver als die Monotherapien (BALKWILL et al. 1987 b). Große Variationen von indifferenter und additiver bis zu synergistischer Wirkung wurden für die Therapie von Leukämiezellen mit beiden Zytokinen von BERAN et al. (1988) berichtet. Dagegen beobachten NOBUHARA et al. (1987) im allgemeinen keinen Synergismus für die Kombination von TNF-α und IFN-α bei verschiedenen menschlichen, auf die Nacktmaus transplantierten Tumoren.

Das Ergebnis der zellkinetischen Wachstumsuntersuchungen legt den Schluß nahe, daß TNF-α hauptsächlich zytostatisch, IFN-α hauptsächlich zytotoxisch wirkt. Der Zellverlustfaktor stieg unter Behandlung mit IFN-α hauptsächlich an, blieb jedoch unter TNF-α nahezu unverändert gegenüber dem Kontrollwert. Dies weist auf eine Zytotoxizität für IFN-α hin, die für TNF-α nicht nachgewiesen werden konnte. TNF-α dagegen führte zu einer Verlängerung der potentiellen Verdopplungszeit, während IFN-α diesbezüglich keine Veränderung gegenüber den Kontrolltumoren bewirkte. Hieraus kann man schließen, daß TNF-α antiproliferativ, IFN-α indes rein zytotoxisch wirkt. Der wesentliche Effekt der Kombinationstherapie scheint dabei die Zytotoxizität zu sein, wie es an der drastischen Verringerung des Tumorvolumens erkennbar wird. Die potentielle Verdopplungszeit hingegen wurde im Vergleich zur alleinigen TNF-α-Behandlung nur leicht verlängert. Dies zeigt, daß die Zellkinetik der übrig bleibenden nicht zytotoxisch geschädigten Zellen durch das zusätzliche IFN-α nicht wesentlich beeinflußt wurde. Daß der Anteil der ruhenden Zellen in der S- und G_2/M-Phase durch TNF allein und die Kombination nicht verändert wurde, deutet auf eine Akkumulation der Zellen in der G_1-Phase hin und unterstützt also unseren Befund der antiproliferativen Wirkung von TNF-α. Die histologischen Befunde bestätigen im wesentlichen die flußzytometrischen Ergebnisse. Die Reduzierung der Mitoseaktivität unter TNF-α und besonders unter der Kombination TNFα und IFN-α bestätigt den antiproliferativen Effekt des TNF-α. Eine gewisse Abnahme der Mitoserate wurde allerdings auch unter IFN-α allein beobachtet, was anhand der flußzytometrischen Resultate nicht zu erwarten war. Besonders eindrucksvoll sind die histologischen Befunde nach Ende der Behandlung mit der Kombination von TNF-α und IFN-α. Es wurden keine Tumorzellen, sondern nur noch Bindegewebsanteile in ansprechenden Tumoren gefunden. Dies wird durch die flußzytometrischen Ergebnisse bestätigt, wonach durch die Kombinationsbehandlung schon am Tag 4 der Anteil der Tumorzellen gegenüber dem Anteil der Wirtszellen drastisch verringert ist.

Wir haben somit an einem relevanten Tumormodell zeigen können, daß IFN-α und IFN-γ sowie TNF-α und IL-2 wirksame antitumorale Substanzen in der Behandlung von xenotransplantierten Nierenkarzinomen darstellen. Am effektivsten erwies sich dabei die Kombination von TNF-α und IFN-α. Dabei ergänzten sich die zellkinetischen Effekte von TNF-α und IFN-α gegenseitig. Unsere Befunde und einige Ergebnisse anderer Autoren lassen erkennen, daß die Kombination von TNF-α mit einem oder mehreren anderen Zytokinen beim Nierenkarzinom die stärkste tumorreduzierende Wirkung ergibt und somit die Möglichkeit einer erfolgreichen klinischen Anwendung eröffnet wird.

Klinische Studien

In einem weiteren Schritt haben wir in der Folge versucht, diese erfolgversprechenden präklinischen Ergebnisse in die klinische Behandlung von Patienten mit metastasierten Nierenkarzinomen zu transferieren. Da es für die klinische TNF-α-Anwendung beim Menschen für die Monotherapie nur wenige und für die Kombinationsbehandlung mit IFN-α keine Erfahrungen gab, initiierten wir eine erste dreiarmige Phase-I-Studie für die Therapie von Patienten mit einem histologisch gesicherten Nierenkarzinom durch multiple intravenöse Infusionen von rekombinantem TNF-α allein oder in Kombination mit intramuskulär appliziertem IFN-α. In einem eskalierten Dosierungsschema wurde dabei in erster Linie die Toxizität und die Verträglichkeit von rekombinantem TNF-α geprüft und die maximal tolerable Dosis (MTD) ermittelt. Ein weiteres Ziel der dreiarmigen randomisierten Studie war darüber hinaus, die Toxizität bei der kombinierten Applikation von TNF-α

und IFN-α mit der der Monotherapie zu vergleichen sowie eine erste Aussage über die antitumorale Wirksamkeit der Behandlungsregime zu erhalten.

Aufbauend auf der Erfahrung im Umgang mit der Anwendung von TNF-α in der ersten dreiarmigen Phase-I/II-Studie konzipierten wir schließlich eine zweite offene, nicht randomisierte klinische Phase-II-Studie zur Überprüfung der Wirksamkeit einer Kombination von TNF-α und IFN-α in der Therapie des metastasierten Nierenkarzinoms. Ziel dieser Studie war es, mit einem durch die tierexperimentellen Untersuchungen und die Ergebnisse der Phase-I-Studie optimierten Dosierungsschema eine Antwort auf die Frage zu finden, ob durch die Kombination dieser beiden Zytokine eine höhere Ansprechrate, d.h. ein additiver oder potenzierender Effekt im Vergleich zur Monotherapie zu erreichen ist.

Material und Methoden

Klinische Phase-I/II-Studie: Von 1987–1988 führten wir eine prospektive randomisierte dreiarmige klinische Phase-I/II-Studie zur Therapie des metastasierten Nierenkarzinoms durch. Für die Aufnahme in die Studie war das Vorliegen eines histologisch nachgewiesenen metastasierten Nierenkarzinoms Bedingung. Vor Therapiebeginn mußte bei dem Patienten eine Tumornephrektomie erfolgt sein. Eingeschlossen wurden in die Studie Patienten ab 18 Jahren mit einer geschätzten Lebenserwartung von mindestens 3 Monaten und einem ECOG-Zubrod-Status von 2 oder besser. Patienten, die bereits zuvor mit IFN-α behandelt worden waren, wurden aus der Randomisierung ausgeschlossen, konnten jedoch außerhalb der Studie einer Kombinationstherapie mit TNF-α und IFN-α zugeführt werden.

Studieneinschlußkriterien
– Histologisch nachgewiesenes Nierenzellkarzinom
– Zustand nach Tumornephrektomie
– Alter ≥18 Jahre
– Geschätzte Lebenserwartung ≥3 Monate
– Allgemeinzustand: ECOC-Zubrod ≤2
– Schriftliches Einverständnis

Studienausschlußkriterien
– Schwangerschaft
– Vorangegangene TNF-α oder α-IFN-Behandlung
– Vorangegangene Bestrahlung, Chemotherapie oder größere Operation, die weniger als 4 Wochen zurückliegen
– Hirnmetastasen
– Insulinpflichtiger schwerer Diabetes mellitus
– Gerinnungsstörung
– Schwere Infektionen die weniger als 4 Wochen zurückliegen

– Schwere Herz-/Kreislauferkrankungen innerhalb der letzten 6 Monate (z.B. Myokardinfarkt, unkontrollierbarer Hyper- oder Hypotonus, Herzinsuffizienz)
– Gewichtsverlust von mehr als 10 % innerhalb der letzten 4 Wochen vor Therapiebeginn
– Laborchemische Parameter außerhalb definierter Grenzen

Die Studie wurde für insgesamt 16 Patienten angelegt, die auf 3 verschiedene Therapiearme randomisiert wurden: 6 Patienten sollten Regime A, 6 Patienten Regime B, und 4 Patienten Regime C erhalten.

Im Regime A erhielten die Patienten eine kontinuierliche intravenöse Infusion von TNF-α über 2 h 5× pro Woche alle 3 Wochen. Die initiale Dosis wurde mit 0,02 mg/m^2 Körperoberfläche festgelegt. In jedem Behandlungszyklus wurde die TNF-α-Dosis entsprechend dem in Abb. 5 wiedergegebenen Schema bis zur individuellen maximal tolerablen Dosis eskaliert.

Im Regime B erhielten die Patienten IFN-α (rekombinant human) 12 × 10^6 Einheiten i.m. 3× pro Woche jede Woche für die gesamte Behandlungsdauer. Nach 3 Wochen wurde dann zusätzlich TNF-α als zweistündige Dauerinfusion für 5 Tage pro Woche alle 3 Wochen appliziert. Dosis und Dosiseskalation entsprachen hierbei dem Regime A.

Im Regime C erhielten die Patienten IFN-α 12 × 10^6 Einheiten i.m. 3× pro Woche jede Woche als Monotherapie.

Gentechnologisch hergestellter humaner TNF-α wurde von der Firma Knoll AG, Ludwigshafen/BRD, zur Verfügung gestellt. Zur intravenösen Infusion wurden jeweils 1 mg lyophilisierter TNF-α mit 3 ml destilliertem

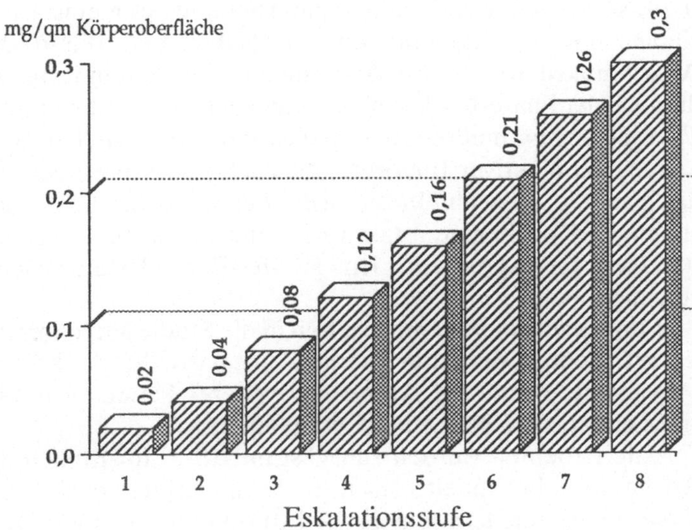

Abb. 5. Dosiseskalationsschema zur Bestimmung der MTD (maximal tolerablen Dosis) in der Phase-I/II-Studie

Wasser gelöst und ein entsprechendes Aliquot auf 50 ml mit Human-Albumin 5%ig verdünnt. Die Infusion erfolgte über eine elektronisch gesteuerte Infusionspumpe über jeweils 2 h.

Das rekombinante IFN-α (Roferon-A3) wurde von der Firma Hoffmann-La Roche AG, Grenzach-Wyhlen/BRD, bezogen.

Vor, während und nach der Therapie wurden anhand von klinischen und Laboruntersuchungen die Nebenwirkungen der Therapie dokumentiert. Vor und nach jeder TNF-Infusion wurden die Patienten über ihre subjektiven Beschwerden befragt und einer eingehenden klinischen Untersuchung unterzogen.

Die Graduierung der Toxizität erfolgt entsprechend den Richtlinien der WHO. Die MTD wurde erreicht, wenn entweder reversible Grad-III- oder Grad-IV-Toxizitäten auftraten oder nicht reversible Toxizitäten größer gleich Grad II. Die Therapie wurde in diesem Fall mit der Dosis der nächsttieferen Eskalationsstufe fortgesetzt.

Das Ansprechen der Patienten auf die Therapie wurde jeweils zu Beginn eines Zyklus anhand eingehender klinischer Untersuchungen und bildgebender Verfahren ermittelt. Es wurden die Remissionskriterien der WHO verwendet.

Die Therapie wurde beendet, wenn eine Progression der Erkrankung festgestellt werden mußte, wenn unerwartete oder lebensbedrohliche Komplikationen unter der Behandlung auftraten oder wenn die Patienten ihr Einverständnis zur Behandlung zurückzogen. Bei Patienten, die eine Toxizität Grad III entwickelten, wurde die Therapie unterbrochen, bis sich die Toxizität vollständig zurückbildete.

Klinische Phase-II-Studie: Seit 1988 führen wir eine offene, nicht randomisierte klinische Phase-II-Studie zur Therapie des metastasierten Nierenkarzinoms mit der Kombination von TNF-α und IFN-α durch. Ein- und Ausschlußkriterien für die Aufnahme von Patienten waren im wesentlichen die auch der Phase-I/II-Studie zugrundegelegten Bedingungen (s. S. 292). Vor Therapiebeginn mußte grundsätzlich mit radiologischen bildgebenden Verfahren ein objektiver Tumorprogreß nachgewiesen werden. In Ergänzung zu den Ein- und Ausschlußkriterien der Phase-I/II-Studie wurden Patienten mit alleinigen Knochenmetastasen oder mit einem schlechteren Allgemeinzustand als 1 entsprechend dem ECOG-Zubrod-Status nicht in die Studie aufgenommen.

Mindestens 14 Patienten sollten in die Studie aufgenommen werden. Für jeden Patienten, der unter Therapie eine partielle oder komplette Remission entwickelte, wurde die Aufnahme weiterer Patienten in die Studie bis zu einer maximalen Zahl von 25 vorgesehen.

Alle Patienten wurden zunächst mit 18×10^6-Einkeiten IFN-α 3× pro Woche i.m. behandelt. Nach 1 Woche erhielten sie zusätzlich zu der IFN-α-Gabe eine kontinuierliche Infusion von 160 µg/m² Körperoberfläche TNF-α über 2 h an 5 aufeinanderfolgenden Tagen alle 3 Wochen. Die Aufarbeitung und Applikation des TNF-α erfolgte entsprechend den Angaben für die Phase-I/II-Studie. Vor, während und nach der Therapie wurden anhand klinischer und laborchemischer Untersuchungen die Nebenwirkungen der Therapie erfaßt. Die Graduierung der Toxizität wurde wiederum entsprechend den Richtlinien der WHO durchgeführt.

Das Ansprechen auf die Therapie wurde jeweils nach 3 Zyklen evaluiert. Als Ansprechkriterien galten wiederum die Definitionen der WHO.

Die Therapie wurde beendet für solche Patienten, die nach wenigstens 3 Zyklen der kombinierten Therapie mit TNF oder IFN-α einen objektiven Progreß aufwiesen, die ihr Einverständnis zurückzogen oder wenn unerwartete oder lebensbedrohliche Komplikationen unter der Behandlung auftraten.

Ergebnisse

Klinische Phase-I/II-Studie: Insgesamt 16 Patienten wurden in die dreiarmige randomisierte Phase-I/II-Studie aufgenommen. Im Regime A (TNF-α-Monotherapie) wurden 7 Patienten behandelt; eine Kombinationstherapie aus TNF-α und IFN-α entsprechend Regime B wurde bei 5 Patienten durchgeführt. 4 Patienten erhielten lediglich IFN-α im Regime C.

2 weitere Patienten waren bereits wegen eines metastasierten Nierenkarzinoms mit IFN-α vorbehandelt und hatten auf diese Monotherapie nicht angesprochen. Diese beiden Patienten wurden außerhalb der Studie ebenfalls mit der Kombination aus TNF-α und IFN-α entsprechend Regime B behandelt.

Patientencharakteristika: Das mittlere Alter der 14 männlichen und 4 weiblichen Patienten betrug 57,8 Jahre (40–72). 15 der 18 Patienten wiesen Lungenmetastasen auf, 1 Patient hatte ausschließlich Knochenmetastasen, in 2 Fällen fanden sich ausschließlich Lymphknotenfiliae (Tabelle 2). In 6 Fällen war die Metastasierung bereits zum Operationszeitpunkt manifest, bei den übrigen Patienten betrug das Intervall zwischen Operation und Metastasierung 1–45 Monate.

Toxizität: Unter der Behandlung mit TNF-α und IFN-α entwickelten nahezu alle Patienten Fieber und Schüttelfrost, häufig begleitet von Übelkeit und Erbrechen während der TNF-α-Infusion (Tabelle 3).

Tabelle 2. Metastasenlokalisation bei 18 Patienten der Phase-I/II-Studie

Lungenmetastasierung	15
davon nur Lungenmetastasen	9
Knochenmetastasierung	3
davon nur Knochenmetastasen	1
Weichteilmetastasierung (Lymphome und Lokalrezidive)	6
davon nur Weichteilmetastasen	2

Tabelle 3. Toxizität der Therapie mit TNF-α und/oder IFN-α (jeweils maximal erreichte Toxizität nach WHO, Regime A/B/C, Angaben in %)

	Grad 1	Grad 2	Grad 3	Grad 4
Hämatotoxizität:				
Anämie	29/60/–	–/–/–	–/–/–	–/–/–
Leukopenie	42/60/75	–/40/25	–/–/–	–/–/–
Granulozytopenie	–/–/25	–/–/–	–/–/–	–/–/–
Thrombopenie	42/20/25	14/–/–	–/–/–	–/–/–
Blutungen	–/–/–	–/–/–	–/–/–	–/–/–
Gastrointestinale Toxizität:				
Bilirubin-Erhöhung	–/–/25	–/–/–	–/–/–	–/–/–
GOT/GPT-Erhöhung	57/60/75	14/40/–	–/–/–	–/–/–
γ-GT-Erhöhung	14/–/50	29/40/25	42/40/–	14/–/–
AP-Erhöhung	42/80/50	14/40/25	–/–/–	–/–/–
Orale Toxizität	–/–/25	–/–/–	–/–/–	–/–/–
Übelkeit/Erbrechen	14/20/50	57/60/25	–/–/–	–/–/–
Diarrhö	29/–/–	–/–/–	–/–/–	–/–/–
Kardiotoxizität:				
Herzrhythmusstörungen	42/40/–	–/20/–	–/–/–	–/–/–
Herzinsuffizienz	–/–/–	–/–/–	–/–/–	–/–/–
Perikarditis	–/–/–	–/–/–	–/–/–	–/–/–
Neurotoxizität:				
Bewußtseinseinschränkung	–/–/–	–/–/–	14/20/–	–/–/–
Periphere Neuropathie	–/–/–	–/–/–	–/–/–	–/–/–
Obstipation	–/–/–	–/–/–	–/–/–	–/–/–
Nephrotoxizität:				
Harnstoff-N-Erhöhung	42/–/–	–/–/–	–/–/–	–/–/–
Kreatinin-Erhöhung	42/30/25	14/–/–	–/–/–	–/–/–
Proteinurie	86/100/50	–/–/–	–/–/–	–/–/–
Hämaturie	29/–/–	14/40/–	–/–/–	–/–/–
Pulmonale Symptome	14/–/25	–/20/–	–/–/–	–/–/–
Fieber	14/20/25	71/60/50	14/–/–	–/–/–
Schüttelfrost	–/–/50	71/100/–	–/–/–	–/–/–
Allergische Reaktionen	–/–/–	–/–/–	–/–/–	–/–/–
Hautreaktionen	–/20/25	14/–/50	–/–/–	–/–/–
Haarausfall	–/–/25	–/–/–	–/–/–	–/–/–
Infektionen	–/–/–	–/–/–	–/–/–	–/–/–
Schmerzen:				
Kopfschmerzen	14/20/–	–/–/–	–/–/–	–/–/–
Andere Schmerzen	29/20/–	14/–/–	–/–/–	–/–/–
Müdigkeit, Abgeschlagenheit	57/40/100	29/40/–	14/–/–	–/–/–
Appetitlosigkeit	57/40/25	–/20/–	–/–/–	–/–/–

Unter längerdauernder Therapie und insbesondere nach weiterer Dosiseskalation wurden Müdigkeit und Abgeschlagenheit regelhaft berichtet. Die genannten Symptome konnten medikamentös ausreichend kupiert werden und zwangen in keinem Fall zum Therapieabbruch. Der limitierende Faktor für das Erreichen der MTD waren die Veränderungen der laborchemischen Parameter: Bei 14 von 18 Patienten kam es unter der Therapie zu einer Leukopenie I.-III. Grades, mehrfach fanden sich auch therapieinduzierte Thrombopenien. Eine Veränderung der Leberenzyme GOT, GPT, γ-GT oder der alkalischen Phosphatase traten bei 17 von 18 Patienten auf, hierbei kam es wiederholt zu Grad-III-Toxizitäten ohne klinische Auffälligkeit. Alle Veränderungen waren nach Beendigung der TNF-Infusion in der Regel rasch reversibel. Seltenere Nebenwirkungen waren Anämie, mäßiggradiger Anstieg der Retentionswerte, Proteinurie, Hämaturie, Tachykardie, kurzfristige Störungen der Vigilanz, Haarausfall und kutane Reaktionen. Keine dieser Nebenwirkungen war jedoch dosislimitierend. Sämtliche Nebenwirkungen sind in Tabelle 3 dargestellt.

Therapieergebnisse: Von insgesamt 16 randomisierten und 2 zusätzlich behandelten Patienten waren 17 bezüglich der Ansprechrate auswertbar. Bei 10 Patienten konnte eine Tumorstabilisierung erreicht werden, wobei die Ansprechdauer zwischen 3 und 13 Monaten lag. Im Regime A wurden dabei 4, im Regime B und im Regime C jeweils 3 Stabilisierungen erreicht. Bei den verbliebenen 7 Patienten konnte das Tumorwachstum durch die Therapie nicht beeinflußt werden (Tabelle 4).

Klinische Phase-II-Studie: In diese zweite offene, nicht randomisierte klinische Phase-II-Studie zur Therapie des metastasierten Nierenkarzinoms mit der Kombination aus TNF und IFN-α wurden 25 Patienten aufgenommen.

Patientencharakteristika: Das mittlere Alter der Patienten betrug 58,4 Jahre (32–71). 18 von 25 Patienten wiesen Lungenmetastasen auf, entweder allein oder in Kombination mit Metastasen im Bereich der Knochen, der Vagina, der Trachea, der Schilddrüse oder der retroperitonealen Lymphknoten. Bei 6 Patienten war bereits präoperativ eine Metastasierung bekannt, bei den übrigen Patienten betrug das Intervall zwischen Operation und Diagnostik erster Metastasen zwischen 1 und 96 Monate.

Tabelle 4. Ergebnisse der Phase-I/II-Studie

	Regime A	Regime B	Regime C
CR	0	0	0
PR	0	0	0
SD	4	3	3
PD	3	4	1
NE	0	1	0

Tabelle 5. Toxizität der Therapie mit TNF-α (jeweils maximal erreichte Toxizität nach WHO, Angaben in %)

	Grad 1	Grad 2	Grad 3	Grad 4
Hämatotoxizität:				
Anämie	43	7	–	–
Leukopenie	36	29	14	7
Granulozytopenie	14	7	–	–
Thrombopenie	21	7	7	–
Blutungen	–	–	–	–
Gastrointestinale Toxizität:				
Bilirubin-Erhöhung	7	–	–	–
GOT/GPT-Erhöhung	50	7	7	–
γ-GT-Erhöhung	7	7	14	–
AP-Erhöhung	50	42	7	–
Orale Toxizität	7	–	–	–
Übelkeit/Erbrechen	50	50	–	–
Diarrhö	–	–	–	–
Kardiotoxizität:				
Herzrhythmusstörungen	84	–	–	–
Herzinsuffizienz	–	–	–	–
Perikarditis	–	–	–	–
Neurotoxizität:				
Bewußtseinseinschränkung	–	7	–	–
Periphere Neuropathie	–	–	–	–
Obstipation	–	–	–	–
Nephrotoxizität:				
Harnstoff-N-Erhöhung	14	–	–	–
Kreatinin-Erhöhung	29	–	–	–
Proteinurie	71	29	–	–
Hämaturie	–	–	–	–
Pulmonale Symptome	–	7	–	–
Fieber	7	93	–	–
Schüttelfrost	–	100	–	–
Allergische Reaktionen	–	–	–	–
Hautreaktionen	7	21	–	–
Haarausfall	7	–	–	–
Infektionen	14	–	–	–
Schmerzen:				
Kopfschmerzen	71	–	–	–
Andere Schmerzen	–	–	–	–
Müdigkeit, Abgeschlagenheit	7	85	–	–
Appetitlosigkeit	21	71	–	–

Toxizität: Unter der Behandlung mit der Kombination von TNF-α und IFN-α entwickelten alle Patienten Fieber und Schüttelfrost, gelegentlich begleitet, entsprechend den Erfahrungen aus der Phase-I/II-Studie, von Übelkeit und, weniger häufig, von Erbrechen. Dabei traten diese Nebenwirkungen der Therapie wegen der fehlenden TNF-Dosiseskalation besonders während der ersten Zyklen auf. Unter länger dauernder Therapie konnten sich die Patienten, medikamentös unterstützt, an diese Nebenwirkungen adaptieren. Es wurde jedoch bei Fortsetzung der Therapie häufig über Müdigkeit und Abgeschlagenheit, verbunden mit einer Gewichtsreduktion, berichtet. In 2 Fällen verlängerten wir daher das ambulante Intervall von 2 auf 3 bzw. 4 Wochen. Die Veränderung der laborchemischen Parameter entsprach den Erfahrungen aus der Phase-I/II-Studie; neben nahezu regelhaft bestehender, zum Teil ausgeprägter Leukopenie unter der TNF-Infusion beobachteten wir Thrombozytopenien und leichte bis mäßiggradig erhöhte Werte für Transaminasen. Nur in einem Fall führten jedoch unter der Kombinationstherapie Veränderungen der laborchemischen Parameter zur Therapieunterbrechung: Wegen einer Leukopenie Grad IV wurde die TNF-Therapie für 2 Tage unterbrochen, bis es zu einer vollständigen Normalisierung der Leukozytenzahl gekommen war. Weitere Therapiezyklen mit 120 μg/m^2 TNF-α führten in der Folge nur zu reversiblen drittgradigen Leukopenien. Alle Toxizitäten sind aus der Tabelle 5 ersichtlich.

Therapieergebnisse: Von bisher 25 in die Studie aufgenommenen Patienten lassen sich bezüglich der Ansprechrate derzeit 20 Patienten auswerten. Bei 9 Patienten (45 %) konnte eine objektive Remission erzielt werden (3 komplette Remissionen und 6 partielle Remissionen). Bei 9 Patienten erreichten wir eine Tumorstabilisierung, nur bei 2 Patienten war das Tumorleiden unter der Therapie progredient und führte zum Abbruch der Behandlung. Nur solche Patienten sprachen auf die Therapie an, die Lungen- oder andere Weichteilmetastasen aufwiesen. Dabei war eine geringere Tumormasse Voraussetzung für das Ansprechen. Objektive Remissionen bei Knochenmetastasen oder Lokalrezidiven traten nicht auf. Über die Dauer der Remission kann zum jetzigen Zeitpunkt keine Aussage gemacht werden, da wir bei den Respondern bislang nur in 2 Fällen eine erneute Tumorprogression beobachten mußten (Tabelle 6).

Tabelle 6. Ergebnisse der Phase-II-Studie

	n	(%)	
CR	3	(15 %)	
PR	6	(30 %)	9 (45 %)
SD	9	(45 %)	
PD	2	(10 %)	

Diskussion der Klinischen Ergebnisse

Aufgrund der oben zitierten, überaus positiven präklinischen Ergebnisse bei der Behandlung von transplantierten humanen Nierenkarzinomen mit der Kombination von TNF-α und IFN-α haben wir 2 klinische Phase-I- bzw. Phase-II-Studien bei Patienten mit metastasiertem Nierenkarzinom durchgeführt. Im Rahmen der Phase-I-Studie konnten wir zeigen, daß die Behandlung mit TNF-α allein oder in Kombination mit IFN-α eine tolerable Behandlungsmodalität mit dosisabhängigen Nebenwirkungen darstellt. Die Phase-II-Studie hat bewiesen, daß mit einer derartigen Therapie möglicherweise Remissionsraten zu erzielen sind, die bislang durch andere Behandlungsstrategien nur schwerlich erreicht werden konnten.

Primäres Ziel der Phase-I-Studie war es, die maximal tolerable Dosis von TNF-α allein oder in Kombination mit IFN-α zu erfassen. 14 Patienten erhielten in der Phase-I-Studie TNF-α entweder allein oder in Kombination mit IFN-α. Dabei sahen wir die typischen Nebenwirkungen der Therapie mit BRM wie Fieber, grippeähnliche Symptome, Übelkeit, Erbrechen und Schüttelfrost. Alle diese Symptome waren bei der TNF-α-Mono- oder Kombinationstherapie ausgeprägter als unter IFN-α-Monotherapie. Die Hepatotoxizität bildete bei der überwiegenden Zahl der Patienten den limitierenden Faktor bezüglich der MTD, wobei unklar ist, worauf diese beruht.

Auffällig war, daß in der randomisierten Phase-I-Studie keine objektiven Remissionen zu beobachten waren. Die Ursachen hierfür müssen in 4 Gründen gesehen werden:

Erstens werden im Rahmen von Phase-I-Studien Patienten therapiert, die einer etablierten Therapieform nicht mehr zugänglich sind, die also an einem weit fortgeschrittenen Tumorleiden erkrankt sind, sich damit in der Regel in einem schlechten Allgemeinzustand befinden und eine große Tumormasse aufweisen. Eine effektive Immuntherapie scheint nach eigenen Untersuchungen jedoch nur sinnvoll bei Patienten mit einem guten Allgemeinzustand (OTTO et al. 1988). Bei der Therapie mit IFN-α in Kombination mit Vinblastin konnten objektive Remissionen nur bei denjenigen Patienten beobachtet werden, die einen Karnofsky-Index von mindestens 80 % aufwiesen (OTTO et al. 1988). Ferner muß man davon ausgehen, daß eine Behandlung mit BRM nur bei einer kleinen Tumormasse erfolgversprechend erscheint. Diese klinischen Eindrücke sind für die IFN-α-Therapie mehrfach bestätigt worden (KROWN 1987). Wie wir für die Phase-II-Studie haben zeigen können, trifft dies auch für die TNF-α-/IFN-α-Therapie zu.

Eine zweite Ursache muß darin gesehen werden, daß es primäres Ziel der Phase-I-Studie gewesen ist, die MTD zu ermitteln, so daß für TNF-α eine intraindividuelle Dosiseskalation durchgeführt wurde. Aus den tierexperimentellen Befunden geht jedoch für die TNF-α-Therapie eine klare Dosis-Wirkungsbeziehung hervor, so daß bei niedriger Dosierung kein therapeutischer Effekt zu erwarten ist. In der klinischen Studie zeigte deshalb ein Teil der Patienten unter diesen anfänglich niedrigen Dosierungen im Rahmen der intraindividuellen Dosiseskalation einen Tumorprogreß.

Den dritten Grund stellt die relativ niedrige Dosierung des IFN-α mit 12 × 10⁶ Einheiten dar. Es ist aus der Literatur bekannt, daß nur mit einer sog. „intermediate dose" ausreichende Remissionsraten erzielt werden können, und zwar statistisch signifikant besser als mit einer niedrigen oder hohen Dosierung (KROWN 1987). Da bisher keine klinischen Erfahrungen in der Kombination mit IFN-α und TNF-α vorlagen, verbot sich jedoch zunächst eine höhere IFN-α-Dosierung.

Der vierte Grund muß darin gesehen werden, daß die für die Nacktmaus evaluierte MTD – trotz eines Umrechnungsfaktors von 14 – deutlich höher lag als die in der Phase-I-Studie beim Menschen ermittelte MTD.

Diese Punkte fanden deshalb Berücksichtigung in dem Studiendesign für die Phase-II-Studie. Es wurden nur Patienten mit einem ECOG-Zubrod-Status von 0–1 aufgenommen, es wurde keine intraindividuelle Dosiseskalation mehr vorgenommen, sondern mit der ermittelten mittleren MTD von 0,16 mg/m² therapiert und die IFN-α-Dosis auf die „intermediate dose" von 18 × 10⁶ Einheiten erhöht. Durch eine so geänderte Behandlungsstrategie gelang es, Remissionsraten von z. Z. 45 % zu erzielen. Diese Behandlungs-ergebnisse sind durch kaum eine andere Behandlungsmodalität bei Patienten mit einem metastasierenden Nierenkarzinom bisher erzielt worden.

Erwähnenswert sind 3 Beobachtungen in der Phase-II-Studie, die die gesamte Behandlungsstrategie des Nierenkarzinoms beeinflussen sollten, um die Prognose derartiger Patienten entscheidend zu verbessern:

Erstens zeigte sich, daß die objektive Remissionsrate bei Patienten mit einer kleinen Tumormasse größer war und hier auch komplette Remissionen erzielt werden konnten, als bei Patienten mit einem weit fortgeschrittenen Tumorleiden. Diese Befunde decken sich mit unseren tierexperimentellen Ergebnissen. Wie eingangs erwähnt, entwickeln 80 % der Patienten im scheinbar operablen Stadium trotz radikaler Tumornephrektomie Metasta-sen und sterben letztlich an ihrer Erkrankung (OTTO et al. 1986). Die Korrelation zwischen Tumormasse und Ansprechrate mit der potentiellen Möglichkeit der Induktion kompletter Remissionen bei Patienten, die sich darüber hinaus noch aufgrund der kleinen Tumormasse ins einem guten Allgemeinzustand befinden, prädisponieren eine derartige Behandlungsmo-dalität auch zum Einsatz in der adjuvanten Therapie, die schon im Stadium der Mikrometastasierung sinnvoll und kurativ einsetzbar wäre.

Eine weitere Beobachtung ist die Tatsache, daß nur Weichteilmetastasen, vorwiegend jedoch pulmonale Metastasen, auf eine TNF-α/IFN-α-Therapie ansprechen, während bei Lokalrezidiven oder Knochenmetastasen keine Remission beobachtet wurde. Ein ähnlicher Trend ist zuvor von uns in der IFN-Monotherapie beschrieben worden (OTTO et al. 1988). Allerdings war die Wahrscheinlichkeit des Ansprechens der Weichteilmetastasen sehr viel geringer als unter der Kombinationstherapie. In Kenntnis dieser Tatsache kommt der lokalen Radikalität bei der Tumornephrektomie und der unter diesen Bedingungen sinnvolen lokoregionären Lymphadenektomie eine besondere Bedeutung zu, da hierdurch die Entstehung von Lymphknoten-metastasen oder eines Lokalrezidives verhindert wird, welche sich einer erfolgreichen Therapie mit TNF-α/IFN-α entziehen.

Die dritte Besonderheit deckt sich ebenfalls mit tierexperimentellen Ergebnissen, die zeigen, daß sich schon nach wenigen Tagen die Tumormasse erheblich reduziert und die histologische Untersuchung nur noch bindege-webige Strukturen erkennen läßt. Auch bei den von uns behandelten Patienten kam es häufig zu einer raschen Tumorremission, die dann stagnierte, ohne daß ein erneuter Tumorprogreß auftrat. Bildgebende Verfahren wie die Computertomographie sind heute nicht in der Lage, zwischen Resttumor und Narbe genau zu differenzieren. Einige der von uns als in partieller Remission befindlich klassifizierten Patienten sind daher möglicherweise tatsächlich tumorfrei. Dadurch tritt ein diagnostisches Dilemma auf, das den Therapeuten vor die Frage stellt, inwieweit nach langfristiger partieller Remission eine weitere Therapie notwendig ist. Nur durch gezielte Biopsien oder Exzisionen derartiger unklarer Befunde wird man diese Frage im Sinne des Patienten beantworten können.

Insgesamt lassen die Behandlungsergebnisse der kombinierten systemi-schen Therapie mit TNF-α und IFN-α ein sinnvolles Konzept in der Behandlung des metastasierten Nierenkarzinoms erkennen. Durch weitere präklinische Untersuchungen und durch zunehmende therapeutische Erfah-rungen scheint eine Optimierung dieser Therapieform, evtl. auch durch Kombination mit einem weiteren Zytokin, möglich.

Literatur

Baisch H, Otto U (1988) Cell kinetic effects of alpha-interferon and tumor necrosis factor (TNF) on human renal cell carcinomas transplanted into nude mice. Cytometry (Suppl) 2: 18

Balkwill FR, Ward BG, Moodie E, Fiers W (1987a) Therapeutic potential of tumor necrosis factor-α and γ-interferon in experimental human ovarian cancer. Cancer Res 47: 4755–4758

Balkwill FR, Ward BG, Fiers W (1987b) Effects of tumor necrosis factor on human tumor xenografts in nude mice. Ciba Found Symp 131: 154–169

Begg AC, McNally NJ, Shrieve DC, Kärcher H (1985) A method to measure the duration of DNA synthesis and the potential doubling time from single sample. Cytometry 6: 620–622

Beniers AJ, Peelen WP, Hendriks BT, Schalken JA, Debruyne FM (1988) Effect of alpha- and gamma-interferon and tumor necrosis factor on colony formation of two human renal tumor xenografts in vitro. Semin Surg Oncol 4: 195–198

Beran M, McCredie KB, Keating MJ, Guttermann JU (1988) Antileukemic effect of recombinant tumor necrosis factor alpha in vivo and its modulation by alpha- and gamma-interferons. Blood 72: 728–738

Buzaid AC, Robertone A, Kisala C, Salmon SE (1987) Phase II study of interferon alpha-2a recombinant (Roferon-A) in metastatic renal cell carcinoma. J Clin Oncol 5: 1083–1089

Cregan ET, Bruckner JC, Hann RG, Richardson RR, Schaid DJ, Kovach JS (1988) An evaluation of recombinant leukocyte interferon with aspirin in patients with metastatic renal cell carcinoma. Cancer 61: 1787–1791

Fossa SD, De Garis ST, Heier MS et al. (1986) Recombinant interferon alpha-2a with or without vinblastin in metastatic renal cell carcinoma. Cancer 57 (Suppl): 1700–1704

Fuijta T, Asano H, Naide Y et al. (1988) Antitumor effects of human lymphoblastoid interferon on advanced renal cell carcinoma. J Urol 139: 256–258

Garnick MB, Reich SD, Maxwell B, Coval-Goldsmith S, Richie JP, Rudnick SA (1988) Phase I/II study of recombinant interferon gamma in advanced renal cell carcinoma. J Urol 139: 251–255

Huber C, Aulitzky WA, Aulitzky WO, Frick J, Gastl G, Tilg H (1989) Interferon gegen Krebs: Weg von der Holzhammer-Methode. Med Trib 33: 33

de Kernion JB (1983) Treatment of advanced renal cell carcinoma – traditional methods and inovative approaches. J Urol 130: 2

de Kernion JB, Sarna G, Figlin R, Lindner A, Smith RB (1983) The treatment of renal cell carcinoma with human leukocyte alpha-interferon. J Urol 130: 1063

Kirkwood JM, Harris JE, Vera R et al. (1985) A randomized study of low and high doses of leukocyte alpha-interferon in metastatic renal cell carcinoma: The American Cancer Society Collaborative Trial. Cancer Res 45: 863–871

Krown SE (1987) Interferon treatment of renal cell carcinoma. Current status and future prospects. Cancer 59: 647–651

Krown SE, Einzig AI, Abramson JD et al. (1983) Treatment of advanced renal cell cancer (RCC) with recombinant leukocyte A interferon (rIFN-alpha-A). Proc Amer Soc Clin Oncol 2: 58

de Mulder PRM, Debruyne EMJ, Geboers ADH, Strijk S, Damma O (1989) Recombinant (r) alpha- and gamma interferon (IFN) in the treatment of advanced renal cell carcinoma (RCC). J Urol 9/2: 294A (Abstr 528)

Muss HB, Costanzi JJ, Leavitt R et al. (1987) Recombinant alpha interferon in renal cell carcinoma: a randomized trial of two routes of administration. J Clin Oncol 5: 286–291

Neidhardt JA, Gagen MM, Young D et al. (1984) Interferon-alpha therapy of renal cancer. Cancer Res 44: 4140–4143

Nobuhara K, Asami T, Iketani M, Noda K, Andoh S (1987) The inhibition of neoplastic cell proliferation with human natural tumor necrosis factor. Jpn J Cancer Res 78: 193–201

Otto U, Klöppel G, Baisch H (1984a) Transplantation of human renal cell carcinoma into NMRI nu/nu mice. I. Reliability of an experiment tumor model. J Urol 131: 130–133

Otto U, Huland H, Baisch H, Klöppel G (1984b) Transplantation of human renal cell carcinoma into NMRI nu/nu mice. II. Evaluation of response to vinblastine. J Urol 131: 134–138

Otto U, Huland H, Zschaber R (1985) Recombinant interferon gamma: first results of a clinical phase II study in patient with metastatic renal cell carcinoma and experimental studies of human renal cell carcinoma transplanted into nude mice. J Urol 133/2: 155A (Abstr 168)

Otto U, Baisch H, Klöppel G (1986) Malignancy index based on flow-cytometry and histology for renal cell carcinoma and its correlation to prognosis. J Urol 135: 165A

Otto U, Schneider A, Denkhaus H, Conrad S (1988) Die Behandlung des metastasierenden Nierenkarzinoms mit rekombinantem alpha 2- oder gamma-Interferon. Ergebnisse zweier klinischer Phase-II- bzw. -III-Studien. Onkologie 11: 185–191

Queseda JR, Swanson DA, Trindade A, Guttermann JU (1983) Renal cell carcinoma: Antitumor effects of leukocyte interferon. Cancer Res 43: 940–947

Rizzo M, Bartoletti R, Selli C, Sicignano A, Criscoulo D (1989) Interferon alpha-2a and vinblastine in the treatment of metastatic renal cell carcinoma. Eur Urol 16: 271–277

Robson EJ, Churchill BM, Anderson W (1968) The results of radical nephrectomy for renal cell carcinoma. J Urol 101: 297–301

Schornagel JH, Verweij J, Ten Bokkel Huinink WW et al. (1989) Phase II study of recombinant interferon alpha-2a and vinblastine in advanced renal cell carcinoma. J Urol 142: 253–256

Steel G (1977) Growth kinetics of tumours. Claredon, Oxford

Steven A, Katz MD, Joseph E, Davis MD (1977) Renal adenocarcinoma: Prognostics and treatment reflected by survival. Urology 10: 10–11
Takaku F, Kumamoto Y, Koiso K et al. (1987) Phase II study of recombinant human interferon gamma (S-6810) on renal cell carcinoma. Cancer 60: 929–933
Vugrin D, Hood L, Taylor W et al. (1985) Phase II study of human lymphoblastoid interferon in patients with advanced renal carcinoma. Cancer Treat Rep 69: 817–820

Derzeitiger Stand der Immuntherapie des fortgeschrittenen Nierenzellkarzinoms

G.G. Steger, T. Duckett und A. Belldegrun

Einleitung

Durch die Fortschritte in der Immunologie und Biotechnologie der letzten Jahre konnten neue und vielversprechende Strategien für die Immuntherapie maligner Erkrankungen entwickelt werden. Zytokine wie Interferone und Interleukine entfalten neben gewissen zytotoxischen Eigenschaften hauptsächlich aktive und passive immunologische Aktivität im Tumorträger. Die sog. „adoptive Immuntherapie" besteht aus 2 Hauptkomponenten: einer großen Anzahl ($1 \times 10^9 - 5 \times 10^{11}$) immunkompetenter lymphoider Zellen mit hoher Antitumorreaktivität und rekombinante Zytokine für immunologische Manipulationen in vitro und in vivo. In der Vergangenheit waren die Therapie mit Zytokinen und die Ex-vivo-Herstellung von effektiven Antitumorzellen von der Verfügbarkeit genügend großer Mengen dieser Zytokine in entsprechendem Reinheitsgrad abhängig. Durch die Entwicklung molekularbiologischer Methoden können diese Substanzen nun aber in praktisch unbeschränkter Menge in rekombinanter Form hergestellt werden, wodurch der experimentellen und auch der klinischen Forschung diesbezüglich keine Grenze mehr gesetzt ist.

Die Behandlung des metastasierten Nierenzellkarzinoms ist wegen der bestehenden Therapieresistenz gegenüber herkömmlichen chemotherapeutischen und radioonkologischen Behandlungsstrategien eine der großen Herausforderungen der klinischen Onkologie. Basierend auf dem Zytokin Interleukin-2 (IL-2) konnten in den letzten Jahren aber neue Therapieformen entwickelt werden, die aufgrund teilweise langanhaltender partieller (PR) und kompletter Remissionen (CR) Anlaß zu vorsichtigem Optimismus geben. Eine Reihe von klinischen Studien mit IL-2 in Monotherapie, IL-2 in Verbindung mit anderen Zytokinen wie Interferon-α (IFN-α), und Studien über die Effekte von adoptiv applizierten lymphokinaktivierten Killerzellen (LAK) und tumorinfiltrierenden Lymphozyten (TIL) haben teilweise die theoretischen Überlegungen bestätigt. Darüber hinaus zeichnet sich durch die Verfügbarkeit gentechnologisch manipulierter immunkompetenter Zellen und Tumorzellen eine weitere neue Therapieform ab, die das therapeutische Spektrum bei vielen derzeit nicht oder nur schwer behandelbaren Malignomem und auch beim Nierenzellkarzinom auf eine neue und solidere Basis stellen könnten.

Zytokintherapie

Therapie mit hochdosiertem IL-2

IL-2, das am besten untersuchte Zytokin, vermittelt Antitumoreffekte über das körpereigene Immunsystem des Tumorträgers. Durch die Therapie mit IL-2 als Monotherpeutikum konnte in ca. 10% der Patienten mit fortgeschrittenem Melanom und Nierenzellkarzinom eine dauerhafte komplette Remission erzielt werden. Die größte Erfahrung mit dieser Therapie haben zweifellos Rosenberg et al. am National Cancer Institute in Washington. Bis 1990 wurden an dieser Institution 132 Patienten mit metastatsiertem Nierenzellkarzinom behandelt, wobei IL-2 (100 000 U/kg KG alle 8 h) oder IL-2 in Verbindung mit LAK-Zellen appliziert wurde. Die Ansprechrate für die IL-2-Monotherapie betrug in dieser Patientenserie 18% und für die Kombinationstherapie 35%. Obwohl diese Zahlen relativ gering erscheinen und alleine auch keinen Grund für übertriebenen Enthusiasmus darstellen, konnten bei 5 von 60 Patienten in der IL-2-Gruppe und bei 8 von 72 in der IL-2/LAK-Gruppe langanhaltende Remissionen erzielt werden, die davor mit keiner anderen Therapieform beobachtet werden konnten.

Eine Reihe klinischer Folgestudien konnte den therapeutischen Effekt der IL-2-Therapie bestätigen (Fisher et al. 1988). Basierend auf den Daten von 7 solcher Studien, die insgesamt 255 Patienten umfaßten und eine Ansprechrate von 15% (9 CR, 28 PR) mit einer projizierten Responsdauer von 2 Jahren aufwiesen, wurde IL-2 in den USA von der bekannt strengen U.S. Food and Drug Administration (FDA) nun für die Behandlung des metastasierten Nierenzellkarzinoms zugelassen. Die Dosierung des IL-2 in diesen Studien betrug zwischen 600 000 und 720 000 IU/kg alle 8 h für 5 Tage und wurde von der FDA empfohlen. Nicht unerwähnt bleiben darf allerdings die Tatsache, daß wegen der relativ hohen Mortalität von 4% unter den so behandelten Patienten der Hersteller (Chiron/Cetus) von der FDA angewiesen wurde, einen entsprechenden Hinweis auf die Möglichkeit schwerer und fallweiser tödlicher Toxizitäten unter der Behandlung mit IL-2 dem Medikamentenbeipacktext anzufügen.

Neben der bereits erwähnten Hochdosistherapie mit IL-2 als Bolusgabe kann dieses Zytokin aber auch in anderer Dosierung bzw. Applikationsform verabreicht werden. Eine europäische Phase-II-Multicenterstudie applizierte hochdosiertes IL-2 via kontinuierlicher intravenöser Infusion und konnte bei 8 von 57 Patienten eine Remission (2 CR, 6 PR) beobachten (von der Maase et al. 1991). Allerdings mußten auch in dieser Studie 2 therapieinduzierte Todesfälle dokumentiert werden und die Anzahl und der Grad der IL-2-induzierten Toxizitäten war ebenfalls beträchtlich. In einer Nachfolgestudie an einem der 9 teilnehmenden Zentren konnten die Ergebnisse der Multicenterstudie bestätigt werden. Die Ansprechrate in dieser Studie betrug 20% (6 von 30 avaluierbaren Patienten), wobei bei 2 Patienten eine CR erreicht werden konnte (Geertsen et al. 1992). Auch in dieser Studie war

Toxizität dosislimitierend, und die Therapie mußte in 2/3 der Zyklen hauptsächlich wegen Hypotension unterbrochen werden. 3 Patienten verlangten den Therapieabbruch wegen subjektiver Nebeneffekte und 4 Patienten konnten wegen verschiedener Toxizitäten die geplante Therapie nicht erhalten. Ein Patient verstarb an therapieinduziertem Multiorganversagen. Die Autoren dieser Studie schlossen aus diesen Ergebnissen, daß obwohl eine Vasopressorentherapie und/oder die Behandlung routinemäßig an einer Intensivstation durchgeführt wurde, die maximale Dosiswirkung für kontinuierlich appliziertes IL-2 in ihrer Studie erreicht wurde.

Um die theoretischen Vorteile der kontinuierlichen Hochdosis-IL-2-Applikation über die Bolusgabe zu objektivieren oder zu widerlegen, wurde am National Cancer Institute von der „Extramural IL-2 Working Group" eine entsprechende prospektiv randomisierte Studie konzipiert und durchgeführt. Obwohl Fieberepisoden, Infektionen und Erhöhungen der alkalischen Phosphatase im Serum öfter in der Gruppe mit kontinuierlicher Il-2-Applikation (n=48) beobachtet wurde und Thrombopenie öfter in der Bolusgruppe (n=46) verzeichnet werden mußte, konnten keine signifikanten Unterschiede bezüglich schwerer Toxizitäten beobachtet werden. Die Ansprechraten betrugen 20% (3 CR und 6 PR) in der Bolusgruppe und 25% (2 CR und 5 PR) in der Gruppe mit Dauerinfusion. 4 Patienten verstarben an therapieinduzierter Toxizität.

Therapie mit niedrigdosiertem IL-2

Durch Dosisreduktion von IL-2 wurde versucht, die Toxizität bei Erhaltung der Effektivität zu minimieren. Die Daten dieser Untersuchungen sind nicht konsistent. Marumo et al. (1991) berichteten von 3 CR (31, 35+ und 13 Monate) bei 12 Patienten mit metastasiertem Nierenzellkarzinom, die mit einer niedrig dosierten IL-2-Monotherapie behandelt wurden. Thompson et al. (1992) verwendeten eine Kombinationstherapie aus kontinuierlich appliziertem IL-2 und LAK-Zellen bei 42 Patienten und erzielten eine Ansprechrate von 33%. Die ersten 20 Patienten dieser Serie waren mit hochdosiertem Il-2 (6×10^6 U/m^2/d über 5 Tage) behandelt worden, während die folgenden 22 Patienten niedrig dosiertes IL-2 (2×10^6E U/m^2/d über 10 Tage) erhielten. Die Ansprechraten beider IL-2-Regime waren nicht signifikant verschieden (HD-IL-2: 25%, LD-IL-2: 41%), doch wurde eine deutlich niedrigere Toxizitätsrate im Sinne einer Abnahme der Inzidenz von Hypotension und anderen Symtomen des „capillary-leak-syndroms" im LD-IL-2-Schema verzeichnet. Im Gegensatz zu dieser Studie konnten Koretz et al. (1991) in einer Untersuchung mit 20 Patienten keinerlei objektive Remission unter kontinuierlich appliziertem niedrig dosiertem IL-2 mit oder ohne LAK-Zell-Therapie dokumentieren. Weitere klinische Studien sind also notwendig, um die Effektivität der therapeutischen Regime mit niedrig dosiertem IL-2 zu evaluieren.

In der Zwischenzeit haben aber einige Phase-II-Studien ermutigende Ergebnisse mit IL-2 in Kombination mit anderen Zytokinen wie IFN-α gebracht. IFN-a wurde als Monotherapie bei mehr als 1000 Patienten in kontrollierten Studien eingesetzt. Die durchschnittliche Ansprechrate liegt bei ca. 13%, doch sind die erzielten Remissionen in den seltensten Fällen von Dauer. Diese Ergebnisse zusammen mit in-vitro-Daten, die einen Synergismus von IL-2 und IFN-α aufzeigten, führten zu klinischen Studien zur Behandlung des fortgeschrittenen Nierenzellkarzinoms. Am NCI konnten mit diesem Schema 4 komplette Remissionen bei 35 Patienten mit einer Gesamtansprechrate von 31% erzielt werden, während eine andere Studie über eine Ansprechrate von lediglich 12,5% berichtete (BRM). Mittelmann et al. (1991) verwendeten kontinuierlich appliziertes IL-2 in einer Dosierung von 2% × 10^6 U/m^2/d über 4 Tage in Kombination mit Interferon-α s. c. (6 × 10^6 U/m^2/d über 4 Tage). In dieser Studie konnte bei 12 Patienten eine Ansprechrate von 33% ermittelt werden. Figlin et al. (1992) verwendeten ein ähnliches Schema zur ambulanten Behandlung von 30 Patienten mit metastasierten Nierenzellkarzinom, und es konnte gezeigt werden, daß dieses Schema mit minimaler Toxizität verabreicht werden kann. Daneben wurde von einer Responsrate von 30% (9 PR) berichtet, wobei allerdings 2 Patienten nach chirurgischer Entfernung persistierenden Fremdgewebes als pathologische CR eingestuft werden konnten.

Zytokine und andere „Biological Response Modifiers" können auch mit konventioneller Chemotherapie kombiniert werden. Basierend auf präklinischen Daten, die einen Synergismus unterschiedlicher Ausprägung zwischen verschiedenen Zytostatika und Zytokinen wie IL-2 und IFN-α gezeigt haben (Gautman et al. 1991; Salkwill u. Moodie 1984; Carmichael et al. 1986), wurden mehrere Studien initiiert. Eine europäische Phase-I-Studie kombinierte IFN-α und perorales 5-Fluorouracil und erzielte eine CR unter 10 Patienten, Sella et al. (1992) behandelten 49 Patienten mit einer Kombination aus IFN-α, 5 FU und Mitomycin C in einer Phase-II-Studie und berichteten von einer Ansprechrate von 35% (17 PR). Obwohl die Interpretation dieser Ergebnisse durch die Tatsache erschwert wird, daß die Behandlung des Primärtumors bei der Hälfte der eingebrachten Patienten zusätzlich aus der angiographischen Tumorinfarzierung bestand, konnte in einer Folgestudie bei weiteren 20 Patienten die Ansprechrate von 35% durch die Behandlung mit IFN-α und 5-FU bestätigt werden.

Wenngleich die Ergebnisse dieser Phase-II-Studien vielversprechend erscheinen, so muß doch die Wertigkeit dieser Behandlungsstrategien erst in weiteren Phase-III-Studien Bestätigung finden.

Eine publizierte randomisierte Studie mit IFN-α mit und ohne zusätzliches Aspirin, die wegen der relativ hohen Responsrate dieser Kombination von 34% in der vorangegenen Phase-II-Studie (Creagan et al. 1988) initiiert wurde, erbrachte eine Ansprechen von lediglich 8% in der IFN/Aspirin-Gruppe und von 13% in der IFN-Gruppe (Creagan et al. 1991). Dieses Ergebnis bestätigt einmal mehr die Notwendigkeit von prospektiv randomisierten klinischen Studien zur endgültigen Beurteilung eines neuen Behandlungsregimes.

Adoptive Immuntherapie

Durch die Verfügbarkeit rekombinanter Zytokine mit hohem Reinheitsgrad konnte das Interesse, das erste Ergebnisse mit dem adoptiven Transfer immunkompetenter Effektorzellen geweckt hatte, an dieser Therapieform noch gesteigert werden. Die Mehrzahl der Autoren stimmt überein, daß antigenspezifische T-Zellen, und darunter hauptsächlich CD8+ zytotoxische T-Zellen, für die therapeutische Aktivität dieser Therapieform verantwortlich sind. Solche antigenspezifische T-Zellen können aus experimentell, durch chemische Karzinogene, Viren oder UV-Licht induzierten Tumoren isoliert werden, da diese Tumoren generell als immunogene Tumoren eingestuft werden können. Die Mehrzahl der humanen Malignome entzieht sich allerdings der Erkennung durch das Immunsystem, da geringfügige genetische Veränderungen oft nicht vom Immunsystem aufgespürt werden können.

Es gibt Hinweise, daß TIL mit tumorspezifischen T-Zellen angereichert sind, die die Fähigkeit besitzen, diesen Tumor zu erkennen und zu zerstören. Durch die Zugabe von hohen Dosen IL-2 kann diese Zellpopulation in vitro expandiert werden, doch hat sich beim Nierenzellkarzinom gezeigt, daß hauptsächlich TIL mit unspezifischem Killing-Verhalten resultieren (Belldegrun et al. 1988; Kim et al. 1990; Finke et al. 1990). Durch Veränderung der Kulturbedingungen wie Reduktion der IL-2 Dosis bei gleichzeitig wiederholter Stimulierung der TIL mit autologem Tumor, können allerdings spezifischere Klone von zytotoxischen T-Zellen selektioniert werden (Koo et al. 1991; Finke et al. 1992).

Die ersten klinischen Ergebnisse dieser adoptiven Therapieform sind unterschiedlich bzw. waren initial enttäuschend. Eine Phase-I-Untersuchung der Cleveland Clinic (Bukowski et al. 1991), in der 26 Patienten mit TIL-Zellen und kontinuierlichem IL-2 behandelt wurden, zeigte keine objektive Remission bei 18 auswertbaren Patienten. Bei 2 Tumoren konnte kein TIL-Wachstum initiiert werden, die Zellkultuen waren kontaminiert in drei Fällen, uns 2 Patienten konnten wegen des raschen Fortschreitens der Erkrankung nicht behandelt werden. Die Nebenwirkungen waren mit jenen einer IL-2-Monotherapie identisch.

Wir haben kürzlich unsere Ergebnisse in der Behandlung mit TIL von 11 Patienten mit metastasiertem Nierenzellkarzinom, die vor der Nephrektomie mit IL-2 und IFN-α vorbehandelt waren, zusammengefaßt (Figlin et al. 1992). 10 Patienten waren auswertbar, ein Patient schied aus der Studie aus, da er zwischen Operation des Primärtumors und dem geplanten Termin der Zelltherapie einen nicht-letalen Myokardinfarkt erlitt. In dieser Phase-I-Studie konnten 2 komplette Remissionen (24+ und 23+ Monate) erreicht werden. Ein 3. Patient erreichte eine chirurgische CR nach abgeschlossener

Immuntherapie und anschließender Entfernung einer Lungenrestmetastase. Die Nachbeobachtungszeit, in der kein Rezidiv festgestellt werden konnte, beträgt nun über 5 Monate. Hayakawa et al. (1991) berichteten von 3 PR bei 7 Patienten mit Nierenzellkarzinom, die mit Cyclophosphamid, IL-2, IFN-α und TIL behandelt wurden. Die Ergebnisse dieser Studie betonen die Unterschiede in bezug auf Phenotyp und Zytotoxizität der generierten TIL von Melanomen und Nierenzellkarzinomen. TIL von Nierenzellkarzinomen waren initial hauptsächlich CD3+/CD56+ NK-Zellen, die in späteren Kulturstadien von CD3+ T-Zellen abgelöst wurden. Im Gegensatz dazu bestanden IL-2-aktivierte TIL-Kulturen von Melanomen aus CD3+ T-Zellen mit geringer Aktivität gegenber autologen Tumorzellen. Daraus folgt, daß exogene Manipulationen des körpereigenen Immunsystem, des Tumors und der Kulturbedingungen nötig sind, um tumorspezifische T-Zellen für klinische Studien zu gewinnen.

Eines der Probleme der TIL-Kulturen von Nierenzellkarzinomen ist die häufige Prädominanz von CD4+ T-Zellen. Wir untersuchen deswegen derzeit die Möglichkeit der Isolierung und separaten Kultivierung der in diesen Kulturen oft nur in geringen Prozentsätzen vorhandenen CD3+ T-Zellen. Zu diesem Zweck werden Kulturflaschen verwendet, die mit einem anti-CD8-Antikörper beschichtet sind (Cellector CD8+ Culture Flask, Applied Immune Science, Inc., Menlo Park, CA). TIL von 8 Hypernephrompatienten wurden in einem frühen Kulturstadium in diese Selektionsflaschen eingebracht, und die resultierenden Zellpopulationen waren > 95% positiv für CD8. Es wurde an unserer Abteilung der UCLA auch eine Phase-I-Studie konzpiert, in der IL-2 in Kombination mit ca. 1×10^{10}E purifizierten CD8+ TIL appliziert wird. Bis jetzt wurden 4 Patienten eingebracht und behandelt, wobei teilweise dramatische Unterschiede des Zytotoxizitätsverhaltens der CD8+ TIL im Vergleich mit den Bulk-TIL verzeichnet werden konnten. Diese Studie, in die insgesamt 14 Patienten eingebracht werden sollen, wird außerdem die Untersuchung der Auswirkungen der zusätzlichen Gabe von IFN-α zu obengenanntem Regime zum Ziel haben.

Gentherapie

Eine wichtige neue Strategie zur Verstärkung der Immunogenität humaner Tumoren stellt die genetische Manipulation von Tumorzellen dar. Durch Insertion von Zytokingenen versucht man diese geringe Immunogenität der Tumoren zu verstärken. Verschiedene Zytokingene sind im Tiermodell in der Lage, durch Sekretion des entsprechenden Proteins Tumorwachstum, Tumorspezifität und die Hemmung des Wachstums nicht-transferierter Tumorzellen lokal und an bekannten Prädilektionsstellen der Metastasierung zu beeinflussen. Außerdem konnte gezeigt werden, daß auch ein „immunologisches Gedächtnis" induziert werden kann, das zur Abstoßung eines zweiten, nicht manipulierten Tumorimplantates führt (Gansbacher et al. 1990a, b; Asher et al. 1991; Hock et al. 1991). Golumbek et al. (1991) verwendeten eine spontan entstehende murine Hypernephromzellinie (Renca-Zellinie), um die Auswirkungen der Expression von Interleukin-4 zu studieren. Subkutan implantierte Renca-Zellen, die mit dem Gen für IL-4 transferiert waren, zeigten kein Wachstum in immunkompetenten Mäusen, während das Tumorwachstum in syngenischen, T-Zell-defizienten Nacktmäusen unbeeinflußt blieb. Zusätzlich verhinderte diese „Impfung" mit genetisch manipulierten Tumorzellen die Entstehung von Tumoren, die im selben Tier an verschiedenen Stellen oder zu einem späteren Zeitpunkt implantiert wurden. diese „Immunität" war aber nur gegen Renca-Implantate vorhanden, was für die Spezifität der induzierten T-Zell-Population spricht. In unserem Labor haben wir kürzlich eine menschliche Hypernephromlinie mit den für IL-2 und/oder IFN-α transferiert, wodurch das Wachstum dieser so manipulierten Zellen in T-Zell defizienten Mäusen gehemmt werden konnte (Belldegrun et al. 1992).

In diesem Modell wurde das lokale Tumorwachstum, nicht aber das Wachstum entfernter Implantate negativ beeinflußt und war darüber hinaus der systemischen Applikation des entsprechenden Zytokins überlegen.

Die Schwerpunkte der derzeitigen Forschung auf diesem Gebiet liegen auf der Identifizierung des am besten geeigneten Zytokins oder einer Kombination verschiedener BRM, und des am besten geeigneten Vektorsystems zur Geninsertion. Darüber hinaus besteht noch Unklarheit, ob eine direkte Applikation der genmanipulierten Tumorzellen den durch diese Immunisierung induzierten und für adoptive Immuntherapien geeigneten T-Zellen überlegen ist.

Eine weitere Möglichkeit, durch Genmanipulation das Immunsystem zu beeinflussen, besteht in der Insertion der Zytokine in TIL. Im Gegensatz zur Tumorzellmanipulation sind hier aber noch technische Schwierigkeiten vorhanden, um eine dauerhafte Expression und Sekretion der Proteine zu gewährleisten. Die Vorteile dieser Manipulation wären die Ausnützung der Tatsache, daß TIL im Gegensatz zu LAK-Zellen nach Ex-vivo-Stimulierung und Applikation direkt zu den Tumor- und Metastasenlokalisationen wandern, so daß durch diese Vehikelfunktion der TIL eine relativ spezifische und lokalisierte Zytokinwirkung zur Entfaltung gebracht weden kann. Am National Cancer Institute in Washington D.C. wurde von Rosenberg unlängst eine Phase-I-Studie initiiert, in der Melanompatienten mit IL-2 und TIL, die mit dem Gen für Tumor-Nekrose-Faktor transferiert wurden, behandelt werden. Wir selbst haben kürzlich die Erlaubnis des „Recombinant DNA Advisory Committee" der FDA erhalten, Studien mit genetisch manipulierten TIL zur Untersuchung des Wanderverhaltens dieser TIL durchzuführen.

Zusammenfassung

Im letzten Jahrzehnt konnten durch stürmische Entwicklung biologischer und immunologischer Methoden neue Therapieformen über Hypernephrompatienten entwickelt werden. Obowhl es gelang, binnen kurzer Zeit diese Behandlungsstrategien vom Experiment im Labor zur klinischen Anwendung zu bringen, liegen hinsichtlich Kombinationstherapien, Erzielung einer möglichst hohen Tumorspezifität und vor allem noch besseren Verständnisses der immunologischen Mechanismen große Aufgaben vor uns. Trotz fallweise entmutigender Ergebnisse muß aber festgestellt werden, daß durch die Erfolge der letzten Jahre die realistische Hoffnung besteht in der Zukunft effektive und sichere Therapiemöglichkeiten für die Mehrzahl der Patienten mit fortgeschrittenem Nierenzellkarzinom zu entwickeln.

Literatur

Asher AL, Mule JJ, Kasid A et al. (1991) Murine tumor oelle transduced with the gene for tumor nacrosis factor-a: avidence for paracrine immune effects of tumor nacrosis factor against tumors. J Immunol 146: 3227–3234

Balkwill FR, Moodie EM (1984) Positive interactions between human interferon and cyclophosphamide or adriamycin in a human tumor model system. Cancer Res 44: 904–910

Belldegrun A, Muul LM, Rosenberg SA (1988) Interleukin-2 expanded tumor-infiltrating lymphocytes in human renal cell cancer: isolation, characterization, and antitumor activity. Cancer Res 48: 206–214

Belldegrun A, Tso CL, Sakata T, Brunda M, deKernion JB (1992) Characterization and function of human renal cancer lines genetically engineered to produce IL-2 and/or IFN-aplha. Proc Am Assoc Cancer Res 33: 331 (Abstr 1976)

Blankenstein T, Qin ZH, Uberla K, Muller W, Rosen H, Volk HHD, Diamantstein T (1991) Tumor suppression after tumor cell-rageted tumor necrosis factor alpha gene transfer. J Exp Med 173: 1047–1052

Bukowaki RM, Sharfman W, Murthy S et al. (1991) Clinical results and characterization of tumor-infiltrating lymphocytes with or withour recombinant interleukin-2 in human metastatic renal cell carcinoma. Cancer Res 51: 4199–4205

Carmichael J, Fergusson RJ, Wolf CR, Balkwill FR, Smyth JF (1986) Augmentation of cytotoxicity of chemotherapy by human alpha-interferons in human non-small cell lung cancer xenografts. Cancer Res 46: 4916–

Colombo MP, Ferrari G, Stoppacciaro A, Parenza M, Rodolfo M, Mavilio F, Parmiani G (1991) Granulocyte colony-stimulating factor gene transfer suppresses tumorigenicity of a murine adenocarcinoma in vivo. J Exp Med 173: 889–897

Creagan ET, Bukcner JC, Hahn RG (1988) An evaluation of recombinant leukocyte A interferon with aspirin in patients with metastatic renal cell cancer. Cancer 61: 1787–1791

Creagan ET, Twito DI, Johansson SL et al. (1991) A randomized prospective assessment of recombinant leukocyte A human interferon with or without aspirin in advanced renal adenocarcinoma. J Clin Oncol 9: 2104–2109

Fearon ER, Pardoll DM, Itaya T et al. (1990) Interleukin-2 production by tumor cells bypasses T helper function in the generation of an antitumor response. Cell 60: 397–403

Figlin RA, Belldegrun A, Modawer N, Zeffran J, deKernion JB (1992a) Concomitant administration recombinant human interleukin-2 and recombinant interferon alpha-2A: an active outpatient regimen in metastatic renal cell carcinoma. J Clin Oncol 10: 414–421

Figlin RA, Belldegrun A, deKernion JB (1992b) Immunotherapy of patients with metastatic renal cell carcinoma (RCCa) using an outpatient regimen of interleukin-2 (IL-2) and interferon-alpha (IFN) administered either alone or with in vivo primed tumor infiltrating lymphocytes (pTIL): The UCLA experience. Proc Am Soc Clin Onocol 11: 197 (Abstr 603)

Finke JH, Ryman P, Alexander J et al. (1990) Characterization of the cytolytic activity of CD4+ and CD8+ tumor-infiltrating lymphocytes in human renal cell carcinoma. Cancer Res 50: 2363–2370

Finke JH, Rayman P, Edinger M, Tubbe RR, Stanley J, Klein E, Bukowski RM (1992) Characterization of a human renal cell oarcinoma specific cytotoxic CD8+ T cell line. J Immunother 11: 1–11

Fisher RI, Coltman CA, Doroshow JG et al. (1988) Metastatic renal cancer treated with interleukin-2 and lymphokine-activated killer cells: a phase II clinical trial. Ann Intern Med 108: 518–523

Gansbacher B, Bannerji R, Daniels B, Zier K, Cronin K, Gilboa E (1990a) Retroviral vector-mediated g-inferferon gene transfer into tumor cells generates potent and long lasting antitumor immunity. Cancer Res 50: 7820–7825

Gansbacher B, Zier K, Daniels B, Cronin K, Bannerji R, Gilboa E (1990b) Interleukin-2 gene transfer into tumor cells abrogates tumorigenicity and induces protective immunity. J Exp Med 172: 1217–1224

Gautman SC, Chikkala NF, Ganapathi R, Hamilton RA (1991) Combination therapy with adriamycin and interleukin-2 augments immunity against murine renal cell carcinoma. Cancer Res 51: 6133–6137

Geertsen PF, Hermann GG, von der Maase H, Steven K (1992) Treatment of metastatic renal cell carcinoma by continuous intravenous infusion of recombinant interleukin-2: a single-center phase II study. J Clin Oncol 10: 753–759

Golumbek PT, Lazenby AJ, Levitsky HI, Jaffes LM, Karasuyama H, Baker M, Pardoll DM (1991) Treatment of established renal cancer by tumor cells engineered to secrete interleukin-4. Science 254: 713–716

Hayakawa K, Salmeron MA, Parkinson DR et al. (1991) Study of tumor-infiltrating lymphocytes for adoptive therapy of renal cell carcinoma (RCC) and metastatic melanoma: sequential proliferation of cytotoxic natural killer and noncytotxic T cells in RCC. J Immunother 10: 313–325

Hock H, Dorsch M, Diamantstein T, Blankenstein T (1991) Interleukin 7 induces CD4+ T cell-dependent tumor rejection. J Exp Med 174: 1291–1298

Kim TY, von Eschenbach AC, Filaccio MD, Hayakawa K, Parkinson DR, Balch CM, Itoh K (1990) Clonal analysis of lymphocytes from tumor, peripheral blood and nontumorous kdney in primary renal cell carcinoma. Cancer Res 50: 5263–5268

Koo AS, Tso CL, Shimabukuro T, Peyret C, deKernion JB, Belldegrun A (1991) Autologous tumor-specific oytotoxicity of tumor-infiltrating lymphocytes derived from human renal cell carcinoma. J Immunother 10: 347–354

Koretz MJ, Lawson DH, York RM et al. (1991) Randomized study of interleukin-2 (IL-2) alone vs IL-2 plus lymphokine-activated killer cells for treatment of melanoma and renal cell cancer. Arch Surg 126: 698–903

von der Maase H, Geertsen P, Thatcher N et al. (1991) Recombinant interleukin-2 in metastatic renal cell carcinoma: a european multicentre phase II study. Eur J Cancer 27: 1583–1589

Marumo K, Ueno M, Muraki J et al. (1991) Antitumor effects of interleukin-2 against renal cell carcinoma: basic study and clinical application. Urol Int 47 (Suppl 1): 132–137

Mittelmann A, Puccio C, Ahmed T, Zeffren J, Choudhury A, Arlin Z (1991) Trial of interleukin-2 by continuous infusion and interferon by intramuscular injection in patients with renal cell carcinoma. Cancer 68: 1699–1702

Interferon-α 2b (IFN) und Vinblastin (VBL) versus Medroxyprogesteronacetat (MPA) in der Therapie des metastasierten Nierenzellkarzinoms

M. Kriegmair und A. Hofstetter

Einleitung

Seit Anfang der 80er Jahre wurden zahlreiche Phase-II-Studien mit natürlichen und rekombinanten α-Interferonen zur Behandlung des disseminierten Nierenzellkarzinoms veröffentlicht. Die Literaturübersicht ergab nach Auswertung von 18 Studien eine Gesamtremissionsrate von 16 % (Kriegmair u. Hofstetter 1989). Insgesamt waren bei 881 behandelten Patienten 19 komplette und 120 partielle Remissionen zu verzeichnen. Die Responsraten in den einzelnen Studien lagen zwischen 5 und 26 %.

Signifikante Unterschiede zwischen natürlichen Leukozyten-, gereinigten lymphoplastoiden und rekombinanten Interferontypen wurden nicht festgestellt.

Vergleichbar geringe Responsraten waren bereits in den 60er Jahren bei Anwendung von Hormonen beobachtet worden. In ihrer Literaturübersicht berichten Hrushesky u. Murphy (1977) über 228 Patienten, die zwischen 1987 und 1971 mit Progesteron behandelt wurden. Die Gesamtremissionsrate betrug 17 %. In den darauffolgenden Jahren zwischen 1971 und 1976 wurde jedoch nach Auswertung von 415 Patienten, unter Zugrundelegung objektiver Remissionskriterien, nur eine Remissionsrate von 2 % festgestellt. Die Hormontherapie ist heute als völlig ineffektiv anzusehen.

Vergleichbares gilt für die meisten Chemotherapeutika. Das Nierenzellkarzinom wird als chemotherapeutisch resistenter Tumor betrachtet. Als Ursache hierfür gilt ein zellmembranständiges Glykoprotein (P 170), welches als unspezifischer Pumpmechanismus zytotoxische Substanzen aus dem Zellinneren schleußt (Klein 1989). Lediglich für Vinblastin kann eine marginale Wirksamkeit angenommen werden. Eine Literaturübersicht mit 296 Patienten ergibt eine Gesamtremissionsrate von 16 % (Oliver u. Leavitt 1984).

Die Beobachtung, daß Interferone in Kombination mit Vinblastin in vitro synergistisch wirken, führte zur Etablierung klinischer Studien. Fossa et al. (1988) berichteten über einen randomisierten Vergleich zwischen einer Interferonmonotherapie und einer Kombination aus Interferon und Vinblastin. Die Responsrate für die Kombinationstherapie betrug 22 % im Gegensatz zu 8 % für die Monotherapie. Für Patienten mit stabiler Erkrankung und Responder fand sich nach Kombinationstherapie eine längere mittlere Überlebenszeit.

Bei einer Literaturübersicht den wir bei insgesamt 187 aus wertbaren Patienten aus 5 Studien 47 Responder (Kriegmair u. Hofstetter 1989).

Die Gesamtremissionsrate war mit 25 % zwar nicht statistisch signifikant-größer als bei einer Interferonmotherapie, die durchweg höheren Remissionsraten im Vergleich zu einer Interferonmonotherapie schienen jedoch die In-vitro-Ergebnisse zu bestätigen.

Vor dem Hintergrund der obengenannten Ergebnisse stellen sich 2 wesentliche Fragen: 1. Spiegeln die obengenannten Responsraten der Phase-II-Studien mit Interferon und Vinblastin tatsächlich die antitumoröse Wirksamkeit dieser Behandlung wider oder sind sie Ausdruck einer Patientenselektion? 2. Können Patienten, die sich einer Inteferon-Vinblastin-Therapie beim metastasierten Nierenzellkarzinom unterziehen, einen Überlebensvorteil erwarten?

Diese Fragen müssen auch im Mittelpunkt des Interesses bei allen aktuellen Zytokintherapien mit Tumornekrosefaktor, Interleukin II und ihren Kombinationen stehen, mit welchen in hochselektionierten Patientenkollektionen Remissionen bis zu 43 % beschrieben werden (Atzpodien et a. 1990; Otto et al. 1990).

Daher haben wir 1988 einen multizentrisch randomisierten Vergleich zwischen einer Immunochemotherapie mit Interferon-α IIb und Vinblastin einerseits, und einer Kontrollgruppe andererseits initiiert. In der Kontrollgruppe war eine Therapie mit Medroxyprogesteronacetat möglich. Ein Versuch, eine reine Kontrollgruppe ohne Therapie durchzuführen, war erfolglos geblieben, da die meisten Patienten während einer Pilotphase eine Studienteilnahme ohne eine Behandlung abgelehnt hatten. Andererseits ist jedoch Medroxyprogesteronacetat zur Behandlung des fortgeschrittenen Nierenzellkarzinoms zugelassen, wenngleich sich mittlerweile herausgestellt hat, daß diese Behandlungsform ineffektiv ist.

Material und Methoden

Tabelle 1 listet die Ein- und Ausschlußkriterien auf. Eine vorausgegangene Tumornephrektomie und ein Performancestatus von mindestens 2 wurden gewählt, da sich diese Faktoren bei den vorausgegangenen Phase-II-Studien als prognostisch günstig erwiesen hatten. Patienten mit vollständig resektablen Tumorläsionen wurden einer chirurgischen Sanierung zugeführt und konnten aufgrund des Fehlens einer bidimensional meßbaren Tumorläsion nicht in die Studie aufgenommen werden. Auch Patienten mit synchronen bilateralen Tumoren wurden nicht in die Studie aufgenommen.

98 Patienten wurden randomisiert. Hiervon waren 41 für die Interferon-Vinblastin-Therapie evaluierbar und 35 Patienten für die Behandlung mit Medroxyprogesteronacetat. Das minimale Follow-up lag bei 3 Monaten. In der Immunochemotherapiegruppe befanden sich 25 Männer und 16 Frauen, in der Hormongruppe war das Verhältnis 23:12. Das Alter der Patienten, die eine Immuntherapie erhielten, lag zwischen 44 und 76 Jahren und betrug

Tabelle 1. Ein- und Ausschlußkriterien

Einschlußkriterien
– Tumornephrektomie
– bidimensional nie meßbare Tumorläsion
– Performancestatus (WHO) < 2
– Leukozytenzahl >3000/mm
– Thrombozytenzahl >100 000/mm

Ausschlußkriterien
– bilaterale Tumorläsion
– frühere systemische Therapie
– frühere Strahlentherapie
– andere Neoplasien
– kardiovaskuläre Insuffizienz (NYHA >2)
– Serumkreatinin >1.5 mg/ml
– Gesamtbilirubin >2 mg/dl
– GOT und/oder GPT >50 U/I
– Schwangerschaft

durchschnittlich 62,9 Jahre. Das Durchschnittsalter der Patienten, die mit Medroxyprogesteronacetat behandelt wurden, lag bei 67,1 Jahren (47–79 Jahre). Der durchschnittliche Performancestatus in der Interferon-Vinblastingruppe betrug 0,7 und in der Medroxyprogesteronacetatgruppe 0,9.

Die Nachbeobachtungszeit lag im Mittel für die Interferon-Vinblastin therapierten Patienten bei 11,3 Monaten (3–23 Monate). Für die Patienten in der Kontrollgruppe betrug die Nachbeobachtungszeit durchschnittlich 6,4 Monate (3–16,4 Monate).

Die Verteilung der Tumorläsionen ist der Tabelle 2 zu entnehmen. Die Mehrzahl der Patienten in der Interferon-Vinblastingruppe und in der Medroxyprogesteronacetatgruppe wiesen Lungenmetastasen auf. 12 % der Interferon-Vinblastinpatienten und 22 % der Medroxyprogesteronacetatpa-

Tabelle 2. Verteilung der Tumorläsionen

Tumorläsionen	IFN/VLB Patientenzahl(%)	MPA Patientenzahl(%)
Lunge	23(56 %)	17(48 %)
Leber	5(12 %)	8(22 %)
Lymphknoten	10(24 %)	13(37 %)
Lokalrezidiv	5(12 %)	3(8 %)
Knochen	14(34 %)	15(42 %)
Schilddrüse	1	
Nebenniere	2	
Vagina	1	
subkutan	1	
mediane Zahl an Läsionen pro Patient	1,5	1.6

tienten hatten Lebermetastasen. Knochenmetastasen wurden in der Chemotherapiegruppe in 34 % beobachtet, 42 % der Patienten mit einer Hormontherapie wiesen ossäre Läsionen auf. Zumindest 60 % aller Patienten in beiden Gruppen hatten ausschließlich Weichteilmetastasen. Die durchschnittliche Zahl der beteiligten Organe pro Patient war mit 1,5 und 1,6 für die Immuntherapie- und für die Hormontherapiegruppe vergleichbar.

8×10^6 U Interferon wurden $3 \times$ wöchentlich subkutan an 3 aufeinanderfolgenden Tagen der Woche gegeben. In 3wöchigem Abstand wurde 0,1 mg/kg Vinblastin intravenös appliziert. Medroxyprogesteronacetat wurde intramuskulär in einer Dosierung von 500 mg verabreicht. Eine Dosismodifikation war in 27 % der immuntherapierten Patienten zu verzeichnen gewesen. Diese Patienten hatten eine täglich niedrigere Dosis zwischen 3 und 6×10^6 U erhalten. Die Dauer der Behandlung in der Immunchemotherapiegruppe reichte von 4–68 Wochen mit einem Durchschnitt von 15,3 Wochen. Die Patienten mit der Hormontherapie wurden durchschnittlich 4,6 Wochen behandelt (2–18 Wochen). 36 % der Patienten, die Interferon und Vinblastin erhalten hatten, hatten ihre Therapie zumindest zeitweise unterbrochen. Die Dauer der Unterbrechungen lag zwischen 1 und 14 Wochen mit einem Durchschnitt von 4,3 Wochen. Die Behandlung wurde abgebrochen im Falle einer Progression oder bei einer seit 3 Monaten bestehenden „No change"-Situation.

Ergebnisse

In der mit Interferon-Vinblastin therapierten Patientengruppe wurden 4 komplette und 5 partielle Remissionen beobachtet. Die Gesamtremissionsrate liegt bei 22 %. Die durchschnittliche Dauer der Remissionen betrug für die kompletten Responder 10,8 Monate (4–16 Monate) und für die partiellen Responder 11,6 Monate (7–20 Monate). Remissionen in der Kontrollgruppe (Medroxyprogesteronacetat) wurden nicht beobachtet. 15 Patienten in der Hormontherapiegruppe und 21 Patienten in der Immunchemotherapiegruppe leben. Ein Ansprechen der Tumorläsionen wurde ausschließlich bei Weichteilmetastasen festgestellt. Unter Berücksichtigung von Mehrfachnennungen wurden in 8 Fällen Remissionen von Lungenmetastasen, in 2 Fällen von Lebermetastasen und in 6 Fällen von Lymphknotenmetastasen festgestellt.

Die Überlebenswahrscheinlichkeit für die Responder, die Gesamtgruppe der Immunchemotherapiepatienten und die Gesamtgruppe der hormontherapierten Patienten ist in Abb. 1 dargestellt. Bei 12 Monaten liegt sie für die Responder bei 89 %. Für alle mit Interferon-Vinblastin behandelten Patienten beträgt die Einjahresüberlebenswahrscheinlichkeit 53 % im Gegensatz zu 25 % für die Gesamtgruppe der hormontherapierten Patienten. Dieser Unterschied erreicht ein Signifikanzniveau von P = 0,052 (nlog.rank). Nach einem Beobachtungszeitraum von 2 Jahren scheinen die Kurven zu konvergieren. Die Zweijahresüberlebenswahrscheinlichkeit liegt dann für alle

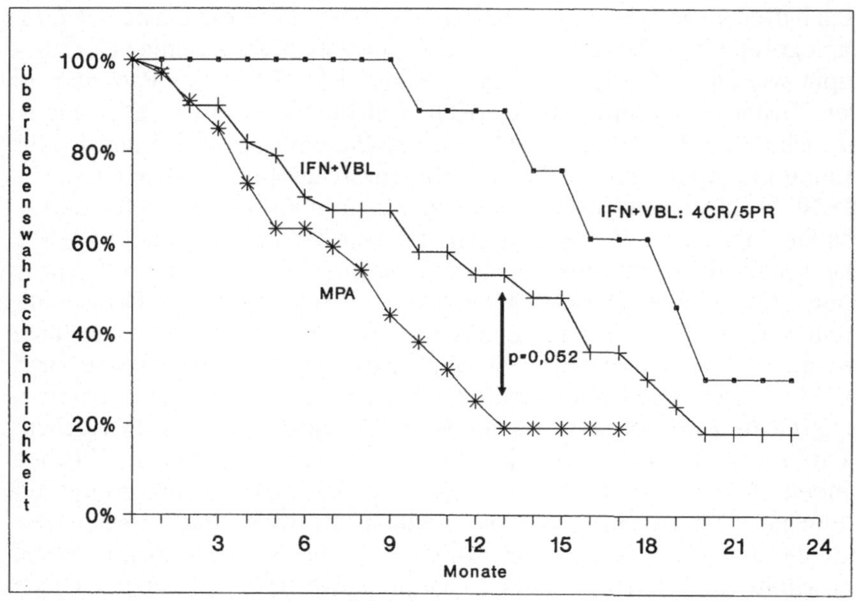

Abb. 1. Überlebenswahrscheinlichkeiten (Kaplan-Meier)

Patienten unabhängig von der Behandlung in einer Größenordnung von 20%.

Die zu beobachtenden Nebenwirkungen sind in Tabelle 3 dargestellt. Grad-3-und-4-Nebenwirkungen, abgesehen von Temperaturerhöhungen, wurden nicht beobachtet. Sie entsprechen den aus den Phase-II-Studien bekannten Nebenwirkungen. Die Behandlungen waren in über 90% der Fälle ambulant durchzuführen und zwangen zu keinen längeren Hospitalisationen.

Tabele 3. Nebenwirkungen nach WHO-Graden

Nebenwirkungen WHO-Grad	Patientenzahl IFN+VBL/MPA			
	0	1	2	3
Fieber	12/4	19/0	6/0	4/31
Gastrointestinale	30/27	9/5	2/3	0/0
Kardiale	39/34	2/0	0/1	0/0
Renale	38/34	3/10	0/0	0/0
Neurologische	38/35	3/0	0/0	0/0
Haarausfall	38/33	3/2	0/0	0/0
Anämie	32/27	8/8	1/0	0/0
Leukopenie	34/32	7/2	0/0	0/0
Thrombozytopenie	39/34	2/1	0/0	0/0
Hepatische	36/33	5/2	0/0	0/0

Diskussion

Die Patienten in beiden Vergleichsgruppen sind hinsichtlich der Altersverteilung, des Performancestatus und der Verteilung der Tumorläsionen ausgewogen. Statistisch signifikante Unterschiede finden sich nicht. Die mittlere Nachbeobachtungszeit in der hormontherapierten Patientengruppe ist mit 6,4 Monaten deutlich geringer als in der Immunchemotherapie mit 11,3 Monaten. Dies ist darauf zurückzuführen, daß nur in der Immunchemotherapiegruppe im Gegensatz zur Hormontherapiegruppe Responder mit langen Nachbeobachtungszeiten bis zu 2 Jahren beobachtet wurden. Außerdem hat in der Hormontherapiegruppe ein nicht unbeträchtlicher Anteil der Patienten nach Monaten bei unverändertem Tumorstatus oder einer Progression eine Immunchemotherapie erhalten. Diese Patienten standen dann protokollgemäß für eine weitere Studienauswertung nicht mehr zur Verfügung. Das vorgestellte Behandlungsschema läßt sich ambulant durchführen.

Man muß aber bei $^1/_3$ der Patienten mit einer Dosisreduktion sowie passageren Therapieunterbrechungen, v.a. bedingt durch intolerable subjektive Nebenwirkungen rechnen. Insgesamt wurde eine Responsrate von 22 % festgestellt. Dies unterstreicht die Ergebnisse der meisten Phase-II-Studien mit Interferon und Vinblastin und liegt in deren Konfidenzbereich. Die Überlebenswahrscheinlichkeiten (Kaplan Maier) lassen für die Interferon-Vinblastin therapierten Patienten gegenüber der Kontrollgruppe einem Einjahresüberlebensvorteil erwarten. Diese Unterschiede nivelieren sich jedoch nach 2 Jahren und liegen in der Größenordnung der eigenen historischen Vergleichsgruppen. Unseres Erachtens kann die Immunchemotherapie mit Interferon und Vinblastin auch außerhalb klinischer Studien bei Patienten mit ausschließlicher Weichteilmetastasierung und einem Performancestatus von 2 oder besser zur Anwendung kommen.

Zusammenfassung

In zahlreichen Phase-II-Studien hat sich für die Interferontherapie beim metastasierten Nierenzellkarzinom als Monotherapie oder in Kombination mit Vinblastin eine objektive Ansprechrate zwischen 5 und 43 % mit einem Durchschnitt von ca. 20 % ergeben. Inwiefern diese marginalen Ansprechraten bedingt sind durch eine Patientenselektion oder tatsächlich eine antitumoröse Effektivität dieser Immunochemotherapie darstellen, ist fraglich.

Daher wurde ein multizentrisch randomisierter Vergleich zwischen Interferon-α 2b in Kombination mit Vinblastin und Medroxyprogesteronacetat durchgeführt. Die Hormontherapie gilt als unwirksam in der Therapie des metastasierten Nierenzellkarzinoms.

76 Patienten mit einem minimalen Follow-up von 3 Monaten sind auswertbar, 41 Patienten haben die Immunchemotherapie und 35 Patienten eine Behandlung mit Medroxyprogesteronacetat erhalten. 8 Mega Units

Interferon wurden 3mal wöchentlich, 1 mg/kg Körpergewicht Vinblastin intravenös jede 3. Woche und 500 mg Medroxyprogesteronacetat intramuskulär 1mal wöchentlich appliziert. Beide Gruppen waren hinsichtlich des Alters, der Geschlechtsverteilung, des Performancestatus und der Verteilung der Tumorläsionen ausgeglichen.

In 9 Fällen (22 %) der immunochemotherapiebehandelten Patienten wurde eine objektive Tumorregression festgestellt. Keine Remission wurde bei den hormonbehandelten Patienten beobachtet. Die Einjahresüberlebenswahrscheinlichkeit für die chemotherapiebehandelten Patienten liegt bei 53 % im Gegensatz zu 25 % für die Hormontherapie (P = 0,052). Die beobachteten Nebenwirkungen in beiden Behandlungsgruppen waren im allgemeinen als Grad I und II nach WHO zu klassifizieren. Die Behandlungen waren ambulant durchführbar.

Diese Ergebnisse bestätigen die Responsraten der Phase-II-Studien und lassen für die immunchemotherapierten Patienten einen Einjahresüberlebensvorteil erwarten. Unseres Erachtens ist daher die Immunchemotherapie mit Interferon und Vinblastin auch außerhalb klinischer Studien bei Patienten mit ausschließlicher Weichteil metastasierung und einem status von 0 oder 1 nach WHO gerechtfertigt.

Literatur

Atzpodien J, Körfer A, Franks CR, Poliwoda H, Kirchner H (1990) Hometherapy with recombinant interleukin 2 and interferon-alpha 2b in advanced human malignancies. Lancet 1:1509–1512 Fossa SD, Cavalli F, Otto U (1988) Randomized study of Roferon A (IFN) with or without Vinblastine (VBL) in advanced renal cell cancer.

Proc Am Soc Clin Oncol 7: 118

Hrushesky WJ, Murphy GP (1977) Current status of the therapy of advanced renal carcinoma. J Surg Oncol 9:277–288 Klein A (1989) The multidrug resistance gene in renal cell cacinoma.

Semin Urol 4: 207–214 Kriegmair M, Hofstetter A (1989) Interferontherapie in der Urologie. Urologe A 28: 116–121

Oliver JN, Leavitt RD (1984) Chemotherapy and immunotherapy of disseminated renal cancer. In: Javadpour N (ed) Cancer of the kidney.

Thieme&Stratton, New York, pp 109–120

Otto U, Schneider AW, Conrad S, Klosterhalfen H (1990) Combined therapy with tumornecrosis-factor-alpha and alpha-2a-interferon: a promising new approach to metastatic renal cell carcinoma. J Urol 143: 292 A

Lokale Anwendung des Interleukin-2 bei Patienten mit fortgeschrittenem Harnblasenkarzinom und metastasiertem Nierenzellkarzinom*

E. Huland, H. Heinzer und H. Huland

Interleukin-2 (IL-2) ist ein Glykoprotein, das von aktivierten T-Zellen produziert wird und dessen Molekulargewicht ungefähr 15 000 kD beträgt. Sowohl bei Mäusen als auch Menschen führte die Inkubation von Lymphozyten in IL-2 zur Entwicklung von Zellen, die autologes und allogenes frisches Tumorgewebe zerstören. IL-2 unterstützt das Wachstum von T-Lymphozyten, B-Lmyphozyten, natürlichen Killerzellen und zytotoxischen Zellen, ebenso wie es die Aktivität dieser Zellen fördert. Die durch IL-2 induzierte Tumortoxizität korrelierte mit der Dosierung und Inkubationszeit. Doch die systemische intravenöse Verabreichung des IL-2 in einer bei Krebspatienten behandlungswirksamen Dosis verursacht ernste Nebenwirkungen, wie z. B. erhebliche Flüssigkeitsretention und eine lebensbedrohliche kardiopulmonale Belastung. Wir waren die erste Forschungsgruppe, die über wie Wirkungen und Nebenwirkungen der kontinuierlichen lokalen Anwendung einer hohen IL-2-Dosis berichteten. Die Tatsache, daß der systemischen Immuntherapie durch ihre ernsthaften Nebenwirkungen und ihre geringe Wirksamkeit Grenzen gesetzt sind, spricht für eine lokale Anwendung. Bei tolerierbaren oder sogar toxischen Dosen fand bei weniger als 10% der Patienten mit metastasiertem Nierenzellkarzinom oder Melanom ein komplettes Ansprechen, und bei weniger als 30% der Patienten ein partielles Ansprechen statt, ebenso wie eine Langzeitbehandlung nicht durchgeführt werden konnte. Es wurde nachgewiesen, daß durch IL-2-aktivierte tumorinfiltrierende Lymphozyten 100mal effektiver als IL-2-aktivierte mononukleäre Blutzellen sind. Darüber hinaus ist die systemische Anwendung von IL-2 unökonomisch, weil ein großer Anteil durch glomeruläre Filtration verloren geht. Deshalb haben wir einige vorklinische und klinische Behandlungsmodelle entwickelt, durch welche die Toxizität und Wirksamkeit der kontinuierlichen lokalen Anwendung von hochdosiertem IL-2 geprüft wird.

Bei Harnblasenkarzinompatienten war die kontinuierliche Anwendung einer hohen intravesikal verabreichten IL-2-Dosis während 24 h über 5 Tage sowohl im Hinblick auf die lokale als auch systemische Immunmodulation effektiv und konnte so oft wie nötig wiederholt werden. Wir führten bei 19 Patienten mit fortgeschrittenem Harnblasenkarzinom ($\overline{\times}$=75 Jahre, Spanne von 59–88) eine Behandlung durch. Bei 12 von diesen Patienten wurde

---

* Übersetzung aus dem Engl. von Belinde Junkers.

stationär ein zyklisches Behandlungsschema mit bis zu 15 Zyklen kontinuierlicher Perfusion über 5 Tage angewendet. Bei 7 Patienten wurde IL-2
ambulant durch ein tragbares Pumpensystem kontinuierlich in der Harnblase
appliziert, wobei die durchschnittliche Behandlungsdauer 207 Tage (Spanne
81–420) betrug. Die Behandlung wurde von allen Patienten außerordentlich
gut vertragen, wobei selbst bei kontinuierlicher Langzeitbehandlung keine
lokalen oder systemischen Nebenwirkungen wie Fieber, erhöhte Gefäßper-
meabilität oder Veränderungen der Kreatinin-, Bilirubin- und Elektrolyt-
werte im Serum auftraten. Alle außer 4 Patienten wurden mit natürlichem
Interleukin-2 behandelt, das von stimulierten mononukleären humanen
Zellen produziert wurde, die frisch gespendet gepoolt worden waren. Das
Produkt ist hochgradig gereinigt, frei von Lektinen sowie Endotoxinen und
wurde im Hinblick auf die fehlende Aktivität verschiedener Lymphokine
überprüft. 4 Patienten aus der Gruppe mit stationärer zyklischer Behandlung
wurden mit rekombinantem IL-2 behandelt, das von gentransferierten E. coli
produziert wurde.

Von 18 auswertbaren Patienten fand sich bei 4 Patienten eine komplette
klinische Remission, 6 Patienten hatten während der Behandlung eine
Stabilisierung der Tumorerkrankung, und bei 8 Patienten, einschließlich aller
mit rekombinantem IL-2 behandelten Patienten (n=4), kam es zu Tumorprogression.

Die lokale IL-2-Behandlung in der Harnblase ermöglicht die nichtinva-
sive Untersuchung der antitumoralen Reaktion durch Urinzytologie. Nach
lokaler Anwendung hoher IL-2-Dosen in der Harnblase war nach dem 5.
Behandlungstag eine erhebliche Anzahl IL-2-Rezeptor-positiver Zellen
erkennbar. Positive Zellen konnten vor Therapie nicht im Urin nachgewiesen
werden. Positive Zellen könnten nicht nur T-Lymphozyten repräsentieren,
sondern auch B-Lymphozyten und Makrophagen. Nach dem 1. Zyklus kam
es zu einem mäßigen und nach dem 2. Zyklus zu einem markanten Anstieg
der IL-2-Rezeptor-positiven mononukleären Zellen im Blut. Tumorpatienten
wiesen vor Behandlungsbeginn maximal 3% IL-2-positive Zellen im peripheren Blut auf. Eine Erhöhung auf bis zu 17% nach der Behandlung zeigte
einen deutlichen systemischen Effekt, der ein Ergebnis der Ausbreitung der
aktivierten Lymphozyten aus dem Tumor sein könnte.

Die eindrucksvollste Entdeckung bestand im Auftreten erheblicher
Eosinophilenkonzentrationen im Urin und Blut während der IL-2-Perfusion.
Es ist bekannt, daß im Blut von mit IL-2 behandelten Patienten eosinophile
Granulozyten nachweisbar sind, was vielfach als Nebenwirkung der IL-
2-Behandlung beschrieben wurde. Wir konnten zeigen, daß die lokale und
systemische Eosinophile ohne Anhaltspunkt für lokale oder systemische
Toxizität auftrat. Darüber hinaus konnten wir zeigen, daß nur nach der
Behandlung aktivierte Eosinophile an den Tumorzellen der Harnblase
hafteten. Die lokale Aktivierung wurde durch zytologische Kriterien und
Färbung mit spezifischen monoklonalen Antikörpern (mAB) wie mAB EG1
gegen alle eosinophilen Proteingranula und mAB EG2 gegen die aktive
sekretorische Proteingranula gerichtet. Harnblasenkrebszellen in Urinsedi-

menten wurden mit diesen 2 monoklonalen Antikörpern gefärbt, was die aktive Degranulation der Eosinophilen auf Harnblasentumorzellen zeigt. Die Eosinophilenanzahl im Blut stieg ebenfalls an, jedoch ohne Anzeichen einer Aktivierung. Diese Daten stellen einen stichhaltigen Beweis dafür dar, daß aktivierte Eosinophile in vivo an der IL-2-induzierten Antitumorwirkung beteiligt sind (Huland u. Huland 1992).

Obwohl metastasierte Tumoren für einen lokalen Therapieansatz nicht geeignet zu sein scheinen, könnte die therapeutische Wirksamkeit durch Ergänzung der systemischen Behandlung mit einer lokalen Immunaktivierung verbessert werden, ohne die Toxizität zu erhöhen. Bei 60–80% der Patienten mit metastasiertem Nierenzellkarzinom liegen Lungenmetastasen vor. Die Lungenoberfläche beträgt ungefähr 100 m^2 und stellt daher für lokale tumorinfiltrierende Immunzellen ein großes Areal dar. Deshalb entwickelten wir für Patienten mit Nierenzellkarzinom und Lungenmetastasen ein Behandlungsschema, daß auf einer Langzeitinhalation des IL-2 in Kombination mit systemisch wirkendem IL-2 und Interferon-α beruht.

15 Patienten mit histologisch gesichertem Nierenzellkarzinom und mit Lungenmetastasen wurden behandelt. Risikopatienten wurden in die Studie eingeschlossen, bei 10 Patienten hatte in den vorangegangenen 6 Monaten ein Gewichtsverlust stattgefunden, bei 9 Patienten war die Diagnose innerhalb der vorangegangenen 12 Monaten gestellt worden, bei 7 Patienten lag mehr als eine Metastasenlokalisierung vor, 1 Patient hatte ein ECOG von 3, und 2 Patienten ein ECOG von 2, 15 Patienten hatten Lungenmetastasen, einschließlich 2 Pateinten mit Dyspnoe Grad III gemäß der WHO-Klassifizierung.

Es wurden 2 Behandlungsschemata entwickelt, die beide auf einer intensiven IL-2-Inhalationsbehandlung, 5mal täglich, während der gesamten Behandlungsdauer und 15 Mio Einheiten pro Woche subkutan verabreichtem Interferon beruhten. Darüber hinaus erhielten die ersten 5 Patienten alle 14 Tage 4 Tage lang kontinuierlich intravenöses niedrig dosiertes IL-2, wie vor kurzem veröffentlicht wurde (Huland et al. 1992). Die nächsten 10 Patienten erhielten täglich eine subkutane Injektion von 100 000 Einheiten des natürlichen IL-2, wobei eine vollständig ambulante Therapie möglich war. Die Toxizität des während 140 Behandlungsmonaten inhalierten natürlichen IL-2, wobei eine vollständige ambulante Therapie möglich war. Die Toxizität des während 140 Behandlungsmonaten inhalierten natürlichen IL-2 entsprach dem Toxizitätsgrad I nach der WHO (Übelkeit, Hauttrockenheit, Arthralgie, Müdigkeit, Husten) und beinhaltete ein Ereignis 2. Grades (Bronchospasmus) gemäß der WHO-Definition.

Bei den ersten 5 Patienten belief sich die Toxizität infolge der systemischen zyklischen IL-2-Anwendung bis zu WHO-Grad III; das Tumoransprechen war jedoch in beiden Gruppen vergleichbar, was darauf hindeutet, daß die systemische Toxizität keine unablässige Bedingung für das Erreichen einer effektiven Antitumorreaktion ist. Alle Lungenmetastasen sprechen auf die Behandlung an, wobei bei 1 Patienten ein komplettes Ansprechen (5+m) und bei 8 Patienten ein partielles Ansprechen (22, 20, 18+, 12+, 8, 4, 3,

1+ m) nachweisbar war, 6 Patienten dagegen wiesen eine stabile Erkrankung auf (12+, 11, 7, 4, 2, 2 m). Nichtpulmonale Metastasen hatten 7 Patienten, von denen 3 eine partielles Ansprechen (16, 12, 12+ m) aufwiesen, und bei 1 Patient lag eine Stabilisierung vor (12+). 3 Patienten zeigten trotz der Tatsache, daß Lungenmetastasen auf die Behandlung ansprachen, eine nachgewiesene nichtpulmonale Metastasierung. Das Überleben der Patienten mit Nierenzellkarzinom wurde bei 9 auswertbaren Patienten entsprechend den Risikofaktoren (Elson et al. 1988) geschätzt. Die erwartete durchschnittliche Überlebenszeit beträgt 8 Monate, das tatsächliche Überleben der auswertbaren Patienten liegt derzeit bei 15,3 Monaten. 6 von 9 Patienten leben noch, so daß die tatsächliche Überlebenszeit sich noch weiterhin verbessern wird. Der Unterschied ist bereits statistisch signifikant. Wenn man alle Patienten zusammenfaßt, so sind von 15 Patienten noch 12 am Leben.

Dies ist der erste Bericht über ein nicht-toxisches ambulantes Behandlungsschema mit einer Wirksamkeit von bis zu 100% gegen Lungenmetastasen bei Patienten mit metastasiertem Nierenzellkarzinom. Die Wirksamkeit kann insofern nicht durch die Patientenauswahl erklärt werden, als Risikopatienten eingeschlossen wurden und alle Patienten vor Behandlungsbeginn eine progrediente Erkrankung aufwiesen. Eine Ansprechrate von 60% (partielle oder komplette Remission) wurde bisher nach systemischen Behandlungsprotokollen mit kombiniertem IL-2 und Interferon-α nicht erzielt. Bei 40% der Patienten fand eine Stabilisierung statt, wobei selbst eine Langzeitstabilisierung von bis zu 12 Monaten erreicht werden konnte. Die Patienten haben während der Behandlung eine gute Lebensqualität, und bei einem Patienten mit Nierenzellkarzinom in situ wurde sogar die nichtpulmonale Metastasierung vollständig stabilisiert. Die einzige ernstzunehmende Toxizität besteht in der möglichen Induktion einer Hypersensitivität gegen Röntgenkontrastmittel während der IL-2-Behandlung, die bei den ersten 3 behandelten Patienten von uns festgestellt wurde. Bei mit IL-2 behandelten Patienten versuchten wir daher, systemische Kontrastmittel zu vermeiden. Dies ist auch bei Patienten mit ausschließlich lokaler IL-2-Behandlung und selbst bei lokaler Anwendung des Röntgenkontrastmittels wichtig. Bei einem Patienten mit Harnblasenkarzinom, bei dem lokale IL-2-Perfusionen und lokale Anwendungen des Röntgenkontrastmittels durchgeführt wurde, haben wir eine ernsthafte Toxizität beobachtet (Heinzer et al. 1992).

Erstmals haben wir den Nachweis erbracht, daß die kontinuierliche lokale Applikation einer hohen IL-2-Dosis bei Tumorpatienten nicht toxisch, sondern höchst effektiv ist. Die Progression nichtpulmonaler Metastasen kann durch die Entwicklung von Depotpräparaten, welche kontinuierlich Zytokine freisetzen und deshalb der Schlüssel zur lokalen Behandlung inoperabler Tumoren sein können, wirksam beeinflußt werden. Wir haben eine Reihe von verschiedenen sterilen immunpharmakologischen Depotpräparaten mit IL-2 entwickelt. Als Trägersubstanz wurde Ethylenvinylaszetat-Copolymer (Elvax) verwendet und mit verschiedenen Konzentrationen (5%, 25%) von Humanserumalbumin (HSA) und IL-2 ($1,25 \times 10^5$–10^6) kombiniert, wobei alle Kombinationen als Triplikat ausgeführt wurden. 7 verschiedene Konstruktionstypen dieser Depotpräparate wurden durch Überzüge oder partielle Überzüge in vitro getestet. Die Freigabe des IL-2 wurde täglich während der ersten 8 Tage und anschließend 7 Wochen lang 2mal wöchentlich mittels Radioimmuntest (RIA) gemessen. Die biologische Aktivität des freigegebenen IL-2 wurde mittels In-vitro-Proliferation und Aktivierung frisch gespendeter Leukozyten bestätigt. Wir erzielten sowohl eine Langzeitfreigabe (> 20) Tage) als auch die Freigabe einer hohen Dosis (> 100 U/ml) des bioaktiven IL-2. Für In-vivo-Teste dieser sterilen Depotpräparate benutzten wir humantumortragende Nacktmäuse, auf die 4 unterschiedliche Tumoren, 2 Nierenzellkarzinome und 2 Übergangszellkarzinome transplantiert wurden. Die tumortragenden Mäuse jeder Tumorform wurden in 5 Gruppen à 4–8 Mäuse unterteilt (Kontrollgruppe, HSA-Depot, IL-2-Depot, IFN-α-Depot und eine Gruppe mit IFN-α plus IL-2-Depot). 4–6 Wochen nach der Tumortransplantation wurden die Depotpräparate direkt an der Tumorlokalisation subkutan implantiert, und zwar nur nach erwiesenem In-vivo-Tumorwachstum. Im Laufe von 3–4 Wochen nach Tumorimplantation erzielten wir eine Verringerung des Tumorwachstums. Die Tumorgröße war bei der Gruppe mit IL-2-Depot sowie der Gruppe mit IL-2/IFN-α-Depot im Vergleich zu den anderen Gruppen erheblich verringert worden. Bei keinem der Tumoren wurde eine komplette Remission erreicht. Das Nacktmausmodell ist ein sehr wertvolles Modell zur Testung der biologischen Aktivität und des Verhältnisses von Freigabe/Zeit der IL-2-Depots, die wir zur kontinuierlichen lokalen Tumorbehandlung weiterentwickelt haben. Diese neue Art der lokalen Anwendung kann zur Verbesserung der Metastasenbehandlung führen, die auf andere Weise mit kontinuierlicher Anwendung hoher Dosen nicht erreicht werden kann.

Aus unseren Daten geht hervor, daß IL-2 nicht so toxisch sein muß wie in früheren Jahren bei einer effektiven Tumorbehandlung. Bei Anwendung der lokalen Behandlungsform ist IL-2 hochwirksam und nicht toxisch.

Literatur

Elson PJ, Witte RS, Trump DL (1988) Prognostic factors for survival in patient with recurrent or metastatic renal cell carcinoma. Cancer Res 48: 7310

Heinzer H, Huland E, Huland H (1992) Adverse reaction to contrast material in a patient treated with local interleukin-2. Am J Roentgenol 158: 1407

Huland E, Huland H (1989) Local continuous high dose interleukin-2. A new therapeutic model for the treatment of advanced bladder carcinoma. Cancer Res 49: 5469

Huland E, Huland H (1992) Tumor-associated Eosinophilia in IL-2-treated patients: Evidence of toxic eosinophil degranulation on bladder cancer cells. J Canser Res Clin Oncol 118: 463

Huland E, Huland H, Heinzer H (1992) Interleukin-2 by inhalation: Local therapy for metastatic renal-cell carcinoma. U Urol 147: 344

Adjuvante Therapie des Nierenzellkarzinoms*

M. Goepel und T. Otto

Einleitung

Die adjuvante Therapie ist eine Zusatztherapie, die nach der vollständigen Entfernung alles erkennbaren Tumorgewebes durch eine Induktionstherapie (Operation, Strahlentherapie, Chemotherapie) durchgeführt wird. Das Ziel der adjuvanten Therapie ist die Konsolidierung der kompletten Remission, das heißt, daß die Effizienz der adjuvanten Behandlung nur anhand der Rate der lokalen oder systemischen Tumorprogression sowie anhand der Überlebenszeit und Lebensqualität des Patienten gemessen werden kann. Deswegen müssen hinsichtlich der Effizienz der adjuvanten Therapie und hinsichtlich der Patientenauswahl einige Voraussetzungen erfüllt werden. Untersuchungen an Patienten mit Harnblasenkarzinom haben gezeigt, daß nur eine komplette Remission das Überleben verlängern kann. Wenn man eine langfristige, komplette Remissionsrate von 20 % für eine gegebene adjuvante Behandlung annimmt, so hängt der Überlebensvorteil von der Prognose der Patienten nach der Induktionsbehandlung allein ab:

1. Bei Patienten mit sehr guter Prognose und einer vermuteten Überlebensrate von 80 % kann die adjuvante Therapie das Überleben nur um 2 % verbessern; selbst eine große prospektive randomisierte Studie unter Einbeziehung von mehreren Tausenden von Patienten könnte eine solche niedrige Verbesserungsrate nicht dokumentieren. 2. Bei Patienten mit schlechter Prognose und einer Überlebensrate von nur 10 % muß die adjuvante Therapie das Überleben um 18 % verbessern, damit eine statistische Signifikanz des Vorteils der adjuvanten Therapie im Vergleich zur Induktionsbehandlung allein erreicht wird; in diese randomisierte Studie müßten ungefähr 600 Patienten einbezogen werden. Unter Berücksichtigung dieser Voraussetzungen werden in dieser Arbeit Tumormerkmale ebenso wie die Effizienz einiger Behandlungsmodalitäten des Nierenkarzinoms analysiert und der Wert der adjuvanten Behandlung bei den verschiedenen Patientengruppen beurteilt.

---

* Übersetzung aus dem Engl. von Belinde Junkers.

Tumormerkmale

Viele Patienten mit unterschiedlichen Erkrankungsstadien wurden analysiert, um Hinweise zur Prognose zu gewinnen. Das Tumorstadium scheint der prognostisch wichtigste Faktor zu sein, obwohl alle Patienten therapiert wurden und somit keine Daten zum natürlichen Krankheitsverlauf zur Verfügung stehen, können Patienten mit relativ guter und schlechter Prognose anhand des Tumorstadiums identifiziert werden (Tabelle 1).

Patienten mit einem T1/2 NO MO Tumor erfüllen nicht die Voraussetzungen für eine adjuvante Behandlung und sollten nicht für diese Art der Behandlung ausgewählt werden. Bei diesen Patienten kann die Effizienz der Zusatztherapie nach der Nephrektomie nicht bewiesen werden, weil lokale Rezidive selten auftreten, Lymphknoten- und Fernmetastasen bei weniger als 15 % der Fälle entdeckt werden und die 5-Jahres-Überlebensrate ungefähr 90 % beträgt. Statistisch gesehen sind Patienten mit lokal fortgeschrittenem Nierenkarzinom (T 3–4 NO MO) nach radikaler Nephrektomie und Patienten mit Lymphknotenmetastasen nach radikaler operativer Dissektion geeignete Kandidaten für eine adjuvante Behandlung. Definitionsgemäß können Patienten mit manifesten Metastasen nur durch eine Induktionstherapie behandelt werden; die Effizienz der verschiedenen Behandlungsmodalitäten sollte jedoch anhand dieser Gruppe untersucht werden, wenn keine Studien vorhanden sind, in denen die adjuvante Therapie des Nierenkarzinoms untersucht wird.

Strahlentherapie

In den frühen 50er Jahren kamen zwei retrospektive Studien zu dem Ergebnis, daß die adjuvante postoperative Bestrahlung der Nierenregion die 5-Jahres-Überlebensrate verbessern kann (Ritches et al. 1951; Flocks u. Kadesky 1958). In prospektiv-randomisierten Untersuchungen konnte der Wert der adjuvanten postoperativen Strahlenbehandlung nicht dokumentiert

Tabelle 1. 5-Jahres-Überlebensrate (%) Zelle der Patienten in Abhängigkeit von TNM-Stadium des Nierenkarzinoms

	T1/2 NO MO	T3 NO MO	T4 Nx MO	N1/2	M+
5-Jahres-Überlebensrate	90–100	<60 %	<25	50 %	<5
Lokale Rezidive	< 2 %	>10 %			
Lymphknotenmetastasen	<13 %	>35 %			
Fernmetastasen	<14 %	>37 %			
Quelle der Daten	(1, 15)	(1, 18)	(1)	(18)	(15, 48)

LK = Lymphknoten

werden: die 5-Jahres-Überlebensrate betrug ohne Radiatio 44% und mit Radiatio 36% (Finney 1973). Auch in den von Bassil et al. (1985) sowie McNichols et al. (1981) durchgeführten Studien wurde kein Überlebens-Vorteil durch die postoperative Strahlentherapie festgestellt.

Die Anwendung der präoperativen Strahlentherapie in verschiedenen Tumorstadien wurde von Juusela et al. (1977) sowie van der Werf-Messing (1973) prospektiv randomisiert untersucht. Beide Studien konnten keine Verbesserung der 5-Jahres-Überlebensrate nachweisen (Tabelle 2). Kjaer et al. (1987) stellten ebenfalls keinen Vorteil durch die adjuvante Strahlentherapie fest und berichteten, daß diese bei 20% der behandelten Patienten mit therapiebedürftigen Nebenwirkungen einherging.

Tabelle 2. Ergebnisse der adjuvanten Radiotherapie bei Patienten mit Nierenzellkarzinom in prospektiven randomisierten Versuchen. 5-Jahres-Überlebensrate in % (n = Anzahl der Patienten)

Präoperative Radiotherapie Therapie	N	Überlebensrate	Quelle
Radiotherapie	38	47%	(22)
	64	51%	(56)
Kontrollgruppe	50	63%	(22)
Operation allein	62	52%	(56)
Postoperative Radiotherapie Therapie	N	Überlebensrate	Quelle
Radiotherapie	51	36%	(10)
	32	42%	(24)
Kontrollgruppe	49	44%	(10)
Operation allein	32	56%	(24)

Tabelle 3. Ansprechraten der Mono-Chemotherapie beim metastasierten Nierenzellkarzinom

Substanz	N	CR/PR	Quele
Fludarabin (FUDR)	35	34%	(19)
Lomustin (CCNU)	27	15%	(17)
Vinblastin	108	8%	(5, 16, 17, 26, 53)
Ifosfamid	39	8%	(6, 17)
Methyl-GAG (methylglyoxal-bisguanylhydrazone)	187	6%	(4, 17)
Bisantren	123	5%	(7, 8, 17, 32, 50)
Teniposide	95	4%	(34, 36, 54)
Cyclophosphamid	66	3%	(54)

(CR = komplette Remission; PR = partielle Remission; n = Anzahl der Patienten

Chemotherapie

Es stehen keine Ergebnisse aus klinischen Versuchen mit der adjuvanten Chemotherapie zur Verfügung; ihr Wert kann nur durch Überprüfung der Ergebnisse dieser Behandlung beim metastasierten Nierenkarzinom beurteilt werden. Mehr als 30 verschiedene Agenzien wurden beim metastasierten oder lokal fortgeschrittenen Nierenkarzinom getestet. Die beste Ansprechrate wurde mit Fludarabin (FUDR) erzielt, das zu einer kompletten/partiellen Remissionsrate von 34 % führte (Hrushesky et al. 1988) (Tabelle 3).

In anderen Studien wurde die Wirkung der Chemotherapie mit mehreren Agenzien in Kombination mit der Hormon- oder Immuntherapie untersucht. In den meisten dieser Studien wurde eine Kombination mit Vinblastin angewendet. Die effektivsten Dosierungsschemata führten zu einer Ansprechrate von 36 % im Falle einer Kombination von Chemo-, Hormontherapie und Immunstimulation (Tabelle 4). Dabei lag die Rate der kompletten Remission bei 5 %, die Ansprechdauer betrug 6 Monate, und eine Verbesserung der Überlebensrate konnte nicht nachgewiesen werden. Somit ist eine adjuvante Mono- oder Kombinations-Chemotherapie außerhalb klinischer Studien zur Zeit nicht angezeigt.

Immuntherapie

Bei der Behandlung des metastasierten Nierenkarzinoms wurden verschiedene immunologische Therapieschemata angewandt. Aktive unspezifische Immunstimulantia wie BCG und aktive „spezifische" Immunstimulantia wie autologes Tumormaterial plus Candida-Antigen oder Corynebacterium parvum führten nicht zu reproduzierbaren Ansprechraten, so daß die ermutigenden Daten von Tykka et al. (1978) nicht bestätigt werden konnten. Fowler (1986) beobachtete nur bei 2 von 23 Patienten mit metastasiertem Nierenkarzinom, die durch aktive Immunisierung behandelt wurden, ein geringfügiges Ansprechen. Schaerfe et al. (1989) berichteten über eine

Tabelle 4. Ansprechraten der Kombinationstherapie bei Patienten mit metastasiertem Nierenzellkarzinom

Kombination	N	CR/PR	Quelle
VBL + CCNU	110	11 %	(49, 54)
VBL + CTX + HU + P + MPA	42	19 %	(17)
VBL + CCNU + CTX + MPA	37	19 %	(39)
ADM + VC + MPA + BCG	28	36 %	(17)

VBL = Vinblastin; CCNU = Lomustin; CTX = Cyclophosphamid; HU = Hydroxyurea; MPA = Medroxyprogesteronacetat; ADM = Adriamycin; VC = Vincristin; BCG = Bacille Calmette Guerin; P = Prednison; CR = komplette Remission; PR = partielle Remission; n = Anzahl der Patienten

Ansprechrate von 8,4 % bei 119 Patienten, bei denen dieselbe Therapie durchgeführt wurde.

1957 wurden die Interferone von Isaacs u. Lindemann (1957) identifiziert. Diese Stoffgruppe wird bei der antitumoralen Immuntherapie angewendet. Rekombinante Interferone (IFN-α, IFN-β, IFN-γ) wurden allein oder in Kombination mit Chemotherapie angewandt. In den meisten Untersuchungen wurde Vinblastin in Kombination mit IFN-α eingesetzt. Die Ansprechraten liegen bei allen Modalitäten zwischen 10 % und 20 % (Tabelle 5). Neidhart et al. (1991) beobachteten nach der kombinierten Anwendung eine hochgradige Toxizität ohne Steigerung der Ansprechraten im Vergleich zur Anwendung von Interferon allein.

Angio-Infarzierung

1983 wurde von Swanson et al. die Angio-Infarzierung als präoperative Behandlung des metastasierten Nierenkarzinoms beschrieben. Eine Gruppe von 100 Patienten mit metastasierter Erkrankung wies eine Ansprechrate von 15 % auf, doch bei 12 von den 15 ansprechenden Patienten fand eine Progredienz oder Rezidivbildung statt, die innerhalb von 3 Jahren zum Tod führte.

Kurth et al. (1987) begannen eine Phase-II-Studie, in der 34 Patienten mit metastasiertem Nierenzellkarzinom durch Angio-Infarzierung mit anschließender Nephrektomie therapiert wurden. Die Mortalität betrug 5,8 %. Nur bei einem Patienten kam es zu einer kompletten Remission, dagegen fand bei 80 % der Patienten innerhalb von 6 Monaten nach der Nephrektomie eine Progredienz statt. Die durchschnittliche Überlebenszeit belief sich auf 25 Wochen; 65 % der Patienten starben innerhalb eines Jahres nach der Nephrektomie. Die Wirkung der Angio-Infarzierung vor der Operation des metastatischen Nierenkarzinoms wurde bisher noch durch keine randomisierte prospektive Studie untersucht.

Tabelle 5. Ergebnisse der Immuntherapie beim metastasierten Nierenzellkarzinom

Agens/Kombination	N	CR/PR	Quelle
IFN-alpha			
hohe Dosis	97	10 %	(25)
mittlere Dosis	242	19 %	(25)
niedrige Dosis	60	2 %	(25)
IFN-alpha 2a	359	16 %	(4, 9, 25, 31, 40, 47)
IFN-alpha 2b	184	13 %	(31)
IFN-beta	36	17 %	(23, 31)
IFN-gamma	170	17 %	(24, 27, 31, 41)
IFN + VBL	173	19 %	(12, 33)

Adoptive Immuntherapie

Da Interleukin-2 (IL-2), ein Glykoprotein, das zur Rückbildung von renalem Tumorzellengewebe führen kann (Belldegrun et al. 1988), ist durch rekombinante DNS-Technologie in ausreichender Menge verfügbar. Es wurde im Rahmen von mehreren klinischen Studien beim metastasierten Nierenkarzinom angewandt. IL-2 wurde als Einzelwirkstoff oder in Kombination mit LAK-Zellen (lymphokinaktivierte Killerzellen) appliziert. Dabei zeigte eine IL-2-Monotherapie, sei es als kontinuierliche Infusion oder Bolusinjektion (Muss 1988; Rosenberg et al. 1985), nur ein begrenztes Ansprechen. Eine kombinierte Anwendung von IL-2 mit LAK-Zellen wurde 1985 von Rosenberg et al. entwickelt; dieses Therapieschema erreichte beim metastasierten Nierenkarzinom eine Ansprechrate von 33 % (Rosenberg et al. 1987) (s. auch Tabelle 6). Neuere Untersuchungen zeigen jedoch nur noch geringe Vorteile der Kombinationstherapie gegenüber IL-2 allein (Philip et al. 1989).

Alle Autoren beschreiben besonders bei kombinierter Anwendung eine hochgradige Toxizität: Kältegefühl, Übelkeit, Erbrechen, Diarrhöe, Hypotonie, renale und pulmonale Komplikationen sowie Myokardinfarkt.

Hormontherapie

Im Jahre 1947 stellten Matthews et al. ihr Tiermodell mit östrogeninduzierten Nierentumoren bei männlichen syrischen Hamstern vor. Seither wurde vermutet, daß Progesteron die Induktion von Nierentumoren verhindert. 1973 berichtete Bloom bei einer Übersicht bei 272 Fällen mit metastasiertem Nierenzellkarzinom über eine Ansprechrate von 15 %. Hrushesky u. Murphy (1977) setzen sich mit allen bis 1977 verfügbaren Studien kritisch auseinander und stellten dabei fest, daß die durchschnittliche Ansprechrate vor 1972 17 %, nach 1972 dagegen nur 2 % betrug. Dieser Unterschied ist möglicherweise auf eine unkorrekte Definition des Ansprechens vor 1972 zurückzuführen.

Pizzocaro et al. (1987) initiierten eine prospektive randomisierte Studie, in der ein Vergleich der Behandlung mit 500 mg Medroxyprogesteronacetat (dreimal wöchentlich, über 1 Jahr) mit dem Unterlassen jeglicher Behandlung nach der radikalen Nephrektomie bei Patienten ohne Fernmetastasen

Tabelle 6. Ansprechraten des Interleukin-2 (IL-2) −/+ lymphokinaktivierte Killerzellen (LAK-Zellen) beim metastasierten Nierenzellkarzinom

Agens	N	CR/PR	Quelle
IL-2	58	8.6 %	(31, 44)
IL-2 + LAK	74	27.0 %	(31, 44, 57)
IL-2	42	19.0 %	(37)
IL-2 + LAK	53	27.0 %	(37)

vorgenommen wurde. Bei 40 von 120 auswertbaren Patienten waren am Ende der 5jährigen Verlaufskontrolle Rezidive nachweisbar, die sich auf 19 von 58 (33 %) Patienten aus der mit adjuvanter Therapie behandelten Gruppe und auf 21 von 62 (34 %) Patienten aus der Kontrollgruppe verteilten. Die Rezeptoren der Sexualsteroidhormone wurden bei 102 von 120 auswertbaren Patienten untersucht, es wurde jedoch keine signifikante Korrelation zwischen Rezeptoren, Rezidiven und Behandlung festgestellt. Nach 2 bis 3 Monaten litten über 50 % der Patienten in der Behandlungsgruppe an der Toxizität des Medroxyprogesteronacetats, so daß die Behandlung abgebrochen werden mußte.

Lymphadenektomie

Robson et al. (1969) berichteten als erste über eine Steigerung der Überlebensrate nach therapeutischer Lymphadenektomie bei Patienten mit tumorpositiven Lymphknoten. Peters u. Brown (1980) stellten beim Vergleich von Patienten mit und ohne Lymphadenektomie keine Unterschiede hinsichtlich der Überlebensrate fest. Giuliani et al. (1990) untersuchten eine Gruppe von 131 Patienten mit Nierenkarzinom und erzielten eine statistisch berechnete 5-Jahres-Überlebensrate von 52 % bei N+ VO MO-Patienten. Durch eine multivariate Analyse kamen sie zu der Schlußfolgerung, daß die radikale Lymphadenektomie bei Patienten mit positiven Lymphknoten (N+) die Überlebensrate verbessere.

Herrlinger et al. (1984) berichteten retrospektiv über 381 konsekutiv therapierte Nierenkarzinompatienten, die nach der Nephrektomie durch radikale oder partielle Lymphknotendissektion behandelt wurden. Im Vergleich zu Patienten ohne Lymphknoten- oder Fernmetastasen schien die Überlebensrate der Patientengruppe, bei der eine radikale Lymphadenektomie durchgeführt worden war, besser zu sein; doch kann dieser Effekt in der zuletzt genannten Gruppe durch die bessere Stadieneinteilung (Staging) und Selektion von sonst unentdeckt gebliebenen Lymphknoten-Mikrometastasen bedingt sein. In der Gruppe der Patienten mit Lymphknotenmetastasen konnte keine Veränderung der Überlebensrate festgestellt werden. Bassil et al. (1985) berichtete über eine ähnliche Überlebensrate bei T2-Patienten mit und ohne radikale Lymphknotendissektion; in beiden Gruppen betrug die Überlebensrate bei T3-Patienten 50 %.

Alle Studien waren retrospektiv, so daß keine endgültige Entscheidung über die Effektivität der therapeutischen Lymphadenektomie getroffen werden kann. Eine von der EORTC (European Organization of Research and Treatment of Cancer) begonnene prospektive randomisierte Studie ist noch nicht abgeschlossen.

Schlußfolgerung

Verschiedene Behandlungsmodalitäten in Ergänzung zur primären Operation des Nierenkarzinoms wurden überprüft, um zu bestimmen, ob eine adjuvante Behandlung zur Zeit gerechtfertigt werden kann. Weder die Chemotherapie mit einer Einzelsubstanz noch die Kombinationschemotherapie, noch die Immuntherapie allein oder in Kombination mit der Chemotherapie konnte beim metastasierten Nierenkarzinom Ansprechraten erzielen, die eine adjuvante Behandlung rechtfertigen würden. Sowohl die Strahlen- als auch Hormontherapie wurden in prospektiven und randomisierten Studien untersucht; als adjuvante Therapie nach einer Operation bewirkten sie weder eine Verbesserung der Überlebensrate noch der Lebensqualität. Auch operative Verfahren in Ergänzung zur radikalen Nephrektomie wurden nur retrospektiv untersucht. Daher ist die adjuvante Behandlung beim Nierenkarzinom gegenwärtig als Routineverfahren nicht angezeigt.

Literatur

1. Bassil B, Dosoretz DE, Prout GR Jr (1985) Validation of the tumor, nodes and metastasis classification of renal cell carcinoma. J Urol 134: 450–454
2. Belldegrun A, Uppenkamp I, Rosenberg SA (1988) Anti-tumor reactivity of human lymphokine activated killer (LAK) cells against fresh and cultured preparations of renal cell cancer. J Urol 139: 150–155
3. Bloom HJ (1973) Proceedings: Hormone-induced and spontaneous regression of metastatic renal cancer. Cancer 32: 1066–1071
4. Buzaid AC, Robertone A, Kisala C, Salmon SE (1987) Phase II study of interferon alfa-2a, recombinant (Roferon-A) in metastatic renal cell carcinoma. J Clin Oncol 5: 1083–1089
5. Crivellari D, Tumolo S, Frustaci S et al. (1987) Phase II study of five-day continuous infusion of vinblastine in patients with metastatic renal-cell carcinoma. Am J Clin Oncol 10: 231–233
6. De Forges A, Droz JP, Ghosn M, Theodore C (1987) Phase II trial of ifosfamide/mesna in metastatic adult renal carcinoma. Cancer Treat Rep 71: 1103
7. Elson PJ, Earhart R H, Kvols LK et al. (1987) Phase II studies of PCNU and bisantrene in advanced renal cell carcinoma. Cancer Treat Rep 71: 331–332
8. Evans WK, Shepherd FA, Blackstein ME, Osoba D, Taylor D (1985) Phase II evaluation of bisantrene in patients with advanced renal cell carcinoma. Cancer Treat Rep 69: 727–728
9. Figlin RA, deKernion JB, Mukamel E, Palleroni AV, Itri LM, Sarna GP (1988) Recombinant interferon alfa-2a in metastatic renal cell carcinoma: assessment of antitumor activity and antiinterferon antibody formation. J Clin Oncol 6: 1604–1610
10. Finney R (1973) The value of radiotherapy in the treatment of hypernephroma – a clinical trial. Br J Urol 45: 258–269
11. Flocks RH, Kadesky MC (1958) Malignant neoplasms of the kidney: An analysis of 353 patients followed five years or more. J Urol 79: 196–199
12. Fossa S, Cavalli F, Otto U et al. (1988) Randomized study or roferon-a (IFN) with or without vinblastine (VLB) in advanced or metastatic renal cell cancer. Proc Annu Meet Am Soc Clin Oncol 7: A453

13. Fowler JE Jr (1986) Failure of immunotherapy for metastatic renal cell carcinoma. J Urol 135: 22–25
14. Fuks JZ, Van Echo DA, Aisner J, Mitchell EP, Woolley PV, Wiernik P H (1981) Phase II trial of methyl-G (methylglyoxal bis-guanylhydrazone) in patients with metastatic renal cell carcinoma. Cancer Clin Trials 4: 411–414
15. Giuliani L, Giberti C, Martorana G, Rovida S (1990) Radical extensive surgery for renal cell carcinoma: long-term results and prognostic factors. J Urol 143: 468–473
16. Hahn RG, Temkin NR, Savlov ED et al. (1978) Phase II study of vinblastine, methyl-CCNU, and medroxyprogesterone in advanced renal cell cancer. Cancer Treat Rep 62: 1093–1095
17. Harris DT (1983) Hormonal therapy and chemotherapy of renal cell carcinoma. Semin Oncol 10: 422–430
18. Herrlinger A, Sigel A, Giedl J (1984) Methodik der radikalen transabdominalen Tumornephrektomie mit fakultativer oder systematischer Lymphdissektion und deren Ergebnisse an 381 Patienten. (Method of radical transabdominal tumor nephrectomy with facultative or systemic lymph node dissection and results in 381 patients) Urologe [A] 23: 267–274
19. Hrushesky WJ, Roemeling R, Rabatin J, Fraley E (1988) Effective, safe outpatient treatment for progressive metastatic renal cell cancer. Proc Annu Meet Am Soc Clin Oncol 7: A515
20. Hrushesky WJ, Murphy GP (1977) Current status of the therapy of advanced renal carcinoma. J Surg Oncol 9: 277–288
21. Isaacs A, Lindemann V (1957) Virus interference: The Interferon. Proc R Soc Ser B Biol 147: 258–267
22. Juusela H, Malmio K, Alfthan O, Oravisto KJ (1977) Preoperative irradiation in the treatment of renal adenocarcinoma. Scand J Urol Nephrol 11: 277–281
23. Kinney P, Triozzi P, Young D, Drago J, Behrens B, Wise H, Rinehart J (1988) Preliminary report of a phase II trial of interferon-β serine in metastatic renal cell carcinoma. Proc Annu Meet Am Soc Clin Oncol 7: A627
24. Kjaer M, Iversen P, Hvidt V, Bruun E, Skaarup P, Bech Hansen J, Frederiksen PL (1987) A randomized trial of postoperative radiotherapy versus observation in stage II and III renal adenocarcinoma. A study by the Copenhagen Renal Cancer Study Group. Scand J Urol Nephrol 21: 285–289
25. Krown SE (1985) Therapeutic options in renal-cell carcinoma. Semin Oncol 12 (Suppl): 13–17
26. Kuebler JP, Hogan TF, Trump DL, Bryan GT (1984) Phase II study of continuous 5-day vinblastine infusion in renal adenocarcinoma. Cancer Treat Rep 68: 925–926
27. Kuebler JP, Goodman PJ, Brown TD, Crawford ED, Reitz CL, Knight WA 3d, Kish JA (1990) Phase II study of continuous infusion recombinant gamma interferon in renal carcinoma. A Southwest Oncology Group study. Invest New Drugs 8: 307–309
28. Kurth KH, Debruyne FM, Hall RR et al. (1987) Embolization and postinfarction nephrectomy in patients with primary metastatic renal adenocarcinoma. Eur Urol 13: 251–255
29. Matthews VS, Kirkman H, Bacon RL (1947) Kidney damage in golden hamsters following chronic administration of Diethylstilbestrol and sesame oil. Proc Soc Exper Biol & Med 66: 195–196
30. McNichols DW, Segura JW, DeWeerd J H (1981) Renal cell carcinoma: long-term survival and late recurrence. J Urol 126: 17–23
31. Muss HB (1988) The role of biological response modifiers in metastatic renal cell carcinoma. Semin Oncol 15 (Suppl): 30–34
32. Myers JW, Von Hoff DD, Coltman CA Jr, Kuhn JG, Van Echo D, Rivkin S, Pocelinko R (1982) Phase II evaluation of bisantrene in patients with renal cell carcinoma. Cancer Treat Rep 66: 1869–1871
33. Neidhart JA, Anderson SA, Harris JE et al. (1991) Vinblastine fails to improve response of renal cancer to interferon alfa-n1: High response rate in patients with pulmonary metastases. J Clin Oncol 9: 832–6

34. Oishi N, Berenberg J, Blumenstein BA et al. (1987) Teniposide in metastatic renal and bladder cancer: a Southwest Oncology Group Study. Cancer Treat Rep 71: 1307–1308
35. Peters PC, Brown GL (1980) The role of lymphadenectomy in the management of renal cell carcinoma. Urol Clin North Am 7: 705–709
36. Pfeifle D M (1984) Teniposide in metastatic renal cancer. Proc Annu Meet Am Soc Clin Oncol 3: 162
37. Philip T, Negrier S, Stoter G et al. (1989) Interleukin-2 with or without LAK cells in metastatic renal cell carcinoma: a report of a European multicentre study. Eur J Cancer Clin Oncol 25 (Suppl): 21–28
38. Pizzocaro G, Piva L, Di Fronzo G et al. (1987) Adjuvant medroxyprogesterone acetate to radical nephrectomy in renal cancer: 5-year results of a prospective randomized study. J Urol 138: 1379–1381
39. Puckett JB, Richards F, Jackson DV et al. (1981) Combination chemotherapy of advanced renal cell carcinoma with megestrol acetate, CCNU, vinblastine, and cyclophosphamide. Proc Am Assoc Cancer Res 22: 380
40. Quesada JR (1988) Biologic response modifiers in the therapy of metastatic renal cell carcinoma. Semin Oncol 15: 396–407
41. Quesada JR, Kurzrock R, Sherwin SA, Gutterman JU (1987) Phase II studies of recombinant human interferon gamma in metastatic renal cell carcinoma. J Biol Response Mod 6: 20–27
42. Ritches EW, Griffiths IH, Thackray AC (1951) New growths of the kidney and ureter. Br J Urol 23: 297
43. Robson CJ, Churchill BM, Anderson W (1969) The results of radical nephrectomy for renal cell carcinoma. J Urol 101: 297–301
44. Rosenberg SA, Lotze MT, Muul LM et al. (1985) Observations on the systemic administration of autologous lymphokine-activated killer cells and recombinant interleukin-2 to patients with metastatic cancer. N Engl J Med 313: 1485–1492
45. Rosenberg SA, Lotze MT, Muul LM et al. (1987) A progress report on the treatment of 157 patients with advanced cancer using lymphokine-activated killer cells and interleukin-2 or high-dose interleukin-2 alone. N Engl J Med 316: 889–897
46. Schaerfe T, Mueller S, Riedmiller H, Jacobi G H, Hohenfellner R (1989) Immunotherapy of metastasizing renal cell carcinoma. Results of a multicentered trial. Urol Int 44: 1–4
47. Schnall SF, Davis C, Ziyadeh T et al. (1986) Treatment of metastatic renal cell carcinoma with intramuscular recombinant interferon α. Proc Annu Meet Am Soc Clin Oncol 5: 227
48. Skinner D G, Pritchett TR, Lieskovsky G, Boyd SD, Stiles QR (1989) Vena caval involvement by renal cell carcinoma. Surgical resection provides meaningful long-term survival. Ann Surg 210: 387–392
49. Sommer HH, Fossa SD, Lien HH (1985) Combination chemotherapy of advanced renal cell cancer with CCNU and vinblastine. Cancer Chemother Pharmacol 14: 277–278
50. Spicer D, Daniels J, Skinner D, Johnson K (1985) Phase II study of bisantrene administered weekly in patients with advanced renal cell carcinoma. Proc Am Soc Clin Oncol 4: 101
51. Swanson DA, Johnson DE, von Eschenbach AC, Chuang VP, Wallace S (1983) Angioinfarction plus nephrectomy for metastatic renal cell carcinoma – an update. J Urol 130: 449–452
52. Takaku T, Kumamoto Y, Koiso K et al. (1987) Phase II study of recombinant human interferon gamma on renal cell carcinoma. Cancer 60: 929–933
53. Tannock IF, Evans WK (1985) Failure of 5-day vinblastine infusion in the treatment of patients with renal cell carcinoma. Cancer Treat Rep 69: 227–228
54. Torti FM (1983) Treatment of metastatic renal cell carcinoma. Recent Results Cancer Res 85: 123–142
55. Tykka H, Oravisto KJ, Lehtonen T, Sarna S, Tallberg T (1978) Active specific immunotherapy of advanced renal-cell carcinoma. Eur Urol 4: 250–258

56. Werf-Messing B van der (1973) Proceedings: Carcinoma of the kidney. Cancer 32: 1056–1061
57. West WH, Tauer KW, Yannelli JR, Marshall GD, Orr DW, Thurman GB, Oldham RK (1987) Constant-infusion recombinant interleukin-2 in adoptive immunotherapy of advanced cancer. N Engl J Med 316: 898–905

Überlegungen zur Immuntherapie beim metastasierten Nierenzellkarzinom

B.J. Schmitz-Dräger und T. Ebert

Berichte über die geringe Wirksamkeit einer Chemotherapie in der Behandlung des metastasierten Nierenzellkarzinoms (NZK) haben zur Suche nach effektiven Alternativen geführt. Vor allem die Immuntherapie hat in den letzten 10 Jahren zunehmend an Bedeutung gewonnen. Sie wird in einigen Lehrbüchern bereits als anerkanntes Therapiekonzept dargestellt. Ziel des vorliegenden Beitrags ist eine kurze Analyse, ob die Immuntherapie in der derzeit praktizierten Form tatsächlich einen Stellenwert in der Behandlung des metastasierten NZK hat.

Grundlagen der Immuntherapie beim NZK sind die bei einigen Patienten beobachteten spontanen Remissionen von Fernmetastasen. Obwohl das NZK zur Gruppe der Tumoren mit einer vergleichsweise hohen Frequenz spontaner Remissionen zählt, liegt die Frequenz dieses Ereignisses insgesamt unter 1 %. Auch die Beobachtung immunkompetenter, Tumor-infiltrierender Zellen in Nierentumoren stellt keinen Nachweis einer antitumoralen Immunreaktion dar, sondern könnte ebensogut dem Abbau nekrotischen Gewebes dienen.

Genauer analysiert sind die antitumoralen Immunreaktionen bislang lediglich in vitro und in vivo im Tiermodell. Es bleibt jedoch unklar, ob diese Reaktionen im menschlichen Organismus in derselben Art und Weise ablaufen. Weiterhin muß geprüft werden, ob durch eine Immunmodulation u. U. auch unerwünschte Effekte induziert werden. Beispielhaft seien die Untersuchungen von Tomita et al. (1990) genannt, die gezeigt haben, daß auf Nierentumorzellen unter dem Einfluß von Interleukin-1 (IL-1) das Zelladhäsionsmolekül ICAM-1 exprimiert wird. ICAM-1 wird mit der Fähigkeit einer Zelle zur Metastasierung in Verbindung gebracht.

Erstaunlich bleibt, daß auch mehr als 100 Jahre nach den ersten Fallberichten über eine Immuntherapie beim NZK die Wirksamkeit dieses Therapiekonzeptes in Hinblick auf eine Lebensverlängerung noch in keiner prospektiv randomisierten Studie belegt ist. So finden sich in einer Literatursuche (MEDLINE) zum Thema Immuntherapie beim metastasierten Nierenzellkarzinom in den Jahren 1990 und 1991 über 50 Berichte über Phase-I-und-II-Studien, denen lediglich 5 Phase-III-Studien gegenüberstehen.

Tabelle 1 zeigt kumulative Ergebnisse aus Phase-I/-II-Studien von 4 derzeit propagierten Therapieansätzen. Nach diesen Ergebnissen scheint eine Kombinationsbehandlung von IL-2 mit Lymphokin-aktivierten Killer-

Tabelle 1. Immuntherapie beim metastasierten Nierenzellkarzinom. Ergebnisse aktueller Therapiekonzepte

Therapieschema	Remissionen (%) (CR + PR)	
IL-2 + LAK-Zellen	90/401	(22)
IL-2	36/290	(12)
IL-2 + IFNα (ambulant)	22/ 94	(23)
IFN-α	73/413	(17)

zellen (LAK-Zellen) oder eine Kombinationsbehandlung von IL-2 mit Interferon-α (IFN-α) einer Monotherapie mit IFN-α oder IL-2 überlegen zu sein. Prospektiv randomisierte Untersuchungen, in denen eine Behandlung mit IL-2 und LAK-Zellen mit einer IL-2-Monotherapie mit IL-2 verglichen wurde, erbrachten jedoch keine Unterschiede zu Gunsten einer der beiden Therapieformen (McCabe et al. 1991; Koretz et al. 1991). Daran zeigt sich erneut, daß ein Vergleich der Ergebnisse von Phase-II-Studien keine Rückschlüsse auf die Überlegenheit einer der Therapieformen zuläßt.

Die Nebenwirkungen der Immuntherapie sind damit die einzigen klar definierten Eigenschaften dieser Therapieform. Es hat sich in den vergangenen Jahren gezeigt, daß die Immuntherapie keine nebenwirkungsarme Alternative der Chemotherapie darstellt, sondern daß viele der derzeit angewendeten Therapiekonzepte durch beträchtliche Nebenwirkungen charakterisiert sind. Beispielhaft kann die Arbeit von Rosenberg et al. (1987) erwähnt werden, die für die Therapie mit IL-2, mit oder ohne LAK-Zellen, u.a. über Komplikationen wie Lungenödem, Infarkt, die Notwendigkeit einer intensivmedizinischen Behandlung und eineTherapie-bedingte Letalität von 4 % berichten.

Aus den vorliegenden Phase-II-Studien ergibt sich bisher für die derzeit gängigen Formen der Immuntherapie, daß nur bei etwa 20 % der Patienten Tumorremissionen erzielt werden können und eine komplette Remission auf Einzelfälle beschränkt ist. Die Immuntherapie beim metastasierten NZK muß derzeit als eine palliative Therapie betrachtet werden. Diesen Feststellungen stehen die Nebenwirkungen der verschiedenen Behandlungsformen gegenüber. Daraus ergibt sich, daß Therapieansätze mit lebensbedrohlichen Nebenwirkungen und einer drastischen Einschränkung der Lebensqualität ethisch nicht vertretbar sind.

Auf Grund der genannten Überlegungen müssen sich die klinischen Bemühungen um eine Nutzung der Immuntherapie in der Behandlung des metastasierten NZK vor allem auf folgende Punkte konzentrieren:
– Neue Therapieansätze aus der Grundlagenforschung müssen an kleinen Gruppen sorgfältig selektionierter Patienten in Phase-I- und -II-Studien geprüft werden. Die Reproduktion von Phase-II-Studien ist zu vermeiden.
– Die klinisch-experimentelle Forschung muß nach Parametern suchen, die Hinweise auf die Wirksamkeit einer Immuntherapie beim individuellen Patienten geben können.

– Aufgabe der klinischen Forschung ist es, im Rahmen multizentrischer prospektiver Untersuchungen den Stellenwert derzeit verfügbarer Therapiekonzepte endlich zu definieren. Bei diesen Studien muß besonderer Wert darauf gelegt werden, daß Toxizität und die zu erwartenden Ergebnisse in einem angemessenen Verhältnis zueinander stehen.

Die beiden letztgenannten Überlegungen bildeten die Rationale für die „Prospektiv randomisierte Multicenterstudie zur Prüfung der Wirksamkeit von Interferon-alpha beim metastasierten Nierenzellkarzinom", die zum 1.4.1992 begonnen wurde. Folgende Anforderungen wurden bei der Ausarbeitung an die Studie gestellt:

– Einsatz einer Substanz, die auf Grund der Datenlage in der Therapie des metastasierten NZK effektiv zu sein scheint.
– Studienendpunkt: Lebensverlängerung.
– Kontrollarm primär ohne Therapie.
– Vertretbare Toxizität im Verhältnis zum zu erwartenden Ergebnis.
– Keine „Polypragmasie" durch Kombination mehrerer Immuntherapeutika.
– Simultane Studie von Parametern, die möglicherweise eine Vorhersage des Therapieergebnisses erlauben.

Zentrales Anliegen der Studie ist die Beantwortung der Frage, ob durch eine Immuntherapie mit IFN-α 2b (Intron-A®) die Überlebenszeit der Patienten verlängert werden kann. Die augenblickliche Datenlage erlaubt ethisch zwar einen nicht behandelten Kontrollarm, Erfahrungen aus anderen Studien zeigen jedoch, daß sich dann erhebliche Probleme bei der Rekrutierung der Patienten ergeben.

Ein Vergleich mit einem Placebo erscheint ebenfalls problematisch, da für Interferone eine Wirksamkeit, d. h. die Induktion von Remissionen beim Nierenzellkarzinom, belegt ist. Aus diesem Grunde wurde ein Cross-over primär nicht behandelter Patienten in den Therapiearm bei Tumorprogreß vorgesehen. Die Nachteile des geplanten Vorgehens liegen auf der Hand: Falls ein signifikanter Unterschied zwischen sofortiger und verzögerter Behandlung nicht nachgewiesen werden kann, ist die Ineffizienz eines solchen Konzeptes in Hinblick auf eine Lebensverlängerung nicht bewiesen. Eine erste Tumornachsorge ist im Protokoll nach frühestens 3 Monaten vorgesehen. Vor diesem Zeitpunkt ist ein Wechsel in den Therapiearm nicht vorgesehen. Bei einer mittleren Überlebenszeit von etwa 8 Monaten ohne Behandlung erscheint es wenig wahrscheinlich, daß eine derart verzögerte Behandlung mit einer effektiven Therapie ohne Auswirkung auf die Überlebenszeit bleibt.

Der histopathologische Nachweis eines Nierenzellkarzinoms durch Tumornephrektomie oder organerhaltende Tumornephrektomie ist Voraussetzung für die Aufnahme in die Studie. Weitere Gründe für die Forderung nach einer vorausgegangenen Tumorentfernung bestehen zum einen darin, daß nach den Untersuchungen von Maldazys u. DeKernion (1986) die Tumorentfernung einen prognostischen Parameter darstellt. Zum anderen sollen mögliche Einflüsse tumorbezogener Parameter wie Malignitätsgrad, Ploidie und Antigenexpression auf das Ergebnis der Studie nachvollziehbar bleiben.

Nur Patienten mit zweidimensional meßbarem Lokalrezidiv und/oder Fernmetastasen können in die Studie aufgenommen werden. Dazu sollen auch Patienten mit Knochenmetastasen zählen, wenn die Läsion(en) auf einen Skelettabschnitt begrenzt bleiben und eine zweidimensionale Vermessung möglich ist. Patienten, bei denen eine operative Entfernung der Metastasen möglich erscheint, sollen nicht in die Studie aufgenommen werden.

Obwohl Arbeiten von Fossa et al. (1990) dafür sprechen, daß die begleitende Gabe immunsuppressiver Pharmaka keinen Einfluß auf das Behandlungsergebnis hat, sollen Patienten unter Immunsuppression von der Studie ausgeschlossen werden. Weitere Ausschlußkriterien sind u.a. psychiatrische Krankheitsbilder, Epilepsie und das Vorliegen von Hirnmetastasen, da IFN zu einer Progression dieser Erkrankungen mit z.T. schwerwiegenden Folgen führen kann.

Eine Hospitalisierung der Patienten soll so weit wie möglich vermieden werden. Die Behandlung soll daher ambulant erfolgen. Patienten im Therapiearm werden mit einer ansteigenden Dosis bis zu 10^7IU IFN-α 2b behandelt. Bei Auftreten zentralnervöser Nebenwirkungen Grad 2 bzw. anderer Nebenwirkungen Grad 3 und mehr nach WHO sind Dosismodifikationen bzw. ein vorübergehender Therapieabbruch vorgesehen. Mit dieser Maßnahme soll gewährleistet sein, daß Toxizität und Beeinträchtigung der Lebensqualität durch die Behandlung in einem angemessenen Verhältnis zum zu erwartenden Ergebnis stehen.

Während Untersuchungen der Nebenwirkungen und Toxizität der Behandlung prinzipiell in 4-wöchentlichem Intervall (bei Auftreten von Nebenwirkungen so oft wie erforderlich) vorgesehen sind, sollen Untersuchungen des Therapieergebnisses lediglich alle 3 Monate vorgenommen werden. Bei Nachweis einer Veränderung der Tumorausdehnung (partielle- PR- oder vollständige Remission- CR-, Progression) ist eine zusätzliche einmalige Zwischenuntersuchung nach weiteren 4 Wochen geplant. Bei Patienten, die unter IFN-Behandlung eine Tumorprogression aufweisen, ist ein Therapieabbruch vorgesehen. Die weitere Behandlung erfolgt nach Maßgabe des betreuenden Arztes. Alle Patienten sollen jedoch bis zum Tode nachbeobachtet werden.

Neben den klinischen Parametern Überlebenszeit, Tumorremission und Zeit zur Progression soll in der angelaufenen Studie erstmalig an einem großen Patientenkollektiv geprüft werden, ob die Untersuchung morphologischer und biologischer Parameter des Primärtumors einen Rückschluß auf die Wirkung einer IFN-Therapie zuläßt. Darüber hinaus sollen diese begleitenden Untersuchungen zusätzliche Informationen darüber geben, ob in den beiden Studienarmen Kollektive mit identischer Prognose vorliegen.

Neben der Bestimmung von Tumortyp und Malignitätsgrad durch einen Referenzpathologen soll die Ploidie des Gewebes durchflußzytometrisch bestimmt werden. Daneben soll als zusätzlicher prognostischer Parameter die Expression des ABC 3-Antigens untersucht werden. Der korrespondierende monoklonale Antikörper Due ABC 3 erkennt ein Kohlenhydratepitop, das u.a. auf Epithelzellen des proximalen Tubulus und einigen Nierentumoren exprimiert ist (Decken et al. 1992). In einer retrospektiven Analyse wurde Tumorgewebe von 49 Patienten immunhistochemisch untersucht. Dabei fand sich eine gute Übereinstimmung zwischen der Prognose der Erkrankung einerseits und der Expression des ABC 3-Antigens andererseits (Schmitz-Dräger et al. in Vorbereitung). Der Verlust des Antigens war mit einer ungünstigen Prognose korreliert.

Darüber hinaus sollen umfangreiche weitere Untersuchungen zur Antigenität von Nierentumoren erfolgen. Die Bedeutung der Expression des Epithelial growth factor receptor (EGFR), des Zelladhäsionsmoleküls ICAM-1 und anderer tubulärer Antigene (URO-4 und URO-8) soll untersucht werden.

Von besonderem Interesse ist die Expression des Glykoproteins gp160. Neuere Beobachtungen sprechen dafür, daß die Expression des gp160 und die Sensitivität der Zelle gegenüber IFN-α negativ korreliert sind (Nanus et al. 1990). In einer Studie an 16 Nierenkarzinomzellinien konnte durch IFN-α eine Proliferationsinhibition von mehr als 50 % praktisch nur bei gp160-negativen Zellinien induziert werden. Auch im In-vivo-Modell ließ sich diese Beobachtung reproduzieren. Alle gp160-negativen Tumoren hatten nach Heterotransplantation auf die Nacktmaus nach IFN-α Behandlung ein signifikant verlangsamtes Tumorwachstum im Vergleich zu unbehandelten Kontrolltieren. Gp160-positive Zellinien ließen sich in ihrer Proliferation nach Heterotransplantation, ebenso wie in vitro, durch IFN-α nicht beeinflussen.

Etwa 80 % aller Nierentumoren exprimieren gp160; eine Korrelation zwischen gp160-Expression und dem Krankheitsverlauf wurde bislang nicht beobachtet (Bander, persönliche Mitteilung 1990). Die beschriebenen Experimente zeigen erstmals eine Möglichkeit auf, das Ergebnis einer immuntherapeutischen Behandlung anhand biologischer Eigenschaften des Tumors vorhersagen zu können. Die Frage nach der Korrelation zwischen gp160-Expression im Primärtumor und dem Vorkommen einer Tumorremission unter IFN-α-Behandlung wurde daher in der vorliegenden Studie als eines der sekundären Zielkriterien gewählt.

Gut kontrollierte prospektive Phase-III-Studien werden heutzutage als wichtigstes Instrumentarium zur Beantwortung eine Vielzahl relevanter klinischer Fragestellungen betrachtet. Nur auf diese Weise können Untersucher-bedingte Einflüsse minimiert werden. Die Verpflichtung zum Offenlegen der Daten führt zu Transparenz und ermöglicht eine Überprüfung der Ergebnisse und Schlußfolgerungen durch Dritte. Es ist daher evident, daß eine Phase-III-Studie hohe Ansprüche an alle Teilnehmer stellt. Die Möglichkeit einer Qualitätskontrolle der Studie erhöht auf der anderen Seite ihre

Aussagekraft. Es bleibt zu hoffen, daß die große Zahl monozentrischer sog. Phase-II-Studien mit ähnlicher oder gar identischer Fragestellung künftig zu Gunsten weniger hochwertiger Phase III-Studien zurückgestellt werden. Die neugegründete Arbeitsgemeinschaft Urologische Onkologie (AUO) könnte sich zu einem Instrument entwickeln, das auf dem Gebiet klinischer Studien in der urologischen Onkologie die Aufgaben der Koordination und Qualitätskontrolle wahrnimmt.

Es ist bemerkenswert, daß Phase-III-Studien bislang wenig genutzt wurden, um klinisch-experimentellen Fragestellungen nachzugehen. Gerade die Phase-III-Studie bietet prinzipiell hervorragende Voraussetzungen, experimentellen Fragen nachzugehen. Patienten und klinisches Untersuchungsmaterial sind gewöhnlich weit besser charakterisiert, als dies bei herkömmlichen Studien der Fall ist. Mit der beschriebenen Studie soll daher der Versuch unternommen werden, klinische und experimentelle Forschung zu verknüpfen und damit nicht nur die Qualität der klinischen sondern auch der experimentellen Forschung zu verbessern.

Literatur

Decken K, Schmitz-Dräger BJ, Rohde D, Nakamura S, Ebert T, Ackermann R/ (1992) Monoclonal antibody due ABC 3 directed against transitional cell carcinoma. I. Production, specificity analysis, and preliminary characterization of the antigen. J Urol 147: 235

Fojo AT, Shen DW, Mickley LA, Pastan IA, Gottesman MM (1987) Intrinsic drug resistance in human kidney cancer is associated with expression of a human multidrug resistance gene. J Clin Oncol 5: 1922

Fossa SD, Gunderson R, Moe B (1990) Recombinant interferon-alpha combined with prednisone in metastatic renal cell carcinom: reduced toxicity without reduction of the response rate – a phase II study. Cancer 11: 2451

Koretz MJ, Lawson DH, York RM et al. (1991) Randomized study of interleukin 2 (IL-2) alone vs. IL-2 plus lymphokine-activated killer cells for treatment of melanoma and renal cell cancer. Arch Surg 126: 898

Maldazys JD, DeKernion JB (1986) Prognostic factors in metastatic renal cell carcinoma. J Urol 136: 376

McCabe MS, Stablein D, Hawkins MJ (1991) The modified group C experience – Phase III randomized trials of IL-2 vs. IL-2/LAK in advanced renal cell carcinoma and advanced melanoma. Proc ASCO 10: 212

Nanus DM, Pfeffer LM, Bander NH et al. (1990) Antiproliferative and antitumor effects of α-interferon in renal cell carcinomas: correlation with the expression of a kidney-associated differentiation glycoprotein Cancer Res 50: 4190

Rosenberg SA, Lotze MT, Muul LM et al. (1987) A progress report on the treatment of 157 patients with advanced cancer using lymphokine-activated killer cells and interleukin-2 or high dose interleukin-2 alone. N Engl J Med 316: 889

Schmitz-Dräger BJ, Rohde D, Decken K et al. (1991) The prognostic significance of a carbohydrate antigen (ABC 3 antigen) in renal cell carcinoma. (to be published)

Tomita Y, Nishiyama T, Watanabe H, Fujiwara M, Sato S (1990) Expression of intercellular adhesion molecule-1 (ICAM-1) on renal-cell cancer: possible significance in host immune response. Int J Cancer 46: 1001

Yagoda A (1989) Chemotherapy of renal cell carcinoma. Semin Urol VII: 199

Sachverzeichnis

Springer-Verlag und Umwelt

Als internationaler wissenschaftlicher Verlag sind wir uns unserer besonderen Verpflichtung der Umwelt gegenüber bewußt und beziehen umweltorientierte Grundsätze in Unternehmensentscheidungen mit ein.

Von unseren Geschäftspartnern (Druckereien, Papierfabriken, Verpackungsherstellern usw.) verlangen wir, daß sie sowohl beim Herstellungsprozeß selbst als auch beim Einsatz der zur Verwendung kommenden Materialien ökologische Gesichtspunkte berücksichtigen.

Das für dieses Buch verwendete Papier ist aus chlorfrei bzw. chlorarm hergestelltem Zellstoff gefertigt und im ph-Wert neutral.